实用康复护理实践

主　审　燕铁斌　窦祖林
主　编　胡爱玲　李　琨　余　婷
副主编　王颖敏　方蘅英　周君桂　李卉梅

电子工业出版社
Publishing House of Electronics Industry
北京·BEIJING

未经许可，不得以任何方式复制或抄袭本书之部分或全部内容。
版权所有，侵权必究。

图书在版编目（CIP）数据

实用康复护理实践 / 胡爱玲，李琨，余婷主编. —北京：电子工业出版社，2021.8
ISBN 978-7-121-41638-5

Ⅰ. ①实⋯ Ⅱ. ①胡⋯ ②李⋯ ③余⋯ Ⅲ. ①康复医学–护理学–教材 Ⅳ. ①R47

中国版本图书馆CIP数据核字（2021）第143563号

责任编辑：崔宝莹
印　　刷：天津画中画印刷有限公司
装　　订：天津画中画印刷有限公司
出版发行：电子工业出版社
　　　　　北京市海淀区万寿路173信箱　邮编：100036
开　　本：889×1194　1/16　印张：32.5　字数：680千字　彩插：4
版　　次：2021年8月第1版
印　　次：2021年8月第1次印刷
定　　价：168.00元

凡所购买电子工业出版社图书有缺损问题，请向购买书店调换。若书店售缺，请与本社发行部联系，联系及邮购电话：（010）88254888，88258888。
质量投诉请发邮件至zlts@phei.com.cn，盗版侵权举报请发邮件到dbqq@phei.com.cn。
本书咨询联系方式：QQ 250115680。

《实用康复护理实践》编委会

主　审　燕铁斌　窦祖林
主　编　胡爱玲　李　琨　余　婷
副主编　王颖敏　方蘅英　周君桂　李卉梅
编　委（按姓氏笔画排序）

丁　慧（江苏省人民医院）
万桂芳（中山大学附属第三医院）
马　超（中山大学孙逸仙纪念医院）
王　俊（广东省工伤康复医院）
王颖敏（中山大学孙逸仙纪念医院）
方　璐（广东省工伤康复医院）
方蘅英（中山大学附属第三医院）
邓文清（广东省工伤康复医院）
邓爱玲（广州市残疾人康复中心）
申铁梅（广东省人民医院）
冯周莲（广东省佛山市中医院）
刘　媛（中山大学附属第三医院）
刘玉清（中山大学附属第三医院）
刘德昭（中山大学附属第三医院）
芦凤娟（山东第一医科大学附属省立医院）
李　艳（广东三九脑科医院）
李　琨（中山大学护理学院）
李　鑫（中山大学附属第三医院）
李卉梅（前海人寿广州总医院）
李泽楷（暨南大学医学院）
李雪冰（中山大学附属第三医院）
杨　雯（中山大学附属第三医院）

吴　伟（中山大学孙逸仙纪念医院）
吴　珍（中山大学附属第三医院）
吴丹纯（中山大学附属第三医院）
吴玉玲（广东省第二中医院）
佘云凤（中山大学附属第三医院）
余　婷（中山大学附属第三医院）
张　瑜（中山大学附属第三医院）
张细顺（佛山市第一人民医院）
陈　瑜（南方医科大学护理学院）
陈碧英（中山大学附属第三医院）
林燕君（中山大学附属第七医院）
周　彬（中山大学附属第三医院）
周君桂（南方医科大学南方医院）
单玉涛（中山大学附属第三医院）
孟　玲（华中科技大学同济医学院附属同济医院）
荣　丽（中山大学附属第三医院）
胡昔权（中山大学附属第三医院）
胡爱玲（中山大学附属第三医院）
饶静云（肇庆市高等医学专科学校）
贾秀萍（华中科技大学协和深圳医院）
夏艳萍（北京博爱医院）
高年进（广东三九脑科医院）
高丽娟（北京中国康复研究院）
黄　蕾（中山大学附属第三医院）
崔立新（华中科技大学同济医学院附属同济医院）
彭爱萍（中山市小榄人民医院）
彭静文（中山大学孙逸仙纪念医院）
谢纯青（中山大学附属第三医院）
解东风（中山大学附属第三医院）
熊代兰（广东省人民医院）

编写秘书　黄　蕾　张　瑜　李严严　王文娟

图片及图表编辑　李严严　王文娟

序 一

广东省地处中国南方，毗邻香港，一直以来秉承着"敢为天下先"的创新意识，其现代康复护理在国内起步较早，发展也较快。中国现代康复开拓者之一，中山大学卓大宏教授于20世纪80年代就在广州开始了现代康复的人才培训，探索具有中国特色的社区康复，受到世界卫生组织的高度赞扬。当时的现代康复与康复护理的许多理念、新技术由境外引入广东省，再由广东省推向全国。

2017年10月，在广东省康复医学会康复护理分会会长胡爱玲的牵头下，全国首个省级康复护理专科护士培训班在广州开班，开启了康复护理专科培训的新篇章。专科护士培训是护理继续教育的重要组成部分，对于培训临床高层次护理专家、提高护理质量极为重要。然而，目前我国缺乏针对康复护理专科护士的培训教材。为了规范康复护理专科护士的培训，使得康复护理培训达到标准化，广东省康复医学会第二届康复护理分会总结了首届"广东省康复护理专科护士培训班"的教学经验，组织康复专家编写了这本《实用康复护理实践》。

本书突破了传统康复护理教材的编写方式，采用大康复的理念，先从康复护理概述入手，然后逐一讲解各个系统的康复护理内容。教材中包括大量的图片，突出要点、直观扼要、方便理解和记忆，是不可多得的康复护理培训教材。在此，我很乐意向全国护理同仁推荐此书。此书不但可以作为康复护理专科护士的培训教材，也可以作为对康复护理感兴趣的临床各科室护士的参考资料。

广东省作为现代康复护理的发源地，将作为康复护理培训的中心向全国辐射，做成全国一流的康复护理培训品牌！

中国康复医学会副会长
广东省康复医学会前任会长
中山大学孙逸仙纪念医院

2021年4月

序 二

为了积极响应国家卫健委《全国护理事业发展规划（2016—2020年）》中提出的推动专业发展、规范护理服务的号召，针对国家康复护理人才短缺的现状，我们急需培养一批具有康复专科护理理论和技能的护士。经过一年多时间的筹备，2017年10月，由广东省康复医学会康复护理分会主办的首届"广东省康复护理专科护士培训班"在广州顺利开班。培训班历时3个月，包括1个月的理论学习和2个月的临床实践。理论学习内容全面、深入、具有前瞻性，不仅有康复护理基础知识、康复专科护理知识，还涵盖了专科护理教学、科研、沟通技巧、人文关怀等，目的是使培养出的学员不但有扎实的理论基础、熟练的康复技能，而且具有临床教学能力、科研能力、沟通能力以及一定的人文素养。在临床工作中不断推动康复护理的全面发展。

在进行理论课程设计时，专家组反复进行了讨论和磋商。希望能够给学员构建一个完整、有体系、有深度的课程体系。我们的课程涵盖了专科护理概论、康复护理学相关理论、常用康复评定、常用康复治疗技术、常用康复护理评定、常用康复护理技术、神经系统疾病的康复护理、肌肉骨关节疾病的康复护理、风湿性疾病的康复护理、心肺康复护理、重症康复护理、快速康复护理、慢性伤口康复护理、社区康复及延续护理等，内容设计不仅全面、深入，还接近临床，具有很强的临床指导价值。

《实用康复护理实践》一书是在首届"广东省康复护理专科护士培训班"所开设的理论与实践课程的基础上总结和编写的，该书是康复护理专科护士培训班学员学习的必备资料，同时也为其他省份和地区的康复护理同人开展康复护理专科护士培训及学习康复护理相关专业知识提供了参考。参加本书编写的作者队伍可谓是阵容强大，为了保证编写质量，各部分均由该方面的临床专家参与编写，包括燕铁斌教授团队、胡爱玲教授团队等。他们具有扎实的理论基础和丰富的临床经验，毫无保留地把自己的成果与大家分享。经过了多次的专家交叉审稿，最终呈现在大家面前。希望学员们能够不忘初心，肩负使命，将所学知识和技能应用于需要的人身上，提升康复专科护理水平。

广东省康复医学会会长
中山大学附属第三医院
窦祖林
2021年4月

前　言

近年来，康复事业的发展日益受到关注。我国在《"健康中国 2030"规划纲要》《全国医疗卫生服务体系规划纲要（2015—2020 年）》《全国护理事业发展规划（2016—2020 年）》等多个重要文件中均强调了康复的重要性。在综合医院中，康复医学科与其他临床学科不断融合；在社区中，康复疗养机构与老年护理机构也在不断涌现；分级诊疗模式中的"基层首诊，急慢分治，双向转诊，上下联动"为居家康复开拓了市场。康复护理作为康复医学的重要组成部分，也取得了飞速的发展。康复护理领域的高级临床实践逐渐向专科化方向发展，表现为康复护理的定位更加清晰，康复护理的内容更加明确，康复护理学的理论和实践系统更加成熟。

为了促进康复护理专科的发展，广东省康复医学会康复护理分会在 2017 年举办了首届"广东省康复护理专科护士培训班"，取得了良好的反响。然而，我们也发现，目前国内的康复护理教材多是针对在校学生的，针对康复护理领域的高级临床实践的教材寥寥无几。广大康复护理人员迫切需要一部能够反映康复护理高级实践范围、内容和标准的教材。在此形势下，《实用康复护理实践》与读者见面了！

本书邀请了国内知名的康复护理、康复医学和康复治疗学专家参与编写，而且多数编者参与了康复护理专科护士的培训，他们丰富的临床经验大大增强了本书的实用性和可操作性。

本书作为康复护理专科护士的培训教材，具有以下特点：

1. 每一个章节均提出了明确的学习目标。学习目标的设定方便了广大读者掌握本书的重点、难点内容，也为康复护理专科护士的培训工作提供了参考和依据。

2. 内容紧紧围绕康复护理的高级护理实践。本书除了包含传统的康复护理专科内容（例如二便的管理、吞咽障碍的管理、神经系统疾病的康复护理、肌肉骨关节和风湿性疾病的康复护理等），还增加了一些与康复护理密切相关的内容，如慢性伤口康复护理，以及一部分正在快速发展的康复护理实践内容，如心肺疾病的康复护理、重症康复护理等，也在本书中得以介绍。

3. 规范了部分操作的标准和流程。针对部分康复护理评定和康复护理操作技术，本书附上了操作流程，方便临床护士使用。

4. 内容全面，增加了护理科研、沟通与人文关怀、患者教育等内容。专科护士除了需要具备本专科的理论知识和实践经验外，还应该具备一定的科研能力和沟通能力。本书也适当增加了这一部分内容。

《实用康复护理实践》在明确康复护理定位的基础上，进一步梳理了康复护理技术，强调了这些康复护理技术在疾病康复护理实践中的应用。随着康复护理学的飞速发展，康复护理临床护理实践的内容也在不断更新和变化。由于时间仓促，本书难免存在疏漏之处，欢迎广大读者在使用过程中及时反馈。

广东省康复医学会康复护理分会会长
中山大学附属第三医院
胡爱玲
2021 年 5 月

目 录

第一章 专科护理概论 … 1
- 第一节 专科护士的培训与认证 … 1
- 第二节 专科护士角色功能与素质要求 … 5
- 第三节 专科护理中的伦理和法律问题 … 10
- 第四节 专科护理中的沟通技巧与人文关怀 … 16
- 第五节 患者教育 … 20
- 第六节 护理研究设计与论文撰写 … 24

第二章 康复护理学相关理论 … 31
- 第一节 运动学理论基础 … 31
- 第二节 神经学理论基础 … 38
- 第三节 护理学相关理论 … 40

第三章 常用康复评定 … 45
- 第一节 运动功能评定 … 45
- 第二节 心肺功能评定 … 53
- 第三节 感知与认知功能评定 … 62
- 第四节 语言功能评定 … 72
- 第五节 神经肌肉电诊断 … 79

第四章 常用康复治疗技术 … 92
- 第一节 物理治疗 … 92
- 第二节 作业治疗 … 102
- 第三节 语言治疗 … 108
- 第四节 中医康复技术 … 115

第五章 常用康复护理评定 … 131
- 第一节 疼痛评定 … 131

第二节	吞咽功能评定	136
第三节	神经源性膀胱评定	142
第四节	神经源性肠道评定	147
第五节	日常生活活动能力和生存质量评定	153
第六节	心理评估及心理康复护理	159

第六章　常用康复护理技术 … 166

第一节	增强肌力与耐力的技术	166
第二节	体位相关康复护理技术	168
第三节	气道管理康复护理技术	174
第四节	神经源性膀胱康复护理技术	180
第五节	神经源性肠道康复护理技术	192
第六节	吞咽障碍康复护理技术	195
第七节	伤口处理技术	202
第八节	日常生活活动能力训练技术	207
第九节	关节活动度训练技术	213
第十节	常用辅具的使用及维护指导	216
第十一节	促醒康复护理技术	229
第十二节	心理康复护理技术	232

第七章　神经系统疾病的康复护理 … 238

第一节	脑卒中的康复护理	238
第二节	颅脑损伤的康复护理	249
第三节	脊髓损伤的康复护理	258
第四节	脑性瘫痪的康复护理	272
第五节	周围神经疾病的康复护理	289

第八章　肌肉骨关节疾病的康复护理 … 300

第一节	颈椎病的康复护理	300
第二节	腰椎间盘突出症的康复护理	307
第三节	骨折的康复护理	318
第四节	截肢的康复护理	326
第五节	膝关节置换术后康复护理	334
第六节	手外伤的康复护理	340

第七节　软组织损伤的康复护理 ·· 346
　　第八节　断肢（指）再植的康复护理 ··· 352

第九章　风湿性疾病的康复护理 ·· 358
　　第一节　类风湿关节炎的康复护理 ··· 358
　　第二节　强直性脊柱炎的康复护理 ··· 365

第十章　心肺疾病的康复护理 ·· 372
　　第一节　冠心病的康复护理 ·· 372
　　第二节　肺康复护理 ·· 383

第十一章　重症康复护理 ·· 391
　　第一节　重症康复及重症康复护理概述 ··· 391
　　第二节　重症康复护理的评估 ·· 393
　　第三节　重症康复护理措施 ·· 397
　　第四节　重症康复护理技术 ·· 407
　　第五节　重症康复病房的护理管理 ··· 413

第十二章　加速康复外科护理 ·· 418
　　第一节　概述 ··· 418
　　第二节　加速康复外科护理措施 ··· 420

第十三章　慢性伤口康复护理 ·· 425
　　第一节　压力性损伤的康复护理 ··· 425
　　第二节　糖尿病足的康复护理 ·· 443
　　第三节　下肢血管性溃疡的康复护理 ··· 449
　　第四节　烧烫伤康复护理 ·· 459

第十四章　社区康复及延续护理 ·· 478
　　第一节　社区康复护理 ·· 478
　　第二节　延续护理 ··· 484

参考文献 ··· 488

第一章　专科护理概论

第一节　专科护士的培训与认证

> **学习目标**
> 1. 能阐述专科护士的概念。
> 2. 能说出专科护士的发展历史。
> 3. 能列举专科护士的培养与认证要求。

随着医学科学技术的不断发展和医学模式的转变，护理作为一门专门的学科，其内涵和外延也在发生着变化，进入了加速专业化发展的阶段。

一、专科护士的概念

在美、英及加拿大等欧美国家，专科护士（specialty nurse，SN）是指具备一定条件的护士在某一特定领域进行为期数月的培训，具备相应专科护理能力并经考核合格获得专科资格证书的注册护士。日本护理协会将专科护士定义为：在某个特定的护理领域内熟练地掌握护理技术及专业知识的人员，对个人、家属以及某一群体运用熟练的护理技术提供高水平的护理实践服务，并在护理服务实践中，对其他护理人员给予指导和接受咨询。

美国护理学会（American nurse association，ANA）对临床护理专家（clinical nurse specialist，CNS）的定义是：CNS是具有硕士或博士学位的注册护士，有丰富的临床实践经验且精通某临床专科特殊领域的知识和技能并有较高护理水平者。

由于理解及翻译的差异性，国内将专科护士（SN）和临床护理专家（CNS）的概念相互混淆，对两种名称概念的认识比较模糊。但大多数专家认为专科护士是指具有某一专科领域的工作经历，并经过系统化的该领域理论和实践的职业培训，具有相应资格证书，能熟练运用专科护理知识和技术，为服务对象提供专业化服务的注册护士；而临床护理专家是比专科护士更高层次的护理工作者，是经过系统的理论和实践培养的护士，有丰富的临床实践经验和理论知识，同时应具有硕士及以上学位。只有极少数专科护士可能成为某专科领域的"专家"。

二、专科护士的发展历史

美国是最早提出专科护士的概念并实施的国家。早在 1900 年，美国学者 De Witt 率先在 American Journal of Nursing 杂志发表文章，首次提出专科护理的概念。在 20 世纪三四十年代，美国的部分医院通过对护士进行短期培训，使之成为某一领域的专家。从 1954 年开始，在不断提高临床护理质量和护理专业技术能力的驱动下，美国专科护士的培养逐渐定位于硕士以上水平的教育，并扩展到临床的许多专业。同年，Hildegard Peplau 在 Rutgem 大学设计了第一套专门培养专科护士的硕士课程，用于培养精神学方面的护理专家，这一事件标志着专科护士培养体制的正式建立。美国专科护士涵盖面之广、人数之众，处于世界领先，这些高素质的护理人才在医疗机构、社区保健、家庭护理以及护理科研等方面发挥着非常重要的作用，专职从事专科护理工作。

在美国的带领下，20 世纪 80 年代后，英国、荷兰、日本、新加坡等国也相继培养了大批的专科护士，尤其是在伤口造口、重症监护、糖尿病等专科护理领域取得了较好的效果。

20 世纪 80 年代末至 90 年代初，有护理专家提出在我国专科护理领域培养临床护理专家即专科护士的观点。

香港自 1992 年成立了 13 个护理专家组，开发了 21 个专科护理领域。香港医院管理局于 1994 年正式设立专科护士职位，类别涵盖内科、老年、肿瘤、骨科、妇科、口腔科、深切治疗、社康、产科、精神科等相关专科。香港理工大学于 1996 年开设专科护士课程，同年香港伊利沙伯医院创立了第一间由护士坐诊的伤口造口护士诊所。2001 年香港护士协会、香港医院管理局制定并颁布了专门针对各专科的专科护士工作标准。

浙江大学医学院附属邵逸夫医院于 2000 年率先在国内设立了高级临床专科护士角色，并选派护士至美国 Loma Linda 大学医学中心学习 3 个月，培养了国内第一位糖尿病专科护士和伤口造口专科护士，迈出了中国专科护理实践的第一步。2001 年，中山大学护理学院、中山大学附属肿瘤医院、香港造瘘治疗师学会和香港大学专业进修学院联合创办了国内第一所造口治疗师学校——中山大学造口治疗师学校。随后，在北京、广州、南京、上海等地陆续出现了 ICU、手术室、糖尿病、心血管内科以及其他专科相关领域的专科护士。

三、专科护士的培养、认证与管理

（一）专科护士的准入

准入制度是为规范专科护士人才入口而制订的。

美国要求：①注册护士；②硕士及以上学位；③具有专科知识和高级临床实践训练经历；④能分析复杂的临床问题，预见护理措施的长、短期效果。

目前我国没有统一的专科护士准入条件，各地标准不一。

浙江大学医学院附属邵逸夫医院 2000 年选拔护士参加专科护士培训的条件是：①大专

以上学历；②5年以上工作经验；③有较强的外语沟通、人际交往协调能力；④有患者健康教育和临床教学能力；⑤有解决临床问题的能力；⑥工作态度认真。江苏省2003年糖尿病专科护士的准入标准为：①大专及以上学历；②临床工作10~15年；③从事该专科。广东省2011年专科护士的准入要求是：①注册护士；②本科及以上学历；③8年临床护理工作经验、5年专科以上工作经验；④一定的英语水平；⑤较强的临床观察、评估、处理能力以及理论基础和专科操作技能；⑥热爱本职工作、有责任心等。原卫生部2007年发布的《专科护理领域护士培训大纲》对专科护士的准入则只限定为2年以上临床护理工作经验的注册护士。

由此可见，与美国相比，我国专科护士学历层次要求较低，且地域差异较大。

（二）专科护士的培养

在国外，特别是在发达国家，经过多年的探索与发展，已经形成了较为完备的专科护士培养体系。不同的国家对不同的专科护士的培养做出了不同的要求，例如：美国急救方向的专科护士需要理论学习搭配临床实践，其中理论学习时间年限至少是2年，临床实践需要达到500学时。Emory大学培训中心为美国伤口造口失禁护理协会认证的伤口造口失禁护士（certificated wound ostomy continence nurse，CWOCN）培训机构之一，每年组织2~3期培训班，每次招收学员12~14人，属于小班培训。每期培训班包括集中理论培训5d、回单位临床专业实践3个月，网上考试前集中辅导1~2d。英国眼科专科护士需要其在在职期间到眼科专科医院脱产学习培训6~12个月。日本专科护士教育机构有专门的委员会对其进行审查；乳腺癌专科护士的理论学习时间为6个月以上，并有5周的临床实践；精神专科护士的教育培训由日本精神护理技术协会实施并认定，实习机构必须通过其审查认定，教育培训时间为6个月。国外的专科护士培训时间较长，培训机构经过认证，保证了对专科护士核心能力的培养。

目前，我国内地专科护士的培养还未形成较为统一的规范，尚在探索阶段。专科护士的培养机构众多，培养模式多样，培养方法也有所不同。培训机构既有中华护理学会、省/市护理学会、省/市护理质量与控制中心，也有医学院校，以及级别不同的医院，或是专科护士培训管理中心，甚至还有境外在华代理机构。培养模式主要有：①以医院为基础的培养模式；②以学校为基础的培养式；③医院和学校联合培养模式。以广东省伤口造口专科护士为例，学员需要经过1个月的理论学习及1~2个月的临床实践。中山大学附属第三医院与德国慢性伤口协会（initiative chronic wound，ICW）合办的中-德国际伤口治疗师学校于2015年在广州成立，致力于培养伤口护理专家，其培养方式为2周的理论授课与6周的临床实践相结合。专科护士的临床实践多在三甲医院进行，国内大部分省市通过严格的评审，将符合临床实践带教资质的三级甲等医院指定为各专科护士的临床培训基地，负责如ICU、急诊、急救、手术室、儿科、肿瘤、伤口造口等专科护士的培训。

（三）专科护士的认证

美国高度重视专科护士资格认证制度，1991年就成立了国家唯一许可的资格认证机构——美国专科护士认证委员会，它的职能是为专科护士制订统一的认证标准，提升公众对认证价值的认识。目前一般由相应专科的权威机构进行培训及考核，由美国护士认证中心、美国专科护士认证委员会进行认证。澳大利亚、新西兰在1992年共同制订了适合两国专科护士发展的认证体系及核心能力评价标准，主要从专业实践、批判性思维分析、提供的护理、协调合作与治疗实践4个维度进行核心能力标准的界定。加拿大是由护士协会组织考试，由国家相关部门进行认证。日本护理协会于1993年成立了专科护士认定制度委员会，在1994年通过了"专科护士资格认定制度"。

目前，国内专科护士尚无专门的认证机构、认证体系及测评标准。我国的专科护士认证，主要通过操作和理论考试的形式进行，考核合格后由卫生部门及护理学会颁发证书。中-德国际伤口治疗师学校的学员通过专业理论考核和案例汇报及答辩后，可获得由ICW颁发、TÜV认证的国际伤口治疗师证书。

（四）专科护士的再认证

护理是实践性、知识性、技能性相结合的专业技术岗位，需要临床实践支持和终身学习。随着时间的推移和新知识新技能的出现，资格证书的有效性和权威性受到挑战，因此需要给资格证书设立有效期，对专科护士的临床实践能力、教学指导能力、咨询能力和科研能力等方面进行再次评估和考核，以保证资质获得者的专业先进性，促进专科护士培训与管理的不断完善。

日本每5年进行一次再认证，要求专科护士5年内从事护理实践至少2000h、累计个人职业成长学分50分，否则取消资格。美国重症初级专科护士再认证要求为：证书有效期内（3年），直接参加临床实践432h，其中第三年不少于144h。美国HIV/AIDS专科护士每4年认证一次，要求通过资格认证考试或接受继续教育累计90学分，其中本专科继续教育学分至少为45分。如果本轮再认证考核不合格，则资格暂时失活，直到4年内达到再认证要求方可申请复活。

我国目前尚无统一的再认证制度。广东省伤口造口专科护士的再认证要求为：专科护士资格证每2~4年重新审核一次。重新审核需要提交审核周期内的工作总结、工作量统计表、单位的评价表及参加继续教育、学术研究的佐证材料。ICW国际伤口治疗师证书有效期为5年，且修满ICW认可的继续教育学分（每年8分）后可再次认证。

四、康复护理专科护士的培养与认证

国内对康复专科护士尚无明确定义。有关专家认为康复专科护士是为需要康复治疗患者提供照顾支持的多专业团队中最核心的成员。目前国内将专科护士主要分为骨伤康复专科护士、脑卒中康复专科护士、老年康复专科护士、疗养康复专科护士以及残障人和慢性疾病康复专科护士等。

康复专科护士的培养多采用理论授课、操作示范与临床实践相结合的培训方式。大多数医院以康复实践为主，采用讲座、自学、技能培训、外出进修学习等方式开展康复专科护士培养。全国各地涌现出越来越多的康复护理专科护士培训基地，如四川省人民医院、广东省工伤康复医院等。

康复专科护士培训考核多由培训基地组织，考核方式包括理论测试、护理实践能力考核、答辩等。通过考核者可取得专科护士培训合格证书。

中国康复专科护士培训班由中国康复医学会康复护理专业委员会举办，2012年开始首期招生，培训时间为10周，内容包括为期4周的理论培训和6周的临床实践。

广东省康复护理专科护士培训班由广东省康复医学会康复护理分会举办，2017年开始首期招生，培训时间为3个月，内容包括为期1个月的理论培训和2个月的临床实践。理论培训分为康复护理基础、康复专科护理和专科护理教学与科研能力培养等3个主要内容；临床实践包括脊髓损伤康复护理、脑卒中康复护理、颅脑损伤康复护理等8个实践模块，学员自选2个模块，各实践1个月。临床实践基地也经过广东省康复医学会专家团队严格的遴选。首批获得"广东省康复护理专科护士培训班"带教资质的临床实践基地是：中山大学附属第一医院、中山大学孙逸仙纪念医院、中山大学附属第三医院、中山大学附属第三医院岭南医院、广东省人民医院、南方医科大学南方医院、广东省工伤康复医院、广东省第二中医院和广东三九脑科医院。学员在完成理论学习及临床实践后，还需完成理论、个案、临床技能等多项考核。考核合格者取得广东省康复护理专科护士结业证书及资格证书。取得证书后每3~5年应进行再次认证。且每年应至少参加1次由省级以上机构举办的康复护理专业相关的培训与学习并取得相应学分。

（胡爱玲　余　婷）

第二节　专科护士角色功能与素质要求

1. 能描述专科护士的角色定位。
2. 能列举专科护士的素质要求。

一、专科护士的角色定位与功能

我国自2000年开始发展专科护理、培养专科护士，目前已有大量专科护士活跃在如伤口造口、静脉治疗、急诊急救、重症监护等专科护理领域。由于我国缺乏专科护士工作角色方面的研究基础，目前并没有确立专科护士的实践参照标准。即使部分医院借鉴国外模式进行了实践探索，在体制和政策指导上也有别于国外。至此，我国专科护士的角色仍然处在待规范阶段。

临床护理专门化的分工中，与开业护士、护士助产士和护士麻醉师比较而言，专科护士的工作内容、形式最为多样化。界定专科护士的角色作用有利于在这一问题上形成基本共识。此外，准确的角色定位对个人的成长具有重要意义：在专科护士的个体成长过程中，必须有一个恰当的角色定位，才能明确成长目标，最终达到成才的目的。同时，正确的角色定位能充分发挥一个人的主观能动性，使其以高度责任感和不懈努力去工作。

在临床护理实践中，专科护士的角色与功能主要包括以下几个方面。

（一）直接护理者

专科护士作为患者的直接护理者和护理的指导者，提供、管理、指导和评价护理活动。

研究结果表明，专科护士的直接护理包括参与病房基础护理和具备高级护理实践特征的专科护理，由于各医院实践模式和实践领域不同，他们提供的直接护理的种类和方式会有所侧重。大部分专科护士参与病房日常护理工作，但其与普通护士的区别在于，专科护士更专业地为患者解决专科问题，如针对糖尿病足患者，普通护士主要根据医嘱为患者提供常规的治疗性操作，包括生活护理、静脉输液等相关常规护理，糖尿病专科护士则能为患者进行足部相关评估与足部伤口处理。

此外，专科护士还常常以门诊、会诊等形式解决普通护士甚至医生无法解决的专科领域护理疑难问题，如伤口造口专科护士在门诊为慢性伤口患者提供伤口护理及去病房会诊为患者处理造口相关并发症等，并对普通护士进行指导。

直接护理者的角色可以说是专科护士的不同角色中所占比例最重的角色。

（二）协调者

专科护士作为协调者，为实现共同的目标与各学科专业的人员协调合作。

专科护士在医疗系统中起着重要的支持作用。专科护士始终身处临床一线接触和关注着患者，他们将患者的整体情况向医生汇报，并与医生进行协调沟通，共同探讨相关治疗和护理方案。必要时专科护士向医生提出处理建议，协助医生做出判断和决策。专科护士在病房起着非常重要的协调作用，如医生对患者的手术时间调整后，专科护士与手术室进行协商与安排；根据患者的实际情况，协调各项检查的优先顺序；患者或同行对治疗方案存在疑问，由专科护士负责解释、协调，体现了专科护士的专业理论和实践技能。

（三）教育者

专科护士作为教师，帮助和促进他人学习。

由于具备了扎实的理论知识和丰富的临床经验，所有专科护士都承担了教育者的角色，教育的对象主要包括患者及其家属、其他低年资护士及实习护士。

专科护士对患者的教育贯穿于整个疾病护理过程中，直接或间接护理中都贯穿着健康教育内容。专科护士的知识宣教相对普通护士而言其更关注促进患者的自我管理，在交流过程中评估患者存在的问题，有针对性地进行专科指导。对患者和家属提出的问题及时进行详细的解答，用通俗易懂的语言向患者解释疾病的发生原因，加深患者和家属对行为教导的理解，进而提高依从性。同时专科护士在言语上注重与患者进行情感的沟通交流，纠正患者对疾病和行为的误解，提升患者战胜疾病的信心。相对普通护士的健康教育，专科护士在教育过程中更加注重患者的实际需求以及教育的深度和易接受度。

专科护士对同行的教育主要体现在对其他护士、实习护士进行理论知识授课、专科操作技能的培训和考核方面，尤其是 ICU 专科护士以及急诊急救专科护士在仪器操作和管理方面相当权威，经常会承担起特殊仪器操作技能培训的任务。除了正式的集体授课，在日常医疗护理活动中，遇到相关的专科问题，医护人员也会首先向专科护士请教。资深专科护士在临床上还被看作是带教新的专科护士的重要师资力量。

一部分专科护士承担护理部或其他权威专业机构护理学科带头人的职责，在专业领域内更广的范围和更高的层面进行专业知识的传递和管理。如部分专科护士负责制订全院健康教育和操作技能的标准，用以指导其他护士进行实践，并参与专业书籍的编撰。

（四）研究者

专科护士作为研究者，通过科学研究获取知识，以丰富护理知识体系和改进护理实践。

由于专科护士长期深入一线进行直接的高级护理实践活动，积累了丰富的临床经验，他们对临床护理问题有自己的看法和想法，能够及时发现临床上存在的问题，积极思考探索改进的方法。专科护士将自己的护理经验和技巧进行规律性的总结，给同行及学习者以启示。

他们能够保持对专科领域发展动态的关注，尝试将最新研究结果运用到临床护理实践中，并希望通过提高自身的科研能力，运用系统的研究方法对护理效果进行评价，达到改善护理方法的目的。查阅相关资料，了解专科研究动态与进展，寻找专科护理的最新证据，以对护理措施进行反思和进一步的改进。

部分专家型的专科护士甚至还会参与到相关专科护理领域指南或专家共识的制订工作中，充分发挥其作为临床护理专家的作用。

（五）管理者

专科护士作为管理者，应用管理程序（计划、组织、指导、控制和评价）营建有利于护理实践的环境。

专科护士的管理者角色可以分为对患者的整体管理以及对病房日常事务的管理。

患者管理是专科护士重要的工作角色，他们对患者的病情进行评估和持续监测，全面掌握患者的情况并对其进行管理。主要表现在：①协助医生对门诊患者的评估信息和病情进展资料进行登记和管理；通过敏锐的观察力和借助仪器的监测对患者进行管理，以便了解病情的动态变化，执行合适的治疗和护理方案。②对住院患者实施整体管理，负责患者住院期间一切问题的处理。专科护士跟随医生查房，对患者的检查、治疗进展、病情变化和情绪起伏进行跟踪管理，同时调动和利用患者的社会支持资源，对患者实施全方位的管理。③部分专科护士对患者的管理追踪到患者出院后，在患者出院时教会患者自我护理的技能，出院后定期进行电话随访，询问患者是否有需要帮助解决的问题，提醒患者及时进行随访，告知患者遇到困难应当如何解决和寻求帮助的方法。

部分专科护士同时承担病房护士长的角色或是协助护士长进行病房管理。因此，病房管理也是专科护士工作角色的重要组成部分，他们要管理病房日常事务，包括排班、病房护理质量的监测以及持续改进等。

在临床实践过程中，不可能赋予以上这些角色以同等的重要性，一个专科护士的角色作用会因岗位职责的不同而有所侧重，或因本人工作经验的累积而循序渐进地扩展变化。

二、专科护士的素质要求

美国学者斯潘塞于1993年提出了一个著名的素质冰山模型。所谓"冰山模型"，就是将人员个体素质不同的表现以冰山划线方式表示为"冰山以上部分"和深藏的"冰山以下部分"。其中，"冰山以上部分"包括基本知识、基本技能，是外在表现，是容易了解与测量的部分，相对而言也比较容易通过培训来改变和发展。而"冰山以下部分"包括社会角色、自我形象、特质和动机，是人内在的、难以测量的部分，它们不太容易通过外界的影响而得到改变，但却对人员的行为与表现起着关键性的作用。

在临床护理实践过程中，为了更好地服务于患者，提供更为优质的护理，专科护士应当具备以下素质。

（一）专业素质

作为某一专科领域的资深护士，扎实的专科理论知识、娴熟的专科操作技能与实践技能是专科护士必须具备的、必不可少的素质。不仅如此，专科护士还应不断更新理念，及时更新自身的知识体系，掌握相关专科领域最前沿的知识动态。同时，应当能够运用循证的方法进行高级护理实践，为患者寻求最佳的护理方案。

（二）人文素质及职业道德

近年来，随着医学的不断发展以及社会需求的多元化，医护人员的人文素质及职业道德素质越来越多地被人提及，越来越受到人们的重视。

人文关怀是一种能在具体行动中体现出来的有意愿、目的和责任的价值观与态度。它是一种具有专业道德情怀的价值观，它要求护理人员能在患者遭遇疾病时给予帮助并使患者认识到自身生命存在的意义，从而获得较高程度的生存质量。

护理工作需要护士具有高度的责任心、同情心、爱心和细心，具有敬业奉献精神。护士应认识到护理职业的特殊性，它不仅仅是谋生的手段，选择了它就意味着更多的责任和奉献。专科护士更是如此。只有热爱护理事业，热爱自己的专科，才能把专科护理工作做好；只有尊重患者、关心患者，才能更好地为患者提供优质的服务。

（三）身体素质及心理素质

护士所从事的工作是脑力和体力相结合的劳动，只有具备良好的身体素质，拥有健康的身体才能胜任护理工作。专科护士身负多种角色，出门诊、会诊，做专科护理质量控制，讲课培训，做科研，等等。工作繁忙、压力大，更需要有强健的体魄。

专科护士还应当具备良好的心理素质。拥有良好的自我控制能力，保持情绪稳定，能在各种情况下保持清醒的头脑、清晰的思维，善于分析问题和解决问题，能从容面对各种复杂的情况，做到忙而不乱。

三、康复护理专科护士角色定位的思考

（一）康复护理专科护士与康复科专科护士

相较于伤口造口、静脉输液治疗以及重症监护等专科护士的培训，我国康复专科护士的起步较晚，近几年才有康复专科护士的培训，其中中国康复医学会的康复专科护士培养较为有代表性，相对比较系统和完善。然而，目前的康复专科护士培养仍以培养"康复科专科护士"为主，即培养对象与目标仍然较为局限。

燕铁斌教授在《分级诊疗中的脑卒中康复》一文中指出，长期以来，国内脑卒中康复的介入一直滞后于脑卒中的临床救治。即使经过多年的康复普及和推动，国内所提倡的脑卒中早期康复仍然是患者患病后，生命体征稳定、神志清楚，48h后才可进行功能康复。而美国脑卒中康复早期介入体现在急性期ICU或脑卒中单元中的床边康复。对脑卒中患者来说，早期康复应该与临床救治同步，在临床救治的同时需要考虑到脑卒中患者未来的功能恢复以及预防继发性功能障碍。

随着康复医学的不断发展，早期康复的理念越来越受到重视与推崇，大康复的理念渐渐为业界所接受与认可。也就是说康复不仅仅是康复科的工作，康复应该遍及患者治疗的整个过程。

因此，我们首先提出了要培养"康复护理专科护士"的目标，就是要培养大康复理念下的康复专科护士。他们忙碌的身影可以出现在骨科，也可以出现在风湿科，可以出现在康复科，也可以出现在ICU，他们都将为促进患者康复做出应有的贡献。

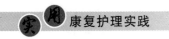

（二）康复护理专科护士与医生、治疗师

目前有些常见的误区是，培养专科护士，替代一部分医生或治疗师的工作，甚至有些医院有些科室培养专科护士，让其做治疗而缺失了治疗师角色。大家应该明确的是，康复护理专科护士的工作内容及范畴与医生、治疗师不同；我们培养的目标也不是为了让护士去做医生和治疗师的工作；我们关注的是康复护理而不是康复治疗。

（余　婷）

第三节　专科护理中的伦理和法律问题

学习目标
1. 区别伦理和法律的概念、特点和关系。
2. 阐述医学伦理遵循的基本原则。
3. 归纳我国法律赋予护士的权利和义务。
4. 识别和辨别专科护理实践中值得注意的伦理法律问题。

2017年9月首届"中国医学人文大会"在北京举行，会上发布了《传承国医精华　践行人文精神》的倡议书，强调医学人文是医学的灵魂，是保证医疗卫生事业健康发展和医务人员健康成长的不可或缺的重要因素。同时，提出当前"健康中国"背景下的医务人员，不仅要有丰富的医学知识和良好的技术水平，更要有人文情怀和人文关怀的能力，体现新时期对医务人员的伦理道德要求。2017年12月最高人民法院发布《关于审理医疗损害责任纠纷案件适用法律若干问题的解释》，对医疗损害责任纠纷的法律适用范围、举证责任、医疗损害鉴定程序、质证程序，以及紧急救治情形的法律适用、医疗产品责任适用惩罚性赔偿等问题予以明确规定，既要尊重医学自身的特点，又要依法维护患者的合法权益，实现促进卫生与健康事业的法治化发展。由此可见，在当代中国健康事业发展的进程中，伦理原则和法律规定将成为主导和规范医疗机构医务人员及其医疗行为的最基本的准则和最重要的规则。

一、伦理和法律的概念和关系

（一）伦理的概念

伦理是指在处理人与人、人与自然、人与社会之间相互关系时，应当遵循的道理和准则，包括风俗习惯、道德传统、价值观念以及意识形态等内容。在现实中，我们往往把伦理与道德归在一起，把道德标准、规范或准则与伦理视为等同，并看作是对"真、善、美"的追求，是人们在社会活动中自觉遵守，并接受社会舆论监督的行为准则。因此，我们也可以说，伦理是人类社会发展到一定阶段后自然形成的，被人们认可和接受的行为规范和准则，其具有公认性、普遍性、非强制性等特点，在社会活动中对人们的行为起到柔性调节作用。

（二）法律的概念

法律是由社会认可的国家确认立法机关制定规范的行为规则，并由国家强制力保证实施的，以规定当事人权利和义务为内容的，对全体社会成员具有普遍约束力的一种特殊行为规范，是统治阶级意志的体现，是国家的统治工具。因此，法律是人类社会发展到阶级社会后由统治阶级制定的，借以维护阶级利益和社会公共秩序的成文性规范，其具有程序性、阶级性、强制性等特点，在社会活动中对人们的行为起到刚性调节作用。

（三）伦理与法律的关系

虽然伦理与法律在概念、内容、表现形式以及影响力和约束力等诸多方面有着明显的差别，但是它们作为调整社会中人与人之间以及人与社会之间的行为准则，在规范社会行为上却是相辅相成的。一方面，伦理规则是制定法律的基础，人类在社会生活中形成的真假、善恶、美丑等观念和思想，通过国家强制力将最低限度的道德规范要求固定化、制度化、规范化，从而形成具有普遍强制约束力的法律。另一方面，对于法律无法通过明确条文规定规范的社会行为，通过社会伦理规则加以调整和约束，以实现社会公平正义。如"社会公德"和"公序良俗"就是社会伦理的基本准则要求。如2021年1月1日实施的《民法典》规定"民事主体从事民事活动，不得违反法律，不得违背公序良俗""处理民事纠纷，应当依照法律；法律没有规定的，可以适用习惯，但是不得违背公序良俗"以及"因自愿实施紧急救助行为造成受助人损害的，救助人不承担民事责任"，这里的"公序良俗""习惯"和"好人"均体现了伦理基本原则。

二、医学伦理概念及基本原则

（一）医学伦理概念

医学伦理是从医者在其医学活动包括研究、诊疗等过程中形成的并应当遵循的道德规范和行为准则，是医学科学发展到一定阶段的产物，也是对人的生命价值、尊严、地位和权利的尊重和敬畏。而且随着医学科学技术的发展进步，如克隆技术、换脸、换头、辅助生殖、移植、基因等，将对人类社会的生存和发展带来巨大的影响，需要运用医学伦理的准则加以规范和约束。

无论是中国古代孙思邈的《论大医精诚》，还是西方"医学之父"希波克拉底的《希波克拉底誓言》，无论是规范护理的《南丁格尔誓言》《国际护士伦理守则》，还是规范医学研究的《纽伦堡法典》《赫尔辛基宣言》以及我国发布的《医务人员道德规范及实施办法》《医疗机构从业人员行为规范》等，都对医务人员的医学行为进行了明确规范，提出了"以人为本"，尊重人的生命健康尊严价值，坚持人道主义和人文主义精神，以消除疾病、解除病痛、造福人类社会为己任的医学伦理道德精神。

（二）医学伦理基本原则

1. **尊重与自主原则** 尊重与自主原则是指医务人员在医疗活动过程中要尊重患者独立而平等的生命健康和人格尊严，是医务人员应当遵守的基本伦理原则。具体包括：生命权（即生命安全和生命维持、生命活动延续）、健康权（即机体生理功能正常运作和功能完善发挥以及心理上完好状态）、姓名权、名誉权、荣誉权、肖像权、隐私权、人身自由等权利。要求医务人员始终将患者的生命健康放在第一位，称呼患者时不能以"床号"代替患者姓名，未经患者许可不得将患者的病史、疾病诊断以及病历资料等信息泄露给其他人。在检查治疗过程中要采取有效措施保护患者私隐部位。未经许可不得利用患者进行医疗机构各种对外宣传，不得随意限制患者人身自由。要尊重死者的遗体权利，尊重孕产妇胎盘所有权等。同时，要尊重患者的知情和自主选择权，必须如实向患者或其家属交代详细的病情、治疗方案以及可能存在的风险和不良后果。在实施实验性或试验性治疗方案前要如实向患者告知，并给予患者充分的考虑时间，保证患者或其家属能够自主理性地选择诊治决策，不得有任何强迫。

2. **不伤害原则** 不伤害原则是指医务人员在医疗活动过程中要最大限度不使患者身心受到不应有的伤害。这是医务人员应当遵循的重要伦理原则。由于疾病的复杂性和医疗技术局限性，医务人员在医疗行为中不可避免地会给患者身心带来伤害，如因疾病隐匿性造成漏诊或误诊行为、切除病变的器官或组织、必要的有创的检查和治疗、难以避免的手术并发症以及各种难以预料的医疗意外事件等。但是医务人员应当严格遵照医疗原则和诊疗操作规范要求，采取积极有效的措施，减少或杜绝因责任心不强、技术缺陷或风险评估不充分给患者带来的医源性伤害，包括误诊或漏诊、可控的手术损伤、手术部位错误、发错药物、输血错误、跌倒、压疮、坠床等，并避免对患者家庭造成各种负面影响。

3. **有利原则/行善原则** 有利原则/行善原则是指医务人员要始终把有利于患者的健康放在第一位，并切实为患者谋取利益最大化的伦理原则。有利，就是医务人员为患者做善事，因此，在西方也被称为行善原则。这就要医务人员树立正确的利益观，坚持公益性，全面关注患者的生命健康利益；提供必要且合理的检查，减轻患者的经济负担，采取有利于患者生存和生活质量的最佳治疗方案；对不能治愈的患者提供人性化的临终关怀，减轻患者的病痛；注意关注患者的心理需求；不得因谋取个人私利而进行不必要或无益的检查和治疗，加重患者病痛和经济负担，以充分保证患者的利益、促进患者健康、增进其幸福为目的。

4. **公正原则** 公正原则是指医务人员在医疗服务中要同等对待每一位患者，每一位患者可以公平地享受基本医疗服务和医疗资源。一般来说，公正就是公平平等，没有偏私，其包括形式上的公正和内容上的公正。形式上的公正就是要求医务人员要平等地与患者进行交往，不因宗教、国籍、种族、政见、职业、文化或地位的不同，而对患者进行区别对待。内容上的公正就是在保证基本医疗服务均等化的前提下，医务人员可根据每一位患者的实际需求、负担能力以及对社会贡献，提供多元化差异化的医疗服务。特殊人群如老年人、残疾人、军人、见义勇为者等享有相应优待的医疗服务。

三、我国法律赋予护士的权利和义务

（一）护士的定义

1993年3月26日原卫生部颁布了《护士管理办法》，第二条规定"本办法所称护士系指按本办法规定取得《中华人民共和国护士执业证书》并经过注册的护理专业技术人员"，现已废止。2008年1月31日国务院公布的《护士条例》将部门规章升级为法规，规定了"本条例所称护士，是指经执业注册取得护士执业证书，依照本条例规定从事护理活动，履行保护生命、减轻痛苦、增进健康职责的卫生技术人员"，这里更加强调了护士的职责，且与医学伦理的基本原则是一致的。

（二）护士的权利和义务

我国《护士条例》的相关内容对"护士的权利和义务"进行了明确规定，确定了护士在依法执业过程中享有权利和履行义务，结合《中华人民共和国侵权责任法》的第七章关于"医疗损害责任"相关规定内容，希望通过对法定的护士的权利和义务进行必要的说明和解释，促使护理工作人员在医疗实践活动中能够严格履行依法执业义务，依法维护个人的合法权益。

1. 护士的权利

（1）人格权、人身安全不受侵犯：护士依法享有的生命健康权利、姓名权、名誉权、荣誉权、肖像权以及隐私权依法不受侵犯，这也是每一个中华人民共和国公民应当依法享有的基本权利。任何患者及其家属或其他人不能以任何理由侵犯护士的合法权利，包括但不限于实施辱骂、诋毁、诽谤护士个人名誉，公然威胁、恐吓护士，未经护士本人许可拍摄照片或录制视频，采取限制人身自由或暴力伤害护士人身安全等非法行为。

（2）执行职务的权利：护士依法在医疗机构场所内实施护理工作过程中享有的获得疾病诊疗、护理相关信息的权利，如获取患者个人信息、病史、疾病诊断以及病历资料等涉及隐私的信息，以及其他与履行护理职责相关的权利，如医嘱审核、医嘱执行、常规性治疗和操作、接触患者隐私部位、经患者本人或其家属同意后的侵入性操作、抢救生命实施的紧急救治、强制约束治疗等职务行为。

（3）社会经济权利：护士依法享有国家法律所规定的劳动权、休息权、财产权、生活保障权、物质帮助权等权利，包括但不限于按照国家有关规定获取工资报酬、享受福利待遇、参加社会保险的权利以及按照国家有关规定获得与本人业务能力和学术水平相应的专业技术职务、职称的权利。

（4）职业健康防护权利：护士依法享有获得与其所从事的护理工作相适应的卫生防护、医疗保健服务的权利，包括但不限于享有基本健康体检；依法从事直接接触有毒有害物质、有感染传染病危险工作的护士，依照有关法律、行政法规的规定接受职业健康监护的权利；患职业病的，依照有关法律、行政法规的规定获得赔偿的权利。

（5）文化教育权利：护士享有接受继续再教育、参加专业培训、从事学术研究和交流、参加行业协会和专业学术团体的权利。

（6）建议权：护士在依法执业过程中可以对医疗卫生机构和卫生主管部门的工作提出意见和建议。

2. 护士的义务

（1）依法执业义务：护士必须通过国家护士执业资格考试，并依法向卫生行政部门注册后方可实施护理执业活动。对于从事母婴技术助产技术、血透治疗、消毒供应、放射诊疗、伤口造口等特殊岗位的护士，必须经过相应的培训并考核合格后方可从事相应的工作。同时，护士在执业过程中应当遵守法律、法规、规章和诊疗技术规范的规定，规范护理诊疗行为，遵守各种护理操作规程要求。

（2）尊重患者权利义务：护士在执业过程中要尊重患者的民事权益，包括生命健康权、姓名权、名誉权、知情同意权、隐私权以及财产权等，是医学伦理中的尊重与自主原则在法律层面的表现。在这里，我们着重强调是护理过程中的知情同意权，即在住院期间实施特殊治疗、有创治疗、使用贵重自费药品耗材等，需要向患者或其家属以及关系人如实告知必要性、可能存在的风险，并采取必要的预防和防范措施，降低或减少给患者带来的不利影响，保证患者生命健康安全。

（3）谨慎注意义务：护士在护理工作中对可能影响患者生命健康的因素要高度关注、合理评估、防范和谨慎应对，并给予符合其护理专业技术要求的注意和指导，以最大限度地降低对患者的伤害，包括但不限于对住院患者的病情观察和评估、对压疮风险预防评估、对坠床/跌倒风险预防评估、按照护理级别要求巡视、特殊检查前准备和指导、手术前准备和指导、术后静脉血栓预防评估、营养评估和饮食指导、康复锻炼指导、预防走失/自杀事件、病房/卫生间/茶水间设施安全防范、急危重症患者转运过程中护理安全防范、医疗设备仪器完好性定期检查、抢救药品及器械定期检查以及对各种可能发生的护理不良事件制定相应的应急预案等。

（4）紧急救治义务：护士在执业活动中若发现患者病情危急，应当立即通知医生；在紧急情况下为抢救垂危患者生命，应当先行实施必要的紧急救护。也就是说，当患者病情危及生命需要紧急处置，且无法立即通知医生的情况下，护士应当根据其专业判断实施必要的紧急救护措施，不能因医生未下达医嘱而不实施必要的紧急救护，包括但不限于心肺复苏、建立静脉通道补液、吸氧、吸痰等必要的抢救措施。

（5）审核医嘱义务：护士发现医嘱违反法律、法规、规章或者诊疗技术规范规定的，应当及时向开具医嘱的医生提出；必要时，应当向该医生所在科室的负责人或者医疗卫生机构负责医疗服务管理的人员报告。当然，在实操过程中，护士除了要掌握医学专业知识和技术操作规范标准外，还要注意医护之间的有效沟通，落实执行层级上报原则，严格把好医嘱审核关。

（6）书写、妥善保管和提供病历资料的义务：护士应当按照病历书写规范要求书写体温单、医嘱单、护理记录等，不得随意涂改、伪造或隐匿病历资料，保证病历资料的客观、及时、完整。对于符合查阅和复印条件的患者或其代理人，护士按照规定要求提供护理资料的查阅和复印件。

（7）参与公共卫生和疾病预防控制工作义务：当发生自然灾害、公共卫生事件等严重威胁公众生命健康的突发事件，护士应当服从县级以上人民政府卫生主管部门或者所在医疗卫生机构的安排，参加医疗救护任务。

四、专科护理实践中值得注意的伦理法律问题

在专科护理的临床实践工作中，我们会遇到各种病情迥异的患者，面对不同的患者家属，以及应对各种可以预见或者不能预见的意外情况。除了不断学习更新自身专业医学护理知识、提高医疗技术操作水平外，我们更应该树立正确的医学伦理观，严格遵守国家法律法规要求，本着尊重自主、不伤害、有利于公正的原则，在尊重患者合法权利和履行法定义务的同时，依法维护护理人员自身的合法权利，关注患者健康安全管理、就医环境管理、病情评估管理、风险控制管理、健康康复管理，鼓励患者积极参与护理工作之中，真正地做到不仅关注患者生理健康，更要关注患者心理和社会完满状态，体现医学人文关怀和关爱，充分展现护理人员神圣而崇高的职业精神和价值，构建新时代中国特色社会主义和谐医患关系。

（单玉涛）

第四节 专科护理中的沟通技巧与人文关怀

学习目标
1. 阐述护理人际沟通的影响因素。
2. 体会人文关怀在专科护理中的重要性。
3. 在护患沟通过程中展示护理人文关怀。
4. 正确使用专科护理工作中的语言沟通技巧和非语言沟通技巧。
5. 护患沟通中正确使用人文关怀的技巧。

一、护理人际沟通

（一）护理人际沟通的影响因素

护理人际沟通常常会受到各种因素的影响与干预，这些因素不仅对沟通过程的清晰度、质量、准确性具有重大的影响，还直接关系到能否达到完善的沟通。

1. 客观因素

（1）噪声因素：如门窗开关的碰击声、电话铃声、汽车噪声、各种机械噪声，以及无关紧要的谈话声等均会影响沟通的有效进行。护士在与患者交流前，应该尽力排除噪声源，营造安静环境，增强沟通效果。

（2）隐秘因素：当沟通内容涉及个人隐私时，若有其他无关人员在场，缺乏隐私条件，便会干扰沟通。护士在与患者交谈时，应考虑环境的隐秘性，条件允许时选用无人打扰的房间。

（3）氛围因素：若房间光线昏暗，则沟通者看不清对方表情；室温过高或者过低，有难闻气味，均会分散沟通者的注意力，不利于沟通。因此护士应该控制好沟通的环境氛围，创造轻松愉快的沟通氛围。

（4）背景因素：背景因素包括沟通参与者的角色、情绪、态度、关系等。护士应该注意沟通中的背景因素，保证沟通的有效进行。

（5）距离因素：在较近的距离进行沟通，容易形成融洽合作的气氛；当沟通距离较大时，则容易形成敌对或者互相攻击的气氛。护士在与患者沟通的过程中应保持双方均能适应的沟通距离。

2. 主观因素

（1）情绪因素：在日常生活中，沟通常常受沟通双方的情绪影响。当沟通者处于某种特定情绪时，常常导致对信息的理解"失真"。如当沟通者处于愤怒情绪时，往往对某些信息反应过度，甚至误解。因此，护士应有敏锐的观察力，及时发现患者隐藏的感情和情绪，还要学会控制自己的情绪，以确保自己的情绪不妨碍有效沟通。

（2）生理因素：指沟通双方的生理因素造成的影响。包括永久性的生理缺陷，如听力障碍、视力障碍等；智力发育不健全，如智力低下、痴呆等；暂时性的生理不适，如疼痛、疲劳、饥饿、气急等，以及沟通者的年龄因素等。

（3）认知因素：指个体对待发生在周围环境中的事件所持的观点。由于个人生活环境、教育程度和经历等不同，每个人的认知范围、广度、深度以及认知涉及的专业、领域都有差异。护士应该充分考虑对方的文化水平、职业，选用符合对方条件的语句。

（4）个性因素：个性是指由个体对现实的态度和他的行为方式所表现出来的心理特征。个性是影响沟通的重要变量。一个人是否善于沟通，如何沟通，与其个性密切相关。护士应该根据患者的个性特征因人而异地做好护理工作。

3. 社会文化因素 社会文化因素指沟通双方的社会文化背景，包括种族、文化、信仰、职业、价值观等因素。社会文化背景影响或制约着人们沟通的形式与内容。在沟通过程中，护士应该理解并尊重患者不同的文化传统与价值观。

（二）专科护理工作中的沟通技巧

专科护理工作大部分是通过护士与患者的沟通来实现的，良好的护患沟通有助于了解患者的身心状况，向患者提供正确的信息，建立良好的关系。恰当地运用沟通技巧，可以帮助护士进行良好的沟通，提高沟通效率，建立良好的护患关系。

1. 专科护理工作中的语言沟通

（1）开场的技巧：好的开场白有利于建立好的第一印象，而第一印象将深深地影响着护患关系及护患交谈的结果。因此，开场的技巧非常重要。护士开场的主要开场方式有：①自我介绍式。如："您好，我是张**，是您的责任护士，也是康复护理专科护士，在您康复的过程中，我会尽我所能帮助您的。"②问候式。如："您今天的肢体功能锻炼还顺利吗？"③关心式。如："这两天来冷空气了，请您多注意保暖。"

（2）提问的技巧：提问是护士收集信息和核实信息的重要手段，并可以引导交谈围绕主题展开。在提问过程中，护士要做到：①避免连续提问，连续提问会给患者造成压力，也有打听隐私的嫌疑。②不提及对方难以回答或者伤感的问题。如："为什么你不早点来看病？""为什么你做了康复训练但一点也不见效？"

（3）告知的技巧：在康复训练过程中，患者的疑虑和问题较多，需要护士用一定的告知技巧予以解答。常见的告知内容包括：①解释患者困惑的问题。②康复训练与护理操作中相关事宜的告知。③对患者存在的问题提出建议或指导。

（4）安慰的技巧：患者在治疗与康复过程中会产生很多顾虑与担忧，安慰性语言可为患者提供心理上和精神上的支持。在安慰时，护士应当对患者持有高度的同情心，理解患者的处境，体察患者的心情，并根据患者的个性特征选择适当的安慰方式，激发患者战胜疾病的信心。

（5）共情的技巧：共情是指站在患者的角度和位置，客观地理解当事人的心情，即将心比心，设身处地地去感受、体谅他人。康复护理人员应当多站在患者的角度，把话题集中在患者身上，与患者讨论其恢复的情况，鼓励患者并给予专业可行的建议。

2. 专科护理工作中的非语言沟通

（1）注重仪表修饰：护士仪表修饰的原则是"整齐清洁、简约端庄"，护士的帽、衣、鞋、袜等的穿戴均要给患者以端庄、庄重的感觉。

（2）注重表情和体态：在人际交往中，表情和体态在一定程度上透露着人的内心活动、情绪状态、自我概念。在康复护理工作中，护士不但要善于从患者的表情和肢体语言收集信息，还要意识到自己的表情和肢体语言。

（3）注重目光接触：在护患沟通中，护士应该与患者保持目光接触，表达认真倾听与尊重，但要注意目光接触的角度、长度和方式，避免俯视、扫视、睨视等不良目光接触方式。

（4）注意人际距离：个人距离是护患交流的理想距离，交流双方距离为 0.5~1.2m，是比较亲近的交谈距离，适用于亲朋好友之间的交谈。要与患者建立良好的人际关系，可先从与患者保持较亲近的人际距离开始。

3. 专科护理工作中的沟通礼仪

（1）仪表礼仪：指一个人的仪表要与他的年龄、职业和所在的场合吻合，表现出一种和谐，这种和谐能给人以美感，增进互相的好感。护士的仪表礼仪必须整齐清洁、简约端庄，体现护士专业、严谨的职业形象。

（2）致意礼仪：指人们在日常生活中互相打招呼、致意的礼仪，包括握手礼、注目礼、点头礼、鼓掌礼、脱帽礼、亲吻礼，等等。其中，握手礼要遵循"尊者决定"的原则，即应由位尊者先伸出手。

（3）称谓礼仪：指人们在日常交往时采用的彼此之间的称呼。在日常沟通中，护士应避免称呼对方的绰号、小名、蔑称，慎用昵称。同时，护士要准确把握称谓的要求，即记住别人的姓名，称呼就高不就低，要根据对方的称谓习惯进行选择。

（4）介绍礼仪：在为他人做介绍时，要遵循"尊者优先了解情况"这一国际公认的原则。

（5）电话礼仪：在电话礼仪中，要注意几个方面：①按国际惯例，若非有急事或事先约定，切勿在早上7点前、晚上10点后给别人打电话；②接通电话时，应当文明有礼，语气热情，并把话筒轻拿轻放；③内容简练，要事先准备好，开门见山，直言主题。

二、专科护理人文关怀

（一）专科护士必备的人文关怀能力

国内学者李惠玲等调查显示，我国的护士关怀实践的现状不容乐观。专科护士要提高人文关怀能力，首先要了解人文关怀的内涵，并有意识地培养人文关怀能力。

1. 人文关怀能力的内涵　人文关怀能力不是与生俱来的，它是个体在环境和教育的共同促进下，通过认识和实践培养而来的，是一种内在的职业道德品质和人格特征。护理人文关怀能力是指护士将内在的人文素养外化为自觉地、创造性地服务于患者的实际本领和才能。人文关怀能力是护士人文素养的重要组成部分，是综合护理能力的核心。

2. 专科护士需要具备的人文关怀能力　有学者在 Noddings 的理论基础上，将人文关怀能力概括为8个构成要素：①形成人道和利他的价值观：护理人员在护理过程中尊重人的价值和个体独立性，为患者的利益考虑并由此获得满足感的思想境界；②灌输信念和希望：护理人员鼓励和支持患者树立信心，对治愈疾病充满美好的设想；③促进情感交流：护理人员运用沟通技巧，介绍和表达积极或消极情感，建立和谐人际关系；④帮助其寻求精神力量：护理人员运用现象学方法了解患者经历、观点并支持患者寻求精神寄托或精神支持的行为；⑤提供良好环境：护理人员为患者提供支持性、保护性或纠正性的生理、心理、社会和精神等环境；⑥协助满足人类需求：护理人员根据患者生理、心理、社会等不同层次的需要，采取恰当照护行为，以满足患者需求；⑦科学解决问题：护理人员将科学解决问题的原则应用于护理程序中，做出最佳决策，解决健康问题；⑧促进健康教育：护理人员为患者提供必要性信息，促进其自我照护与保健。

（二）在沟通中体现人文关怀的技巧

人文关怀的架构是护患沟通的框架。国内护理专家余洁提出，应当将"一切以患者为中心"的护理理念和人文关怀融入对患者的护理服务中，在提供基础护理服务和专业技术服务的同时，加强与患者的沟通，为患者提供真正人性化的护理服务。要在护患沟通中体现人文关怀，护士必须做到以下要求。

1. 提升职业形象，加强自身人文修养　南丁格尔说过："护士其实是没有翅膀的天使，是真善美的化身。"这不仅是对护士职业价值的肯定，同时也是对护士形象的赞美。作为一名合格的专科护士，除了要通过不断学习提高专科护理技术水平外，还要提升自身职业形象，将端庄的仪表、美好的语言、得体的行为，贯穿于护理工作的全过程中，让患者感受到来自护理人员的真诚和关爱。

2. 注重服务细节，营造人文关怀氛围　护士每一个细微的举动，都可以向患者传递情感。患者的康复训练往往是一个反复、漫长的过程，给患者身心带来较大的负担。因此，康复护理工作对康复专科护士的耐心、细心以及专业素养提出更高的要求，专科护士更应注重服务细节，以关爱的态度，以专业的理论和精湛的技术为患者提供细致周到的服务。

3. 学会换位思考，提高人文关怀能力　康复科的患者是一个特殊的群体，他们不但具有身体上的疾病，即大部分存在不同程度的功能障碍（残疾），而且残疾对患者的生活、家庭及社会地位带来深刻影响，还引发患者一系列的心理问题。因此，护士必须切实落实人文关怀，提高人文关怀能力，认真揣摩、感受患者的心理，体谅患者的痛苦，引导患者及其家庭成员正确应对康复训练及残疾所带来的各种改变,维持患者良好的身体和精神状态。

4. 提高护患沟通技巧,实施人文护理　　由于存在身体功能缺陷,大部分康复科患者的情绪比较敏感,甚至易激惹,康复专科护士的言行举止、心理素质、医德等均会直接或间接地影响到患者,有时候护士的一个表情,甚至语气都会对患者产生积极或消极的影响。护士除了需要提高语言及非语言的沟通技巧,更需要建立康复联盟,重视和发挥患者家属、社会因素的积极作用。

（陈　瑜）

第五节　患者教育

学习目标
1. 能阐述患者教育的概念、作用和意义。
2. 能列举患者教育的主要内容及常用方法。
3. 能针对个案,运用"知—信—行"模式,合理安排患者教育内容和教育形式。
4. 能针对个案,准确评价患者教育效果。

患者教育是通过信息传播和行为干预,帮助患者掌握卫生保健知识,促使患者自愿改变不良行为和生活方式,以达到防治疾病、提高患者生存质量的教育活动。自从美国精神病学、内科学教授恩格尔（G.L.Engel）提出"生物—心理—社会医学"模式,学者们便以新的视角研究了患者的健康行为。"知—信—行"模式（knowledge,attitude/belief,practice,KAP）是迄今用来解释个人的知识和信念如何影响健康行为最常用的模式。该模式认为,"知—信—行"是三个连续的过程,首先患者应对疾病相关知识有正确的认识,然后建立起积极的信念,才有可能形成有益于健康的科学行为。在临床护理工作中,护理人员以提高患者的健康意识为核心,以"知—信—行"转变为近期目标,以防病、保健为远期目标,为患者提供正确的健康教育知识,协助患者树立正确的健康信念,指导患者形成科学的健康行为。

专科护理人员在患者的健康教育中主要起到以下作用:①帮助患者确定存在的健康问题;②为患者提供大量有关健康的相关知识;③指导患者采纳健康的建议,树立正确的健康信念;④帮助患者养成科学的健康行为;⑤开展患者健康教育的相关研究。

一、患者教育的主要内容

有研究表明，系统规范的健康教育可使患者对疾病有一个比较正确、客观的认知和评价，从而提高患者的依从性，改善其生活质量。"知—信—行"模式阐明了知识、信念和行为之间的递进关系，该模式认为，知识是行为改变的基础，信念是行为改变的重要动力，行为改变则是目标。遵循"知—信—行"模式，患者的健康教育主要从知识、信念、行为3个方面进行。

（一）知识

知识是指与健康相关的知识和信息。该阶段护士主要为患者提供疾病防治的相关知识，使患者对其有正确的认识，从而对患者的信念、行为产生影响。以脑卒中患者的健康教育为例，护士应先向患者讲解脑卒中的早期症状、危险因素、急救处置措施等。如什么是脑卒中，脑卒中的先兆症状与早期症状是什么，脑卒中的危险因素有哪些，脑卒中的最佳治疗时间是什么时候，发病后有哪些急救处置措施等。

（二）信念

信念是指患者对某种疾病的态度和信念。要达到行为改变的目标，必须以知识内容作为基础，以信念作为动力。例如，为帮助脑卒中患者建立积极康复的信念，护士可从脑卒中预防途径、早期治疗及预后等方面对患者进行认知、认同训练，强化患者对脑卒中的危害性、预防的重要性及预防途径、遵医的重要性，以及脑卒中早期治疗和预后等多方面的认同。同时，还可以动员家庭重要成员给予患者支持和监督、使用"案例法"、同伴现身教育法等来坚定患者的信念。

（三）行为

行为是指患者在知识、信念的影响下所采取的生活方式。例如，脑卒中患者的行为指导应包括饮食相关行为、合理的运动行为、必要的药物应用行为、相关疾病预防监测与治疗行为、情绪控制与调节行为等，使患者能合理饮食、遵医服药、适当运动、监测疾病状况，从而维持健康。

二、患者教育的常用方法

患者健康教育常用的方法有个体指导、小组讨论、集中授课、建立健康俱乐部、电话随访、网络平台的应用等。

（一）个体指导

个体指导是健康教育最常用的方法，以护士向患者口头讲解、给予文字资料、亲自示范等形式进行。在进行个体指导前，护士应预先了解患者的基本情况：年龄、教育程度、职业、家庭状态、患病经历等，再进行有针对性的个性指导。例如指导吞咽障碍1~3级的患者学习间歇性经口放置胃管操作时，护士应对照宣教手册，向患者口头讲解间歇性置管的操作流程并示范，然后指导患者自行置管，了解和评价患者的掌握情况，并详细说明其错误的地方，详述相应的步骤和要点以及注意事项等。

（二）小组讨论

小组讨论法是由护士组织6~20名成员进行集体讨论，互帮互学的方法。小组讨论式健康教育每期都会有特定的主题，护士应根据患者自身情况及不同需求将患者分成不同小组。开展健康教育时，小组成员围坐成圈，护士根据本次主题提出一个问题，让患者轮流回答，以此展开讨论。护士鼓励患者对他人的回答予以回应，分享各自的观点和经验，同时对患者的观点进行评价，采用视频、图片、举例、模型、小组成员示范等方法，解释和说明谈论中遇到的问题。在小组讨论中，护士鼓励患者进行讨论、互动，患者通过表达观点和提出建议获得较强的赋权感和自信心，促进自我学习和健康管理。此方法针对性较强，参与者精力较易集中，有助于提高成人患者教育的效果。通过患者的集思广益，可使健康教育的内容更加全面。

（三）集中授课

集中授课法是护士通过多媒体等进行示范性的健康知识教育的方法。集中授课法能在有限的时间内提供容量较大的信息，且容易组织，成本低，能节约护士的时间，一次授课多人受益，但易受授课地点和授课时间的限制。当患者较多时，授课护士难以了解患者对讲授内容的反应，不能充分照顾患者的个别差异。

（四）建立健康俱乐部

健康俱乐部是由专科护士组建，多学科医务人员共同协作，定期围绕特定主题开展疾病相关健康教育活动，以促进患者健康行为的团体。通常采取集中上课、分组活动、个别辅导、示范表演等方式进行健康教育。健康俱乐部以患者为中心，形式多样，患者的参与度和积极性较高。研究表明，通过俱乐部的形式对患者进行健康教育，有利于患者掌握疾病相关知识，增强其掌握解决疾病相关问题的能力，促进患者养成良好的健康行为，提高其依从性，同时也促进了医院的社会效益和经济效益。

（五）电话随访

护士对患者进行电话随访，可针对性地为患者提供帮助，有效满足患者的健康需求。李伦兰等人对人工髋关节置换术后患者进行出院后的电话随访，发现电话随访有助于提高其遵医行为，改善其髋关节功能。具体做法如下：

1. 对患者的电话随访 在患者出院后3~7d、1个月、3个月时，由护士结合《人工髋关节置换术患者护理手册》，对人工髋关节置换术患者实施有计划、有步骤的电话随访。根据不同时段患者关节与肌肉功能恢复情况，进行个体化的健康教育与指导，包括肢体关节及肌力的锻炼、日常生活注意事项及定期检查等，同时做好记录。每次电话随访时间为20~30min。

2. 针对家庭督导员的电话随访 由护士每半个月通过电话与家庭督导员沟通1次，了解患者的功能锻炼实施、日常生活自我管理等遵医情况，强调人工髋关节置换术院外遵医行为的重要性和必要性，使其能真正发挥家庭督导员的作用，提高人工髋关节置换术患者的依从性。

（六）网络平台的应用

微信、QQ等网络平台可以搭建患者和医护人员之间沟通的桥梁，结合文字、图片、视频、语音等形式运用网络平台进行健康教育，可以提高健康教育效果。例如，可运用相应的软件对脑卒中患者进行健康教育，软件包含知识库、互动、资讯等模块。①知识库模块：包括脑卒中疾病知识、用药知识、常见并发症知识、脑卒中的日常康复训练和心理情绪调节方法等内容；②互动模块：包括专家在线、发表帖子等，实现患者和医护人员的在线沟通；③资讯模块：由软件管理员定期推送脑卒中相关资讯，如脑卒中康复最新进展、大型义诊活动等。

三、患者教育的效果评价

一项患者健康教育实施后，最早出现变化的是知识水平的提高，其次是信念的转变，然后才是行为的改变，而疾病和健康状况的变化则是远期效应。目前，患者健康教育的效果评价尚未统一。

（一）患者教育效果分级标准

参照美国2000年护理评价标准和分类系统，护理工作者可对患者健康教育的实际效果进行以下等级测量：①患者未获取有效的健康教育知识；②患者仅获取部分健康教育知识；③患者已获取所需求的知识；④患者树立了健康教育信念；⑤患者养成了健康行为。

（二）患者教育效果评价时机

患者教育的评价根据评价时机也可分为：①近期效果评价，即对患者知识、信念的评价；②中期效果评价，即对患者行为变化的评价；③远期效果评价，即对患者健康状况和生活质量变化的评价。

（三）患者教育效果评价工具

在患者教育的效果评价过程中，护士应优先选择权威的测评工具进行评价。其次，可在"知—信—行"理论的指导下，根据疾病特征，自行制订患者健康教育的效果评价工具，通过对患者健康信息的知晓率、对健康信念的认同程度、健康行为的改变来衡量患者健康教育的实际效果。

例如张冬梅等人根据"知—信—行"理论，结合脑卒中患者疾病特征及其主要照顾者的情况，构建了"脑卒中患者主要照顾者知—信—行问卷"，包括3个分问卷：①知识分问卷，主要调查照顾者对疾病危险因素知识、生活起居知识、饮食知识、用药知识、脑卒中征兆知识、脑卒中处理知识、运动锻炼知识的知晓率。例如"高血压是脑卒中最重要的危险因素"采取"知道"或"不知道"两级评分法，分别计1或0分。②信念分问卷，主要调查照顾者对危险因素、预防保健、用药、脑卒中征兆、脑卒中处理、运动锻炼方面的态度。例如"您认为患者在家是否有必要按照医生的要求定期检测血压？"采用五级评分法，"完全没有必要"计0分，"非常有必要"计4分。③行为分问卷，主要调查照顾者在监督、提醒和帮助患者在预防保健用药、运动锻炼方面的行为，对脑卒中征兆的判断及发生脑卒中的处理。例如"您有没有提醒或帮助患者定期监测血压？"采用五级评分法，"从来没有"计0分，"总是"计4分。3个分问卷的得分相加即为总分，分数越高说明照顾者的"知—信—行"水平越好。

（方蘅英）

第六节 护理研究设计与论文撰写

学习目标

1. 描述科学及科学研究的含义及其本质和特点。
2. 列举护理研究设计的类型。
3. 阐述护理研究的概念及基本过程。
4. 讲述护理论文撰写的基本程序。
5. 区别护理论文的主要类型及其撰写方法。
6. 遵循护理论文撰写的基本原则进行论文写作。

一、科学研究及护理研究

（一）科学及科学研究

科学是反映自然、社会、思维等客观规律的知识体系，是科学知识与科学研究的结合。人类的科学活动包含两方面，一方面是开展研究，发现新知识、开拓新领域；另一方面是学习并推广现有的知识体系。科学研究是系统地探索和解决自然现象、社会现象中的问题，或揭示事物本质和相互关系，或探索客观规律，从而产生新知识或新思想，阐明实践与理论之间关系的活动。科学研究的目的在于描述事物的现状、发现事物的内在联系和本质规律并得出定律或产生理论。科学研究的本质是创新和发展，科学精神最根本的原则是实事求是。科学研究具有创新性、系统性、普遍性、社会性等特点。

（二）护理研究

护理研究（nursing research）是通过系统的科学探究，解释护理现象的本质，探索护理活动的规律，产生新的护理思想和护理知识，解决护理实践、护理教育、护理管理中的问题，为护理决策提供可靠的、有价值的证据，以提升护理学科重要性的系统过程。护理学科必须通过开展研究提升自身学术性、丰富其知识体系，构建结构清晰、逻辑严密的专业理论体系。

康复护理研究是护理研究的重要组成部分。通过康复护理研究，形成和拓展护理领域知识，不断提高康复护理实践的科学性、系统性和有效性。

护理研究遵循普遍性的研究规律，基本过程包括：提出研究问题，形成研究目标，构建研究假设；检索文献，分析现况和趋势，明确理论或概念框架；确定研究对象，明确研究场所；选择研究设计，构建研究的技术路线、明确研究工具；收集资料；分析资料；撰写论文；研究结果的推广和应用。护理研究必须遵循尊重人的尊严的原则、有益的原则、公正的原则等伦理原则。

二、护理研究设计

（一）研究设计

研究设计按研究性质可分为量性研究和质性研究。

量性研究（又称定量研究）多先规定收集资料的方法，通过数字资料来研究现象的因果关系。该研究方法认为获得数字的研究可达到测量精确，并能较客观地描述问题和现象，用统计学方法分析资料，可避免研究中的偏差。

质性研究（又称定性研究）是针对某现象或个案在特定情况下的特征、方式、内涵进行观察，尽量完整地记录，并分析和解释正在进行研究的事物的过程。研究者凭借研究对象的主观资料和研究者进入当事人的处境中参与分析资料，找出人类生活过程中不同层次的共同特性和内涵，用文字描述报告结果。质性研究侧重于探讨现象的本质，发现新理论框架或模式，可以了解和解释量性研究所无法解释的问题和现象。质性研究从另一角度为护理科研提供研究某些特殊群体的需求、问题或现象的方法，进一步提供相应的护理措施。质性研究方法主要包括：现象学研究、根基理论研究、人种学研究等。

（二）护理研究设计的基本内容

研究者按研究预期目的选择具体设计内容。研究设计就是把抽象的研究目的具体化，形成研究方案，指导研究工作者有计划地收集资料，归纳和分析资料，最后完成研究目的。

1. 确定研究对象 研究对象（受试者）的选择要服从研究目的，按设计规定的条件严格进行取样。研究工作中的研究对象称为样本，它是总体的代表，从样本的研究结果推论总体。样本选择须注意：严格规定总体的条件；按随机原则选取样本，并应注意具有代表性；每项研究课题都应规定足够的样本数，样本数过少则无代表性，样本数过大则试验条件不易严格控制而产生较大误差。

2. 设立对照组 通过试验组和对照组结果的比较，发现干预的效应。绝大多数研究需要设对照组。在临床护理科研中，研究对象的个体差异如性别、年龄、病情严重程度、心理社会因素等都可能影响研究结果，采用同期对照方法可以消除或减少这些因素的影响。合理的对照是研究设计的重要原则之一。常用的对照方法有自身对照、组间对照、配对对照等。

3. 随机分组 指按随机方法对研究对象进行抽样和分组，使每个受试对象都有同等机会被抽取进入试验组和对照组，目的是排除主观因素的干扰，使所有干扰因素尽可能客观地均衡地分到试验组和对照组内，使研究结果不受研究者主观因素和其他方面误差的影响，保证研究结果的准确可靠，并使所抽取样本能够代表总体。随机抽样方法有抛币法、摸球或抽签法、随机数字表、分层随机法和均衡条件下的随机分组等。

4. 观察指标 指标（观察项目）是在研究中用来反映或说明研究目的的一种现象标志，也是确定研究数据的观察项目，通过指标所取得的各项资料，从中可归纳出研究结果。观察项目的选择应注意客观性、合理性、灵敏性、关联性、稳定性、准确性和可行性。

5. 确认变量 变量是研究工作中所遇到的各种因素，大多是可以被观察到或被测量的因素，如体重等。常见的变量可分为自变量和外变量等。

（三）护理研究分类

科学研究方法学中公认的核心内容包括设计、测量和评价。护理研究方法的分类主要依据研究设计方法不同而划分。

1. 按设计内容分类 护理研究可分为实验性研究、类实验性研究和非实验性研究。

（1）实验性研究的设计必须具备3个条件。干预（操纵）：研究者对研究对象肯定有人为的施加因素，即研究设计中加有护理（或试验）的干预部分，研究者有目的地对研究对象施加某些护理措施。设立对照组（控制）：目的是排除干预因素、控制外变量（干扰因素）的影响。随机取样和随机分组：目的是使试验组和对照组能在均衡条件下进行比较，使样本更具代表性。实验性研究能准确地解释自变量和因变量之间的因果关系，反映研究的科学性和客观性较高。

（2）类实验性研究与实验性研究方法基本相似，不同之处是设计内容缺少按随机原则分组或没有按随机原则取样，但设计中一定有对研究对象的护理干预内容（操纵）。

（3）非实验性研究指研究设计内容对研究对象不施加任何护理干预和处理的研究方法。这类研究常在完全自然状态下进行，较简便易行，一般在对所研究问题了解不多或该研究问题情况较复杂时选用。

2. 按研究目的分类 护理研究可分为回顾性研究和前瞻性研究。

（1）回顾性研究是运用临床现有的资料进行分析和总结的一种方法。这种研究不需要预先进行设计和随机分组。其研究结果除可总结经验外，还可发现问题或为进一步深入研究提供线索。

（2）前瞻性研究多采用随机对照方法进行研究，是一种科学的、合理的研究方法，具有严谨的研究设计，设对照组，有可比性，有明确的研究指标，研究人员相对固定。研究结果可信，可做出科学的结论。

3. 按研究性质分类 护理研究可分为量性研究和质性研究。

4. 按流行病学分类 护理学研究包括观察性研究（现场观察）和实验性研究（现场实验）两大类。长期以来护理研究设计大多选用流行病学常用的研究方法，如描述性研究、队列研究和病例对照研究等。护理科研的目标更侧重于探讨人的整体健康状况和人与环境的互动，研究内容除医学知识外，还包括人文科学和社会科学等多方面知识，因此护理研究方法需要进一步发展。

三、护理论文撰写

科研论文是科研工作的书面总结，也是科学的论证文章。科研论文是科研工作的一个重要组成部分。护理论文是护理科研工作者在科学研究的基础上，运用归纳、综合、判断和推理思维方法，对前人积累的和自己在研究中观察到的研究资料进行整理、分析而撰写的文章。

撰写护理论文必须遵循创新性、科学性、实用性、可读性和规范性等基本原则。作者必须坚持严肃的态度、严谨的学风及严密的方法。论文撰写有一定格式要求，内容包括前言、资料来源和方法、结果及讨论等部分。护理论文分为科研论文、综述、案例报告等类型。

（一）护理论文撰写程序

护理论文的撰写程序包括资料准备、拟定提纲、论文撰写、投稿与回修等。

资料准备包括相关研究领域的文献检索以及研究观察（调查）数据的收集。根据文献资料、观察资料以及研究结果，提炼观点，得出结论，使调查或实验数据与理论认识充分结合起来。拟定提纲是写作思路形成、篇章结构构架及思想观点提炼的过程，可以保证写作时思路连贯，条理清晰，层次分明；有利于材料的组织安排；写作时要紧扣中心，突出重点，防止内容分散或离题。在反复修改提纲后，可以进行论文撰写。科研论文往往需要反复修改以达到层次清楚、数据无误、判断合理、论点明确、结论得当、文字通顺的目的。

对定稿确认无误后，有选择地给有关刊物的编辑部投稿。编辑部若认为可以考虑刊登，便会邀请有关专家对该文进行审阅，由专家提出能否采用与修改意见。作者应根据修改意见与要求予以回修。

（二）护理科研论文的撰写

护理科研论文是以护理科学及与之有关的现代科学知识为理论指导，经过研究设计，通过实验与临床观察或现场调查后，对所得的第一手资料进行归纳性分析、统计处理等一系列的思维活动而形成的具有一定创新性的文章。护理科研论文包括以下几部分：

1. **题目**　论文的题目应能概括论文的主要内容，表达论文的主题，做到准确、简短、醒目和新颖，题目一般以不超过20个汉字为宜，英文题目一般以不超过10个英文实词为宜，若遇题目过长时，可用副标题说明。

2. **作者署名和单位**　题目下面署作者姓名和工作单位，以便于编辑、读者与作者联系或咨询，也是对文章内容负责任的表现。若作者有两位以上时，一般按参加研究工作的多少和实际贡献大小排列先后名次，第一作者是研究工作的构思、设计、执行和论文主要撰写者，通信作者是论文的主要负责人。

3. **摘要和关键词**　摘要即文章的内容提要，是论文内容高度概括的简短论述，它使编辑和读者能够迅速和准确地了解论文的主要内容。摘要的书写为四段式结构：目的（objective）；方法（methods）；结果（results）；结论（conclusions）。摘要部分不列图或表，也没有引文，尽量不用缩略语，一般不分段落而是独立成章的，文字以200~300字为宜。

关键词是专门为标引和检索医学文献而设计的人工语言，反映文章主要内容的单词、词组或短语，便于读者了解论文的主题，帮助人们在检索中迅速查到文献。一篇文章通常用3~5个关键词。

4. **正文**　正文包括前言、研究对象与方法、结果和讨论等几部分。

（1）前言：前言是正式论文的起始部分。内容包括论文的研究背景，国内外关于这一问题的研究现状和进展，研究思路的来源与依据，本项研究要解决的问题及研究的目的和意义。回答"研究什么"与"为何研究"的问题。

（2）对象与方法：这是研究论文方法论部分的主要内容，是判断论文严谨性、科学性、先进性的主要依据。

研究对象：交代清楚研究的起止时间和研究对象的来源；介绍研究对象的纳入标准和排除标准；介绍样本量及计算的过程；对照组分组的方法和随机分组的方法等。

研究方法：论文中应简要介绍研究设计方案；干预性研究应介绍干预的内容、方法、持续时间、人员的组织等；介绍测量指标及研究工具；介绍资料收集的具体步骤；阐述采用哪些具体措施以控制或减少在实施过程中可能出现的偏倚或干扰。

统计分析方法：对论文中涉及的资料分析内容、使用的统计方法进行简要介绍。

（3）结果：这是论文的核心部分，包括观察到的现象和收集的数据，经过整理和必要的统计学处理后，用文字叙述的形式呈现出来。当文字描述冗长时，可采用统计图或表格来归纳研究结果。按逻辑顺序描述结果，不加任何评价。

（4）讨论：这是针对研究结果的各种现象、数据及资料进行理性的分析、解释、推理和评价。讨论部分是论文的精华和中心内容，必须与论文结果紧密联系，同时分析过程要多结合理论和以往的研究，并准确标引文献。

（5）结论：这是从研究结果中概括出来的新论点。

（6）致谢：致谢是对课题研究或论文撰写过程中给予某些指导、帮助、支持、协作的单位和个人，或提供技术信息、物质或经费支持的单位和个人表示感谢。致谢原则上应征得被致谢者的同意。

5. 参考文献 参考文献是论文中的重要组成部分之一，是在论文中引用过的文献清单，主要作用是指导论文的立题，旁证论文的观点，提示信息的来源。通过引用参考文献，作者将自己的研究同他人的研究联系在一起，为作者的论点提供可靠依据，也是尊重他人工作和严谨工作作风的体现。

（三）综述的撰写

综述是指作者在阅读大量原始文献后，对文献中提出或探讨的某些问题的进展情况，经过将各种资料归纳、总结、对比、分析和评价，加上自己的观点而写成的一种专题性的学术论文，是对文献资料的综合评价。综述具有间接性、评价性、系统性等特点。

1. 写作步骤

（1）选题：综述选题需考虑个人的实践领域和研究兴趣，如在实践中发现需对某些问题进行归纳、提炼，或某些专题研究近年来发展较快，有必要进行综合评价，可以此作为选题方向。综述的选题更多地取决于所获取的文献资料的情况，这是由综述间接性的特点决定的。

（2）收集和整理资料：确定选题后大量地收集和阅读相关材料，关于研究进展，应较多引用期刊文献，以保证时效性。一般选择近5年内的文献，先阅读近期的文献，后阅读远期的文献。在广泛阅读的基础上，选择有代表性、权威性的文献进行精读并做好摘录。

（3）草拟提纲：综述作者需对文献进行整理归类并草拟提纲。提纲的重点是确定前言内容和正文各级标题，要求紧扣主题、层次分明、提纲挈领。

2. 写作格式和要求 综述格式包括题目、著者、摘要、关键词、正文、参考文献，其中正文部分包括前言、主体和小结。作者署名、关键词等部分的要求同前所述。

综述的题目主要由综述涉及的对象及说明构成。摘要属于指示性摘要，一般仅概括论文报道的主题，而不涉及具体的数据和结论，需反映论文主题思想，囊括全文各段主题，使读者对全文结构一目了然。前言部分介绍有关概念或定义及讨论范围、相关护理问题现状、存在的问题、争论焦点和发展趋势等，说明综述目的和意义以引出正文。主体是综述的主要部分，以论据和论证的形式，提出问题、分析问题和解决问题。通过比较各专家学者的论据，结合作者自己的经验和观点，从不同角度阐明有关护理问题的历史背景、现状、争论焦点或存在的问题、发展方向和解决办法等。主体部分的撰写需注意逻辑性、综合性、评述性，客观、全面地阐述不同观点。小结应与前言相呼应，对前言提出的问题予以回答并指出未来的发展趋势。因为综述的内容主要依据文献，因而参考文献数量要比一般科研论文多，应将引证的论点、数据、研究或实验结果的文献来源列于文末，便于读者查阅。

（四）案例报告的撰写

案例报告是通过对临床实践中特殊事件的研究，总结工作过程中的经验和体会，探索疾病在医护工作中的个性特征和共性规律。护理案例报告是护理论文中较常见的一种论文形式，可以是1例具有典型性的患者，也可以是具有共性特征的多个患者，甚至是家庭、团体或社区，所选案例必须具有特别的意义，能给读者新的启发和认识。

案例报告的写作格式包括题目、作者署名、摘要、关键词、前言、案例介绍（或临床资料）、主体、小结和参考文献。作者署名和关键词基本要求同前所述。

案例报告的题目需涉及研究例数、研究对象和干预措施，突出选题创新性。摘要主要涉及病例概要、护理措施概要和护理效果。前言部分指出研究的临床护理问题和论文写作目的，内容包括某疾病的概念（罕见病），某疾病的发生率或死亡率，治疗护理现状或特点，引出个案。案例介绍或临床资料应详略得当，并与护理措施及所要解决的问题相呼应，包括患者的一般资料；疾病的发生、变化和结局；与护理措施相关的病例资料等内容。案例报告主体部分的撰写以护理程序格式和医学案例报告格式为常见。小结应与前言呼应，总结案例护理特点，讨论护理工作体会并提出今后研究方向。在案例报告中，对所提及的概念、治疗护理现状及理论依据等内容应标明文献来源，供读者查阅。

（李泽楷）

第二章 康复护理学相关理论

学习目标

1. 能概述运动学的定义和运动的分类。
2. 能概述肌肉的分类、特性和常用功能指标。
3. 能概述关节的构造、分类以及关节运动的影响因素。
4. 能概述神经系统的组成，神经元的结构及突触的概念。
5. 能概述奥瑞姆自护理论、纽曼系统模式的主要内容。
6. 能概述《国际功能、残疾和健康分类》的架构。
7. 能用实例说明运动对机体功能的影响。
8. 能分析关节运动的影响因素，并举例说明杠杆原理在关节运动中的具体应用。
9. 能归纳神经损伤的分类。
10. 能查阅资料，结合临床案例解释神经功能恢复的理论基础。

康复护理学是护理学和康复医学结合所产生的一门护理专科。它既有系统的理论体系，也包含专科的临床实践内容。学习康复护理学的相关理论，可为临床康复护理实践的开展提供基础、依据和方向。

第一节 运动学理论基础

一、运动学

运动学是运用物理学方法来研究人体运动时各组织和器官的空间位置随时间变化的规律，以及伴随运动而发生的一系列生理、生化、心理等改变。人体运动学是康复护理学的重要理论基础，可用于指导临床康复护理实践的实施。

（一）人体运动种类

人体运动的分类方法较多，主要分类有以下几种。

1. 按部位分类

（1）全身运动：是指需要上下肢同时参与的运动方式，例如打太极拳、游泳等。

（2）局部运动：是指机体为了维持局部的关节活动能力，改善局部肌肉及骨骼的功能而进行的一种运动，例如肩部运动等。

2. 按肌肉收缩分类

（1）静态收缩：指肌肉收缩时，关节不产生运动。静态收缩分为等长收缩和协同收缩。①等长收缩：是指肌肉长度不变，张力改变，不产生关节活动，也称为静力收缩，例如搬运物体时肱二头肌的收缩即等长收缩。等长收缩适用于早期康复，如肢体被固定或关节有炎症、肿胀，活动产生剧烈疼痛时。②协同收缩：是指肌肉收缩时，主动肌与拮抗肌同时收缩，肌张力增加但不产生关节运动。协同收缩类似于等长收缩，例如手提重物时，肱二头肌和肱三头肌同时收缩。

（2）动态收缩：指肌肉收缩时，关节产生肉眼可见的运动。动态收缩分为等张收缩和等速收缩。①等张收缩：是指肌肉张力不变但长度改变，产生关节活动的肌肉收缩。等张收缩又分为等张缩短和等张延伸。等张缩短又称向心性收缩，是指肌肉收缩时，肌肉两端附着点间的距离缩短、接近，关节按需要进行屈曲。这是运动疗法最常用的肌肉活动，是维持正常关节活动的主要形式，如上楼梯时股四头肌的缩短收缩；等张延伸又称离心性收缩，是指肌肉收缩时肌力低于阻力，两端肌肉起止点距离变远，原先缩短的肌肉逐渐延伸变长。其主要作用为促发拮抗肌收缩，以稳定关节、控制肢体坠落速度或肢体动作，如下楼梯时股四头肌的延长收缩。②等速收缩：又称等速运动，是指整个运动过程中运动的速度（角速度）保持不变，而肌肉张力与长度一直在变化的一种运动方式。这种运动在自然运动的情况下不存在，只有借助专用设备方能实现，例如在设置一定速度的跑步机上进行跑步练习时腿部肌肉的收缩即等速收缩。

3. 按用力方式分类

（1）被动运动：是指完全依靠外力作用来帮助机体完成的运动，例如关节可动范围内的运动和关节松动技术。

（2）主动运动：是指机体通过自身的肌肉收缩进行的运动。主动运动分为以下三种：①助力主动运动：在机体进行主动运动时，依靠外力施加适当的辅助力量，帮助其完成运动。助力主动运动是机体从被动运动过渡到主动运动过程中的一种重要的训练方法。②独立主动运动：是指机体在完全不依靠外力辅助的情况下独立完成的运动。③抗阻力主动运动：是指机体进行主动运动的同时，对抗运动中施加于肢体的一定量的阻力进行的运动，如举哑铃。抗阻力主动运动是增强肌力的最好方式。

（二）运动对机体的影响

运动在康复中的作用主要体现在以下几个方面。

1. 提高神经系统的调节能力 运动是一种重要的生理刺激，它可以保持中枢神经系统的紧张性与兴奋性，维持其正常功能，从而发挥其对全身脏器的调节作用。此外，长期锻炼还能促进迷走神经兴奋性增强，提高对人体脏器活动的自控能力。

2. 改善情绪，调节精神和心理 适度运动可对精神和心理产生积极影响，可以改善患者情绪，扭转抑郁、悲观和失望等精神心理的负面情绪。

3. 提高代谢能力，改善心肺功能 在运动时大量的血液流向肌肉，为适应机体的需要，心肺的功能活动也相应增加，主要表现为心跳、呼吸加快，每搏量增多，心肌收缩加强，收缩末期容量减少，心排血量增加，回心血量也相应增加。在运动时为了摄取更多的氧与及时排出二氧化碳，呼吸相应加深加快，胸廓与膈的活动幅度也明显增大，潮气量增多，每分钟通气量与耗氧量均增加。因此，长期坚持锻炼，能使人体代谢能力和心肺功能提高。

4. 维持运动器官的形态与功能 长期运动可以预防和延缓骨质疏松、软骨变性退化、肌肉萎缩、关节挛缩甚至关节形态破坏等情况的发生。运动还能促进关节周围血管的血液循环，促进关节滑液分泌，改善软骨营养；能维持骨代谢平衡，使骨皮质增厚，增强骨的支撑与承重能力；可维持肌纤维形态，增强肌力和提高耐力，改善主动运动能力；能牵伸挛缩和粘连的组织，维持和改善关节活动范围。

5. 促进代偿机制的形成与发展 当机体部分器官的功能受到严重损伤时，机体可发挥健全组织与器官的作用以代偿部分缺失的功能。有些代偿功能可由机体自动完成，但有些代偿功能则需要专门的功能训练才能逐渐发展与完善。特别是中枢神经损伤后，机体需要建立新的条件反射以弥补丧失的运动功能。此时，运动的重点是通过对健侧肢体或者非损伤组织的训练，提高其代偿能力，来补偿丧失的功能。

6. 预防术后深静脉血栓 运动对肢体起到血液泵的作用。由于肌肉收缩能促进机体局部或者全身的血液循环，加强静脉回流，减轻静脉淤滞，故可预防长期卧床和手术后患者深静脉血栓、肺栓塞等并发症的发生。

7. 促进机体损伤的恢复 运动可以促进机体血液循环，增强损伤后组织周围胶原纤维的排列与构成，有利于瘢痕的形成，从而促进创面及损伤的肌腱、韧带的愈合；同时，机体血液循环的增强，可以促进骨折的愈合；运动还能刺激活的软骨细胞，增加其胶原与氨基己糖的合成，防止滑膜粘连，促进脓性渗出物、积血等从滑膜腔中清除，从而促进受损软骨愈合及保护关节软骨。

二、肌肉运动学

（一）肌肉分类

肌肉分类方法很多，可按形态、肌纤维、运动功能等进行分类。

1. 按形态学分类 按肌肉起端的头数，可分为二头肌（如肱二头肌）、三头肌（如肱三头肌）和四头肌（如股四头肌）；按肌腹数的不同，可分为二腹肌和多腹肌（如腹直肌）；按肌肉形状可分为梭形肌、羽状肌、半羽状肌、锯状肌和环状肌等。

2. 按肌纤维组织学分类　肌肉按肌纤维组织学可分为横纹肌与平滑肌。横纹肌有骨骼肌和心肌。骨骼肌可见有横纹，受运动神经支配，能产生随意性收缩运动，属于随意肌。心肌为横纹肌，有自律性收缩，受自主神经支配，不受运动神经支配，不能产生随意性收缩。平滑肌为组成内脏器官的肌群，受自主神经支配，也不能产生随意性收缩。心肌和平滑肌不接受意志的管理，属于不随意肌。

3. 按运动功能分类　机体的任何一个动作都不能由一块肌肉单独完成，而是需要一组肌群协作才能实现。根据在某一具体动作中肌肉的功能作用，可将肌肉分为原动肌、拮抗肌、固定肌和中和肌。

（1）原动肌：是指直接完成动作的肌肉或肌群，即在产生关节运动中起主要作用的肌肉或肌群。它可分为主动肌与副动肌，其中在产生关节运动中起主要作用的肌肉或肌群称为主动肌，协助完成动作或仅在动作的某一阶段起作用的肌肉或肌群称为副动肌。例如，肱肌、肱二头肌、肱桡肌和旋前圆肌就是屈肘关节的原动肌，其中的肱肌和肱二头肌是主动肌，肱桡肌和旋前圆肌是副动肌。

（2）拮抗肌：是指与原动肌作用相反的肌肉或肌群。当原动肌收缩时，拮抗肌应协调地放松或者做适当的离心收缩，来保持关节活动的稳定性与动作的精确性，同时能起到维持关节运动中的空间定位作用，并且能够防止关节过度屈伸导致的关节损伤。例如，屈肘时，位于肱二头肌背面的肱三头肌此时就是拮抗肌。

（3）固定肌：是指为固定、支持关节而产生静止性收缩的肌肉或肌群。为了发挥原动肌对肢体运动的动力作用，必须将肌肉相对固定的一端（大多为近心端）所附着的骨骼或更近的骨骼充分固定。这种起固定作用的肌肉或肌群，称为固定肌。例如屈肘时固定肩关节的肌肉即固定肌。

（4）中和肌：是指在原动肌收缩时，以消除原动肌收缩时产生的不必要运动的肌肉或肌群。例如扩胸时斜方肌、菱形肌使肩胛骨内收而不旋转，即为中和肌。

其中，辅助肌、固定肌与中和肌通常统称为协同肌，是指参与单个运动的除主动肌以外的全部肌肉或肌群。

肌肉的协作关系随着动作的改变而变化，如作用于腕关节的桡侧腕伸肌、尺侧腕伸肌、桡侧腕屈肌和尺侧腕屈肌，在做伸腕动作时，桡侧腕伸肌和尺侧腕伸肌为原动肌，而桡侧腕屈肌和尺侧腕屈肌为拮抗肌。桡侧腕伸肌和尺侧腕伸肌同时收缩，使腕向桡侧及尺侧屈曲的作用互相抵消，因此又互为中和肌。在向桡侧屈曲腕关节时，桡侧腕伸肌和桡侧腕屈肌同为原动肌，而尺侧腕伸肌和尺侧腕屈肌则为拮抗肌。桡侧腕伸肌和桡侧腕屈肌使腕伸和屈的作用互相抵消，因而又互为中和肌。

（二）肌肉特性

1. 肌肉的物理特性　包括伸展性、弹性和黏滞性。

（1）伸展性：是指在外力的作用下肌肉被拉长的特性。

（2）弹性：是指在外力取消后肌肉可以恢复到原状的特性。

（3）黏滞性：是指肌浆内各分子之间相互摩擦而产生的阻力。人体肌肉伸长的程度与外力的大小不成正比，在用外力牵拉肌肉的初期，肌肉会随着外力的增加而出现明显的长度变化。但当牵拉的外力逐渐增加到一定程度时，肌肉长度的增加却逐渐减少。在外力去除后，肌肉并没有立即恢复原状。这是由黏滞性造成的肌肉内阻力所致。当温度降低时，黏滞性增加，而运动中的肌肉内阻力加大；反之，则肌肉内阻力减小。肌肉内阻力的改变可以影响肌肉伸长或缩短的速度。

2. 肌肉的生理特性　包括兴奋性和收缩性。

（1）兴奋性：是指肌肉在受到刺激时产生兴奋的特性。

（2）收缩性：是指肌肉兴奋时产生收缩反应的特性。

（三）肌肉功能状态指标

良好的肌肉功能状态是运动的基础反应，反应肌肉功能或状态的主要指标有：肌力、肌张力、快速力量和肌耐力。

1. 肌力　肌力是指肌肉收缩时所表现出来的能力。它体现肌肉主动收缩和抗阻力的能力。

2. 肌张力　肌张力是指肌肉在安静时所保持的紧张度。肌张力与脊髓的牵张反射有关，受中枢神经系统的调控。肌张力常通过被动运动感知处于放松状态的肌肉的阻力程度进行评测。肌张力异常一般包括肌张力增强和肌张力减退两种情况，肌痉挛以及肌强直是肌张力增强的典型表现，而软瘫则是肌张力减退的常见表现。

3. 快速力量　快速力量是指肌肉或肌群在一定速度下所能产生的最大力量的能力，可以通过单一身体运动、多个身体运动或者在有氧运动条件下的重复运动测得。快速力量由启动力量、爆发力量（爆发力）和制动力量组成，爆发力是指在最短时间内发挥肌肉力量的能力。爆发力通常由肌力和肌肉收缩速度两个因素决定，肌力是基础，肌肉收缩速度是关键。

4. 肌耐力　肌耐力是指肌肉在一定负荷条件下保持收缩或持续重复收缩的能力，来反应肌肉持续工作的能力，体现肌肉对抗疲劳的水平。

三、骨关节运动学

（一）关节构造

1. 关节面　关节面是参与组成关节的各相关骨的接触面，由关节头、关节窝、关节软骨构成。

2. 关节囊　关节囊为纤维结缔组织膜构成的囊，包在关节的周围，两端附着于关节面周缘相邻的骨面，它包围关节、封闭关节腔。

3. **关节腔**　关节腔为关节囊滑膜层和关节软骨共同围成的潜在腔隙，腔内含少量滑液，呈密闭的负压状态，具有维持关节稳固的作用。

4. **关节辅助结构**　关节辅助结构包括韧带、关节盘、关节唇、滑膜襞和滑膜囊。这些辅助结构对于增加关节的灵活性或稳固性具有重要作用。

（二）关节分类

1. **按关节组织结构分类**　关节可分为软骨性关节、纤维性关节和滑膜性关节。
2. **按构成关节的骨数目分类**　关节可分为单关节（有2块骨构成）、复合关节（由2块以上骨构成）。
3. **按运动多少分类**　关节可分为不动关节、少动关节和活动关节。
4. **按运动轴的数目和关节的形态分类**　关节可分为单轴关节、双轴关节和多轴关节。

（三）关节运动

1. **关节运动方式**　所有关节的运动都可以分解成为在三个互相垂直的平面上进行的单一或者复合位移运动，即围绕冠状轴在矢状面上的运动，围绕矢状轴在冠状面上的运动，围绕垂直轴在横断面（水平面）上的运动。通常关节运动主要包括屈与伸、收与展和环转运动。环转运动是屈、伸与收、展组合的运动，不包括旋转运动（外旋、内旋）。

2. **关节的运动链**　借助于关节将人体一侧上、下肢按一定顺序衔接起来，组成运动链。上肢运动链由肩带、上臂、肘关节、前臂、腕关节和手等形成；下肢运动链由髋关节、大腿、膝关节、小腿、踝关节和足等形成。在人体运动中，各种运动可以分为开链运动和闭链运动两种形式。开链运动是指运动时肢体近侧端固定而远侧端游离，可任意活动某一单独关节或者同时活动若干关节。例如坐位的股四头肌训练，足部游离，在小腿的带动下围绕膝关节做屈伸运动（图2-1-1）。开链运动主要特点是各关节链都有其特定的运动范围，远侧端的运动范围大于近侧端，且速度也快于近侧端。闭链运动是指运动时肢体远侧端固定并承受身体重量，近端肢体在固定远端肢体的基础上进行移动，例如蹲举训练中，足部呈固定状态，膝关节和髋关节同时屈伸的运动方式（图2-1-2）。闭链运动的特点是训练时肌肉、骨骼、肌腱、韧带、关节囊等都承受一定的负荷，强化整个运动链的肌力，同时对关节及其周围组织的本体感受器的刺激比开链运动训练更为明显。但闭链运动参与的关节和肌肉较多，相对于开链运动，更不容易掌握。

3. **关节运动的影响因素**　关节的结构不但使关节具有活动度，而且具有稳定性。关节的运动轴愈多，其运动形式就愈多样化、愈灵活。其次，关节囊愈坚韧，紧张度愈高，周围韧带和肌腱愈坚固，则关节运动范围愈小，但关节的稳定性愈强。同时，两关节面之间的面积差也决定了关节的灵活性。两关节间的面积差愈大，关节运动范围就愈灵活，反之面积差愈少，则关节愈稳固。此外，关节的其他结构对关节运动也有一定程度的影响，如关节盘和滑液能增加关节的灵活性，而关节唇和滑膜襞则能增强关节的稳定性。故通常情况下，稳定性大的关节活动范围小，稳定性小的关节活动范围大。

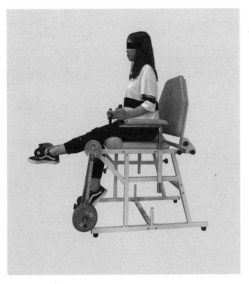

图 2-1-1　开链运动—股四头肌训练

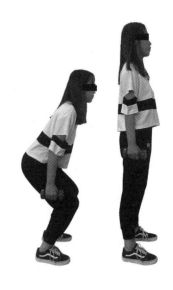

图 2-1-2　闭链运动—哑铃蹲举

4. 杠杆原理在关节运动中的应用　人体运动中的杠杆分为平衡杠杆、省力杠杆和速度杠杆（图 2-1-3）。①平衡杠杆的特征是支点位于力点与阻力点之间，主要作用为传递动力和保持平衡，它既产生力又产生速度。②省力杠杆的特征是阻力点位于力点与支点之间，这类杠杆因为力臂始终大于阻力臂，所以可以用较小的力来克服较大的阻力。③速度杠杆的特征是力点位于阻力点与支点之间，这类杠杆力臂始终小于阻力臂，引起运动时，力必须大于阻力，因此不能省力，但能使阻力点获得较大的运动速度和幅度。在人体中，速度杠杆最为普遍。

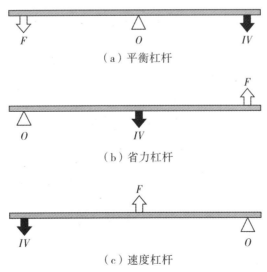

图 2-1-3　人体运动中的杠杆原理

应用杠杆原理,可使人体运动省力、获得速度以及防止损伤。例如,医护人员提重物时,应使重物靠近身体以缩短阻力臂来实现省力。人体骨骼和肌肉组成的杠杆大多属于速度杠杆,而速度杠杆通常不能省力,因此当阻力过大时,容易引起运动杠杆的各环节,尤其是关节、肌腱和肌止点的损伤。为保护运动杠杆,一方面应通过训练增强肌力,另一方面应适当地控制阻力和阻力臂。

(李 琨)

第二节　神经学理论基础

一、神经系统结构和功能

(一)神经系统的组成

人类的神经系统由位于颅腔内的脑和位于椎管内的脊髓以及附于脑和脊髓的周围神经组成,通常将脑和脊髓称为中枢神经系统,将与脑和脊髓相连的神经,即脑神经、脊神经和内脏神经称为周围神经系统。

1. 中枢神经系统　包括脑和脊髓。

(1)脑:位于颅腔内,可分为端脑、间脑、小脑、中脑、脑桥和延髓六部分。端脑、间脑具有感觉、运动等多种神经中枢,可调节人体多种生理活动;小脑使运动协调、准确,维持身体平衡;中脑、脑桥和延髓是专门调节心跳、呼吸及血压等人体基本生命活动的部位。

(2)脊髓:位于椎管内,上端在枕骨大孔处与延髓相连,下端约平第1腰椎体下缘(成人)。脊髓共发出31对脊神经,相应脊髓也分为31个节段,即8个颈节、12个胸节、5个腰节、5个骶节和1个尾节。在脊髓的横断面上,中央有被横断的纵行小管,称中央管,中央管周围是灰质,主要由神经元胞体、神经纤维网和神经胶质细胞组成。灰质周围是白质,主要由神经纤维、神经胶质细胞及血管组成。

2. 周围神经系统　周围神经系统是指除中枢神经系统以外的神经组织。周围神经系统分为以下三部分:与脑相连的脑神经共12对,主要分布于头面部;与脊髓相连的脊神经共31对,主要分布于躯干、四肢;与脑和脊髓相连的内脏神经,主要分布于内脏、心血管、平滑肌和腺体。

(二)神经元的结构和功能

1. 神经元的构造　神经元即神经细胞,是神经系统的结构与功能的基本单位,具有感受刺激和传导神经冲动的功能。一个典型的神经元由神经元胞体及其突起组成,神经元突起包括树突和轴突，轴突的末端与另一神经元连接，形成突触。神经元胞体是神经元的主体部分，是细胞代谢和信息整合的中心。树突的功能是接受刺激。每个神经元只有一个轴突，轴突是神经元的主要传导装置，轴突的功能主要是将胞体发出的冲动传递给其他神经元，或者传递给腺细胞、肌细胞等效应器。

2. 神经元分类　主要根据神经元突起的数目、功能与传导方向进行分类。

（1）根据神经元突起的数目分类：可分为3类，即假单极神经元、双极神经元和多级神经元。假单极神经元从胞体发出的突起只有一条，然后呈T形分叉为中枢支与周围支，前者相当于轴突，后者相当于树突，如脊神经节中的感觉神经元；双极神经元通常具有圆形或者卵圆形的胞体，由胞体两端各发出一条轴突或者树突，这种神经元大多位于较特殊的感觉器官中，如视网膜内的双极神经元；多极神经元的数目最多，它含有一条轴突和多条树突，如海马与大脑皮质椎体细胞等。

（2）根据神经元的功能和传导方向分类：可分为3类。①感觉神经元：是感受内、外环境的影响，将各种信息自周围向中枢传递的神经元；②运动神经元：是将冲动由中枢传至周围，支配骨骼肌，控制心肌、平滑肌的活动及腺体的分泌；③联络神经元：是指位于中枢神经系统的感觉与运动神经元之间的多级神经元，在中枢内构成复杂的网络系统，起联络作用。联络神经元的数量最多，占神经元总数的99%。

（三）神经纤维

神经纤维（nerve fibers）是指神经元的轴突与包被它的结构的总称。在中枢神经系统内，神经纤维主要构成白质；在周围神经系统内，神经纤维构成神经。中枢与周围神经系统的大多数神经纤维的轴突都包有一层髓鞘，这种神经纤维称为有髓神经纤维，而周围没有被髓鞘包被者的神经纤维称为无髓神经纤维。神经纤维的传导速度与髓鞘的厚薄及神经纤维直径的大小成正比，即神经纤维越粗，髓鞘越厚，其传导冲动的速度越快。

（四）突触

突触（synapse）是指互相连接的两个神经元之间或神经元与效应器之间及感受器细胞与神经细胞之间特化的接触区域，包括突触前成分、突触间隙和突触后成分。绝大多数突触通过化学物质——神经递质介导进行信息的传递。

二、神经损伤后再生

（一）神经损伤

神经损伤包括神经元胞体的损伤和神经突起的损伤。

1. 神经元胞体的损伤　此类损伤是不可再生的，这是由于神经元胞体的丧失，导致该神经元的轴突与树突失去营养中心而死亡。

2. 神经突起的损伤　主要是轴突中断。轴突的中断会使靶组织去传入神经或去神经支配，导致轴突与靶组织间连接中断。而轴突的损伤可以导致神经元的一部分细胞质丧失，这通常引起神经元的退化和变性。

（二）神经系统损伤后的再生

1. 轴突的再生　轴突的再生主要是指轴突损伤后的再生，分为完全再生和再生的出芽生长。完全再生是指轴突能成功地与其正常的靶组织重新建立连接；再生的出芽生长是指出现损伤轴突的短距离再生，但不能与正常的靶组织重新形成连接。目前普遍认为，周围神经系统的轴突是可以再生的，成年人的中枢神经系统再生能力极其有限。中枢神经系统不能进行完全的轴突再生并不是由于其轴突失去生长能力，实际上中枢神经系统的轴突可以通过残存轴突侧支出芽生长或损伤位点的出芽生长的方式再生，但由于其出芽生长的距离较短，不能到达靶组织导致失去营养支持而夭折。

2. 脑损伤后的可塑性　神经学家在长期临床实践中发现，脑在损伤后其功能是有可能或有条件恢复的。例如脑卒中后的偏瘫，如果给予训练及药物治疗，肢体功能就能逐步恢复或改善，这说明大脑皮质具有重组能力，皮质的重组能力很可能是脑损伤后功能恢复的神经基础。

3. 脊髓损伤后的可塑性　脊髓是中枢神经的低级部位，同大脑一样也具有可塑性。脊髓的可塑性对于脊髓损伤患者的康复治疗具有重要意义。为使脊髓损伤患者获得最大限度的功能恢复，应在早期进行康复治疗。因脊髓损伤导致截瘫的患者由于一部分肌肉已经瘫痪，皮肤的各种感觉也不正常，每个反射或动作的完成有赖于现存的神经肌肉系统，因此须经过长时间的训练才能恢复其功能。

（李　琨）

第三节　护理学相关理论

目前康复护理学领域广泛应用的护理理论有奥瑞姆自护理论、纽曼系统模式、世界卫生组织的《国际功能、残疾和健康分类》等。这些理论模式可用于指导临床康复护理实践的实施。

一、奥瑞姆自护理论

（一）奥瑞姆自护理论的主要内容

奥瑞姆自护理论围绕护理的目标，即最大限度地维持及促进服务对象的自理能力，包括3个相关理论结构：自护理论结构、自护缺陷理论结构和护理系统理论结构。自护理论解决"什么是自护、人有哪些自护需求"的问题；自护缺陷理论解决"什么时候需要护理"的问题；护理系统理论解决"如何通过护理系统帮助个体满足其治疗性自护需求"的问题，根据自护需求和患者实施自护的能力分为全代偿系统、部分代偿系统和辅助-教育系统。奥瑞姆自护理论的4个主要概念——人、健康、环境/社会、护理，贯彻于整体护理的全过程。

奥瑞姆将自护理论与护理程序有机地结合起来，通过评估方法及工具，评估服务对象的自理能力及自理缺陷，以帮助服务对象更好地达到自理。她认为护理程序分为以下3个步骤。

1. 护理诊断及护理措施的评估 在收集资料的基础上确定患者为何需要护理以及需要何种护理，即在对收集到的资料进行分析和描述的基础上，确定和判断患者的治疗性自护需求。收集的资料包括：患者的健康状况如何；患者对自身健康的认识如何；患者的自护需要是什么；患者的自护力量如何等。分析和判断包括：患者目前和今后一段时间内的治疗性护理需求是什么；患者在完成自护活动时具备哪些能力；就满足治疗性自护需求而言，患者存在哪些自护缺陷；这些自护缺陷是什么性质的，产生的原因是什么；患者在自护力量方面有哪些局限性和潜力；在强化自护知识、学习护理技能、培养自护愿望方面，应如何有效地、持续地将主要的自护措施纳入日常生活与自护计划中。

2. 设计及计划调节性的护理活动 依据自护的护理诊断和患者的健康状况，规划一个护理系统，达到使患者恢复健康的目的。可按全补偿、部分补偿或辅助-教育3个系统进行设计，然后把治疗性自护需求的内容加以组织，并选择一些有效补偿自护力量和克服自护缺陷的方法。

3. 调整及评价 此阶段要求护士根据设计及计划的结果对患者实施护理，评价护理结果，并根据患者当时的实际情况不断地调整护理方案，以协调和帮助患者恢复和提高自护能力。

（二）奥瑞姆自护理论在康复护理实践中的应用

提高患者的自我护理能力是康复护理的核心目标之一。奥瑞姆自护理论为多种疾病患者的康复护理提供了理论支持，是目前康复护理实践中应用最广泛的理论之一。国内外大量的研究应用证实了奥瑞姆自护理论的临床实用性。奥瑞姆自护理论主要应用于康复患者（尤其是脑卒中偏瘫患者和脊髓损伤患者）、糖尿病患者、肾移植患者、精神缺陷患者、危重症患者、社区老年人的康复护理中。

二、纽曼系统模式

（一）纽曼系统模式的主要内容

纽曼系统模式是围绕压力与系统模式而组成的，是一个综合的、动态的、以开放系统为基础的护理概念性框架，主要考虑压力源对人的作用及如何帮助别人应对压力源，以发展及维持最佳的健康状况。该模式重点叙述了四部分内容：与环境互动的人、压力源、面对压力源人体做出的反应，以及对压力源的预防。

纽曼认为，人是环境持续互动的开放系统。这个系统的结构可以用围绕着一个核心的一系列同心圆来表示（图 2-3-1）。这个同心圆的核心部分是机体的基本结构，由内向外分别是人体的抵抗线、正常防御线和弹性防御线。在这三条线中，弹性防御线保护正常防御线，抵抗线保护基本结构。当个体遭遇压力源时，弹性防御线首先被激活，若弹性防御线抵抗无效，正常防御线受到侵犯，人体会发生反应，出现症状，此时，抵抗线被激活，若抵抗有效，个体又可恢复到通常的健康状态。

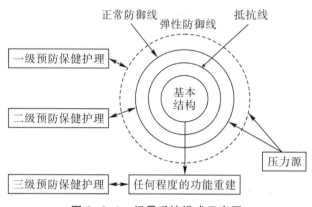

图 2-3-1　纽曼系统模式示意图

在纽曼系统模式中，压力源指可引发紧张和导致个体不稳定的所有刺激。压力源分为内在的压力源、人际间的压力源和外在的压力源。这些压力源作用于人体可导致人体产生一系列的压力反应。压力反应不仅局限在生理方面，而是生理、心理、社会文化、精神与发展多方面的综合反应。反应的结果可以是负性的，也可以是正性的。

护理活动的主要功能是可控制压力源或增强人体各种防卫系统的功能，以帮助服务对象保持、维持、恢复服务系统的平衡与稳定，获得最佳的健康状态。纽曼认为护士可根据护理对象对压力源的反应而采取三种不同水平的预防措施。①一级预防：目的是防止压力源侵入正常防御线，保持人作为一个系统的稳定，促进及维护人的健康。此时护理对象系统对压力源没有发生反应，护士主要通过控制或改变压力源来实施护理。②二级预防：目的是减轻和消除反应、恢复个体的稳定性并促使其回复到原有的健康状态，帮助人获得作为一个系统的稳定。适用于压力源已经穿过正常防御线，人的动态平衡被破坏，出现症状或体征时的情况。护理的重点是帮助服务对象早期发现、早期治疗。③三级预防：目的是帮助服务对象恢复及重建功能，减少后遗症，并防止压力源的进一步损害，维持个体的稳定性、防止复发。适用于人体的基本结构及能量源遭到破坏后。

纽曼发展了以护理诊断、护理目标和护理结果为步骤的护理工作步骤。首先护士需要对个体的基本结构、各防线的特征以及个体内外、人际间存在和潜在的压力源进行评估。然后再收集并分析个体在生理、心理、社会文化、精神与发展各个方面对压力源的反应及其相互作用的资料。最后就其中偏离健康的问题做出诊断并排出优先顺序。然后护士与护理对象及其家属一起，共同制订护理目标及为达到这些目标所采取的干预措施并设计预期护理结果。纽曼强调应用一级、二级、三级预防原则来规划和组织护理活动。实施干预后，护士要对干预效果进行评价并验证干预的有效性，评价内容包括个体内、外及人际间压力源是否发生了变化，压力源本质及优先顺序是否改变，机体防御功能是否有所增强，压力反应症状是否得以缓解等。

（二）纽曼系统模式在康复护理实践中的应用

纽曼系统模式被广泛应用于康复护理和社区护理实践中，它可作为理论框架指导多种慢性疾病患者的康复护理过程。例如，纽曼系统模式的整体观、三级预防概念以及个人、家庭、群体、社区之间的关联，其与脑卒中的康复目标是一致的，可为促进脑卒中患者的心理、生理和社会康复提供理论支持。

三、《国际功能、残疾和健康分类》

（一）《国际功能、残疾和健康分类》的架构

《国际功能、残疾和健康分类》（International Classification of Functioning, Disability and Health，ICF）是2001年第54届世界卫生大会通过的新标准。其总目标是为健康状况和与健康有关的状况提供一种统一、标准的语言和框架。ICF包括身体功能、身体结构、活动和参与及背景性因素（包括环境因素和个人因素）四部分（图2-3-2）。各部分之间的关系是双向的，相互关联、相互制约。ICF能够客观、中性地反映功能和残疾情况以及背景因素对健康的影响。

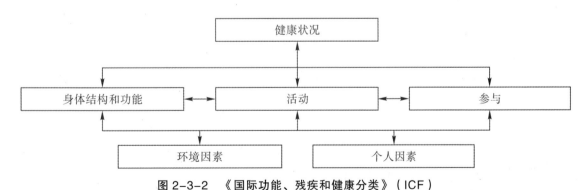

图2-3-2 《国际功能、残疾和健康分类》（ICF）

ICF的应用领域非常广泛，既可以作为统计工具来收集数据，也可以作为评估工具来测量功能和残疾水平、环境因素影响、生活质量等，同时现在已经衍生出很多以ICF为依据

的临床评定工具，可以进行临床患者的功能评定。除此之外，ICF还可作为制订社会政策的依据而应用于社会赔偿系统和社会保障计划的设计、实施等。

（二）《国际功能、残疾和健康分类》在康复护理中的应用

在康复护理学领域，由于ICF为卫生专业人员提供了一种可供多学科使用的统一、标准的语言，因此在促进团队沟通协作方面具有优越性，可作为理论框架和理论基础指导临床康复护理实践和相关研究。由于ICF包含有1400多个类目，为了方便临床使用，多个包含更少类目的ICF组合已被开发，例如ICF通用组合、ICF康复组合、ICF临床检查表、各种疾病的核心组合等。一些基于ICF的评估工具，例如WHO残疾评定量表（WHO-DAS Ⅱ）等已得到了广泛的应用。我国学者也相继开发了脑卒中、糖尿病、原发性骨质疏松症、慢性缺血性心脏病、下背痛、肥胖等多个中国版ICF简明组合。这些ICF组合的开发为康复团队在临床康复护理实践中应用ICF提供了范围和依据。

（李　琨）

第三章　常用康复评定

第一节　运动功能评定

学习目标

1. 能够列举肌力评定、痉挛和弛缓性麻痹评定、关节活动范围评定、平衡与协调评定、步态分析的方法，学习使用量表进行肌力评定。

2. 能够遵守肌力评定、痉挛和弛缓性麻痹评定、关节活动范围评定、平衡与协调评定、步态分析的操作程序及注意事项，列举其适应证及禁忌证。

3. 可以描述肌力评定、痉挛和弛缓性麻痹评定、关节活动范围评定、平衡与协调评定、步态分析的相关基础知识及临床应用。

一、肌力评定

肌力是指肌肉兴奋后收缩所产生的力量、幅度和速度。耐力则指维持一定时间收缩或多次反复收缩的能力。决定肌力大小的因素有神经系统功能状态、肌肉的生理横断面、收缩前的肌肉长度和肌肉作用力臂长度，而耐力的大小则与可以取得的肌肉收缩的能量有关。肌肉功能检查和评价是康复医学中最基本、最重要的内容之一。对肌肉功能进行检查有助于了解患者肌肉和神经的损害程度和范围，康复治疗前的检查和治疗后的定期复查可作为评价康复治疗效果、评价康复治疗方案有效性和判断预后的指标。

（一）影响肌力的解剖及生理学因素

1. 肌肉的生理横断面　肌肉的生理横断面是指该肌肉内所有肌纤维横断面的总和。肌力大小与肌纤维的数量和粗细成正比，生理横断面愈大，肌肉收缩时产生的力量也愈大。

2. 神经系统的调节功能　运动神经元同时兴奋的数目愈多，兴奋性愈强，则参与工作的运动单位愈多，肌肉收缩的力量也愈大。同样，神经冲动的频率愈高，激活的运动单位愈多，肌力也愈大。

3. 肌肉收缩前的初长度　肌肉收缩前所处的长度称为初长度。在一定范围内，初长度愈长，收缩力也愈大。

（二）肌力评定的目的

（1）判断有无肌力低下及肌力低下的范围和程度。

（2）发现肌力低下的原因。

（3）为制订训练计划提供依据。

（4）检验治疗效果。

（三）徒手肌力检查

徒手肌力检查是检查者用自己的双手，凭借自身的技能和判断力，根据现行的标准或普遍认可的标准，通过观察肢体主动运动的范围以及感觉肌肉收缩的力量，来确定所检查肌肉或肌群的肌力是否正常及其等级的一种检查方法。

1. 徒手肌力检查分级法 目前，国际上普遍应用的分级方法是1916年由美国哈佛大学的矫形外科学教授Robert Lovett提出来的，他将肌力检查分为6级（0~5级），见表3-1-1。

表3-1-1 徒手肌力检查分级法

分级	标准	正常肌力（%）
0	没有肌肉有收缩	0
1	肌肉有收缩，但无关节运动	10
2	关节不抗重力全范围运动	25
3	关节抗重力全范围运动	50
4	关节抗部分阻力全范围运动	75
5	关节抗充分阻力全范围运动	100

2. 肌力补充分级法 除了徒手肌力检查分级法外，还有一种补充分级法，即当肌力比标准肌力稍强或稍弱时，根据肢体活动范围占整个活动范围的百分比，用"+、-"表示，见表3-1-2。

表3-1-2 肌力补充分级法

分级	标准
0	没有可以测到的肌肉收缩
1	有轻微的肌肉收缩，但没有关节运动
1+	有比较强的肌肉收缩，但没有关节运动
2-	去除重力时关节能完成大部分范围活动（ROM > 50%）
2+	去除重力时关节能完成全范围活动，同时，抗重力时可以完成小部分范围的活动（ROM < 50%）
3-	抗重力时关节能完成大部分范围运动（ROM > 50%）
3+	抗重力时关节能完成全范围运动，同时，抗较小阻力时关节能完成部分范围的活动（ROM < 50%）
4-	抗部分阻力时关节能完成大部分范围活动（ROM > 50%）
4+	抗充分阻力时关节能完成小部分范围活动（ROM < 50%）
5-	抗充分阻力时关节能完成大部分范围活动（ROM > 50%）
5	抗充分阻力时关节能完成最大范围活动（ROM接近100%）

(四)肌力评定的适应证、禁忌证与注意事项

1. **适应证**

(1)失用性肌肉功能障碍:由制动、运动减少或其他原因引起的肌肉失用性改变,导致肌肉功能障碍。

(2)肌源性肌肉功能障碍:肌肉病变引起的肌肉萎缩或肌力减弱。

(3)神经源性肌肉功能障碍:由神经病变引起的肌肉功能障碍。

(4)关节源性肌肉功能障碍:由关节疾病或损伤引起的肌力减弱、肌肉功能障碍。

(5)其他肌肉功能障碍:由于其他原因引起的肌肉功能障碍等。

(6)正常人群的肌肉功能评定:作为健康人或运动员的体质评定指标。

2. **禁忌证** 关节不稳、骨折未愈合又未做内固定、急性渗出性滑膜炎、严重疼痛、关节活动范围极度受限、急性扭伤、骨关节肿瘤等。

3. **注意事项** 徒手肌力检查时,必须按照测试的标准姿势,以提高结果的可比性。检查前,应先用通俗的语言给予解释,必要时给以示范。检查时,先查健侧后查患侧,先抗重力后抗阻力,两侧对比。抗阻力必须使用同一强度,阻力应加在被测关节的远端(不是肢体的近端)。肌力测试时的用力如等长收缩及闭气可以引起心血管系统的特异性反应,老年人及有心血管系统疾病的患者应慎用。

二、痉挛和弛缓性麻痹评定

(一)痉挛的评定

1. **定义** 痉挛是肌张力增高的一种形式,是一种由牵张反射高兴奋性所致的、速度依赖的紧张性牵张反射增强、伴随反射异常为特征的运动障碍。所谓痉挛的速度依赖是指伴随肌肉牵伸速度的增加,痉挛肌的阻力(痉挛的程度)也增加。

2. **原因** 常由上运动神经元损伤所致。常见于脊髓损伤、脱髓鞘疾病、脑卒中、脑外伤、去皮质强直和去大脑强直、脑瘫等。

3. **特征** 牵张反射异常;紧张性牵张反射的速度依赖性增加;腱反射异常;具有选择性并由此导致肌群间的失衡,进一步引发协同运动功能障碍。临床上可表现为肌张力增高、腱反射活跃或亢进、阵挛、被动运动阻力增加、运动协调性降低。

手法检查时一般由检查者给患者进行有关关节的被动关节活动范围检查,根据检查者感受到的感觉来判断。

4. **修订的 Ashworth 痉挛评定分级** 此方法原理与上述方法相仿,但分级较细,见表 3-1-3。

表 3-1-3　修订的 Ashworth 痉挛评定分级

级别	评定标准
0 级　无痉挛	无肌张力增加
1 级　肌张力轻微增加	进行 PROM 检查时，在 ROM 之末（即在肌肉接近最长位置时），突然卡住，然后释放或出现最小的阻力
1+ 级　肌张力轻度增加	进行 PROM 检查时，在 ROM 的后 50%（肌肉在偏长的位置时）突然卡住，当继续把 PROM 检查进行到底时，始终有小的阻力
2 级　肌张力增加较明显	在 PROM 检查的大部分范围内均觉肌张力增加，但受累部分的活动仍算容易
3 级　肌张力严重增高	进行 PROM 检查有困难
4 级　僵直	僵直于屈或伸的某一位置上，不能活动

（二）弛缓性麻痹的评定

1. 定义　肌张力表现为降低或缺乏、被动运动时的阻力降低或消失、牵张反射减弱、肢体处于关节频繁地过度伸展而易于移位等现象，称为肌张力弛缓。肌张力弛缓时，运动的整体功能受损，且伴有肢体肌力减弱、麻痹或瘫痪。

2. 原因

（1）小脑或锥体束的上运动神经元损害：可为暂时性状态，如脊髓损伤的脊髓休克阶段或颅脑外伤、脑卒中早期，其发生由中枢神经系统损伤的部位所决定。

（2）外周神经系统的下运动神经元损害：此时除了低张力表现外，还可伴有肌力弱、瘫痪、低反射性和肌肉萎缩等表现。

（3）原发性肌病：如重症肌无力。

3. 特征　由于对感觉刺激和神经系统传出指令的低应答性所导致的肌张力降低，临床上肌肉可表现为柔软、弛缓和松弛，加之邻近关节周围肌肉共同收缩能力减弱，导致被动关节活动范围扩大、腱反射消失或缺乏。

弛缓性麻痹的严重程度，可以分为下述两级：

（1）轻度：包括肌张力降低；肌力下降；把肢体放在可下垂的位置上并释放时，肢体只能短暂地抵抗重力，随即落下；仍有一些功能活动。

（2）中到重度：包括肌张力显著降低或消失；肌力零级或Ⅰ级（MMT）；把肢体放在可下垂位置上并松开时，立即落下；不能进行任何有功能的活动。

三、关节活动范围评定

关节活动是功能性活动的基本要素和主要保证，因此对关节活动范围的评定就十分重要。

（一）关节活动范围

1. 概念　关节活动范围（range of motion，ROM）是指关节的远端向着或离开近端运动，远端骨所达到的新位置与开始位置之间的夹角,即远端骨所移动的度数。

2. **测量工具** 测量关节活动度使用的工具有电子角度计和量角器两种。一般应用最普遍的是量角器。检查者应当根据所测关节的大小,选择适合的量角器。

3. **测量方法** 关节活动度的测量是一项非常严格的评价技术,有较高的信度、效度要求。

(二)影响关节活动范围的因素

1. **关节面积大小** 构成关节的两个关节面的面积差愈大,关节活动范围也愈大。

2. **关节囊厚薄、松紧度** 关节囊薄而松弛,则关节活动幅度大,反之则小。

3. **关节韧带的多少与强弱** 关节韧带少而弱,则活动幅度大;关节韧带多而强,则活动幅度小。

4. **关节周围肌肉的伸展性和弹性** 肌肉的伸展性和弹性良好者,活动幅度大;反之,活动幅度小。

此外,年龄、性别、训练水平对活动范围也有影响,如儿童和少年比成人大,女性比男性大,训练水平高者比训练水平低者大等。

(三)关节活动范围异常的原因及表现

关节活动异常分为活动减少和活动过度两类。临床上患者以前者更为常见,引起的主要原因有以下几个方面。

1. **关节及周围软组织疼痛** 由于疼痛导致了主动和被动活动均减少。如骨折、手术后,脑损伤患者长期卧床,等等。

2. **肌肉痉挛** 中枢神经系统病变引起痉挛,常为主动活动减少,被动活动基本正常,或被动活动大于主动活动,如脑损伤后引起的肌肉痉挛等。

3. **软组织挛缩** 关节周围的肌肉、韧带、关节囊等软组织挛缩时,主动和被动活动均减少。如肌腱移植术后、瘫痪后长期不活动等。

4. **肌无力** 不论中枢神经系统病变,还是周围神经损伤,通常都是主动活动减少,被动活动正常,即被动活动大于主动活动。

5. **关节内异常** 关节内渗出或有游离体时,主动活动和被动活动均减少。

6. **关节僵硬** 主动和被动活动均丧失。如关节骨性强直、关节融合术后等。

(四)关节活动范围测量

1. **四肢关节活动范围测量方法及正常值** 具体测量方法及正常活动范围见表3-1-4。

表 3-1-4 四肢关节活动范围测量

关节	运动	受检者体位	轴心	固定臂	移动臂	量角器放置方法	正常活动范围
肩	屈、伸	坐或站立位,臂置于体侧,肘伸直	肩峰	与腋中线平行	与肱骨纵轴平行		屈:0°~180° 伸:0°~50°
	外展	坐或站立位,臂置于体侧,肘伸直	肩峰	与身体中线(脊柱)平行	与肱骨纵轴平行		0°~180°
	内、外旋	仰卧,肩外展90°,肘屈90°	鹰嘴	与腋中线平行	与前臂纵轴平行		各0°~90°
肘	屈、伸	仰卧、坐或站立位,臂取解剖位	肱骨外上髁	与肱骨纵轴平行	与桡骨纵轴平行		0°~150°
桡尺	旋前、旋后	坐位,上臂置于体侧,肘屈90°	尺骨茎突	与地面垂直		腕关节背面(测旋前)或掌面(测旋后)	各0°~90°
腕	屈、伸	坐或站立位,前臂完全旋前	尺骨茎突	与前臂纵轴平行	与第2掌骨纵轴平行		屈:0°~90° 伸:0°~70°
	尺、桡侧偏移	坐位,屈肘,前臂旋前,腕中立位	腕背侧中点	与前臂背侧中线平行	与第3掌骨纵轴平行		桡偏0°~25° 尺偏0°~55°
髋	屈	仰卧或侧卧,对侧下肢伸直	股骨大转子	与身体纵轴平行	与股骨纵轴平行		0°~125°
	伸	侧卧,被测下肢在上	股骨大转子	与身体纵轴平行	与股骨纵轴平行		0°~15°
	内收外展	仰卧	髂前上棘	左右髂前上棘的连线	髂前上棘至髌骨中心的连线		各0°~45°
	内旋外旋	仰卧,两小腿于床缘外下垂	髌骨中点	与地面垂直	与胫骨纵轴平行		各0°~45°
膝	屈、伸	俯卧或仰卧	股骨外侧髁	与股骨纵轴平行	与胫骨纵轴平行		屈:0°~150° 伸:0°
踝	背伸、跖屈	仰卧或坐位,膝屈曲,踝处于中立位	腓骨纵轴线与足外缘交叉处	与腓骨纵轴平行	与第5跖骨纵轴平行		背伸:0~20° 跖屈:0~45°

四、平衡与协调评定

平衡是指人体所处的一种稳定状态以及不论处在何种位置,当运动或受到外力作用时,能自动地调整并维持姿势的能力。协调是指产生平滑、准确、有控制的运动的能力,例如用适当的肌力、速度和节奏,准确的方向和距离。平衡与协调之间具有密切的关系。

(一)平衡评定

1.基本概念 平衡功能指人体在日常活动中维持自身稳定性的能力。

(1)静态平衡:是使身体或身体某一部位保持稳定状态,需要肌肉的等长收缩(静力性运动），可用于姿势训练，常与挤压技术结合应用。

（2）动态平衡：需要通过肌肉的等张收缩不断调整姿势并维持新的平衡，可以用于平衡训练。

2. 人体平衡的维持机制　人体平衡的维持需要3个环节的参与，即感觉输入、中枢整合和运动控制。前庭系统、视觉调节系统、身体本体感觉系统、大脑平衡反射调节系统、小脑共济协调系统以及肌群的力量在维持人体平衡方面亦起着重要作用。

（二）影响平衡的因素

通常情况下，影响平衡的因素有三点：一是重心的高低；二是支撑面的大小；三是支撑面的稳定性。一般说来，重心越低、支撑面面积越大、支撑面越稳定，平衡也就越好，反之亦然。

（三）平衡功能的评定方法

临床上对平衡功能的评定主要分为以下三类。

1. 观察法　如三级分法、Semans 评定法等。

2. 量表评定法　如 Fugl-Meyer 平衡量表、Berg 平衡量表、Lindmark 评定法等。

3. 姿势图法　有静态姿势图和动态姿势图之分，都需要依赖昂贵的平衡测试装置进行评定，如 B-PHY-1 型平衡功能检测训练系统等。

传统的平衡功能三级分法，又称 Bobath 法，具有容易掌握、易于判断、操作不受场地设备限制等优点，是临床上应用最广泛的平衡功能评定法之一。具体分级标准包括：①一级平衡：属静态平衡，受检者在不需要帮助的情况下能维持所要求的体位（坐位或立位）；②二级平衡：即自动态平衡，受检者能维持所要求的体位，并能在一定范围内主动移动身体重心后仍维持原来的体位；③三级平衡：即他动态平衡，受检者在受到外力干扰而移动身体重心后仍恢复并维持原来的体位。

（四）协调与共济失调

1. 定义　协调又称为共济，是指个体产生平稳、准确、有控制的运动的能力，所完成运动的质量。应包括按照一定的方向和节奏，采用适当的力量和速度，达到准确的目标等几个方面。中枢神经系统中参与协调控制的部位有3个，包括小脑、基底节、脊髓后索。协调功能障碍又称为共济失调。

2. 共济失调的分类　根据中枢神经系统的不同病变部位，共济失调分为小脑共济失调、基底节共济失调、脊髓后索共济失调三种。

3. 常见表现

（1）协同不良：是在运动中主动肌、协同肌、拮抗肌的协同不佳而导致失去了对躯干四肢和言语肌的正常控制。

（2）辨距不良：是由于小脑丧失将来自周围的运动信息和来自大脑的运动命令相比较并发出修正信号的能力所引起。由于难以判断运动的距离、速度、力量和范围，结果不是越过靶就是达不到它。

（3）眼震：多属小脑病变继发脑干损害，影响到前庭神经核所致。

（4）意向震颤：中脑结合臂病变使主动肌和拮抗肌不能协调地完成有目的的动作。手和手指的精细动作受累，在随意运动中当接近靶时颤动更明显。

（5）失平衡：小脑、前庭、迷路损害均可引起。平衡反应延迟、加剧或不恰当，影响坐、站和走路。

五、步态分析

（一）概述

步态是指行走时人体的姿态，它是人体结构与功能运动调节系统，行为及心理活动在行走时的外在表现，是诸多独立性功能的基本要素之一，四肢、躯干、神经调节系统或某些全身性疾病和损伤都会影响一个人的步态。步态分析是利用力学的概念和已掌握的人体解剖、生理学知识对人体行走功能状态进行对比分析的一种生物力学研究方法。

1. **步态分析的内容** 步态分析包括如下内容：①描述步态模式和步态参数；②认识和描述步态的差异；③分析出现差异的原因，研究产生异常步态的机制；④确定改善步态的治疗方案，包括步态训练的方法、矫形器和助行器的装配等。

2. **步态分析的目的** 步态分析在康复治疗中有以下几个方面的目的：

（1）分析肢体功能：用步态分析的数据与曲线鉴别、评定肢体伤残的程度，为制订整体的康复治疗计划提供客观的依据。

（2）制订治疗方案：根据步态分析系统提供的信息，对行走功能和致残的机制进行深入研究，从生物力学的角度提供针对性的治疗方案。

（3）评价步态训练效果：康复训练前后的步态对比检查有助于评价康复训练的效果。

（4）评定假肢或矫形器的可行性：对穿戴假肢或矫形器前后的步态进行评定，评定其作用程度并做出必要的调整。

（二）步态周期

从足跟着地到同侧足跟再次着地所经历的时间称为一个步态周期。正常步态周期可分为3个相，即站立相与摆动相及双腿支撑相。

（1）站立相：从足跟着地到足尖离地，即足部支撑面与地板接触的时间，约占步态周期的60%。传统上将此相细分为5个期即足跟着地期、全足着地期、站立中期、足跟离地期、足尖离地期。

(2）摆动相：从足尖离地到足跟着地，足部离开支撑面的时间，约占步态周期的40%。传统上将此相细分为3个期，即加速期、摆动中期、减速期。

(3）双腿支撑相：重心从一足移至另一足和左右足同时着地的二次时间，每次约占步态周期的10%。双腿支撑相包含于站立相和摆动相之中。

（三）步态分析常用参数

1. **步态的跨步特征**　步态的跨步特征是足着地的空间特征量，包括跨步长、步幅长、步宽、步角。

2. **步态分析常用参数参考值**　步态参数受诸多因素的影响，即使是正常人，由于年龄、性别、身体肥瘦、高矮、行走习惯等不同，个体差异较大，因此正常值比较难以确定，表3-1-5中的数据可供参考。

另外，步行时还包括下述特征性参数：①重心垂直移动5cm，呈一正弦曲线；②重心侧方移动5cm；③骨盆旋转左右各4°，合计8°；④骨盆倾斜5°；⑤支撑期膝屈曲15°。

表3-1-5　正常人步态参数参考值

参数	参考值	
	男	女
步长	66.54cm ± 5.15cm	60.10cm ± 4.82cm
跨步长	140.83cm ± 2.16 cm	125.37cm ± 3.26cm
步宽	8cm ± 3.5cm	8cm ± 3.5cm
步角	6.75°	6.75°
步频	113 ± 9步/分	117 ± 9步/分
步速	91m/min ± 12m/min	74m/min ± 9m/min

（王　俊）

第二节　心肺功能评定

1. 能列举心功能、肺功能常用的评定方法。
2. 能预测心血管功能与运动风险的关系。

一、心功能评定

广义的心功能包括多个方面：①机械功能：指收缩和舒张功能；②神经内分泌功能：

指心脏分泌某些神经递质与内分泌激素的功能；③电生理功能：指心脏内特殊传导系统具有兴奋性、传导性、自律性等。我们通常所说的心功能是指其机械功能。常见的心功能评定包括：临床检查、实验室及辅助器械检查、心血管功能和运动风险评估。

（一）临床检查

1. 病史

（1）评估目的：了解患者的疾病和治疗情况，尤其是心血管疾病相关病史。

（2）评估内容：患者一般资料、疾病诊断、现病史和目前的症状及体征，包括典型心绞痛、非典型心绞痛、呼吸困难、气短、眩晕、低血压、高血压、心律失常等；既往史：心肌梗死、经皮冠状动脉介入术术后、心力衰竭、心绞痛、骨质疏松等；了解日常运动习惯，检查患者是否有限制运动的因素，如肌肉骨骼系统疾病、贫血、电解质紊乱等；疾病状况：高血压、冠心病、冠状动脉内支架植入、冠状动脉搭桥、糖尿病、高脂血症、心脏瓣膜病等。

2. 危险因素

（1）肥胖评估：BMI 是临床上用于评估肥胖程度并将超重人群进行分类的一项指标。定义 BMI 25~29.9kg/m^2 为超重，BMI ≥ 30kg/m^2 为肥胖，但应排除年龄、性别、种族等。当评估 BMI<35kg/m^2 的所有肥胖患者其肥胖相关疾病发病风险时，均应测量腰围，对于大多数人群而言，男性腰围 ≥ 94cm 或女性腰围 ≥ 80cm 则应当考虑存在肥胖相关性疾病发病风险且存在腹型肥胖。

（2）并发症：是否有高血压、高脂血症、糖尿病等慢性疾病。

（3）烟酒嗜好：是否有吸烟及酗酒史。

（4）营养状态的评估：是指通过对患病机体营养状况进行系统观察和检测，对营养状态进行全面综合评定。常用指标：①人体测量指标，包括体重、BMI、身高、皮褶厚度、上臂围等；②生化检查，包括血清蛋白、血清前蛋白、血清转铁蛋白、血清视黄醇结合蛋白等；③膳食史，已存在的病理与营养影响因子、用药及治疗手段等。

（5）心理状态评估：了解患者的一般情绪反应，是否情绪低落、急躁、紧张、失眠等。可采用躯体化症状自评量表、患者健康问卷-9项（PHQ-9）、广泛焦虑问卷7项（GAD-7）、综合医院焦虑抑郁量表等评定。重度焦虑抑郁的患者，需请精神专科会诊。

（6）睡眠状态的评估：采用匹兹堡睡眠质量评定量表客观评价患者的睡眠质量，对高度怀疑有睡眠呼吸暂停的患者，要采用多导睡眠监测仪监测患者夜间缺氧程度、睡眠呼吸暂停时间及次数。中度和重度睡眠呼吸暂停患者需要接受治疗。

（二）辅助器械检查

如心电图、超声心动图、心室造影、运动心电图等。

（三）心血管功能和运动风险评估

1. 概述 目的是了解心血管功能和运动中心血管风险（心功能、心肌缺血、恶性心律失常等）、心肺运动耐力、肌力和肌肉耐力、柔韧性、平衡性。评估的重要意义在于，掌握患者的心功能和运动中的心血管风险，控制运动治疗风险，评估患者危险分层、疾病预后和治疗效果，为制订安全有效的运动处方提供依据，其中运动强度至关重要。在保证患者安全的前提下促进机体功能改善的运动强度称为有效运动强度。心血管功能和运动风险评估贯穿于心脏康复的全程，应根据评估结果调整运动康复策略。

2. 评估方法 包括器械评定和徒手评定。器械评定包括超声心动图、运动负荷试验、无创心排量监测，主要用于评估心肺运动耐力。徒手评定包括评估肌力、肌肉耐力、柔韧性、平衡性、协调性等，其因容易操作而易于推广，可作为器械评定的必要补充。

3. 运动负荷试验

（1）概念：运动负荷试验（exercising test，ET）是心脏运动康复计划开始和贯穿整个计划要进行临床评估的最重要的部分。运动负荷试验一般采用踏车或平板运动形式，包括心电图运动负荷试验和心肺运动试验。

（2）检测指标：心肺功能状态、运动时血流动力学的变化、有无心肌缺血、运动是否诱发或加重心律失常，以及有氧运动时目标心率（target heart rate，THR）的计算。ET评价运动康复过程中临床状态的变化，更新运动处方强度，衡量心脏康复获益，以及对预后做出总体评价。临床上，应根据患者的病史、心功能和运动能力选择不同的运动负荷方案。

（3）运动负荷试验的分类

1）低水平运动负荷试验：适用于急性心肌梗死后1周左右的患者，运动时限制最大心率<100~120/min，收缩压增加不超过40mmHg。

2）亚极量运动负荷试验：适用于无症状心肌缺血及健康人冠状动脉血供和心功能评定，使目标心率达到最大心率的85%。

3）症状限制运动负荷试验：通常用于急性心肌梗死后14d以上患者，要求患者坚持运动，直到出现试验必须终止的症状和体征或心电图ST段下降>1mm（或在运动前ST段的原有基础上下降>1mm），或血压下降或过高。运动中血压下降是最危险的信号，常提示左主干或对等病变。

（4）运动负荷试验的禁忌证

1）绝对禁忌证：急性心肌梗死2d内；未控制的不稳定性心绞痛；未控制的严重心律失常，且引发症状或血流动力学障碍；急性心内膜炎；有症状的重度主动脉瓣狭窄、失代偿性心力衰竭、急性肺栓塞、深静脉血栓形成、急性心肌炎或心包炎、急性主动脉夹层和身体残疾。

2）相对禁忌证：已知左主干闭塞、中到重度主动脉瓣狭窄但无明确症状、心室率未控制的心动过速、高度或完全房室传导阻滞、梗阻性肥厚型心肌病、近期脑卒中或短暂性脑缺血发作、精神异常不能配合、静息血压>200/110mmHg、尚未校正的医学情况（如严重贫血、电解质紊乱和甲状腺功能亢进）。

（5）运动负荷试验终止的指征

1）绝对指征：无病理性Q波导联ST段抬高>1.0mV；随运动负荷增加，收缩压下降>10mmHg并伴有心肌缺血证据；中到重度心绞痛；中枢神经系统症状（如头晕、晕厥前兆和共济失调），灌注不足的症状（发绀或苍白）；持续室性心动过速或其他严重心律失常；包括Ⅱ度或Ⅲ度房室传导阻滞；因技术问题无法监测ECG或收缩压；患者要求停止运动。

2）相对指征：J点后80ms出现明显ST段下移（水平或下斜型下移>1mm）；随运动负荷增加，收缩压下降>10mmHg，不伴有心肌缺血证据；胸痛程度加重；疲劳、气短、喘息、腓肠肌痉挛和跛行；出现室上性心动过速和缓慢心律失常，可能或已导致血流动力学不稳定；收缩压和/或舒张压>250/115mmHg；新发的束支传导阻滞无法与室性心动过速鉴别。

（6）运动负荷试验观察指标

1）最大运动量：从静息到最大运动量以及恢复过程中心率和血压的变化、运动中是否出现心绞痛症状或心电图异常（ST变化或心律失常）以及运动终止的原因等。

2）峰值摄氧量：是评价心肺运动耐量的金标准，是心血管病患者预后评价的最有效指标。研究证实，在50%~70%的峰值摄氧量范围内进行运动训练，不仅安全且获益最大，因此峰值摄氧量也是决定理想运动强度的重要指标。

3）无氧阈值（anaerobic threshold，AT）是指一定运动强度时血乳酸浓度突然大幅度增加的临界点，提示有氧代谢进入无氧代谢，正常值>40%的peak VO_2，通常在50%~60%的peak VO_2时达到无氧阈。研究显示，接近无氧阈的运动是有效安全的运动，且不依赖主观运动意愿，是制订运动处方和评价训练效果的良好指标。

（7）运动强度评估

1）无氧阈法：无氧阈水平相当于最大摄氧量的60%左右，是冠心病患者最佳运动强度，此参数需通过心肺运动试验获得。

2）心率储备法：（运动最大心率－静息心率）×0.3-0.85+静息心率，为患者合适的运动强度。

3）靶心率法：在静息心率的基础上增加20~30/min，即合适的运动强度。

4）自我感知劳累程度分级法：通常建议患者在11~13分内运动（即轻松－稍有疲劳感），个别情况会适当放宽或更严限制。适宜运动量主要标志：运动时稍出汗，轻度呼吸加快，不影响对话，运动结束，心率在休息后5~10min恢复，运动后感觉轻松愉快，食欲和睡眠良好，无持续的疲劳感或其他不适感（疲乏、肌肉酸痛，短时休息可消失），康复运动结束后2h内，疲劳感逐渐消退，运动次日早晨醒来无疲劳感；过大运动量的标志：运动结束后心率在休息10~20min后未恢复，出现疲劳、心悸、食欲减退、睡眠不佳；运动量不足的标志：运动后身体无发热感、无汗、心率无变化或在2min内迅速恢复。

5）心率储备法：靶心率 = 静息心率 + 目标运动强度（％）× 心率储备，心率储备 = 最大心率 – 静息心率。举例：最大心率为 150/min，静息心率为 60/min，心率储备为 90/min，目标运动强度为 60%，运动靶心率 =60+60%×90=114/min。

6）代谢当量法：代谢当量（MET）=[速度（m/min）×0.1+ 坡度 × 速度 ×1.8+3.5]/3.5（步行），代谢当量（MET）=[速度（m/min）×0.2+ 坡度 × 速度 ×1.8+3.5]/3.5（跑步）。

根据最大代谢当量计算出所需强度运动的代谢当量，再根据以上公式计算达到该强度所需的运动的速度和坡度，代谢当量法还用于指导日常活动和运动。

4. 其他常用评估方法

（1）谈话试验：与客观生理指标高度相关，心脏病患者有用的预后评估标志，避免劳力性心肌缺血的有用工具，能反应运动耐量的变化。评分 1= 舒适的谈话；2= 稍微有些不舒适的谈话；3= 难受的谈话。

（2）6min 步行试验：主要是测量中重度心脏病或者肺疾病患者对医疗干预的反应。记录 6min 步行距离，运动后即刻心率、血压、血氧饱和度和心电图，Borg 评分。

正常值：男性 =7.57× 身高（cm）–5.02× 年龄 –1.76× 体重（kg）–309

女性 =2.11× 身高（cm）–5.78× 年龄 –2.29× 体重（kg）+667

日常误差率在 30m 左右，临床有意义的变化是 >54m。

（3）其他：肌力、肌肉耐力、柔韧性、平衡能力及协调性评估。

二、呼吸功能评估

（一）临床评估

1. 病史回顾　吸烟史：记录吸烟指数（吸烟指数 = 每天吸烟支数 × 吸烟年数），若已戒烟，记录戒烟时间；环境及职业暴露史；氧疗史：记录氧疗器具、流量、氧浓度等；肺炎病史：发生频次、时间、处理措施等，是否多重耐药、气管切开、气管插管，有无呼吸机相关性肺炎等；进食途径、吞咽功能、既往胸片、血气分析结果等。

2. 意识状态评估　意识状态评估的方法：格拉斯哥昏迷指数（glasgow coma scale，GCS）、意识状态分级和 Richmond 躁动镇静评分（richmond agitation-sedation scale，RASS）等。其中 GCS 评分、意识状态分级应用较为广泛。

（二）实验室检查

1. 血氧饱和度　血氧饱和度是血液中被氧结合的氧合血红蛋白的容量占全部可结合的血红蛋白容量的百分比，是血液中血氧的浓度的重要生理参数。正常人体动脉血的血氧饱和度为 98% 以上。

2. 动脉血气分析　动脉血气分析（arterial blood gas analysis，ABG）是评估患者酸碱

平衡、肺泡通气量以及氧合状态的生理评估工具。对于判断患者是否存在呼吸衰竭风险以及呼吸衰竭分型具有诊断学意义。

3. 胸部影像学检查 胸部X线片和CT是判断肺部疾病以及作为治疗改善指标的重要内容。

4. 支气管镜检查 支气管镜检查（bronchoscopy）可以作为诊断或治疗肺部疾病的工具，不仅可直接观察肺部情况，还可进行痰液抽吸及标本的采集。

5. 肺功能测试 肺功能测试（lung function test）包括测量肺容量（lung capacities）、肺容积（lung volumes）以及吸气和呼气的流速。肺功能测试指标及临床意义见表3-2-1。

表3-2-1 肺功能测试指标及意义

	容积测试	说明	意义
肺容积	潮气容积（tidal volume，VT）	一次平静呼吸进出肺内的气量；正常成人约500mL	下降提示：肺扩张不全、疲劳、限制型肺部疾病和肿瘤
	吸气储备容积（inspiratory reserve volume，IRV）	正常平静吸气后，还能吸进空气的最大容量，2800~3300mL	下降提示：阻塞型肺部疾病
	呼气储备容积（exspiratory reserve volume，ERV）	正常平静吸气后，还能呼出空气的最大容量，大约1000mL。用来估算残气量和功能残气量	下降提示：胸腔积液或气胸
	残气量（residual volume）	最大呼气后仍存在肺里且不能被强迫呼出的容量，850~1500mL	区分限制型和阻塞型肺疾病
肺容量	肺总量（total lung capacity，TLC）	最大吸气后存在肺里的总容量，TLC=VT+IRV+ERV+RV，4900~6500mL	区分限制型和阻塞型肺疾病
	肺活量（vital capacity，VC）	最大吸气后，慢慢完整的最大呼气容量，VC=VT+IRV+ERV，3800~5000mL	下降提示：肺组织膨胀性下降或脑干呼吸中枢的功能减退
	功能残气量（functional residualcapacity，FRC）	正常平静吐气后，肺内仍存在的容量，FRC=RV+ERV，1500~2700mL	区分限制型和阻塞型肺疾病，功能残气量维持肺的顺应性和肺泡以及细支气管的开放
	吸气容量（inspiratory capacity，IC）	平静呼气后，一次吸入的最大容量，IC=VT+IRV，大约3600mL	下降提示有限制型肺部疾病
	残气量/肺总量	吸入肺最大的通气量中，不能呼出量的百分比	>35%提示阻塞型肺部疾病

（三）肺部检查

1. 肺部视诊 重要的评估内容是胸廓的形状，结合患者的既往病史和现病史进行分析。

2. 肺部听诊

（1）异常呼吸音和附加音：见表3-2-2。

表 3-2-2 异常呼吸音和附加音

异常呼吸音	可能产生的原因
呼吸音减弱	肺不张、气胸、胸腔积液等造成的充气不足，COPD、肺气肿等造成的过度充气，肺纤维化、肥胖等
呼吸音消失	大范围胸腔积液、严重的过度充气、肥胖、肺塌陷、气胸
细湿啰音	肺不张、肺泡内水肿、细支气管分泌物
干啰音	痰液潴留、支气管痉挛或水肿

（2）肺外呼吸音和传导音

1）支气管语声：嘱患者说"99"或"77"，正常情况下，传导音会变小或者听不清楚，肺纤维化患者，传导音则会变大。

2）羊语声：嘱患者发"E"的声音，肺实质化患者，如大叶性肺炎，远端听起来像发鼻音"A"声。

3）耳语胸语言：嘱患者低声用气音发"1，2，3"，肺部过度充气时，远端听不到声音，而肺实质化时，远端听得很清楚。

3. **肺部触诊**

（1）压痛：通过触诊确定疼痛的位置、特性、范围，观察患者深呼吸、咳嗽、憋气时或同侧手臂动作时疼痛的情况。肺炎引起的胸膜疼痛主要发生在呼吸、咳嗽时，肋骨骨折，在呼吸、咳嗽时会产生摩擦痛。

（2）水肿：可通过将两个手指按压在特定区域 2~3s 来评估，如果出现凹陷，说明存在水肿，水肿的严重程度可以根据压痕持续的时间判断。

（3）气管偏移：气管偏移至同侧，常由于单侧肺容积下降引起，如肺扩张不全、肺叶切除等；气管偏移至对侧，常由于单侧胸膜腔内压上升导致，如气胸和胸腔积液等。

（4）触觉震颤：若痰液堆积、肺水肿、肺纤维化等时，呼吸音减弱，震颤增大；若气胸、胸腔积液等，则呼吸音减弱，震颤减弱。

（5）膈肌活动度变大：平躺下，双手置于前胸贴在肋骨下缘旁，拇指端放在胸骨剑突边缘的部位，嘱患者深吸气，双手随着胸廓扩大均向外突出，周径增加至少 2~3 英寸（1 英寸 =2.54cm），见图 3-2-1。

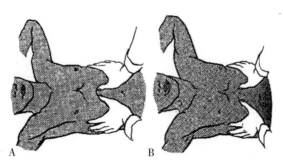

图 3-2-1 膈肌活动度触诊
A. 吸气时触诊；B. 呼气时触诊

4. 胸部叩诊 通过叩诊音来推测肺内含气量的状态与判断痰液的潴留情况。

(四)呼吸功能的评估

1. 呼吸型态评估

(1)呼吸频率(respiratory rate,RR):正常成人呼吸频率为12~20/min,儿童次数较快,吸气和呼气时间比为1:2。

(2)吸气和呼气时胸廓的起伏度和顺序,规则性、对称性和胸腹协调性。

(3)呼吸模式:吸气时间延长是吸气困难的表现,暗示上呼吸道阻塞。呼气时间延长是呼气困难的表现,暗示末梢呼吸道阻塞。

(4)有无呼吸窘迫和呼吸肌疲劳的表现:呼吸浅快、呼吸副肌使用增多、胸腹矛盾运动、呼吸功增加。

(5)常见和特殊的呼吸型态:见表3-2-3。

表3-2-3 各种呼吸型态的表现及意义

形式	表现	意义
过呼吸	呼吸数不变化,呼吸深度增大	神经症,过呼吸症候群,运动,疼痛,发热,呼吸困难
减呼吸	呼吸数不变化,呼吸深度减小	安静睡眠,意识低下,循环不全,疼痛性换气障碍
多呼吸	呼吸数与呼吸深度同时增大	运动后的代谢亢进,过换气症候群,肺栓塞,肺血栓
少呼吸	呼吸数与呼吸深度同时减小	老年性,呼吸停止前征兆
潮式呼吸	潮气量渐增,接着渐减,然后是一段时间的呼吸暂停,依次循环	心功能不全,尿毒症,代谢异常
库斯莫尔呼吸	深大而缓慢的呼吸	糖尿病后期,肾功能不全,重症出血
间歇呼吸	突然中断,加快的无规则呼吸	脑肿瘤,脑膜炎,脑外伤,颅内压亢进,脊髓损伤
缩唇呼吸	呼气时如吹口哨式的细长呼吸	末梢气道闭塞
跷跷板式呼吸	吸气时膈肌上提,胸凹陷,腹膨隆;呼气时相反	膈肌过度疲劳
奇异呼吸	吸气时下部胸廓向内侧移动,腹膨隆;呼气时相反	对气道狭窄的呼吸辅助肌的代偿

2. 呼吸困难的程度评估 较常用的呼吸困难评估的测量工具有:改良英国医学研究学会呼吸困难指数(mMRC)、Borg量表、可视Analog问卷(VAS)、WHO呼吸困难问卷、ATS呼吸困难评分等。目前对慢性阻塞性肺疾病的呼吸困难评估推荐mMRC评估,研究显示其与慢性阻塞性肺疾病预后有明确相关性,见表3-2-4。

表 3-2-4 mMRC 评估量表

分级	评估呼吸困难严重程度
0 级	我仅在费力运动时出现呼吸困难
1 级	我平地快步行走或步行爬小坡时出现气促
2 级	我由于气短，在平地行走时比同龄人慢或者需要停下来休息
3 级	我在平地行走 100m 左右或需要停下来喘气
4 级	我因严重呼吸困难以致不能离家，或在穿、脱衣服时出现呼吸困难

3. 氧疗等辅助通气和气道温湿化设备的评估

（1）氧气输送方式：包括氧疗的器具、氧流量、时间和氧气浓度等。

（2）气道温湿化的流量和温度设置，以及患者舒适度监测。

4. 呼吸肌功能评估

（1）肌力：使用徒手肌力检查评估呼吸肌的肌力，如颈部肌肉、肋间肌和腹肌。

（2）耐力：用最大自主通气量（maximal voluntary ventilation，MVV）代表呼吸肌耐力。

5. 咳嗽功能的评估

（1）咳嗽功能分级：见表 3-2-5。

表 3-2-5 咳嗽功能分级

等级	说明
功能性或有效咳嗽	咳嗽清脆有力，能有效清除痰液
弱功能咳嗽	1. 咳嗽声略小，但仍能清除痰液。 2. 如无腹肌功能，但肺活量大于 2L，呼气速率大于 5L/s 者，可产生弱功能咳嗽
无功能咳嗽	咳嗽声像叹气或清喉咙的声音，无法有效清除痰液

（2）咳嗽力量分级：见表 3-2-6。

表 3-2-6 咳嗽力量分级

咳嗽形态	咳嗽力量
1. 自发性或可控制性 2. 持续性、突发性或偶尔的 3. 声音为干音或湿音 4. 能否咳出	0：无咳嗽动作 1：有气从气道出来但无咳嗽声音 2：咳嗽声微弱 3：听到明显的咳嗽声 4：可听到较大的咳嗽声 5：可做连续较大的咳嗽

6. 痰液的评估

（1）痰液检查：包括痰液的生成（颜色、气味、黏稠度）、痰量（痰量通常以无痰、少、中、大量来描述。一般以每天痰量 >25mL 为中等量，>50mL 为大量）和痰液化验。

（2）痰液特性：常见呼吸系统疾病痰液特性详见表 3-2-7。

表 3-2-7　常见呼吸系统疾病的痰液特性

疾病	痰液特性	呼吸音
气喘	黏液状（清、白色）	呼气延长、吸气时高鼾音
急性支气管炎	黄绿色化脓性；偶有血痰	呼吸音延长，鼾音，常伴有粗啰音
慢性支气管炎	黏液状（清、白色）	
支气管扩张	黄绿色化脓性；血痰；有臭味；直立放置会分三层（泡沫、浆液、脓）	低的支气管音、粗或细的啰音
肺水肿	泡沫或泡沫血丝痰液	间质性：支气管音，肺泡充塞：肺泡音、湿啰音
大叶性肺炎	黏稠、铁锈色痰液	粗肺泡音，呼气延长，粗啰音，鼾音
细菌性肺炎	黄色或绿色液体样痰液，带血丝	

第三节　感知与认知功能评定

学习目标

1. 可判断患者是否存在感觉、知觉或认知障碍，以及障碍严重程度。
2. 能做到与带教老师一样耐心对待认知障碍患者。
3. 在老师的指导下可对患者进行认知筛查评定。

一、概述

认知（cognition）是认识和知晓事物过程的总称，包括感知、识别、记忆、概念形成、思维、推理及表象过程。实际上认知是大脑为解决问题而摄取、储存、重整和处理信息的基本功能。广义的认知功能包括认知与感知功能。

认知功能依赖于大脑皮质。然而，大脑皮质的功能极其复杂多样，不同的部位损伤会产生不同的功能异常，多种功能异常又可能结合在一起，使得认知功能的评定变得极其繁杂。大脑左右半球功能上的不对称是人脑结构和认知的主要特征，这种现象也称为大脑优势。所以大脑左右半球在调节行为、感知及认知功能中有不同的作用。右脑着重情感、空间、创造概念；左脑着重分析，见表 3-3-1。左脑半球病变可能出现沟通能力障碍，表现为说话、理解、阅读、书写和判断等功能的异常，并有右侧肢体瘫痪；右脑半球病变则表现为知觉及判断力的异常，并有左侧肢体瘫痪。

表 3-3-1　大脑半球的特殊功能

右脑功能	左脑功能
1. 控制身体左侧运动 2. 左侧视野的视觉 3. 音乐 4. 视觉空间观念 5. 综合创造 6. 感情	1. 控制身体右侧运动 2. 右侧视野的视觉 3. 表达性语言或符号运用、书写、阅读能力 4. 接受性语言或理解能力 5. 数学能力 6. 分析、判断、逻辑和序列分析 7. 抽象观念

目前，人们比较重视的认知功能主要包括意识水平、定向力、注意力、记忆、执行功能、语言能力等；感知觉能力包括二维、三维结构能力，体像知觉，失用等。

二、感知功能评定

感知功能包括感觉功能、知觉功能两方面，因此要评定感知功能就要分别评定感觉功能及知觉功能。

（一）感觉功能评定

感觉是人脑对直接作用于感受器的客观事物的个别属性的反映，以神经系统为结构基础。个别属性有大小、形状、颜色、坚实度、湿度、味道、气味、声音等。感觉一般分为两类：一般感觉和特殊感觉。

1. 一般感觉　又称躯体感觉，包括浅感觉、深感觉和复合感觉（皮质感觉）。

（1）浅感觉：包括触觉、痛觉、温度觉和压觉，是皮肤和黏膜的感觉。

1）触觉评定：令患者闭目，检查者用棉签或软毛笔轻触患者的皮肤。测试时注意两侧对称部位的比较，刺激的动作要轻，刺激不应过频。检查四肢时，刺激的走向应与长轴平行，检查胸腹部的方向应与肋骨平行。检查顺序为面部、颈部、上肢、躯干、下肢。

2）痛觉评定：令患者闭目，分别用大头针的尖端和钝端以同等的力量随机轻刺患者的皮肤。

3）温度觉评定：用盛有热水（40℃~45℃）及冷水（5℃~10℃）的试管，在患者闭目的情况下冷热交替接触患者的皮肤。选用的试管直径要小，管底面积与皮肤接触面不要过大，接触时间以 2~3s 为宜。检查时应注意两侧对称部位的比较。

4）压觉评定：检查者用拇指或指尖用力压在患者皮肤表面。压力大小应足以使皮肤下陷以刺激深感受器。

（2）深感觉：包括运动觉、位置觉、振动觉，是肌腱、肌肉、骨膜和关节的感觉。

1）运动觉评定：检查者轻轻握住患者手指或足趾的两侧，上下移动 5° 左右，让患者辨别移动的方向。

2）位置觉评定：将其肢体摆放一定的位置，然后让患者说出所放的位置；或嘱患者将其健肢放于与患肢相同的位置。

3）振动觉评定：将每秒震动256次的音叉置于患者身体的骨骼突出部位（如胸骨、锁骨、肩峰、鹰嘴等），询问患者有无振动感及其持续的时间。

（3）复合感觉：包括实体觉、两点辨别觉、图形觉、重量觉等，是皮质感觉。它是大脑对各种感觉进行加工形成的。

1）实体觉评定：嘱患者闭目，将一熟悉的物件放于患者手中，嘱其抚摸以后，说出该物的属性与名称。

2）两点辨别觉评定：患者闭目，用分开的双脚规刺激两点皮肤，如患者有两点感觉，再将双脚规距离缩短，直到患者感觉为一点为止。

3）图形觉评定：用手指或其他东西在患者皮肤上画一几何图形或数字，由患者说出所画的图形或数字。

4）重量觉评定：给患者有一定重量差别的数种物品，请其用单手掂量后，比较、判断各物品的轻重。

2. 特殊感觉 包括视觉、听觉、嗅觉、味觉等。评定检查方法详见神经病学。

（二）知觉功能评定

知觉是人脑对直接作用于感觉器官的客观事物整体属性的综合反映。各种类型的刺激兴奋人体不同的感觉器，这些特定的感觉信号在感觉通路中经过复杂的加工处理后传到中枢神经，最终引起感知觉。知觉包括对各种感觉刺激的分析及对不同刺激的辨别能力。临床上常见的知觉功能障碍有失认症与失用症。

1. 失认症 失认症是指并非感觉器官功能不全或智力低下、意识不清、注意力不集中、言语困难以及对该事物不熟悉等原因，而是由于大脑损伤，不能通过相应的感官感受和认识以往熟悉的事物，但仍可以利用其他感觉途径对其进行识别的一类症状。失认症是借助某种感觉来认识事物的能力障碍，是由于大脑皮质功能障碍而使感觉信息向概念化水平的传输和整合过程受到破坏所致。常见的失认症有视觉失认、触觉失认、单侧空间忽略、手指失认等，临床上最常见的是单侧空间忽略，往往在护理的时候要注意患者的忽略程度。

单侧空间忽略是脑损伤患者的常见表现，尤其是右侧大脑损伤，表现为头、眼偏向健侧；忽略站在其患侧的人等，具体表现见表3-3-2。

单侧空间忽略的评定可分为行为观察与书面评定。上述的日常行为表现就是行为观察的内容，如果患者出现以上一种症状即可初步确定存在单侧空间忽略。确诊时可结合书面评定，常用的有：二等分线段测验、Albert划线检查、临摹测验、自由画检查等。

2. 失用症 在非肌力下降、肌张力异常、运动协调性障碍、感觉缺失、视空间障碍、语言理解障碍、注意力差或不合作等情况下，不能正确地运用后天习得的运动技能进行目

表 3-3-2 单侧空间忽略患者常见日常忽略行为

日常生活活动	忽略行为
坐姿	不能独立保持稳定的坐姿
	坐位时躯干向健侧倾斜
	脸偏向健侧，眼睛（视线）只注视健侧
	与人交谈时不目视对方，忽略站在其患侧的人
进食	忽略患侧的餐具以及餐具内患侧的食物
修饰	剃须、梳头、洗脸、刷牙、洗澡时忽略患侧部分
	化妆和佩戴首饰时遗漏患侧
更衣	穿衣困难，漏穿患侧的衣袖，找不到患侧的袖口
	漏穿患侧的鞋、袜等
如厕	忽略位于患侧的冲水把手、纸篓
轮椅与转移	转移时遗忘患侧肢体
	忽略制动轮椅的患侧手闸；或忽略抬起或放下患侧的脚托
	驾驶轮椅时撞到患侧的人或障碍物
行走	忽略患侧的行人及建筑物，走过位于其患侧的目标或迷路
阅读与书写	读横排的文字时漏读患侧的文字或漏写患侧偏旁
游戏活动	在象棋、围棋等游戏活动中不使用患侧的棋子或不把棋子放在患侧的棋盘，也忽略对手来自患侧的攻击；插花时只插健侧
行为特征	乐观、不注意自己的障碍（忽略、偏瘫）
	否认瘫痪，在病房中照顾其他患者

的性运动的运用障碍。根据症状表现和发生机制的不同，临床上将失用症分为运动性失用、意念运动性失用、意念性失用、结构性失用、穿衣失用、步行失用、发音失用、口颜面失用等。失用症可以表现为双侧或一侧的失用，以下介绍运动性失用、意念运动性失用以及意念性失用的评定方法。

（1）运动性失用评定：运动性失用常见于颜面部、上肢、下肢及躯干等部位，以一侧上肢和舌多见。动作困难与动作的简单或复杂程度无关。有时并非完全不能，而是动作笨拙、缓慢、低下等，在进行精细动作时更容易出现。评定的时候一般先做几个动作进行检查，如用手指快速敲击桌面、用脚趾叩击地面、用手指模仿治疗师做对指的动作、快速的前臂旋前旋后、手指快速屈伸等，有运动性失用者动作完成困难。

（2）意念运动性失用评定：意念运动性失用者可以理解指令却不能把指令传达到动作执行器官，即不能按指令完成动作，但在适当的时间与地点能下意识地完成那些从前熟练的技能动作；不能模仿使用某种工具的活动，但使用实物时动作的准确性明显提高。

（3）意念性失用评定：意念性失用是一种较严重的运用障碍，是由于意念中枢受损所致的动作意念或概念的形成障碍，以致动作的逻辑顺序紊乱。表现为不能按指令正确地做动作，但能很好地模仿各种动作；在使用实物时不能自动或根据指令完成有目的、协调的多步骤动作，动作的逻辑顺序混乱、省略或重复；也不能描述一项复杂活动的实施步骤；还可以表现为工具的选择和使用障碍。如让患者进行折叠信纸、放入信封、贴邮票等寄信的系列动作时出现动作顺序错乱，只能完成系列活动中简单、孤立的某些部分。意念运动性失用与意念性失用鉴别见表3-3-3。

表3-3-3 意念运动性失用与意念性失用鉴别

评定内容	意念运动性失用	意念性失用
按指令完成动作	×	×
模仿动作	×	√
实物操作	√	×
系列动作	√	×

三、认知功能评定

认知功能包括基础认知功能及高级认知功能，基础认知功能包括注意力、记忆力及计算力等，高级认知功能主要指执行功能。下面介绍注意力、记忆力及执行功能的评定。

（一）注意力

1. **概述** 注意力一般是指人们集中于某种特殊内、外环境刺激而不被其他刺激分散的能力。这是一个主动过程，包括警觉、选择和持续等多个成分。注意力是认知能力的基础，一般地，注意力按其水平可分为以下五种类型。

（1）重点注意力：对特殊感觉（视觉、听觉、触觉）信息的反应能力。如观察某人时，注意其特殊的面部特征、穿着等。

（2）连续注意力：连续一段时间注意某项活动或刺激的能力，又称为集中，与警觉有关，它取决于紧张性觉醒的维持水平，也是信息处理的底线。如看书、学习等，都需要此类注意。

（3）选择性注意力：选择有关活动、任务，而忽略无关刺激（如外界的噪声、内在的担心等）的能力。如面对货架的商品，你选择注意到你需要的货物。选择性注意与有意向选择某项活动有关。

（4）交替注意力：在两项活动之间灵活转移注意重点的能力。如正在做某项工作时，手机响了，你会暂停工作去接电话，然后再恢复工作。

（5）分别注意力：对多项活动同时反映的能力，也称为精神追踪、同时注意。如驾车时，边开车边与旁边的乘客说话。

2. **评定** 注意障碍的评估主要通过使用神经心理学测验对患者在注意的选择性、持续性、转移的灵活性等方面进行评估，亦可通过测试其对信息处理的速度和效率来进行评估。临床上常用的评定方法是连线测验（trail making test，TMT）。

连线测验主要检查注意和运动速度，因简单易行，故被广泛使用。它包括 A 型和 B 型两种类型。A 型：一张纸上印有 25 个小圆圈，且标有数字 1~25，要求患者尽快地将数字按顺序用直线连接起来，即 1—2—3—4……24—25，见图 3-3-1。B 型：一张纸上印有 1~13 这 13 个数字，另外还有 12 个标有 A~L 的字母，要求患者尽快地将数字与字母对应连接起来，即 1—A，2—B，3—C……12—L，见图 3-3-2。以完成的时间进行评分。一般认为 A 型主要反映右侧大脑半球的功能，是反映较为原始的知觉运动速率。B 型则反映左侧大脑半球的功能，它除了包括知觉运动速率之外，还包含了概念和注意转换的效应。

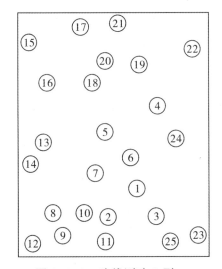
图 3-3-1　连线测验 A 型

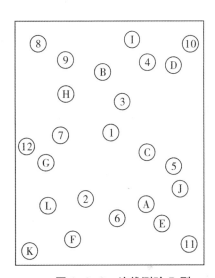
图 3-3-2　连线测验 B 型

（二）记忆力

1. **概述**　记忆是一种动态过程，一般是指既往经历、信息的获得、保留与提取。它涉及编码、贮存和提取 3 个过程。记忆障碍是脑受伤后最常见的主诉，通常发生在信息输入（视觉或听觉信息）、编码、储存及提取过程的某个环节，表现为不能回忆或记住伤后所发生的事件，但对久远的事情回忆影响不大。虽然记忆力随时间推移可逐步改善，但大多数人仍有严重问题。某种程度记忆障碍可在脑损伤后 2 年才出现，对个人重返工作岗位和独立生活能力逐步产生影响。

（1）感觉性记忆：包括视觉、听觉、触觉信息的输入及短暂的加工处理。感觉性记忆是信息能否贮存的关键，易受注意力的影响。

（2）短期记忆：又称为工作记忆，是大脑前额叶皮质功能的体现。短期记忆是记忆能力的临时储存库和过滤中心，将信息放在大脑中长期保存或是忘记。

（3）长期记忆：大量信息材料长期保留在大脑中，并根据含意进行编码分类。不同的长期记忆又分为：①显性记忆，包括语义性记忆、情节性记忆；②隐性记忆（程序性记忆）

等。其区别在于信息的类型与脑中的贮存部位不同，它由每一个瞬间的意识组成，在探索存档的信息时发挥重要的作用。

2. **评定**　临床上可简单地使用询问的方式先行确认患者是否存在记忆力障碍，如询问患者昨天晚餐吃了什么、前天发生了什么有趣的事情等，观察患者是否能回答出，可初步确定患者是否存在记忆力障碍，确诊需要用特殊量表进行评定。常用的评定量表如下。

（1）韦氏记忆量表：韦氏记忆量表（Wechsler memory scale，WMS）是评定各种记忆功能的神经心理学测验手段，完成整个测试约需要90min。该量表由7个项目组成，即常识、定向力、精神控制能力、逻辑记忆、数字广度、视觉记忆、成对词联想学习。综合7个项目的得分，可得出一个记忆商。目前国内广泛应用的是1980年龚耀先等人修订的韦氏记忆量表中国修订版，它在原版基础上新增了3个分测验，包括记图、再认及触摸。

（2）临床记忆量表手册：是1984年由中国科学院心理研究所许淑莲等人编制，在我国广泛应用于临床及科研。其测验项目都是检测一段时间内（数分钟）的一次性记忆能力，主要包括回忆和再认两种记忆活动。量表分甲乙两套，每套均包括五项分测验：指向记忆、联想学习、图像自由回忆、无意义图形再认及人像特点联系回忆。前两项的实验材料为听觉刺激，指导语和刺激词均由录音机播放；中间两项的实验材料为图片刺激；最后一项为听觉与视觉结合的记忆，治疗师在呈现图片刺激的同时，说出图片的特点。将五项分测验所得的原始分换算成量表分，其和为总量表分，然后求得记忆商。

（3）Rivermead行为记忆能力测验（Rivermead behavioral memory test，RBMT）：是最常用的专门化评估量表，侧重于日常记忆能力的测验，由Barbara Wilson、Janet Cockburn、Alan Baddelay于1985年设计而成。有儿童、成人共4个版本，每个版本有11个项目。RBMT主要检测患者对具体行为的记忆能力，如回忆人名、自发地记住某样物品被藏的地方、问一个对某线索反应的特殊问题、识别10幅刚看过的图片、即时和延迟忆述一个故事、识别5张不熟悉面貌的照片、即时和延迟忆述一条路线、记住一个信封、对时间地点及人物定向力提问。完成整个测试约需25min。患者在此项行为记忆能力测验中的表现，可帮助作业治疗师了解患者在日常生活中因记忆力受损而带来的影响。

（三）执行功能

1. **概述**　执行功能指允许人们进行目标明确的活动时的多个认知成分；基本成分包括达到一个目标的策划或计划，启动和完成预定目标所需要执行的步骤；也包括监督完成工作，必要时修正行为的能力。这是高级脑功能，是完成日常生活活动必需的能力。具体包括计划、词语流畅性、工作记忆、反应抑制及转移。

2. **评定**　临床上可通过观察患者在完成功能性任务或活动的表现，来判断患者是否存在执行功能障碍。常用评定方法有Stroop测验及威斯康星卡片分类测验。

（1）Stroop测验：是评定执行功能的经典测验之一。治疗师向被测者呈现表示颜色的字（如"绿"字），而这个字是由其他无关颜色的墨水写的（如红色墨水），这时，要求被测者说出墨水的颜色。被测者往往受到字面意义的影响（例如"绿"）而不能正确说出书写该字的墨水的颜色（红色）。正确回答的次数越多，表明执行功能越强，见图3-3-3。

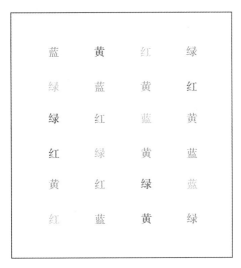

图 3-3-3 Stroop 测验

（2）威斯康星卡片分类测验（Wisconsin card sorting test，WCST）：评定抽象分类、概念形成与转换等执行功能。这是国际上常使用的评定方法，不过难度较大，临床上较难使用，每次测试时间为 20~30min。

四、综合认知功能评定

综合认知功能评定分为筛查与成套检查。临床上当不确定患者是否有认知障碍的时候，通常我们要先给患者做筛查，以确定患者的认知功能状态。成套检查可以提供患者总体的认知功能情况，而不需要再做专项检查。

（一）筛查量表

目前临床上最常用的筛查量表主要有简易精神状态检查表（mini mental status examination，MMSE）及蒙特利尔认知评估量表（Montreal cognitive assessment，MoCA）。

1. 简易精神状态检查表 由 Folstein 等人于 1975 年编制，是最具影响的标准化智力状态检查工具之一，其作为认知障碍检查方法，可以用于阿尔茨海默病的筛查，简单易行，是目前应用最广的认知筛查量表，见表 3-3-4。划分是否为痴呆与受教育程度有关，因此，如果老年人是文盲其小于 17 分、是小学文化其小于 20 分、是中学文化以上其小于 24 分，则划为痴呆。

2. 蒙特利尔认知评估量表 是一个用来对认知功能异常进行快速筛查的评定工具。包括注意与集中、执行功能、记忆、语言、视结构技能、抽象思维、计算和定向力等 8 个认

表 3-3-4　简易精神状态检查表

序号	项目	评分					
1	今天是何年？何月？星期几？什么季节？	0	1	2	3	4	5
2	您的住址：省市？区域或县？街道或乡？什么地方？第几层楼？	0	1	2	3	4	5
3	我说出三样东西的名称，请您重复一遍。您记住这三样东西，几分钟后我再问您。"皮球""国旗""树木"（每一样东西一秒钟，仔细说清楚），请您把这三样东西说一遍（以第一次答案记分）	0	1	2	3		
4	请您算一算 100 减去 7，所得数再减去 7，一直计算下去，请您将每减一个 7 后的答案告诉我（正确答案为 93、86、79、72、65……如一个答案错了，但下一个是对的，只记一次错误）	0	1	2	3	4	5
5	现在请您说出刚才我让您记住的那三样东西（"皮球""国旗""树木"）	0	1	2	3		
6	（出示手表）这个东西叫什么？（出示铅笔）这个东西叫什么	0	1	2			
7	现在我要说一句话，请您跟着我清楚地重复一遍：四十四只石狮子	0	1				
8	我给您一张纸，请您按我说的去做，现在开始——用右手拿着这张纸；用两只手将它对折起来；放在自己的大腿上。（不要重复和示范）	0	1	2	3		
9	请您念一念这句话，并且按上面的意思去做：闭上您的眼睛	0	1				
10	请您说一句完整的句子（句子必须有主语、动词、有意义）	0	1				
11	这是一张图，请您在同一张纸上照样把它画下来。（正确的是两个五边形的图案，交叉处形成一个小四边形）	0	1				

知领域的 11 个检查项目。总分 30 分，≥26 分为正常，教育程度小于 9 年的总分加 1 分。其敏感性高，覆盖重要的认知领域，测试时间短，适合临床运用。但其也受教育程度的影响，文化背景的差异、检查者使用 MoCA 的技巧和经验、检查的环境及被试者的情绪及精神状态等均会对分值产生影响，对于轻度认知功能障碍（mild cognitive impairment，MCI）的筛查更具敏感性。目前蒙特利尔认知评估量表有多个版本，其中北京版的使用最广，见表 3-3-5。

（二）成套检查量表

成套检查量表常用的是洛文斯顿认知功能评定表（Loewenstein occupational therapy cognitive assessment，LOTCA），该量表一共有 26 个项目，包括认知及感知功能的评估，能全面地反映患者的认知状态，但其内容较多，评定一次时间多在 2h 左右，临床较少使用，评定工具见图 3-3-4。

表 3-3-5 蒙特利尔认知评估量表（北京版）

姓　　名：_____

教育年限：_____　　　　　　　　　　　　　　　　年龄：_____

性　　别：_____　　　　　　　　　　　　　　　　日期：_____

视空间/执行功能		画钟（11点10分）（3分）	得分
（戊 End） （甲） （5） （乙）（2） （1 Begin） （丁） （4） （3） （丙） 复制立方体 [ ] [ ]		[ ]　　　　[ ]　　　　[ ] 轮廓　　　数字　　　指针	__/5
命名 狮子 [ ]　　　　犀牛 [ ]　　　　骆驼 [ ]			__/3
记忆	阅读名词清单，必须重复阅读。读2次，在5min后回忆一次	脸面　天鹅绒　教堂　雏菊　红色 第1次 第2次	没有分数
注意力	现在我阅读一组数字（1个/秒）	顺背 [ ] 21854 倒背 [ ] 742	__/2
现在我阅读一组字母，每当读到A时请用手敲打一下。错2个或更多得0分。 [ ] FBACMNAAJKLBAFAKDEAAAJAMOFAAB			__/1
现在请您从100减去7，然后从所得的数目　　[ ]93　[ ]86　[ ]79　[ ]72　[ ]65 再减去7，共计算五次。连减：4或5个正确得3分，2或3个正确得2分，1个正确得1分，0个正确得0分。			__/3
语言	现在我说一句话，请清楚地重复一遍，这句话是： "我只知道今天李明是帮过忙的人"。[ ] "当狗在房间里的时候，猫总是藏在沙发下。"[ ]		__/2
流畅性/固定开头词语 "请您尽量多地说出以"发"字开头的词语或俗语，如 "发财"，我给您1min时间，您说得越多越好，越快越好，尽量不要重复。"		[ ]__ （N≥11个词）	__/1
抽象能力	请说出它们的相似性。例如：香蕉—橘子[ ] 火车—自行车[ ] 手表—尺[ ]		__/2
选项	没有提示 类别提示 多选提示	面孔　天鹅绒　教堂　雏菊　红色 [ ]　　[ ]　　[ ]　　[ ]　　[ ]	__/5 只在没有提示的情况下给分
定向力	[ ]星期　[ ]月份　[ ]年　[ ]日　[ ]地方　[ ]城市		__/6
正常≥26/30		总分 教育年限≤12年加1分	__/30

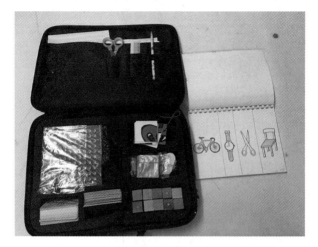

图 3-3-4　洛文斯顿认知功能评定工具

（李　鑫）

第四节　语言功能评定

学习目标

1. 能阐述何谓失语症，何谓构音障碍，及两者的临床表现。
2. 能分别列举失语症和构音障碍的分类和评定方法。
3. 能针对个案，根据失语症和构音障碍的语言表现，区分失语症和构音障碍。

语言（language）与言语（speech）是两个既不同又有关联的概念。语言是以语音为物质外壳，由词汇和语法两部分组成并能表达出人类思想的符号系统。通过运用这些符号达到交流的目的，是人类区别于其他动物的重要特征之一。其表现形式包括口语、书面语和姿势语（如手势、表情及手语）。言语是指人们掌握和使用语言的活动，具有交流功能、符号功能、概括功能，即音声语言（口语）形成的机械过程，即说话的能力。

语言障碍是指在口语和非口语的过程中词语的应用出现障碍。表现为在形成语言的各个环节中，如听、说、读、写，单独或多个部分受损所导致的交流障碍。代表性的语言障碍为脑卒中和脑外伤所致的失语症（aphasia）。

言语障碍是指口语形成障碍，包括发音困难或不清，嗓音产生困难、气流中断或言语韵律异常等导致的交流障碍。代表性的言语障碍为构音障碍，临床上多见的是脑卒中、脑外伤、脑瘫等疾病所致的运动性构音障碍。

本章节重点介绍失语症的评定及构音障碍的评定。

一、失语症及其评定

（一）概述

1. 定义 由于神经中枢病损导致抽象信号思维障碍，而丧失口语、文字的表达和领悟能力的临床症候群，实际上是由于脑损伤使原来已经获得的语言能力受损的一种语言障碍综合征。失语症常见的病因有脑卒中、颅脑损伤、脑部肿瘤、脑组织炎症，以及阿尔茨海默病等。

2. 语言症状 失语症的语言症状常与脑部损伤的部位有关，通常涉及理解和表达能力两方面的问题，常常出现听、说、读、写、计算等方面的障碍，成人和儿童均可发生。失语症的具体语言症状见下述。

（1）听觉理解障碍：听觉理解障碍是失语症患者的常见症状，是指患者对口语的理解能力降低或丧失。根据失语症的类型和程度不同而表现出在字、词、短句和文章不同水平的理解障碍，包括语义理解障碍和语音辨别障碍。语义理解障碍在失语症中最常见，是指患者能正确辨认语音，但不明词义，是由于音-意联系中断造成，往往造成词义混淆或不能理解词意。语音辨别障碍是指患者能像常人一样听到声音，但听对方讲话时，对所听到的声音不能辨认，给人一种似乎听不见的感觉，典型的情况称为纯词聋，是临床上偶见的语言理解障碍。

（2）口语表达障碍：失语症的口语表达障碍的表现主要包括以下几方面：①发音障碍，表达中有错语、杂乱语；②找词困难、命名障碍，谈话过程中说出恰当词有困难或不能说出，多见于名词、动词和形容词，面对物品或图片时，不能说出物品或图片的名称；③复述障碍：有些类型失语症患者存在强制性复述检查者的话的现象，如经皮质运动性失语、经皮质感觉性失语等，有些患者在要求重复检查者说的语句时不能准确复述，如完全性失语患者，几乎完全不能复述；④语法障碍，表达时多是名词和动词的罗列，缺乏语法结构，类似电报文体，称电报式言语，或是表达时句子中的实意词、虚词等存在，但用词错误，结构及关系紊乱；⑤流畅性异常，根据患者谈话的特点将失语的口语分为流畅性和非流畅性，两者的鉴别见表3-4-1；⑥阅读书写能力受损。

表3-4-1 流畅性与非流畅性言语的鉴别

项目	非流畅性	流畅性
说话量	减少，<50词/分	正常或多
费力程度	费力	不费力，正常
语句长度	短，电报式	可说长句子
韵律	异常	正常
信息量	多：仅有实词，突出名词	少：空洞，缺乏实词、虚词多

（二）失语症的分类

根据失语症临床特点以及病灶部位，其分类如下：

1. 外侧裂周失语综合征　病灶位于外侧裂周围，都有复述困难，这是所有失语症中了解最多，并且得到广泛承认的一大类失语综合征。包括：①Broca失语（broca aphasia，BA）；②Wernicke失语（Wernicke aphasia，WA）；③传导性失语（conduction aphasia，CA）。

2. 分水岭区失语综合征　病灶位于大脑中动脉与大脑前动脉分布交界区，或者大脑中动脉与大脑后动脉分布交界区。其共同特点是复述功能相对较好。包括：①经皮质运动性失语（transcortical motor aphasia，TMA）；②经皮质感觉性失语（transcortical sensory aphasia，TSA）；③经皮质混合性失语（mixed transcortical aphasia，MTA）。

3. 完全性失语　完全性失语（global aphasia，GA）是指全部言语模式受到了严重损害，患者几乎没有能力通过言语和书写进行交际，也不能理解口语和书面语的障碍。

4. 命名性失语　命名性失语（amnestic aphasia，AA）是指以命名障碍为唯一或主要症状的失语症。病灶部位多在左大脑半球角回或颞中回后部。

5. 皮质下失语　皮质下失语（subcortical aphasia）包括：①丘脑性失语（thalamic aphasia，TA）；②底节性失语（basal ganglion aphasia，BaA）。

6. 纯词聋　患者听力正常，口语理解严重障碍，口语表达正常或仅有轻度障碍。命名、朗读和抄写正常。存在对语音的辨识障碍，即患者不理解词语的信息，但是对非语音的自然音仍能辨识。

7. 纯词哑　单纯的发音障碍。说话慢、费力、声调较低，语调和发音不正常，但说话时语句的文法结构仍然完整，用词正确。听理解正常，复述、命名、朗读不能。阅读、书写可正常。可能为中央前回下部或其下的传出纤维受损所致。

8. 失读症　不能认识和理解书写的或印刷的字词、符号、字母或色彩，是由不能识别视觉信号的语言含义所致。它与大脑优势半球内侧枕额脑回损害有关。

9. 失写症　不能以书写形式表达思想，原有的书写功能受损或丧失的障碍。与大脑优势半球额叶中部后侧脑回部的运动性书写中枢损害有关，而与运动、言语或理解功能障碍无关。

各类失语症的临床特征及病灶部位见表3-4-2。

（三）失语症的评定目的

失语症评定的目的是通过系统全面的语言评定发现患者是否有失语症及其程度，确定失语症类型，了解各种影响患者交流能力的因素及其残存的交流能力，为制订治疗计划提供依据。

表 3-4-2 各型失语症的特点

失语症类型	病灶部位	流利性	听理解	复述	命名	阅读		书写
						朗读	理解	
Broca 失语	左额下回后部	非流利型	+~++	+++	+++	+++	+~++	+++
Wernicke 失语	左颞上回后部	流利型	+++	+++	+++	+++	+++	+++
传导性失语	左弓状束及缘上回	流利型	+	++~+++	++	++	+	++
完全性失语	左额颞顶叶病灶	非流利型	+++	+++	+++	+++	+++	+++
经皮质运动性失语	左 Broca 区前上部	非流利或中间型	+	-~+	+	+	-~+	+++
经皮质感觉性失语	左颞顶分水岭区	流利型	++	+	++	+~++	+~++	++~+++
经皮质混合性失语	左颞顶分水岭区病灶	非流利型	+++	+	+++	+++	+++	+++
命名性失语	左额顶枕结合区	流利型	+	+	++~+++	-~+	-~+	+
皮质下失语	丘脑或基底节内囊	中间型	+~++	+	++	+	+	++

注：- 正常，+ 轻度障碍，++ 中度障碍，+++ 重度障碍

（四）失语症的评定方法

国际与国内常用的失语症评定方法如下。

1. 波士顿诊断性失语症检查 此检查是目前英语国家普遍应用的标准失语症检查，由 27 个分测验组成，分为五个大项目：①会话和自发性言语；②听觉理解；③口语表达；④书面语言理解；⑤书写。此检查能详细、全面测出语言各种模式的能力。但检查需要的时间较长。我国已将此检查方法翻译成中文，在国内应用并通过常模测定。

2. 西方失语症成套测验 西方失语症成套测验是波士顿诊断性失语症检查法的简化版，检查耗时较短，在1h内可以完成，比较实用，而且可单独检查口语部分，并根据结果进行分类。此检查法的内容除了检查失语部分外，还包含运用、视空间功能、非言语性智能、结构能力、计算能力等内容的检查。因此可做出失语症以外的神经心理学方面的评价。这是一个定量的失语症检查法。除可测试大脑的语言功能外，还可测试大脑的非语言功能。

此检查法可以根据失语检查结果计算出：①失语指数，分辨是否为正常语言；②操作性指数，以此了结大脑的阅读、书写、运用、结构、计算、推理等功能；③大脑皮质指数，以此了解大脑认知功能。

3. 日本标准失语症检查 此检查是日本失语症研究会设计完成的。该检查包括听、说、读、写、计算五大项目，共包括 26 个分测验，按 6 阶段评分，在图册检查设计上以多图选一的形式，避免了患者对检查内容的熟悉，使检查更加客观。此方法易于操作，而且对训练有明显指导作用。

4. Token 测验 Token 测验是 De Renzi 和 Vignolo 于 1962 年编制的。此测验由 61 个项目组成，包括两词句 10 项、三词句 10 项、四词句 10 项、六词句 10 项以及 21 项复

杂指令。适用于检测轻度或潜在的失语症患者的听理解。目前用得较多的是简式 Token 测验。优点是不但可以用于重度失语症患者的检测，同时，该测验还有量化指标，可测出听理解的程度。

5. **汉语标准失语症检查** 此检查是中国康复研究中心听力语言科以日本的标准失语症检查为基础，同时借鉴国外有影响的失语评价量表的优点，按照汉语的语言特点和中国人的文化习惯所编制的，亦称中国康复研究中心失语症检查法。此检查包括两部分内容，第一部分是通过患者回答12个问题了解其言语的一般情况，第二部分由30个分测验组成，分为9个大项目，包括听理解、复述、说、出声读、阅读理解、抄写、描写、听写和计算。在大多数项目中采用了6等级评分标准，对患者的反应时间和提示方法都有比较严格的要求，除此之外，还设定了中止标准。使用此检查以前要掌握正确的检查方法。应该由参加过培训或熟悉检查内容的检查者来进行检查。为不使检查时间太长，身体部位辨别、空间结构等高级皮质功能检查没有包括在内，必要时另外进行。此检查只适合成人失语症患者。

6. **汉语失语症成套测验** 此检查法包括自发谈话、复述、命名、理解、阅读、书写、结构与视空间、运用和计算9个大项目，并规定了评分标准。1988年开始用于临床，也是国内目前较常用的失语症检查方法之一。

（五）失语症严重程度的评定

目前，国际上多采用表 3-4-3 中的波士顿诊断性失语症检查中的失语症严重程度分级。

表 3-4-3 失语症严重程度分级

分级	表现
0级	无有意义的言语或听觉理解能力
1级	言语交流中有不连续的言语表达，但大部分需要听者去推测、询问和猜测；可交流的信息范围有限，听者在言语交流中感到困难
2级	在听者的帮助下，能进行熟悉话题的交谈。但对陌生话题常常不能表达出自己的思想，使患者与检查者都感到进行言语交流有困难
3级	在仅需少量帮助下或无帮助下，患者可以讨论几乎所有的日常问题。但由于言语和/或理解能力减弱，使某些谈话出现困难
4级	言语流利，可观察到有理解障碍，但思想和言语表达尚无明显限制
5级	有极少的可分辨出的言语障碍，患者主观上可能感到有点儿困难，但听者不一定能明显觉察到

（六）常见失语症类型的鉴别诊断流程

常见失语症类型的鉴别诊断流程详见图 3-4-1。

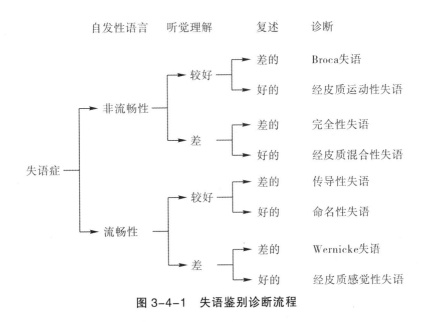

图 3-4-1 失语鉴别诊断流程

二、构音障碍及其评定

（一）概述

1. **定义** 构音障碍是指由于构音器官先天性和后天性的结构异常，神经、肌肉功能障碍所致的发音障碍以及虽不存在任何结构、神经、肌肉、听力障碍所致的言语障碍。

2. **分类** 构音障碍通常分为以下三种类型。

（1）运动性构音障碍：由于参与构音的诸器官（肺、声带、软腭、舌、下颌、口唇）的肌肉系统及神经系统的疾病所致的运动功能障碍，即言语肌肉麻痹、收缩力减弱和运动不协调所致的言语障碍。病因常见于脑血管意外、脑肿瘤、脑瘫、肌萎缩侧索硬化症、重症肌无力、小脑损伤、帕金森病等。根据神经解剖和言语声学特点，分为六种类型，包括痉挛型构音障碍、弛缓型构音障碍、失调型构音障碍、运动过强型构音障碍、运动过弱型构音障碍、混合型构音障碍。

（2）器质性构音障碍：是指由于先天和后天原因的结构异常所致的构音障碍。临床上常见的是由于唇腭裂所致的构音障碍。

（3）功能性构音障碍：是指发音错误，表现为固定状态，但找不到明显原因的构音障碍，临床多见于儿童，特别是学龄前儿童。

3. **评定目的** 构音障碍评定的主要目的是确定是否存在构音障碍及其种类、损伤的构音器官的部位及其程度、构音异常的情况等，为制订治疗计划提供依据。

（二）评定方法

1. **构音器官功能检查** 主要是通过：①听患者说话时的声音特征；②观察患者的面部，如唇、舌、颌、腭、咽、喉部在安静及说话时的运动情况以及呼吸状态；③让患者做各种言语肌肉的随意运动以确定有无异常。目前国内常是用的是汉语构音障碍评定法和中文版 Frenchay 评定法。

（1）汉语构音障碍评定法：是我国学者李胜利等人依据日本构音障碍检查法和其他发达国家构音障碍评定方法的理论，按照汉语普通话语音的发音特点和我国的文化特点在 1991 年研制的。该评定法包括两大项目：①构音器官检查，主要评估构音器官的形态、运动范围及速度、协调性、相关反射，以此确认存在运动障碍的部位及其程度、性质；②构音检查，以普通话语音为标准音结合构音类似运动对患者的各个言语水平及其异常的运动障碍进行系统评价，检查范围包括会话、单词检查、音节复述检查、文章水平检查和构音类型运动检查。

（2）Frenchay 评定法：是由英国布里斯托尔市 Frenchay 医院的 Pamela 博士编写的评定方法。该方法分为 8 个部分，包括反射、呼吸、舌、唇、颌、软腭、喉、言语可理解度，以及其影响因素包括听力、视力、牙齿、语言、情绪、体位等。我国修订的中文版 Frenchay 评定法能为临床动态观察病情变化、诊断分型和疗效判定提供客观依据，并对治疗预后有较肯定的指导作用。内容包括：①反射，通过观察患者的咳嗽反射、吞咽动作和流涎情况来判断。②发音器官，观察患者在静坐时的呼吸情况，能否用嘴呼吸，说话时是否气短。口唇在静止状态时的位置，鼓腮、发音和说话时口唇动作是否有异常。颌、软腭、喉和舌在静止状态的位置和发音以及说话时的动作是否异常。③言语，通过读字、读句以及会话评定发音、语速和口腔动作是否异常。

2. 仪器检查　依靠现代化的仪器设备，对说话时喉部、口腔、咽腔和鼻腔的情况进行直接观察，对各种声学参数进行实时分析，并对疗效进行评价。仪器检查包括：①发音空气力学检测；②鼻流量计检查；③多维嗓音发声分析系统；④喉空气动力学检查；⑤纤维喉镜、电子喉镜检查；⑥电声门图检查；⑦肌电图检查（electromyography，EMG）；⑧电脑嗓音分析系统。

（谢纯青）

知识链接

1. 失语症患者有一定程度的自发恢复。影响失语症患者恢复及其预后的因素有很多，其中损伤部位、失语的严重程度及损伤面积的大小有较大影响。发病前 6 个月是失语症恢复的最佳时间。各种类型失语症恢复程度不一样：命名性失语、传导性失语、经皮质运动性失语可以完全恢复，其他类型的失语症通常只能部分恢复，其中以 Broca 失语恢复最好，可恢复至命名性失语的程度，完全性失语的恢复难度较大，治疗效果较差。

2. 失语症检查是一种诊断工具，诊断可以是失语症与构音障碍、痴呆的鉴别诊断，也可以是失语症的分类诊断，如失语症中的运动性失语症、感觉性失语症、传导性失语症等。对于失语症康复来说，做出失语症分类诊断是远远不够的，更重要的是做出心理语言学评价，以了解语言加工过程中，哪个或哪些加工水平受损。

第五节 神经肌肉电诊断

学习目标

1. 能阐述神经肌肉电诊断的基本情况，肌电图、神经传导速度，诱发电位的概念。
2. 能向患者描述肌电图、神经传导速度测定的注意事项，阐述诱发电位的分类。

一、概述

神经肌肉电诊断是神经系统检查的延伸，是探测和记录肌肉、神经生物电活动的一种技术，是生物化学、组织化学及基因等检测不能取代的。神经肌肉电诊断是康复医学中一项客观的功能检查和疗效评定方法，它以定量的电流刺激来观察神经和肌肉的兴奋性或观察肌肉在收缩或松弛时生物电活动变化以及用特定的外界刺激（包括体感、视觉、听觉）来了解周围、中枢神经系统应答过程中产生的生物电活动，临床上用于中枢神经系统和周围神经系统运动及感觉障碍的诊断和鉴别诊断。目前广泛应用于神经科、康复科、骨科等领域。

二、肌电图

（一）基本概念

肌电图（electromyography，EMG）检查是研究肌肉静息和随意收缩及周围神经受刺激时的各种电特性的科学，通常包括广义 EMG 和狭义 EMG。

1. **广义 EMG** 包含同心圆针电极或常规 EMG、神经传导速度（nerve conduction velocity，NCV）、F 波、各种反射（H 反射和瞬目反射等）、重复神经电刺激（repetitive nerve stimulation，RNS）、运动单位计数、巨肌电图、单纤维肌电图等。

2. **狭义 EMG** 即同心圆针电极或常规 EMG，研究肌肉在安静和收缩状态下的电生理特性的技术。

（二）设备

肌电图仪器由软件系统和硬件系统组成，硬件包括电极和导线、刺激器、放大器、扬声器、显示器、记录器、主机和打印机。电极分为针电极和表面电极两类，针电极是传统的常规电极，EMG 最常用的电极为同心圆针电极。

（三）临床地位和应用范畴

尽管影像学、组织化学、生物化学及基因学等检测技术的应用日益广泛，但仍不能取代 EMG 提供的神经肌肉正常或异常的重要信息。EMG 在神经肌肉疾病的诊断、预后评价和检测中有重要意义，是神经系统检查的延伸。它是指导、监测康复进程进展及评定康复效果的有效途径。

EMG 主要应用于神经科、骨科、康复科、五官科、内分泌科、精神科，还用于职业病、工伤鉴定等。EMG 在大部分国家归属于神经科、骨科、康复科等。

（四）同心圆针电极（狭义 EMG）

1. 临床意义

（1）诊断和鉴别诊断：根据运动单位的大小，结合自发电位和募集等的情况，可以明确神经源性或者肌源性损害。

（2）发现临床病灶或易被忽略的病变：例如运动神经元病的早期诊断，以及肥胖儿童的深部肌肉萎缩和轻瘫等。

（3）补充临床的定位：EMG 结合神经传导速度（NCV）测定可以对病变的定位提供帮助，如肱二头肌和三角肌神经源性损害提示 C_5~C_6 神经根受累。

（4）了解病变的程度和预后评价：神经源性损害如果有大量的自发电位，提示进行性失神经；肌源性损害如果有大量自发电位，提示活动性病变，可为治疗提供依据。

（5）对治疗前后的对比也即疗效判断有重要意义。

2. 适应证、禁忌证及注意事项

（1）EMG 检查的适应证：脊髓前角细胞以下包括前角细胞的病变，即下运动神经元病变。

（2）EMG 检查的禁忌证及注意事项：①出血倾向、血友病、血小板低计数 $<20 \times 10^9$/L；②艾滋病、乙肝和 creutzfeldt-Jakob 病等；③心脏瓣膜病、亚急性细菌心内膜炎（SBE）；④EMG 检测后的 24h 内血清肌酸激酶（CK）水平增高，48h 后可恢复正常。⑤避免在肌电图检查部位行肌活检；⑥进行肋间神经或 Erb 点针电极刺激、颈棘旁肌、膈肌、前锯肌等肌电图检查时，要注意判断检查的利弊，慎重选择，严格规范操作，避免气胸。

3. 记录内容及正常 EMG

（1）安静状态：观察插入电位有无自发电位和静息状态情况等。

（2）轻收缩状态：小力自主收缩时观察运动单位动作电位（MUAP，图 3-5-1），主要记录它的时限、波幅和多相波的百分比，另外还可以记录面积和转折数等。就 MUAP 的波幅、时限及多相波百分比而言，不同的肌肉每个实验室各有不同的正常值参考范围。

（3）大力收缩状态：观察募集现象，即观察肌肉在大力收缩时运动电位的多少及发放频率的快慢，主要表现在相型和募集电位的峰-峰值两个指标。相型是肌肉大力收缩时多个运动单位同时兴奋的综合电位，既有Ⅰ型纤维也有Ⅱ型纤维，正常情况下大力收缩时呈干扰相或者混合相（图 3-5-2）；募集相受多因素影响，例如患者配合程度等，单独的异常价值较小，应结合其他参数和实际情况综合分析。

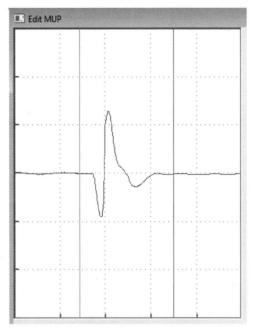

图 3-5-1　运动单位示意图

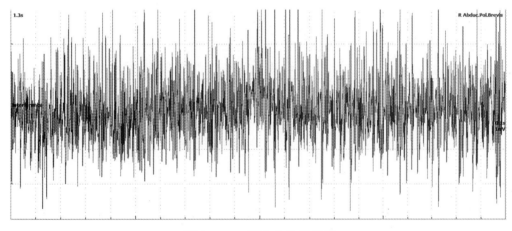

图 3-5-2　募集电位干扰相

4. 异常 EMG

（1）安静状态：①插入电位。延长或增多：见于神经源性损害和肌源性损害，但应注意有无自发电位，如果没有自发电位，单纯插入电位延长意义不大；减少或消失：见于严重肌萎缩、肌肉纤维化或脂肪组织。②纤颤电位和正锐波。纤颤电位一般在失神经支配 2 周后出现，为单个肌纤维兴奋性增高自发放电的表现（图 3-5-3），可见于神经轴索损害和肌病活动期，在失神经时以下几种情况不能发现纤颤电位：发病 2 周内；脱髓鞘或传导阻滞未出现轴索损伤；温度太低或循环差；严重的肌肉萎缩晚期；再生支配恢复期。正锐波的临床意义与纤颤电位相同（图 3-5-4）。③复合重复放电（complex repetitive discharges，CRD）也叫肌强直样放电。④肌纤维颤搐电位：见于放射性臂丛神经病、响尾蛇咬伤中毒、前角细胞病变、脱髓鞘周围神经病、脑干胶质瘤致面肌颤搐等。⑤束颤电位。⑥肌强直放电：肌强直见于先天性肌强直、萎缩性肌强直、先天性副肌强直和高钾性周期性麻痹等（图 3-5-5）。

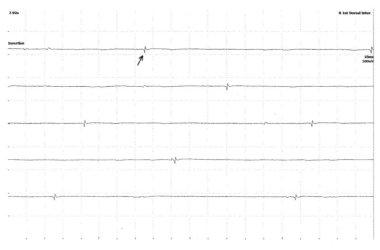

图 3-5-3　纤颤电位（箭头所指）

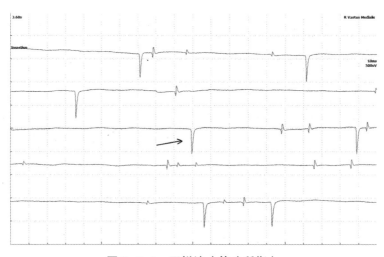

图 3-5-4　正锐波（箭头所指）

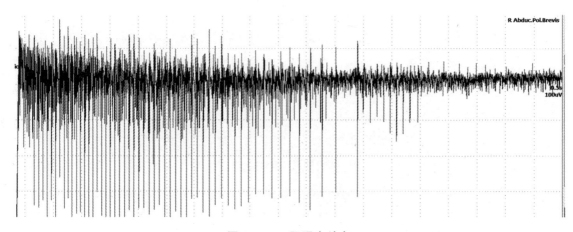

图 3-5-5　肌强直放电

（2）轻收缩状态运动单位电位（motor unit action potential，MUAP）：①神经源性损害，表现为宽时限、高波幅、多相波百分比增高MUAP（图3-5-6）。②肌源性损害，表现为短时限、低波幅、多相波百分比增高MUAP（图3-5-7）。③神经源性合并肌源性损害，可见大小动作电位混合存在，可见于包涵体肌炎、血管炎神经和肌肉同时受累以及进展较快的前角细胞病变、营养代谢性疾病、中毒性疾病等。

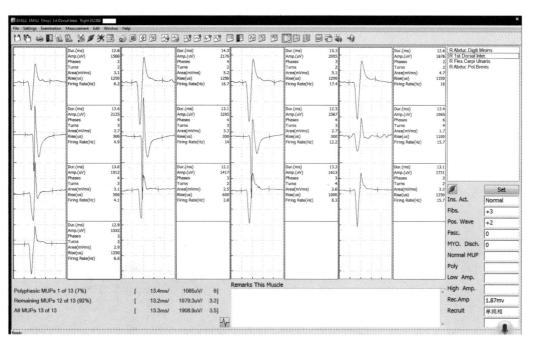

图3-5-6　神经源性损害MUAP改变

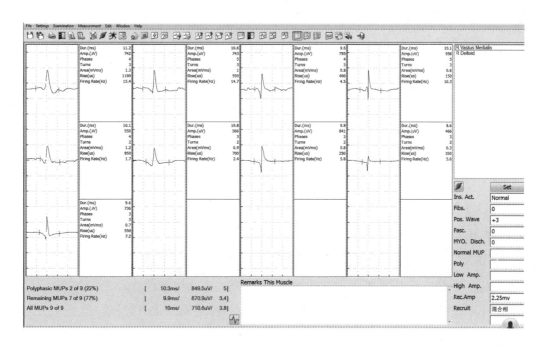

图3-5-7　肌源性损害MUAP改变

（3）大力收缩募集电位：①单纯相，运动单位数量减少，表现为单个清晰可辨的 MUAP，可以识别出基线，类似于"篱笆样"，多见于下运动神经元损害。②病理干扰相：见于肌源性病变（图 3-5-8）。③无随意运动，见于严重的神经病变及癔症。

5. EMG 结果判读 EMG 结果判读必须结合病史、神经传导速度测定、F 波等检查进行。具体可分为以下几种情况：①单肢神经源性损害；②广泛神经源性损害；③上、下肢周围神经源性损害；④单神经损害；⑤肌源性损害；⑥神经源性合并肌源性损害。

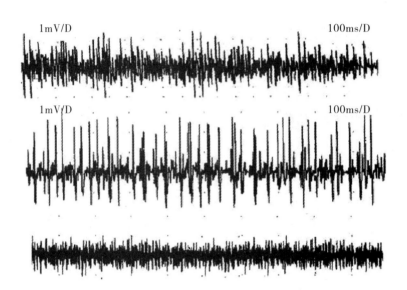

图 3-5-8　上图：募集电位干扰相　中图：募集电位单纯相　下图：募集电位病理干扰相

三、神经传导速度测定

神经传导速度（NCV）测定是研究神经在传递冲动过程中生物电的活动。

1. 神经纤维的生理特性　周围神经为混合神经，神经干中有许多神经纤维。神经纤维具有绝缘性、双向性、相对不疲劳性。

2. 神经传导的分类　临床上将常规神经传导速度分为运动神经传导速度和感觉神经传导速度，感觉神经传导速度可以用顺向测定或逆向测定。神经传导速度通常反映有髓感觉传入纤维的状况，不能反映无髓痛觉纤维或自主神经的病变。逆向法测定所得波幅高于顺向法，并且容易受到邻近肌肉收缩的干扰。

3. MCV 测定方法

（1）电极放置方法：采用手柄或鞍状刺激电极进行刺激，刺激电极置于神经干，记录和参考电极置于肌腹，地线置于两者之间。

（2）测定参数：MCV 常规测定的参数包括波幅、潜伏期、传导速度。

4. SCV 测定方法

（1）电极放置方法：顺向测定时刺激电极置于远端，记录和参考电极沿神经放置，置于近端，地线置于两者之间；逆向测定时刺激电极置于近端，记录和参考电极置于远端，地线置于两者之间。

（2）测定参数：SCV常规测定的参数包括波幅、潜伏期、传导速度。

5. 神经传导速度测定的注意事项 ①刺激前告知患者有不适的可能，让患者有心理准备；②刺激时要保证超强刺激，这样才能获得最大波幅；③刺激位置要准确，寻找以最小刺激电量获得最大波幅的位置，并给予一定压力，保证刺激有效；④保证记录电极放置位置最佳以获得最高波幅；⑤感觉、运动传导测定出现干扰时要有效排除干扰，减少伪差，例如进行皮肤清洁、检查是否接触不良、仪器设置标准化、磨砂控制电极与皮肤间的电阻以及保持两刺激点间距要大于10cm等；⑥排查神经变异对结果的影响等。

6. 神经传导速度的影响因素 温度、年龄、不同神经以及节段、性别和身高都是影响神经速度传导的因素，在其他因素不变的情况下，温度下降，传导速度会减慢，故应提前提醒患者保暖，保证测定肢体表面温度在32℃以上，冬天有条件的实验室应该配置暖气或暖水袋。

7. 神经传导速度异常的病理基础 神经传导速度测定有助于识别节段性脱髓鞘和轴索变性，神经传导速度减慢或潜伏期延长是脱髓鞘的表现，波幅减低是轴索损伤的表现。

（1）脱髓鞘：脱髓鞘典型表现为神经传导速度减慢，一般低于正常值的40%以上或者末端潜伏期比正常值延长50%以上，波幅几乎不下降，甚至正常。传导阻滞和波形离散也是脱髓鞘的表现。

（2）轴索损害：轴索损害典型表现为波幅明显下降，末端潜伏期轻微延长，不超过正常值的50%，神经传导速度正常或轻微下降，不低于正常值的50%，严重者未能引出肯定波形。

8. NCV测定常用的神经 上肢：正中、尺、桡、腋、肌皮神经等；下肢：胫后神经、腓总神经、股神经、腓肠神经等。

四、F波

1. 概念 F波是超强电刺激神经干在M波之后的一个晚成分，是运动神经的逆行冲动使前角细胞兴奋的回返放电（图3-5-9），因首先在足部小肌肉上记录而得名。重复刺激时F波的波形和潜伏期变异较大，但波幅不随刺激量变化而改变。F波可以反映近端运动神经的功能，有助于对神经根病变的诊断。

2. F波的检测内容 测定参数主要包括F波出现率以及F波传导速度或潜伏期；常检测的神经包括正中神经、尺神经、胫后神经、腓总神经等。

3. F波的临床应用

（1）Guillian-Barre综合征：F波异常可早于运动神经传导速度改变（图3-5-10）。

（2）糖尿病性神经病：F波异常可早于临床症状，表现为潜伏期延长。

（3）神经根或神经丛病变：均可表现为F波潜伏期延长或出现率降低。

（4）F波正常不能除外神经根或神经丛损害，但若远端运动传导正常而F波异常时，表明有近端损害。

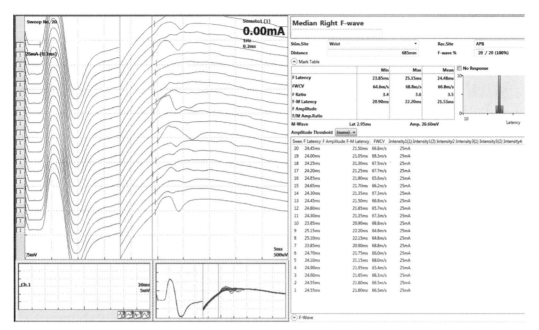

图 3-5-9　正中神经正常 F 波

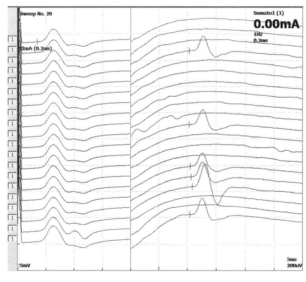

图 3-5-10　F 波出现率减低

五、重复神经电刺激

1. **概念**　重复神经电刺激（repetitive nerve stimulation，RNS）是指以一定的频率超强重复刺激运动神经干，在其支配的肌肉记录运动反应即复合肌肉动作电位，然后观察波幅的变化程度，是诊断神经肌肉接头部位病变的特征性手段。常选择易检测、易固定、易受累的神经进行检查，例如面神经、腋神经和尺神经等。

2. 检测参数 包括低频 RNS（≤5Hz）和高频 RNS（>5Hz）。低频 RNS 主要观察波幅是否递减和递减的程度，检测神经常为面神经、腋神经和尺神经；高频 RNS 主要观察波幅是否递减或递增，以及递减、递增的程度，检测神经常为尺神经（图 3-5-11，3-5-12）。

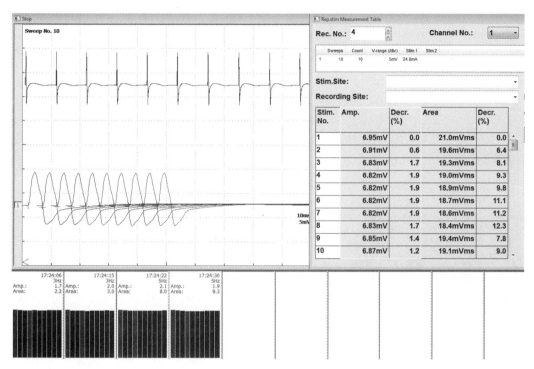

图 3-5-11　正常人低频 RNS

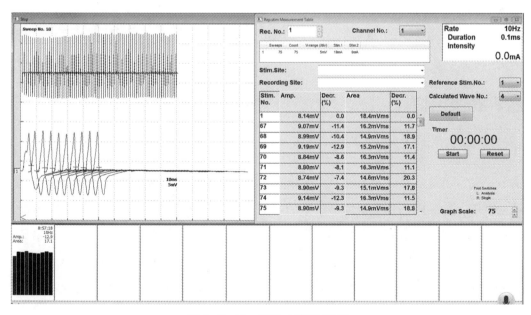

图 3-5-12　正常人高频 RNS

3. 异常的判断标准 低频 RNS，国内有些实验室参照北京协和医院的标准：第 4 或 5 波波幅较第 1 波下降 15% 以上为波幅递减（图 3-5-13）；高频 RNS，最后一个波较第 1 波波幅下降 30% 以上为波幅递减，波幅升高 100% 以上为波幅递增，波幅升高 56% 以上为可疑。

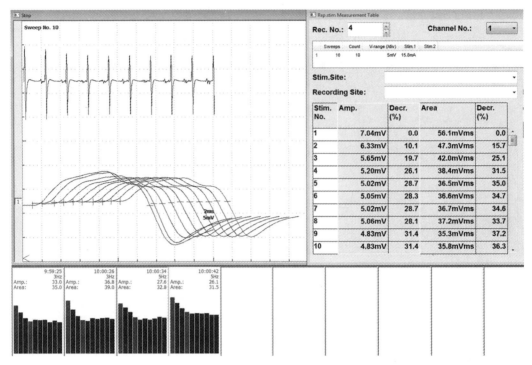

图 3-5-13　重症肌无力患者低频 RNS 波幅递减

4. 影响因素　胆碱酯酶抑制剂、皮肤温度、刺激强度、记录方法等都是影响 RNS 测定的因素。胆碱酯酶抑制剂对检测结果有直接的影响，一般要求患者根据实际情况在检测前 12~18h 停用胆碱酯酶抑制剂。

5. 临床意义　主要用于重症肌无力、Lamber-Eaton 综合征和肉毒杆菌毒素中毒的诊断和鉴别诊断。

六、诱发电位

（一）定义

诱发电位（evoke potential，EP）或称诱导反应，是指神经系统（包括外周或中枢，感觉或运动系统）接受内、外界刺激所产生的特定电活动。包括体感诱发电位（somatosensory evoke potential，SEP）、脑干听觉诱发电位（brainstem auditory evoke potential，BAEP）、视觉诱发电位（visual evoke potential，VEP）、运动诱发电位（motor evoke potential，MEP）、事件相关电位（event-related potential，ERP）等。

（二）临床意义

协助诊断中枢、周围神经系统的可疑病变，帮助病损定位，监测康复过程，评定康复疗效，监护感觉、运动系统的功能状态，为预后和康复治疗提供确切的指标，因此它是神经内科、神经外科、康复科等有力工具，可为临床医疗、科研提供有价值的资料。EP被认为是继脑电图和肌电图之后的神经电生理的第三大进展。

（三）体感诱发电位（SEP）检测

1. 临床意义 SEP适用于躯体感觉传导通路损害的检测，对脱髓鞘病变、周围神经损害、后根病变、脊髓后角、后索、内侧丘系、丘脑投射系统及皮质感觉区损害的检测有重要临床意义。

2. 检测神经及参数 上肢常检测正中神经，下肢常检测胫神经。上肢SEP记录电极记录Erb点、C_7棘突、皮质电位，主要指标为N9、N13、P15、N20、P25等波；下肢SEP记录电极记录腘窝、T_{12}棘突、皮质电位，主要指标为N9、N20、P40等波；记录电极用表面电极或者单极针。主要看各波潜伏期、波幅、峰间期及侧间差（图3-5-14）。

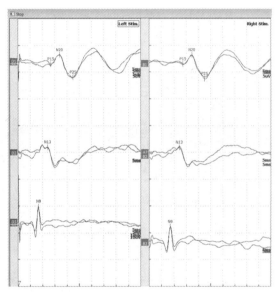

图3-5-14 正常人刺激正中神经SEP结果

（四）脑干听觉诱发电位（BAEP）检测

1. 定义 利用短声刺激双耳，在头颅表面记录到听神经至脑干的电活动。一般以高于受检者主观听阈50~60dB的强度进行刺激，刺激频率最好在10~15Hz，叠加次数为1000~2000次。BAEP不受意识改变和麻醉等因素的影响，具有临床实用价值。它由7个波组成，波形稳定、可重复性好，在头顶正中线记录波形最明显。

2. 各波来源示意 Ⅰ波：耳蜗神经动作电位；Ⅱ波：蜗神经核的突触后电位；Ⅲ波：上橄榄核群的树突突触后电位；Ⅳ波：外侧丘系腹侧核群的树突突触后电位；Ⅴ波：下丘脑的中央核团区；Ⅵ波：内侧膝状体；Ⅶ波：丘脑皮质投射区（图3-5-15）。

现已证明，BAEP 7个波中至少前5个波反映脑干听觉系统中特定的神经发生源（图3-5-16）。

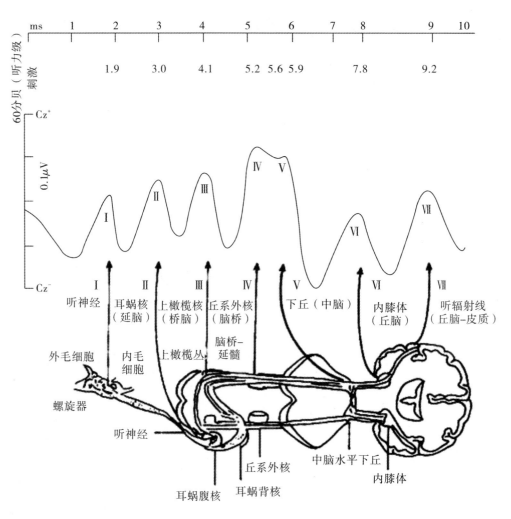

图 3-5-15　BAEP 各波来源示意图

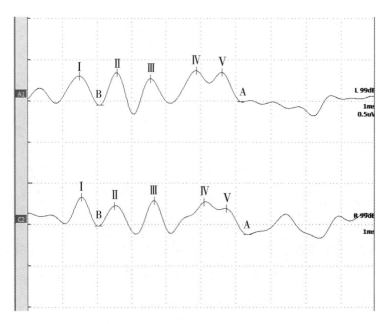

图 3-5-16　正常 BAEP

(五)视觉诱发电位(VEP)检测

1. **定义** VEP是经头皮记录的枕叶皮质对视觉刺激产生的电活动。其传导路径为:视网膜感受器—视神经—视交叉—视束—外侧膝状体—视放射—枕叶视区(即纹状区)。凡能累及视神经轴突数量、髓鞘状态、神经节细胞功能等的疾病皆可引起VEP异常改变,其变化取决于病变的范围、程度和病程(图3-5-17)。

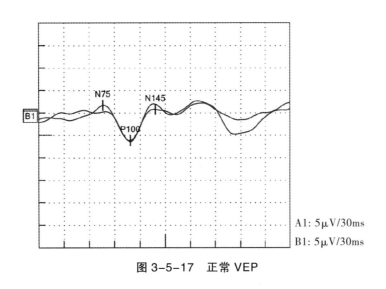

图3-5-17 正常VEP

2. **临床应用** 常用于视神经疾病、视神经脱髓鞘病变等疾病的辅助诊断检查。

3. **检测方法** VEP可受视力的影响,故近视眼、远视眼或其他原因造成的屈光不正均应佩戴眼镜矫正,在矫正视力的情况下进行检测。常用的是棋盘格翻转瞬态EP(PRVEP),不合作者采用闪光VEP。PRVEP重复性好、阳性率高、波形简单易分析,应用最广泛;闪光VEP的优点是受视敏度的影响少,但由于其波形和潜伏期的正常值变异大,假阴性率高,多用于不合作者。目前认为PRVEP对检测脱髓鞘病灶更为敏感。

4. **检测结果** 主要指标为波N75、P100、N145的潜伏期和P100波的波幅。对于多发性硬化(MS)患者的VEP异常最常见的和最有诊断价值的是P100波潜伏期延长,而两眼间潜伏期差过大是视神经功能障碍最敏感的指标。

(林燕君)

第四章 常用康复治疗技术

第一节 物理治疗

学习目标
1. 能列举常用物理因子治疗的作用、适应证及禁忌证。
2. 能陈述常用运动治疗的作用、适应证及禁忌证。

一、物理治疗概述

（一）概念

物理治疗，是通过力、电、光、声、热、磁等物理因子来提高人体健康，预防和治疗疾病，恢复、改善或重建躯体功能的一类方法。

（二）主要内容

1. 物理因子治疗范畴 物理因子治疗分类方法相对比较成熟，可以分为电疗法、光疗法、超声波疗法、磁疗法、水疗法、生物反馈疗法、牵引疗法、石蜡疗法、压力疗法、低温疗法等治疗方法。

2. 运动治疗范畴 运动治疗的方法十分丰富，分类方法也很多，目前还没有一个统一的分类方法，本节从临床的角度做一个综合的分类介绍。运动治疗范畴可以分为改善关节活动的技术和方法、增强肌肉力量的技术和方法、牵伸软组织的技术和方法、基于神经生理法则的治疗技术、基于运动控制理论的治疗技术，以及增强心肺功能的技术与方法，在本节的内容中会逐一进行介绍。

二、物理因子治疗

（一）电疗法

1. 概述 应用电治疗疾病的方法称为电疗法。根据所采用电流的频率不同分为低频、中频、高频电疗法三大类，还有直流电疗法、静电疗法等。

2. 低频电疗法

（1）定义及分类：应用频率在1000Hz以下的低频脉冲电流作用于人体来治疗疾病的方法称为低频电疗法。临床上根据波形和频率不同可将低频电疗法分为很多种类型，包括神经肌肉电刺激疗法、功能性电刺激疗法、经皮神经电刺激疗法、感应电疗法、间动电疗法和直角脉冲脊髓通电疗法等。

（2）治疗作用：包括兴奋神经肌肉组织、兴奋自主神经、镇痛和催眠作用等。

（3）适应证：各种神经炎、脑与脊髓损伤所致的肢体瘫痪、外周神经损伤、癔症性瘫痪、失用性萎缩、肌张力低下、尿潴留、各种扭挫伤、肌筋膜炎、瘢痕、粘连、慢性炎症、颈肩腰腿痛、骨关节炎、脉管炎等。

（4）禁忌证：出血倾向、癫痫、传染性疾病、重要脏器疾病急性进展期和危重期、身体局部有金属异物、心脏起搏器、皮肤过敏或有破损、感染和皮疹等。结核病灶部位、心前区、颈动脉窦区、孕妇腰骶部禁止使用该疗法。

3. 中频电疗法

（1）定义及分类：应用频率为1~100kHz的脉冲电流治疗疾病的方法，称为中频电疗法。根据所采用中频电流的不同产生方式、波形及频率，中频电疗法可以分为四种：①干扰电疗法，包括传统干扰电疗法、动态干扰电疗法、立体动态干扰电疗法；②等幅中频电疗法，包括音频电疗法、音频磁场电疗法、超音频电疗法；③调制中频电疗法，包括正弦调制中频电疗法、调制脉冲中频电疗法；④低中频电混合疗法，包括音乐电疗法、混合电疗法。

（2）治疗作用：包括锻炼骨骼肌、促进血液循环、镇痛、软化瘢痕等。

（3）适应证：骨关节疾病、软组织疾病、神经系统疾病、消化系统疾病、泌尿系统疾病。

（4）禁忌证：出血倾向、癫痫、传染性疾病、重要脏器疾病急性进展期和危重期、身体局部有金属异物、心脏起搏器、皮肤过敏或有破损、感染和皮疹等。结核病灶部位、心前区、颈动脉窦区、孕妇腰骶部禁止使用该疗法。

4. 高频电疗法

（1）定义及分类：应用频率为100kHz~300GHz，波长为3000m~1mm的高频电流或其所形成的电场、磁场或电磁场治疗疾病的方法称为高频电疗法（high frequency electrotherapy）。根据波长不同，医用高频电流可分为长波、中波、短波、超短波、微波5个波段，其中微波又分为分米波、厘米波、毫米波。

（2）治疗作用：高频电作用于人体时主要产生温热效应和非热效应。其中非热效应可以加速自主神经生长，改变蛋白质结构，改变生物膜的通透性与细胞膜结构，改善局部微循环等。因为这些作用无法用温热效应解释，故称为非热效应。温热效应的治疗作用可以包括：①改善血液循环；②镇痛；③消炎；④降低肌肉张力；⑤加速组织生长修复；⑥提高免疫力；⑦治疗肿瘤。

（3）适应证：骨关节疾病、软组织疾病、神经系统疾病、消化系统疾病、泌尿系统疾病、五官科疾病等。

（4）禁忌证：恶性肿瘤（一般剂量时）、出血倾向、结核病、妊娠、严重心肺功能不全、局部金属异物、植入心脏起搏器者。

（二）光疗法

1. 概述　应用人工光源或日光辐射治疗疾病的方法称为光疗法（phototherapy）。临床上常用的光疗法有红外线疗法、可见光疗法、紫外线疗法和激光疗法。

2. 红外线疗法

（1）定义：红外线属不可见光，波长0.76~400μm，因其在光谱上位于红光之外，故称红外线。辐射人体组织后主要产生热作用，故又有热射线之称。应用红外线治疗疾病的方法称为红外线疗法（infrared radiation therapy）。

（2）治疗作用：①改善血液循环；②降低肌张力，缓解肌肉痉挛；③镇痛；④消肿；⑤干燥。

（3）适应证：软组织扭挫伤恢复期、软组织炎症感染吸收期、伤口愈合迟缓、慢性溃疡、丹毒、冻伤、压力性损伤、烧伤创面、肌痉挛、慢性盆腔炎、外阴炎、乳腺炎、神经性皮炎等。

（4）禁忌证：恶性肿瘤局部、出血倾向、高热、活动性结核、急性扭伤早期、急性化脓性炎症、闭塞性脉管炎、重度动脉硬化、局部感觉或循环障碍者等。

3. 紫外线疗法

（1）定义：紫外线属不可见光，波长180~400nm，因其在光谱上位于紫光之外，故称紫外线。在光谱中紫外线波长最短，因而紫外线光量子的能量大，辐射人体组织后主要产生光化学效应，故又有光化学射线之称。应用紫外线治疗疾病的方法称为紫外线疗法（ultraviolet therapy）。

（2）治疗作用：①杀菌、消炎、镇痛；②促进维生素D生成、防治佝偻病和骨软化症；③加速组织再生；④脱敏，增强免疫功能；⑤光敏反应。

（3）适应证：①全身照射适用于佝偻病、骨软化症、老年骨质疏松症等；②局部（体表）照射适用于疖肿、痈、急性蜂窝织炎、急性乳腺炎、丹毒等。

（4）禁忌证：恶性肿瘤、高热、心肺肝肾功能衰竭、出血倾向、活动性结核、急性湿疹、日光性皮炎、皮肤癌变、色素沉着性干皮症、血小板减少性紫癜、血友病、系统性红斑狼疮、光敏性疾病、应用光敏药物（光敏治疗除外）等。

4. 激光疗法

（1）定义：激光是由受激辐射的光放大而产生的光，应用激光治疗疾病的方法称为激光疗法。

（2）治疗作用：①激光的生物刺激和调节：消炎镇痛、促进组织修复、"光针"作用、调节神经及免疫功能；②激光手术；③激光治疗肿瘤。

（3）适应证：①低强度激光适用于内科疾病、神经系统疾病、外科疾病、妇科疾病、儿科疾病、皮肤科疾病、五官科疾病；②高强度激光适用于外科疾病、皮肤科疾病、妇科疾病、内科疾病。

（4）禁忌证：恶性肿瘤（光敏治疗除外）、皮肤结核、高热、出血倾向、心肺肾功能衰竭、孕妇、与黑色素瘤有关的皮肤病变、光敏性皮肤或正在服用光敏性药物等。

（三）超声波疗法

1. **定义** 超声波是指频率在20kHz以上，不能引起正常人听觉反应的机械振动波。超声波疗法是应用超声波作用于人体以达到治疗疾病目的的一种物理治疗方法，一般常用频率为800~1000kHz。

2. **治疗作用** ①神经系统方面，加快神经传导速度，减轻炎症反应，促进神经愈合，提高痛阈；②心血管方面，增强心肌的收缩力，扩张冠状动脉，解除血管痉挛，建立侧支循环；③骨骼系统方面，小剂量超声波（脉冲式$0.4~1.0W/cm^2$）可促进骨痂生；④肌肉结缔组织方面，降低挛缩肌肉的张力，软化瘢痕等。

3. **适应证** ①神经性疼痛；②软组织损伤；③骨关节病；④泌尿生殖系统疾病；⑤眼科疾病；⑥心脑血管疾病。

4. **禁忌证** ①多发性血管硬化、血栓性静脉炎；②化脓性炎症、急性败血症、持续性高热；③恶性肿瘤（超声治癌技术除外）；④孕妇的下腹部、小儿骨骺部禁用；⑤头部、眼、生殖器等部位治疗时，剂量应严格把握；⑥高度近视患者的眼部及临近部位；⑦放射线或同位素治疗期间及治疗后半年内。

（四）磁疗法

1. **定义** 磁疗法是一种利用磁场作用于人体穴位或患处，以达到治疗目的的方法。

2. **治疗作用** ①消炎、消肿作用，促进血液循环；②止痛作用；③镇静作用；④降血压作用；⑤对良性肿瘤的作用；⑥促进创面愈合作用；⑦软化瘢痕作用；⑧促进骨折愈合作用；⑨止泻作用。

3. **适应证** 磁疗法适用于软组织挫伤、外伤性血肿、臀部注射后硬结、颈椎病、腱鞘囊肿、风湿性关节炎、类风湿关节炎、骨关节炎、肌纤维组织炎、耳廓浆液性软骨膜炎、颞颌关节综合征、前列腺炎、尿路结石、支气管炎、三叉神经痛、神经性头痛、高血压病、胆石症、婴幼儿腹泻、血管瘤、术后痛等。

4. **禁忌证** 目前磁疗法尚无绝对禁忌证，但以下情况可不用或慎用，如严重的心、肺、肝及血液疾病，体质极度衰弱，副作用明显者或孕妇的下腹部。

（五）传导热疗法

1. **概述** 传导热疗法是以各种热源为介质，将热直接传导给机体，从而达到治疗疾病目的的一种方法。包括蒸汽熏蒸疗法、地蜡疗法、泥疗法、沙浴疗法、坎离砂疗法等。

2. 蒸汽熏蒸疗法

（1）定义：利用蒸汽作用于身体来防治疾病和促进康复的一种物理疗法。常用的方法主要有局部熏蒸疗法、全身蒸汽浴。

（2）治疗作用

1）热传导作用：使局部毛细血管扩张、血液循环加速、细胞的通透性加强，从而有利于血肿的吸收，加速水肿的消散；促进新陈代谢，加强巨噬细胞的吞噬能力，具有消炎作用。

2）气流颗粒运动的作用：气流中微小的固体颗粒对患处起到按摩、刺激、摩擦等机械治疗作用；可软化、松解瘢痕组织和挛缩肌腱；可降低末梢神经的兴奋性，降低肌张力，具有解痉、镇痛作用。

3）独特的药物治疗作用：可根据病情选择不同的药物配方进行治疗，以达到消炎、消肿、镇痛等治疗作用。

（3）适应证：风湿性关节炎，急性支气管炎，感冒，高血压病Ⅰ、Ⅱ期，神经衰弱，营养性水肿病，皮肤瘙痒症，结节性红斑，荨麻疹，慢性盆腔炎，功能性闭经，腰肌劳损，扭挫伤，瘢痕挛缩等。

（4）禁忌证：严重心血管疾病、孕妇、恶性贫血、月经期、活动性肺结核、高热患者禁用；年老、体弱者慎用。

3. 湿热袋敷疗法

（1）定义：利用热袋中的硅胶加热后散发出的热和水蒸气作用于机体局部的一种物理疗法，也称热袋法。

（2）治疗作用：①使局部血管扩张，血液循环加强，促进代谢，改善组织营养；②使毛细血管通透性增高，促进渗出液的吸收，消除局部组织水肿；③降低末梢神经的兴奋性，降低肌张力，缓解疼痛；④软化、松解瘢痕组织和挛缩肌腱。

（3）适应证：软组织扭挫伤恢复期、肌纤维组织炎、肩关节周围炎、慢性关节炎、关节挛缩僵硬、坐骨神经痛等。

（4）禁忌证：同"蒸汽熏蒸疗法"的"禁忌证"。

三、运动治疗

（一）关节活动度训练

1. 概述 关节活动度训练是指利用各种方法来维持和恢复因组织粘连或肌肉痉挛等多种因素所导致的关节功能障碍的运动治疗方法。临床常用的改善关节活动的运动训练有：主动运动训练、主动助力运动训练、被动运动训练、持续被动训练等。

2. 主动运动训练

（1）定义：患者主动用力收缩肌肉完成的关节运动或动作，以维持关节活动范围的训练。最常用的是各种徒手体操。

（2）适应证：肌力3级以上，能主动运动的患者；需要改善心肺、神经协调功能的患者等。

（3）禁忌证：骨折未完全愈合、关节急性炎症、关节脱位未复位、骨关节结核和肿瘤等。

3. 主动助力运动训练

（1）定义：在外力辅助下，患者主动收缩肌肉完成运动或动作，以维持和改善关节活动范围。常用的有器械练习和滑轮练习。

（2）适应证：肌力低于3级，能主动运动的患者；各种原因所导致的关节粘连和肌张力增高而使关节活动受限，能主动运动的患者等。

（3）禁忌证：同主动运动训练。

4. 被动运动训练

（1）作用：被动运动可保持肌肉的生理长度和张力，维护关节正常形态和功能，对于肌肉瘫痪的患者，在神经功能恢复前进行关节的被动运动，可以达到维持关节的正常活动范围的目的。

（2）适应证：因力学因素所导致的软组织挛缩与粘连、疼痛及肌痉挛、神经性疾患所导致的关节活动范围减小和受限；不能主动活动者，如昏迷、完全卧床等。

（3）禁忌证：正在愈合的组织和使用抗凝治疗时，不宜采用或谨慎使用。

5. 持续被动运动

（1）作用：持续被动运动与一般的被动运动相比，其特点是作用时间长、运动缓慢、稳定、可控，因而安全、舒适。与主动运动相比，持续被动运动不引起肌肉疲劳，可长时间持续进行，同时关节受力小，可在关节损伤或炎症早期应用而不引起损害。

（2）适应证：骨折术后、关节置换术后、关节韧带重建术后、关节挛缩松解术后等。

（3）禁忌证：当产生对应关节面有害应力或造成正在愈合的组织过度紧张时，不宜采用。

（二）肌力训练

1. 概述　肌力是机体依靠肌肉收缩克服和对抗阻力来完成运动的能力，是肌肉发挥其生理功能的形式，肌肉主要通过肌力对外界做功。临床上，神经系统疾病、失用性肌肉萎缩、肌源性疾病、年龄增加等原因，都会引起肌力的下降。常用的肌力训练方法包括：传递神经冲动训练、助力训练、主动训练、抗阻训练和等长训练等。

2. 传递神经冲动训练

（1）适应证：适用于肌力0~1级的患者。

（2）训练方法：引导患者做主观努力，通过意念的方式，竭力去引发瘫痪肌肉的主动收缩。此时患者大脑皮质运动区发放的神经冲动，通过脊髓前角细胞向外周传递，使瘫痪肌肉逐渐恢复功能。

3. 助力训练

（1）适应证：适用于肌力 1~3 级的患者。

（2）训练方法：常用的助力训练有徒手辅助主动训练、悬吊辅助主动训练、滑面上辅助主动训练等。在训练过程中，我们需要改变患者体位，以达到最佳的减重辅助效果，同时，随着肌力的改善，可以通过改变患者体位、提高接触面摩擦程度、增加阻力等方式增加训练难度。

4. 主动训练

（1）适应证：适用于肌力达到 3 级以上的患者。

（2）训练方法：训练中应采取正确的体位和姿势，将肢体置于抗重力体位，防止代偿运动。

5. 抗阻训练

（1）适应证：适用于肌力以达到 4 级或 5 级的患者。

（2）训练方法：常用的抗阻训练有徒手抗阻力主动训练、加重物抗阻训练、弹力带抗阻训练等。训练时固定关节近端，阻力方向与运动肢体成直角，根据训练要求，阻力的部位和患者的姿势应适当变换。加阻力时不可过急，宜缓慢。对于骨折患者，应该保护骨折固定的部位，阻力不可过大，以免影响骨折恢复。

6. 等长训练

（1）适应证：根据肌力的恢复程度，2~5 级肌力的患者均可进行等长收缩肌力训练。适用于骨折内固定术后早期、关节置换术后早期、骨折石膏外固定后。

（2）训练方法：常用的训练方法有"tens"方法和多角度等长训练。"tens"是每次等长收缩持续 10s，休息 10s，重复 10 次收缩为 1 组训练，每次训练做 10 组训练。多角度等长训练是在整个关节活动范围内，每隔 20°做 1 组等长收缩。此方法的优点是可以克服等长训练的角度特异性，扩大等长收缩练习的作用范围。也可利用此练习在疼痛弧两端进行等长训练。

7. 肌力训练的禁忌证 ①全身有感染性疾病：全身有严重感染和发热不宜进行；②患有严重的心脏疾病，如快速性心律失常、心力衰竭等情况；③皮肌炎、肌炎及发作期患者及严重肌病患者不宜进行高强度或抗阻训练；④肌力训练会加剧局部疼痛的，如肌肉、骨骼外伤后术后早期患者不宜进行肌力训练；⑤局部有活动性出血，不宜进行局部肌肉训练，以免加重出血形成血肿；⑥骨折后只行石膏外固定、骨折断端尚未形成牢固骨痂时不宜进行肌肉长度有改变的训练。

（三）牵伸训练

1. 概述 牵伸训练是指为恢复关节周围软组织的伸展性和降低肌张力，改善关节活动范围,运用外力拉长短缩或挛缩的软组织,做轻微超过软组织阻力和关节活动范围内的运动。临床上常用的牵伸方法主要有被动牵伸、主动抑制等方法。

2. **被动牵伸**

(1)手法牵伸:治疗师徒手对紧张或挛缩的组织及活动受限的关节进行牵伸,通过控制牵伸参数(体位、方向、速度、强度和时间等),来消除组织紧张、增加挛缩组织的长度和改善关节活动范围。

(2)机械牵伸:由于手法牵伸的强度和时间局限性,临床上常借助重量牵引、滑轮系统和夹板等机械装置来持续增加小强度的外部力量,较长时间作用于缩短组织,提高疗效。

(3)自我牵伸:为扩大关节活动范围,患者自己将身体部位移动至某一位置所进行的一种肌肉伸展性训练,将自身重量、体位改变和肢体运动等作为动力来源,牵伸强度和持续时间大体与手法牵伸相同。

3. **主动抑制** 为使牵伸的阻力最小化,在肌肉牵伸前,嘱患者有意识地放松该肌肉,使肌肉收缩受到自己的人为抑制,此法称为主动抑制。该技术只能放松肌肉组织中具有收缩性的结构,对结缔组织没有作用。临床上主要用于神经肌肉支配完整,而且患者能够主动控制的情况下;对于神经肌肉功能障碍所致的痉挛和瘫痪的患者作用不大。

4. **适应证** ①各种原因引起的软组织挛缩、粘连或瘢痕形成,导致关节活动范围降低和日常生活活动能力受限;②预防由于制动、内外固定和失用等造成的肌力减弱以及相应组织短缩的发生;③体育锻炼前后的有效牵伸。

5. **禁忌证** ①关节内外组织有感染、结核和肿瘤等,特别是各种炎症急性期;②新发生的骨折和软组织损伤,严重骨质疏松,神经损伤术后1个月内;③关节活动或肌肉被拉长时出现剧烈疼痛,骨性因素造成的关节活动受限;④挛缩造成关节僵硬者。

(四)平衡协调训练

1. **平衡训练**

(1)定义:平衡是指物体所受到来自各个方向的作用力与反作用力大小相等,使物体处于一种稳定的状态(即牛顿第一定律)。人体平衡比自然界物体的平衡复杂得多,平衡是指身体所处的一种姿势状态,并能在运动或受到外力作用时自动调整并维持姿势的一种能力。

(2)平衡的分类

1)静态平衡:人体或人体某一部位处于某种特定的姿势,例如坐或站等姿势时保持稳定的状态。

2)动态平衡:①自动态平衡指的是人体在进行各种自主运动,例如由坐到站或由站到坐等各种姿势间的转换运动时,能重新获得稳定状态的能力;②他动态平衡指的是人体对外界干扰,例如推、拉等产生反应、恢复稳定状态的能力。

(3）平衡训练基本原则

1）安全性原则：平衡训练要在监护下进行，密切监控以防意外的发生，但不能扶牢患者，否则会因患者无须做出反应而失去治疗作用。

2）循序渐进原则：即支撑面积由大到小、稳定极限由大到小、由静态平衡到动态平衡、从睁眼到闭眼，逐渐增加训练的复杂性。

3）个体化原则：即因人而异，制订个体化的治疗方案。

4）综合性训练：平衡功能障碍一般不是孤立存在的，常伴随肌力下降、肌张力异常或认知障碍一起出现，因此要进行综合治疗。

（4）平衡训练方法

1）双膝跪位和半跪位，主要适合于截瘫患者。①静态平衡训练：患者取双膝跪位或半跪位，然后保持平衡；②他动态平衡训练：患者可先跪于治疗床上，治疗师向各个方向推动患者，待平衡功能改善后，再在平衡板上训练；③自动态平衡训练：患者取双膝跪位或半跪位，患者自己向各个方向活动或和治疗师进行抛接球训练。

2）坐位平衡训练：①长坐位平衡训练，截瘫患者多采用长坐位进行平衡训练；②端坐位平衡训练，偏瘫患者多采用端坐位进行平衡训练。

3）站立位平衡训练：为步行做好准备，并最终达到步行的目的。①静态平衡训练：患者取站立位，然后保持平衡。②他动态平衡训练：患者取站立位，在监护下，治疗师向各个方向推动患者，平衡功能改善后，再在平衡板上训练。③自动态平衡训练：患者取站立位，患者自己向各个方向活动或和治疗师进行抛接球训练。

2. 协调训练

（1）定义：人体产生平滑、准确、有控制的运动的能力。所完成运动的质量应包括按照一定的方向和节奏，采用适当的力量和速度，达到准确的目标等几个方面，协调与平衡密切相关。

（2）协调训练基本原则：同平衡训练。

（3）协调训练方法

1）上肢协调训练：①轮替动作练习，主要根据关节的活动方向而进行。例如双上肢交替上举（左右侧上肢交替举过头顶高度，手臂尽量保持伸直，并逐渐加快练习的速度）。其他方法还有双上肢交替摸肩上举，双上肢交替前伸，交替屈肘，前臂旋前、旋后，腕屈伸，双手交替掌心拍掌背等。②方向性动作练习，例如指鼻练习（左右侧交替以示指指鼻，或者以一侧示指指鼻，反复练习一段时间后，再用另一侧进行）。其他方法还有对指练习、指敲桌面以及画画、下跳棋等作业治疗。

2）下肢协调训练：①轮替动作，例如交替屈髋（仰卧于床上，膝关节伸直，左右侧交替屈髋至90°，逐渐加快速度）；交替伸膝（坐于床边，小腿自然下垂，左右侧交替伸膝）；坐位交替踏步（坐位时左右侧交替踏步，并逐渐加快速度）；拍地练习（足跟触地，脚尖抬起作拍地动作，可以双脚同时或分别做）等。②整体动作，例如原地踏步走（原地踏步的同时双上肢交替摆臂，逐渐加快速度）。其他还有原地高抬腿跑、跳绳、毽子等。

（五）步行训练

1. 定义

（1）步行周期（gait cycle）：是指完成一个完整步行过程所需要的时间，即指自一条腿向前迈步该足跟着地时起，至该足跟再次着地时止所用的时间，称为一个步行周期。

（2）步行周期划分法：在每个步行周期中，每一侧下肢都要经历一个与地面由接触到负重，再离地腾空向前挪动的过程，因此根据下肢在步行时的位置，可分为支撑相和摆动相。除了将每一步行周期分为支撑相和摆动相，每个时相又根据经历过程细分为若干个时期。①支撑相分期：足跟着地、全足底着地、支撑相中期、足跟离地、足趾离地。②摆动相分期：摆动初期（又称加速期）、摆动中期、摆动末期（又称减速期）。

2. 基础步行训练 在进行步行训练时应首先进行必要的评估，掌握患者的一般状况，再进行有针对性的适应性训练。

（1）体位适应性训练：对于长期卧床的患者，为防止突然体位变化造成的不良反应，如直立性低血压，故在进行步行训练前应先进性体位适应性训练。开始先将床头摇起30°，进行靠坐训练，并维持15~30min，观察患者反应，2~3天未见异常反应者即可逐渐增加角度，每次15°，如此反复，直至将床摇至90°。

（2）肌力训练：长期卧床会导致肌力下降，因此患者在进行步行训练前应先进行有针对性的肌力训练。

（3）关节活动度训练：主要是预防关节挛缩和肌肉萎缩，对于病情稳定，神志清醒的患者，应鼓励患者自己在床上进行各种运动。

（4）平衡训练：实际上就是帮助患者重新找回其重心位置，并保持身体稳定的训练方法。包括坐位平衡和站位平衡。

（5）协调训练：是指恢复平稳、准确、高效的运动能力的锻炼方法，即利用残存的感觉系统以及视觉、听觉、触觉来促进随意运动的控制能力。

（6）感觉训练：感觉功能直接影响患者步行功能的恢复，应重视感觉功能的训练。常用的方法有各种对皮肤的刺激，以及本体感觉的训练。

3. 步行分解训练

（1）单腿负重：单腿负重主要是提高下肢的支撑能力，促进机体平衡稳定。方法：令患者站在平行杠中，一腿置于踏板上，另一腿站立负重。

（2）靠墙伸髋→离墙站立：主要是提高伸髋肌力，促进髋部和躯干的控制，建立随意控制的步行模式。方法：令患者靠墙站立，脚跟离开墙20cm以上，然后向前挺髋，使背及臀部离开墙面，以肩撑墙，保持10s，最后用肩膀出力使身体向前，离开墙面而站稳。一般重复10次。

（3）患腿上下台阶：主要目的是强化下肢肌力，促进下肢拮抗肌收缩，利于摆动相顺利完成屈髋屈膝迈步。

（4）患腿支撑伸髋站立、健腿跨越障碍：主要目的是强化髋和膝关节的控制，提高下肢支撑能力，抑制痉挛，打破协同运动模式，促进正确的步行模式建立。方法：患者靠墙站立，脚跟离开墙20cm，然后向前挺髋，同时患腿跨越障碍。

（5）靠墙伸髋踏步：主要目的是在强化髋部控制的基础上，强化双下肢的协调运动能力，促进下肢精细运动的分离，提高步行能力。方法：患者靠墙站立，脚跟离开墙20cm，向前挺髋，同时做交替踏步的动作。

（6）侧方迈步、原地迈步：目的是使患者学会正确的重心转移方法，建立正常的步行模式，为独立步行做准备。

（解东风）

第二节 作业治疗

学习目标

1. 能正确区分不同的作业活动分类并举例。
2. 能在带教老师的监督下，独立完成整个作业治疗流程。

一、概述

作业（occupation）是指作业活动的总称。简言之作业就是人们利用自己的时间所做的一切事情，一般没有特定形式，任何活动只要符合对人类个体有意义的定义就可被视为作业。

作业治疗（occupational therapy，OT）是康复医学的重要组成部分，是一个相对独立的康复治疗专业。2002年WHO颁布的《国际功能、残疾和健康分类》（ICF）中，将作业治疗定义为协助残疾者和患者选择、参与、应用有目的和意义的活动，即作业活动，以达到最大限度地恢复躯体、心理和社会方面的功能，增进健康，预防能力的丧失及残疾的发生，以发展为目的，鼓励他们参与及贡献社会。

作业治疗的对象是所有作业功能有障碍的人，主要以是否有作业活动障碍来界定，其与多方面因素有关。以加拿大作业治疗学会提出的加拿大作业表现模型（The Canadian model of occupational performance，CMOP）（图4-2-1）为例，它将作业活动的主要内容分为自我照料、生产活动和休闲活动，而作业活动、人及环境相互作用，密切相关。一个人的身体状态存在障碍，将会相应地影响作业活动表现。如患者注意力不佳，不能很好地完成学习活动，注意力改善可以提高学习能力，并且通过背诵等学习活动，也可以反过来改善患者的注意力。所有作业活动都是在环境中产生的，环境既可有利于作业活动，也可以对作业活动造成阻碍。如对于全髋关节置换术后的患者，稍微高一点的椅子有利于保护手术侧髋关节，而对于幼童，过高的椅子既不方便上下也不安全。

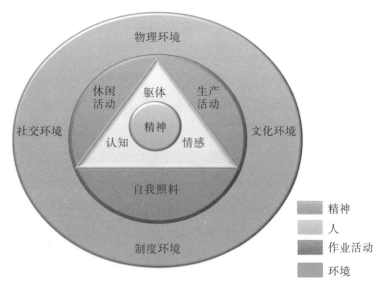

图 4-2-1 加拿大作业表现模型

综上所述，作业活动针对的是患者的作业活动功能障碍，也是以作业活动作为治疗的媒介和方法，最终目的是改善患者的作业活动，即自我照料、生产和休闲活动。整个过程中要求患者主动参与治疗性活动，学习新的或再学习失去的技能，从而提高作业活动功能、促进生活独立程度、提升生活质量，使人可重返家庭和社会，并对社会做出贡献，成为一个有意义的个体。

二、作业活动分类

目前我们在评估和治疗中通常将作业活动分为三类，即日常生活活动（activity of daily living，ADL）、工作与生产活动及休闲活动。

（一）日常生活活动

日常生活活动是每个人为了生存而必须进行的作业活动，包括以下活动。

1. 自我照料 洗脸、刷牙、剃须、化妆、梳头、进食、如厕、洗澡、更衣、基本的起居和转移。

2. 家务活动 可以分为室内（indoor）及室外（outdoor）家务活动。室内家务活动包括煮饭、洗碗、扫地、洗衣、照顾小孩、辅导功课、理财等；室外家务活动包括购物、去银行存取钱等。

3. **睡眠活动** 即平时的夜间睡眠、午睡、日间小憩等活动。由于人在这段时间不做任何事情，睡眠及休息是否包含在自我照料方面专家们仍有不同的意见。

（二）工作与生产活动

工作与生产活动是个体作为社会成员的一分子必须进行的作业活动，与个体的社会角色相关。具体包括以下几方面的活动：

1. **付薪工作** 通常而言就是可以取得报经济报酬的活动，如全日制及部分时间制的工作、业余打工等。

2. **无薪酬工作** 一般是人在福利机构内做志愿形式的工作，例如当义工，或参加社会活动，例如小区集会、宗教活动、婚礼、丧礼、公益活动等。另外，如果一个人在家里做全职家庭主妇，那么照料家庭就是该个体的工作与生产活动。

3. **学业活动** 对于一个学生而言，学习就是他的生产活动。可以分成校内活动和校外活动。校内活动有上课、打扫卫生、运动会及其他学校活动；校外活动有完成家庭作业、家中自学或温习、去补习班补习等。

（三）休闲活动

休闲活动也称为游戏与娱乐，包括以下活动。

1. **主动式休闲活动** 有打太极拳、气功、茶道等养生活动，也包括体操、球类、跑步、游泳等运动，也可以有逛街、散步、钓鱼、用茶点、下棋、打麻将等放松活动。

2. **被动式休闲活动** 看电视、听广播、读书、看报刊、听音乐等活动。

3. **社交活动** 与家人、朋友、亲属等的交际活动，也有约会、闲聊、打电话、聚会等活动。

4. **艺术活动** 包括弹琴、拉小提琴、画画及摄影等活动。

作业活动的分类并非一成不变，同样的作业活动对不同的个体而言，可归类到不同的类型，主要与个体的社会角色、个体需求、所处环境有关。例如对普通人而言看电影是娱乐活动；对电影评论员而言，为了写影评而看电影是生产活动，为了陪女朋友而看电影就又归类为休闲活动。又比如通常将进食归类为日常生活活动，但与朋友约会时吃饭则归类为休闲活动中的社交活动。另外对于不同年龄层的人群而言，同一作业活动则可有不同意义和分类。如对孩童而言，游戏就是他们的工作与生产活动，对于成人而言游戏通常都是休闲活动。而不同种类的作业活动在不同人的生活中重要性不同，在生活中所占据的比例不同。比如对学龄前儿童而言，做游戏的时间最多；对学生而言，看书学习最重要，占据的时间最多；而对成人而言，生产活动会占据相对比较多的比例。所以我们在对个体进行作业治疗前，需考虑到不同个体有不同的角色、有不同的需求，会从事不同的作业活动，并且同种作业活动对不同个体的重要性并不相同，所以针对不同人要设立不同的作业治疗目标，选择不同的作业治疗活动。

三、作业治疗分类

作业治疗的分类方式多种多样,根据分类的方式不同有不同的项目分类。

(一)按治疗的名称分类

日常生活活动训练、手工艺作业、文书类作业、治疗性游戏作业、园艺作业、木工作业、黏土作业、编织作业、金工作业、制陶作业、工作装配与维修作业、认知作业、计算器操作作业、书法作业、绘画作业等。

(二)按治疗的内容分类

日常生活活动训练,工艺治疗,文娱治疗,园艺治疗,自助具、矫形器制作及训练,假肢训练,就业前功能评估和功能性作业活动等。

(三)按治疗的目的和作用分类

减痛作业治疗,肌力及耐力增强训练,改善关节活动度训练,改善步行能力训练,认知训练等。

(四)按作业治疗的功能分类

1. **ADL 训练** 生活自理是患者回归社会的重要前提。其内容一般可再分为简易日常生活活动(进食、穿衣、转移、个人清洁卫生、如厕、洗澡)及结构性日常生活活动(小区生活技能、家务劳动等等)两类。

2. **职业作业治疗** 包括职业前评估、职业前训练及职业训练三个部分。重返工作岗位是大多数成年人的主要诉求,在作业治疗中非常重要。

3. **娱乐活动** 包括娱乐及游戏活动评估和娱乐及游戏活动治疗两个部分。

4. **作业宣教和咨询** 疾病康复过程中对患者及其家庭的宣教咨询是指提供各种学习机会,帮助个体改变不良行为,以实现预期的、适合各个患者自身健康水平的目标。可以用小册子、知识海报、宣讲咨询会等形式进行,主要内容是健康知识。

5. **环境干预** 作业活动在环境中发生,而作业活动也会对环境产生影响。在临床康复过程中,通过消除阻碍性环境,提供有利环境,可以改善作业活动功能。

6. **辅助技术** 包括矫形器配置和使用训练、辅助器配置和使用训练,以及假肢使用训练。

四、作业治疗作用

作业治疗可以改善患者的躯体、认知、情感方面的功能,最终提高患者的作业活动能力,增加患者的独立性,提高生活质量,帮助患者重返家庭和社会,实现自我价值。

（一）躯体方面的治疗作用

根据所选择的活动不同，作业治疗可以增强肌力、提高身体耐力、改善关节活动度、减轻疼痛和缓解症状、改善灵活性和平衡功能、促进感觉恢复等。如不同种类的球类运动、木工、金工、郊游、爬山等可以改善患者的运动能力；不同种类的手工活动，如编制、打麻将等，可以促进手部感觉恢复；通过棋类游戏、牌类游戏、绘画、音乐等可转移注意力，减轻疼痛，缓解症状。

（二）心理方面的治疗作用

通过完成手工艺制品、绘画、编织等活动，可以帮助患者建立信心，增强独立性，并从中获得成就感和满足感；通过锤打、剪纸、泥塑等宣泄性活动可使患者合理宣泄情绪；通过小组活动，如一起爬山、打麻将、一起编织等，可以改善患者的社交能力；通过棋牌、电子游戏、音乐等可以改善患者的认知和知觉功能，提高其解决问题、执行的能力。

（三）作业活动方面的治疗作用

提高患者生产性作业活动能力，比如通过有针对性的活动设计，可以帮助患者重新学习失去的工作技能或学习新的工作技能，如通过泥塑、编织、折纸等活动改善手功能，帮助电脑使用者重新学会打字；通过集体性活动，如打篮球、踢足球、打麻将等帮助患者改善社交能力和自信心，帮助患者促进人际交往，改善与同事间的关系，适应职业需要。

提高患者自我照料的能力，如穿衣训练、拾物训练、使用辅具进食训练等。

（四）社会方面的治疗作用

通过群体活动可以帮助患者改善社会交往和人际关系；通过生产活动、竞技活动、游戏活动等可促进患者适应社会环境，利于他们早日重返社会。通过作业治疗成果展示，如截瘫人士轮椅表演、残疾人篮球赛、残疾人工艺品展览等，可以增强社会对伤残人士的了解和尊重，帮助伤残人士更好地融入社会。

五、作业治疗的步骤

作业治疗同其他康复治疗程序一样，都有六个基本步骤。

（一）作业评估

作业评估包括基本的资料收集和问题分析两个步骤。收集的数据包括患者的性别、年龄、诊断、病史、社会支持、工作、生活及工作环境等基本信息，然后根据患者的情况，选用合适的评估方法，确定患者目前的功能水平、病程阶段等。然后对以上数据进行全面分析，找出对患者来说最明显、最突出的问题，分析产生这些问题的原因，确定需要解决的内容。常使用的评估方法包括直接观察法、间接评估法；常用评估量表包括改良 Barthel 指数、加拿大作业活动行为评估等日常生活活动能力评估量表，关节活动度测量、徒手肌力评定、感觉问卷等身体情况评估表，MMSE、MoCA等认知评估表等。

（二）制订目标

将从评估中获得的各种有价值的数据综合起来，确定妨碍恢复的因素，分析患者残存功能和可能的代偿能力，从而预测出可能的恢复程度，最终设定合适的长期目标和短期目标。

（三）制订治疗处方

确定了长期目标和短期目标，实际上已经确定了治疗的程序，即在长期目标的时间范畴内，每个不同阶段要做什么。然后根据目前的短期目标，制订出详细的治疗处方，如选择什么作业活动，治疗的时间、频率和强度，需不需要辅具，需不需要环境干预，需不需要改变活动程序和策略等。

（四）治疗的实施

根据既定的治疗处方和治疗程序表，结合康复团队内其他成员的专业意见，运用自己的专业技术和经验，选择最佳的治疗手段，分阶段、分步骤完成治疗程序。

（五）再评估

在根据治疗处方实施治疗以后，患者的情况可出现改善、变差或接近目标。所以在治疗过程中，要不断对治疗过程进行观察和记录，这就是再评估。要定期对患者的治疗进行检查，并与原来的情况相比较，以确定治疗处方正确与否。如果未能完成预期目标，需要对治疗处方及时进行调整。

（六）与患者商讨后期康复计划

当患者的情况已不再变化，达到康复极限，或者因为其他原因而不得不终止治疗时，需要对患者的情况进行最后的评估，并帮助患者为将来做好规划，如可以回归家庭、重返工作岗位，还是去往社区康复中心等。

六、作业治疗的注意事项

对作业活动的选择要有针对性，符合患者的功能情况，不要过难，否则会给患者造成挫败感，降低其积极性。选择的活动最好与患者的日常生活活动及工作有关，并且尽量与患者的兴趣相结合，设计有趣味性、实用性的活动，让患者积极主动参与到治疗活动中去。并且最好是采用集体活动模式，这样可以有效增强患者的社交能力。在治疗过程中，一定要做好阶段性评估和记录，及时调整治疗处方，循序渐进，帮助患者早日达到目标。

（彭静文）

第三节 语言治疗

学习目标
1. 能阐述失语症的治疗目标和构音障碍的治疗原则,语言治疗的注意事项。
2. 能分别列举失语症和构音障碍的治疗方法。
3. 能针对个案的失语症严重程度确定个案的长期治疗目标。
4. 能针对失语症个案的不同语言模式和严重程度选择训练课题。

一、概述

(一)定义

语言治疗,是指通过各种手段对有语言障碍的患者进行针对性治疗,其目的是改善语言功能,使患者重新获得最大的沟通与交流能力。所采用的手段是语言训练或借助于交流替代设备如交流板、交流手册、手势语等。

(二)适应证与禁忌证

凡是有语言障碍的患者都可以接受语言治疗,但由于语言训练是训练者(语言治疗师)与被训练者之间的双向交流,因此,对于伴有严重意识障碍、情感障碍、行为障碍、智力障碍、重度痴呆或有精神疾病的患者,以及无训练动机或拒绝接受治疗者,语言训练难以进行或难以达到预期的效果。

二、失语症治疗

(一)治疗原则

1. **要有针对性** 根据患者的失语症评定结果,确定患者是否存在失语症、失语症类型及程度,以便明确治疗方向和治疗内容。

2. **综合训练,注重口语** 失语症患者大多在听、说、读、写等方面存在不同程度的障碍,所以需要进行综合训练。随着治疗的深入和理解的改善,要逐步把重点放在口语的训练上,对一些重度患者要重视阅读和书写的训练,阅读和书写的改善对口语具有促进作用。

3. **因人施治,循序渐进** 可从患者残存功能入手,逐步提高其语言能力。结合患者的文化水平和兴趣制订治疗内容,先易后难、由浅入深,要逐步增加刺激量。

4. **适当应用反馈机制** 当治疗取得进展时,要及时适当鼓励患者,使其坚定信心。患者精神饱满时,可适当增加难度;情绪低落时,应缩短治疗时间或做些患者感兴趣的项目,或停止治疗。

5. 对存在多种语言障碍患者，要区分轻重缓急 如患者同时存在失语症和构音障碍，要注重患者的理解训练，改善其理解能力，也要适当进行构音器官的运动训练和发音清晰度训练。

6. 家庭指导和语言环境调整 医院的训练时间有限，要经常对患者家属进行必要指导，使之在病房或家庭中进行相应的训练，达到治疗效果。另外，要为患者创造一个适当的语言环境，以利于患者语言的巩固和应用。

（二）治疗目标

根据失语程度的不同来确定，可以参照表4-3-1。

表4-3-1 失语症的治疗目标

程度	严重程度分级	长期目标
轻度	4、5	改善语言功能，力争恢复就业
中度	2、3	充分利用残存功能，在交流上做到基本自如
重度	0、1	利用残存功能和代偿方法，进行简单的日常交流

（三）治疗方法

1. Schuell刺激促进法 是多种失语症治疗方法的基础，由Schuell创立，是应用最广泛的训练方法之一。是对损害的语言系统应用强的、控制下的听觉刺激，最大限度地促进失语症患者语言功能的恢复。Schuell刺激促进法的机制和原则很多，但最重要的原则可以归纳为六条，见表4-3-2。

表4-3-2 失语症Schuell刺激促进法的主要原则

刺激原则	说明
利用强的听觉刺激	是刺激疗法的基础，因为听觉模式在语言过程中居于首位，而且听觉模式的障碍在失语症中也很突出
适当的语言刺激	采用的刺激必须能输入大脑，因此，要根据失语症的类型和程度，选用适当的控制下的刺激，难度上要使患者感到有一定难度但尚能完成
多途径的语言刺激	多途径输入，如给予听刺激的同时给予视、触、嗅等刺激（如实物）可以相互促进效果
反复利用感觉刺激	一次刺激得不到正确反应时，反复刺激可能可以提高其反应性
刺激应引出反应	此项刺激应引出一个反应，这是评价刺激是否恰当的唯一方法，它能提供重要的反馈而使治疗师能调整下一步的刺激
正确反应要强化以及修正刺激	当患者对刺激反应正确时，要鼓励和肯定（正强化）。得不到正确反应的原因多是刺激方式不当或不充分，要修正刺激

2. 促进实用交流能力的训练 其训练目的是使语言障碍患者最大限度地利用其残存的能力（语言的或非语言的），以确定最有效的交流方法，使其能有效地与周围人发生有意

义的联系，尤其是促进日常生活所必备的交流能力。其训练原则是：①重视常用的原则；②重视传递性的原则；③调整交流策略的原则；④重视交流的原则。

目前应用较多的训练方法是由 Davis 和 Wilcox 创立的 PACE 技术（promoting aphasics communication effectiveness）。PACE 技术是在训练中利用接近实用交流的对话结构，在语言治疗师与患者之间双向交互传递信息，使患者尽量调动自己的残存能力，以获得实用化的交流技能。其治疗原则是：①交换新的未知信息；②自由选择交往手段；③平等交换会话责任；④根据信息传递的成功度进行反馈。可选择的代偿手段（交往手段）有手势语、图画、交流板/交流册、电脑及仪器辅助训练等。

3. 阻断去除法 同样的内容用两个语言反应来处理时，通过没有受到障碍的语言来使受到障碍的语言得到复活。

4. 程序学习法 此方法是把刺激的顺序等分成各个阶段，对刺激的方法、反应的强度进行严密限定。

5. 脱抑制法 用患者本身可能的功能（如唱歌等）来解除功能抑制的一种方法。

6. 治疗课题的选择 失语症训练时可按语言模式和失语程度选择课题，也可以按失语症类型选择治疗课题。随着计算机应用的普及和发展，计算机训练系统在失语症训练中的应用也逐渐增多。利用计算机系统训练可减轻治疗师的劳动强度，提高训练效率。特殊的语音识别软件可对患者发声进行识别，并且应用与语音结合的软件可增加训练的趣味性，见表 4-3-3，4-3-4。

表 4-3-3 不同语言模式和严重程度的训练课题

语言模式	程度	训练内容
听理解	重度	单词与画、文字匹配，是或非反应
	中度	听简单句做是/否的反应，正误判断，执行简单指令
	轻度	复杂句、短文、长文章，内容更复杂
阅读理解	重度	画字匹配（日常物品、简单动作）
	中度	读短句执行指令
	轻度	复杂句、短文、长文章，提问
口语表达	重度	复述（单音节、单词、系列语、问候语）称呼常用词
	中度	简单句表达
	轻度	描述情景画，日常生活话题交谈
书写	重度	姓名，听写日常用词
	中度	简单句书写
	轻度	复杂句、短文书写，描述性书写，日记
其他		计算练习、绘画、写信、查字典、唱歌等

表 4-3-4　不同类型失语症训练重点

失语症类型	训练重点
broca 失语	构音训练、口语和表达
wernicke 失语	听理解、复述、会话
命名性失语	执行口头命令、口语命名、文字称呼
传导性失语	听写、复述
经皮质感觉性失语	听理解（以 wernicke 失语课题为基础）
经皮质运动性失语	听理解（以 broca 失语课题为基础）
完全性失语	视觉理解、听觉理解、手势、交流板应用

三、构音障碍治疗

（一）治疗原则

构音障碍的治疗与语言治疗既有联系又有区别，遵循的原则如下。

1. 针对语言表现进行治疗 从语言治疗学的观点出发，重点往往针对的是异常的语言表现而不是按构音障碍的类型进行治疗。语言的发生受神经和肌肉控制，身体姿势、肌张力、肌力和运动协调的异常都会影响到语言的质量。语言治疗应从改变这些状态开始，这些状态的纠正会促进语言的改善。

2. 按评定结果选择治疗顺序 一般情况下，按呼吸、喉、腭和腭咽区、舌体、舌尖、唇、下颌运动逐个进行训练。构音器官评定所发现的异常部位，便是构音运动训练的部位，多个部位的运动障碍要从有利于语言产生的部位，选择几个部位同时开始；随着构音运动的改善，可以开始构音的训练。对于轻中度患者，训练应该以主动训练为主；对于重度患者，由于患者自主运动能力较差，则以治疗师采用手法辅助治疗及训练使用交流辅助系统为主。

3. 选择适当的治疗方法和强度 恰当的治疗方法对提高疗效非常重要，不恰当的治疗方法会降低患者的训练欲望，使患者习得错误的构音动作模式。治疗的次数和时间原则上越多越好，但要根据患者的具体情况进行调整，避免过度疲劳，一般情况下一次治疗 30min 为宜。

（二）治疗方法

1. 松弛训练 痉挛型构音障碍患者往往有咽喉肌群紧张，同时肢体肌肉张力也增高，通过缓解肢体的肌紧张可以使其咽喉部肌群也相应地放松。包括特别挑选出来的用于肩部、颈部、声带和构音器官的一系列放松运动。训练时精力集中于要放松的部位，设计一些运动使患者的肌肉先紧张，然后再放松，并让患者体会紧张后的松弛感。

2. 呼吸训练 重度构音障碍患者往往呼吸功能很差，特别是呼气相短而弱，很难在声门下和口腔形成一定压力，建立规则的可控制的呼吸，能为发声、发音动作和节奏练习打下坚实的基础。呼吸训练可采取仰卧位平静呼吸、过渡状态平静呼吸、坐位平静呼吸和站立位平静呼吸等多种体位、多种方式进行。

3. 下颌、舌、唇的训练 当出现下颌下垂或偏移而使口不能闭合时,可以用手拍打下颌中央部位和颞颌关节附近的皮肤,促进口的闭合,防止下颌的前伸。也可利用下颌反射的方法帮助下颌上抬。多数患者都有不同程度的口唇运动障碍而致发音歪曲或置换成其他音,应训练唇的展开、闭合、前突、后缩运动。另外,也要训练舌的前伸、后缩、上举和侧方运动及舌肌力量等。训练时,根据患者的功能针对这些器官进行主动、被动或主动－辅助训练。

4. 语音训练 对伴有口颜面失用和言语失用患者,在语音训练时需做下述两方面的练习:①构音器官的自发运动引发自主运动,语言治疗师画出口形图,告诉患者舌、唇、齿的位置以及气流的方向和大小,以纠正口颜面失用。②模仿治疗师发音,包括汉语拼音的声母、韵母和四声。原则为先发元音,如"a""u",然后发辅音,先由双唇音开始如"b""p""m";能发这些音后,将已学会的辅音与元音结合,如"ba""pa""ma""fa";熟练掌握以后,就采取元音＋辅音＋元音的形式继续训练,最后过渡到训练单词和句子。

纠正言语失用,可应用rosenbeke成人言语失用八步法,具体方法如下。

第一步:在视觉(口型)+听觉刺激下与患者同说。

第二步:呈现视觉刺激来复述。

第三步:在听觉刺激下复述。

第四步:在听觉刺激5s后再复述。

第五步:利用文字刺激进行朗读。

第六步:除去文字刺激后说出目的词。

第七步:提问后自发回答。

第八步:在有游戏规则的场合下说话。

5. 减慢言语速度训练 构音障碍的患者可能表现为绝大多数音可以发,但由于痉挛或运动不协调而使多数音发成歪曲音或韵律失常,利用节拍器控制速度,由慢开始逐渐变快,患者随节拍器发音可以明显增加言语清晰度。如没节拍器,也可由治疗师或治疗师带领患者用手打节拍,患者随着节拍进行训练。

6. 音的辨别能力训练 首先要让患者能分辨出错音,可以通过口述或放录音,也可以采取小组训练形式,由患者说一段话,让其他患者评议,最后由治疗师纠正。

7. 克服鼻音化的训练 鼻音化构音是由于软腭运动减弱,腭咽部不能适当闭合而将非鼻音发成鼻音,这种情况会明显降低构音的清晰度而难以使对方理解。克服鼻音化可采用引导气流通过口腔的方法,如吹蜡烛、吹喇叭、吹哨子等训练。"推撑"疗法也是克服鼻音化的训练方法之一,训练时让患者把两手放在桌面上向下推或两手掌放在桌面下向上推,在用力的同时发"啊"音,可以促进腭肌收缩和提高其上抬功能;舌根音"嘎""卡"也可用来加强软腭肌力以促进腭咽闭合。

8. **韵律训练** 由于运动障碍,很多患者的言语缺乏抑扬顿挫和重音变化,而表现出音调单一、音量单一以及节律异常。可用电子琴等乐器让患者随音的变化训练音调和音量。用节拍器让患者随节奏发音以纠正节律。

9. **音节折指法训练** 音节折指法训练是指患者每发一个音,健侧一个手指掌屈,音速与屈指的速度一致。使患者通过自己本体感觉及视觉建立较好的反馈通路,改善说话方式,达到自主地控制说话、提高说话清晰度的目的,适用于痉挛性、运动失调性、迟缓性构音障碍。

四、非言语交流方式在失语症和构音障碍中的应用

1. **交流辅助系统的应用** 对于部分重度失语症患者或重度构音障碍患者,通过各种手段治疗仍不能讲话或虽能讲话但清晰度极低,这种情况就是应用交流辅助系统的适应证。此交流系统的种类很多,由简单有用的图片或文字构成交流板,通过板上的内容来表达各种意愿。目前应用的交流辅助系统包括具有软件系统的计算机;也有治疗师为患者设计的个体化交流图板和词板,可将其打印为纸质板或导入手机、ipad 等设备,此方式不但可以发挥促进交流的作用,而且简单易行。但是,在设计交流板的过程中要注意交流板上的内容要适合患者的水平,全面评估患者的运动功能、智力、语言能力,充分利用患者的残余能力,确定利用患者身体的哪一部分进行操作。而且,要对患者进行交流系统使用方法的训练,并随着患者交流水平的提高而调整和增加交流板上的内容。

2. **手势语的应用** 在交流活动中,手势语不单是指手的动作,还包括头及四肢的动作。手势语在交流活动中,具有标志、说明和调节等功能。训练可以从常用的手势开始,例如用点头、摇头表示是或不是,用手指物等。训练时,治疗师先示范,然后让患者模仿,再进行实际的情景练习,以强化手势语的应用。

3. **画图的应用** 对严重语言障碍但具有一定绘画能力的患者,可以利用画图来进行交流。训练前可进行画人的身体及漫画理解等检查。与手势语训练相比较,画图训练的优点在于画的图不会瞬间消失,可让他人有充足时间推敲领悟,并可保留以供参照。此外,用画图表达时还可随时添加和变更。训练中应鼓励患者同时使用其他的传递手段,如画图加手势、加单字词的口语、加文字等。

五、语言治疗的注意事项

1. **训练项目的选择** 训练时可根据以下情况选择训练项目:①言语-语言障碍的类型;②障碍的程度及患者的障碍表现;③患者的年龄、性别、职业及性格特点。

2. **治疗环境** 由于语言治疗的特殊性,因此,需要一定的设备加以进行,对环境也有一定的要求,应尽可能安静,避免噪声,以免干扰患者的情绪,分散其注意力,加重自我紧张;选择舒适稳定的座椅及高度适当的桌子;室内照明、温度、通风等要适宜。

3. 反馈的重要性 "反馈"是指治疗过程中，患者对自己的反应（如指出图片或发出声音等）有意识地认识，主要包括两方面内容，一是对自己所进行的活动有意识客观地把握，二是能认识到反应的正确与否。

4. 确保交流手段 对于重症患者，可利用手势、笔谈、交流板等交流工具建立非语言交流的方式，确保现存状态下的可能的交流。

5. 自我训练和家庭训练 要充分调动患者与家属的积极性，配合训练。要求在治疗室训练外，在日常生活当中、在家中也应进行训练。训练项目和内容可以一样。有些患者治疗时，家属在场可能会影响其治疗情绪，但治疗师需要让家属观察整个训练过程，以使其掌握训练患者的方法，这时最好使用有单向玻璃的观察窗口，家属可以看到患者，而患者看不到家属，以避免干扰。

6. 注意观察患者的异常反应 治疗前要了解患者的原发病及并发症方面的资料以及可能出现的意外情况。另外要注意患者的身体状况、疲劳表象，出现异常状况要及时处理，不要勉强治疗。

7. 建立信任关系 要充分理解患者，尊重患者的人格，让患者对自身障碍有正确的认识。以认真、耐心的态度帮助患者改善，要与患者建立充分的信赖关系，这是治疗成功的关键。

8. 注意心理治疗，增强患者自信心 语言障碍患者因为交流障碍，往往容易出现抑郁等心理问题，治疗师应注意并加以正面引导，避免否定患者的言行；当患者出现微细的进步，应加以鼓励，以提高患者的训练欲望。

知识链接

1. 国内外指南推荐言语－语言治疗为脑卒中后失语症治疗的金标准，言语－语言治疗的治疗强度（每周≥5h）是疗效的关键。

2. 近年来人们一直探索NIBS在言语障碍患者中的应用。NIBS主要是基于刺激优势半球和抑制非优势半球，以促进语言功能恢复，配合SLT可加速诱导神经可塑性的发展，已初步应用于失语症语言康复领域。

3. 近年来大量研究表明，非侵入性脑刺激技术可以促进或抑制大脑皮质的兴奋性，配合训练可加速诱导神经可塑性发展，已初步应用于失语症康复领域。非侵入性脑刺激技术主要有重复经颅磁刺激和经颅直流电刺激两种方法，通过无创的脑刺激，为失语症提供一个可选择的治疗方式；非侵入性脑刺激技术对脑卒中后失语症患者的言语功能可能有积极作用；重复经颅磁刺激可改善言语功能，而经颅直流电刺激的治疗效果有待进一步研究。

4. 治疗前应该科学地评估构音障碍类型，确定受损的功能，明确大脑损伤部位，依据构音障碍的严重程度、损伤部位、范围和性质，对预后做出判断，制订康复方案。根据构音障碍评定的结果决定治疗顺序和方法，在运动功能训练的基础上，合理安排构音和表达的训练。康复治疗遵循由易到难的原则。

5. Schuell 刺激法是多种失语症治疗技术的基础，几乎所有语言障碍用此治疗法都能得到一定改善。

（万桂芳）

第四节 中医康复技术

学习目标

1. 能够简要阐述中医康复技术概念与中医基本理论知识内容。
2. 能够区别各项常用中医康复技术的定义与目的，根据患者健康状况制订或执行护理措施。
3. 能够根据常用中医康复技术的适应证、禁忌证辨别中医护理技术运用时机是否妥当，遵循注意事项的提示，按流程正确实施技术操作，重视预测护理结局。
4. 评价技术使用效果，积极参与修正与完善技术。

一、概述

中医康复技术指医护人员在临床工作中所使用的中医康复治疗技术。中医康复治疗技术是以中医学理论为基础，由无数医家历经几千年实践创立形成的一系列内容丰富，能有效促进疾病症状康复的临床技术，包括中医非药物疗法和中药外治法。常用中医非药物疗法有经穴推拿技术、拔罐技术等；中药外治法有中药热熨敷技术、中药熏蒸技术、穴位敷贴技术等。

中医学基础理论主要包括阴阳、五行、精气神、藏象、经络等学说。

阴阳学说认为阴阳是对自然界相互对立的事物或现象对立双方属性的概括，阴阳存在于任何事物之中，人体是由阴阳结合而成的有机整体，脏腑、经络等组织均可以根据其所在的上下、内外、表里、前后等各相对部位、相对功能活动特点来概括其阴阳属性，用来说明人体的组织结构、生理功能、疾病的发生规律，指导临床诊断、治疗和康复。在中医康复学应用中首先是调和阴阳，以期恢复阴阳平衡、回归阴平阳秘的健康状态，如针灸疗法中"用针之要，在于知调阴和阳"（《灵枢·根结》），即临床上针刺选穴按"上病取下、下病取上、从阴引阳、从阳引阴、左病刺右、右病刺左"。其次重视阳气。"阳气者，精则养神，柔则养筋"（《素问·生气通天论篇》），阳气代表人的机体功能，贯穿于机体康复的全过程，在疾病康复中起主导作用，阳气密固才能实现功能康复。此外还强调阴阳转化。在临床中注重运用不同的康复方法，促进阴阳转化，达到恢复阴阳平衡的目的。

五行学说是以五行的抽象特性来归纳各种事物，五行即木、火、土、金、水五种物质的运动变化，五行之间存在"相生""相克""制化""相乘""相侮""母子相及"等关系。中医学用五行特性来分析人体的脏腑经络、组织器官、生理病理现象，阐释人体脏腑经络组织之间以及人体与外在环境之间的相互关系，以此说明人体本身以及环境之间的统一性。中医康复学临床实践是根据病情结合五行学说予以及时适当治疗、康复处理，预防并发症、后遗症等发生，起到既病防变、病后防残的作用。

精气神学说是对中医影响最大的中国古代哲学之一。气是存在于宇宙之中的不断运动且无形可见的极细微物质，是构成宇宙万物的本原或本体；精是一种气，它是气中最精华、纯粹的部分，故常以"精气"并称。中医学认为精气是构成人体的物质基础，也是维持生命活动、促进人体生长发育的基本物质，同时是人体生理活动的基本动力，人体生命的生、长、壮、老，要取决于精气尤其是肾中精气的盛衰。人体的一切生理活动，都是气化运动的反映。人体的病理变化主要由气化功能失调引起。神既是指精神意识思维活动，又概括了复杂的生命活动，神依附于形体而存在，随形体发育从无到有、从弱到强，形神合一。神是生命活动的外在表现，唯有神在，才能有人体的一切生命活动现象，精充、气足、神全，才能健康。精、气、神三者之间也存在相互关系，精能生神，无精则神无以生；气能生神，无气则神无以生；精气同源，互相转化，精、气、神三位一体，三者相互作用，是维持人体正常生理功能的保证。中医康复学以养精、益气、调神为原则。在形体功能康复方面，精、气、神发挥各自的特点，促进疾病的康复。精、气是构成和营养形体、脏腑功能活动、神之外在表现的物质基础。应用传统体育康复法等，可外练筋骨皮、内养精气神，使人体气血流畅，养精益气静神。平素性情易于紧张、焦虑的患者应涵养精神，安神逸态，自我调节，松弛精神，以避免焦虑和紧张情绪的产生；力求形体健康，促进精力充沛，精气神健旺；形体功能和精神情志协调平衡，达到形与神俱，实现整体康复的目的。

藏象学说是研究人体脏腑生理功能、病理变化及其相互关系的学说。脏腑是人体内脏的总称，中医学研究人体内脏功能，并非形状，认为内脏分为五脏和六腑，心、肝、脾、肺、肾为五脏，具有储藏精气、津液的功能；胆、胃、大肠、小肠、膀胱和三焦为六腑，具有出纳传输的功能。两者在相互依存、互相制约中各负其责，维持体内气机升降出入，保持人体健康。一旦某种病因破坏脏腑这种协调关系，就会导致气机升降失常，阴阳失去平衡，发生疾病。五脏中以脾肾为本，康复治疗重在调补脾肾，促进五脏之间的功能协调，补虚泻实，以通为用。

经络学说是研究人体经络的系统组成、生理功能、病理变化及其与脏腑关系的学说。经络内属脏腑，外络于肢节，遍布全身，沟通表里，是气血运行的通道。经络系统由十二经脉、奇经八脉、十二经别、十二经筋、十二皮部、十五络脉和许多难于计数的孙络和浮络组成。经络通畅，机体脏腑相合，阴阳交贯，气血调和，生命活动正常进行；相反，各种病因导致经络受阻，经络不通，则气血不畅，运行迟滞，从而产生诸多病证，如各种痹证、痿厥瘫痪、关节不利等。康复治疗针对脏腑经络病机，结合经络循行与脏腑的联系，采用中医疗法舒通经络，使气血畅达，病症得到缓解或消失。

二、常用中医康复技术

（一）穴位按摩技术

1. **定义与目的**

（1）定义：穴位按摩是指运用中医按摩推拿手法作用于人体穴位，刺激穴位产生作用的治疗方法。

（2）目的：通过刺激穴位，由体表深入体内，疏通经络，调动机体抗病能力，从而达到防病治病的功效。

2. **应用范围**

（1）颈椎病、肩周炎等疼痛。

（2）失眠、头痛、晕厥等。

（3）四肢关节伤筋、软组织扭伤等。

3. **禁忌证**

（1）未确诊的急性脊柱损伤、各种骨折、骨质疏松、骨结核。

（2）各种急性传染病，烧伤、烫伤、皮肤破损及瘢痕等部位。

（3）各种恶性肿瘤的局部、各种感染性化脓性疾病和结核性关节炎。

（4）严重心、脑、肺疾病，各种出血性疾病。

（5）妇女月经期、孕妇腰腹部。

4. **注意事项**

（1）操作前要修剪指甲，以防损伤患者皮肤。

（2）进行腰腹部按摩时，嘱患者先排空膀胱。

（3）根据患者的症状、发病部位、年龄及耐受性，选择适宜的手法和刺激强度进行按摩。

（4）操作时用力要均匀、柔和、持久，禁用暴力。

（5）操作过程中观察患者对手法的反应，若有不适，应及时调整手法或停止操作，以防发生意外。

（6）操作过程中注意保暖和保护隐私。

5. **护理结局**

（1）疼痛缓解或消除，通过患者面部表情或数字测量法观察疼痛程度变化。

（2）患者的临床症状如失眠缓解。

6. 操作流程及要点说明

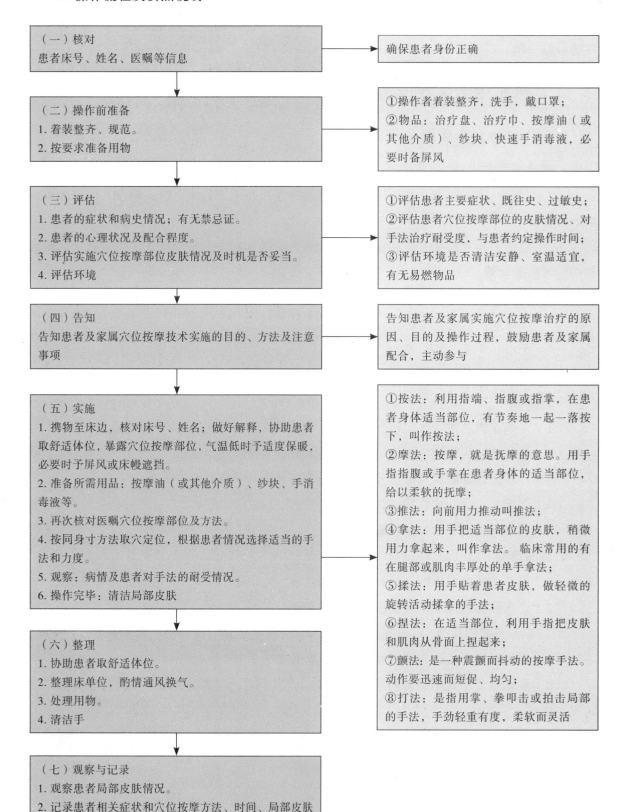

（二）耳穴贴压技术

1. 定义与目的

（1）定义：耳穴贴压是采用王不留行籽、莱菔子、磁珠等丸状物贴压于耳廓上的穴位或反应点，用手指按压，刺激耳穴达到治疗目的的一种治疗方法。

（2）目的：通过按压耳穴或阳性反应点，引发机体进行调整与变化，使相关疾病的临床症状如失眠、便秘等得以解除或缓解。

2. 应用范围
适用各种疾病引发的疼痛、失眠、焦虑、眩晕、便秘、腹泻等症状。

3. 禁忌证

（1）耳廓部位皮肤红肿炎症、破损糜烂。

（2）有习惯性流产史的孕妇。

4. 注意事项

（1）耳穴贴压每次选择一侧耳穴，双侧耳穴轮流使用。

（2）患者侧卧位耳部受压，刺激过强时，适当调整穴位。

（3）对胶布过敏，改用脱敏胶布；对药籽（丸）过敏，改用其他合适的药籽。

5. 护理结局

（1）患者的临床症状如疼痛、失眠、焦虑、眩晕、便秘、腹泻等症状得到解除或缓解。

（2）患者的生活质量得到提高。

6. 操作流程及要点说明

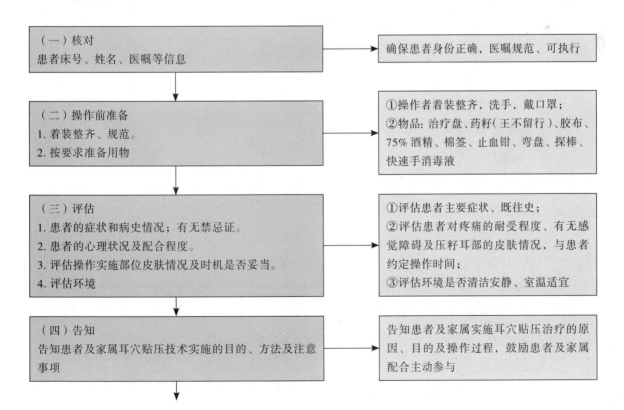

（五）实施

1. 携物至床边，核对床号、姓名；做好解释，协助取舒适体位。
2. 准备所需用品：75%酒精、棉签、探棒、止血钳、药籽（王不留行）、胶布等。
3. 探查定位：一手置于耳轮后方，另一手持探棒由上而下，在相应区域内按医嘱找敏感点取穴，点压时询问患者有无感到热、酸、麻、胀或感觉循经络放射传导（得气表现）。
4. 消毒耳穴皮肤，消毒自上而下，由内到外、从前到后。
5. 将药籽平铺于剪成小方块的胶布上；用止血钳夹住胶布敷贴在相应的耳穴上，用手按压药籽，询问患者有无"得气"感觉。
6. 观察耳穴贴压周围皮肤，询问患者有无不适。
7. 告知患者每日自行按压3～5次，每次每穴1～2min；药籽脱落及时报告护士，及时补贴药籽。

① 压痛点探查法：是探查耳穴常用方法，用探棒以均匀的压力，按压耳廓穴位相应部位，最具痛、胀、麻、酸感的敏感点就是所找穴位；
② 肉眼观察法：是观察机体病理变化在耳部的阳性反应点，查看耳廓上是否有变形、变色，如鳞屑、水疱、丘疹、硬结、软骨增生、色素沉着，以及血管的形状、颜色变异等；按压阳性反应点也是常用的治疗敏感点

① 对压法：将食指和拇指的指腹分别置于耳廓的正、背面，相对按压，至出现热、麻、胀、痛等感觉，食指和拇指可边压边左右移动，或做圆形移动，一旦找到敏感点，则持续对压20~30s，每穴1~2min；
② 直压法：用食指指腹垂直按压药籽，患者有"得气"感后持续按压20～30s，每穴1~2min；
③ 点压法：用食指指腹一压一松按压药籽，每次间隔0.5s，按压时患者有"得气"感，一般每次每穴按27下

（六）整理

1. 协助患者取舒适体位。
2. 整理床单位。
3. 处理用物。
4. 清洁手

（七）观察与记录

1. 观察患者局部皮肤情况。
2. 观察患者对疼痛的反应。
3. 若发生不适及时取下药籽，并报告医生处理。

（三）拔罐操作技术

1. 定义与目的

（1）定义：拔罐是以罐为工具，利用燃烧热力，排出罐内空气形成负压，使罐吸附在相应体表或穴位的一种治疗方法。

（2）目的：因罐吸附在相应体表，由于负压作用使局部发生充血或瘀血现象，从而达到温通经络、祛风散寒、消肿止痛、吸毒排脓等治疗作用。

2. 应用范围

（1）头痛、失眠。

（2）腰背痛、颈肩痛、关节酸痛、风湿痹痛等。

（3）皮肤麻木。

（4）疮疡将溃或已溃脓毒排泄不畅等。

3. 禁忌证

（1）高热、抽搐和痉挛发作期不可使用。

（2）凝血机制障碍、有出血倾向患者慎用，不可使用刺络拔罐，以免引起过量出血。

（3）有严重肺气肿者，其胸、背部不可行负压吸拔。

（4）骨折处未愈合、急性关节扭伤韧带断裂者不可使用。

（5）皮肤过敏者，溃疡破溃处、水肿、肿瘤和大血管处、孕妇腹部及腰骶部等均不可拔罐。

（6）心力衰竭或体质虚弱者不宜使用。

（7）过饥、过饱、醉酒、过度疲劳者均不宜拔罐。

（8）精神失常、狂躁不安等不能配合者不宜拔罐。

4. 注意事项

（1）根据拔罐部位选用大小适宜的火罐，检查罐口周围是否光滑，有无缺损裂缝。

（2）95%酒精棉球干湿度适宜，棉球过干火力不足，过湿时点燃后的酒精滴则变成火球，易发生意外。

（3）采取合理体位，常用卧位，选择肌肉较丰满的部位，骨骼凹凸不平和毛发较多处不宜拔罐。

（4）注意用火安全，防止烫伤，拔罐时动作要稳、准、快，起罐时切勿强拉。

（5）使用过的火罐，均应消毒备用。

（6）起罐后，如局部出现小水疱，不必处理，可自行吸收；如水疱较大，消毒局部皮肤后，用无菌注射器吸出液体，覆盖无菌敷料。

（7）拔罐后可饮一杯温开水，夏季拔罐部位不宜直吹风扇或空调。

5. 护理结局

（1）疼痛缓解或消除，通过患者面部表情或数字测量法观察疼痛程度变化。

（2）睡眠时间延长。

（3）皮肤麻木感减轻。

（4）疮疡排脓通畅。

6. 操作流程及要点说明

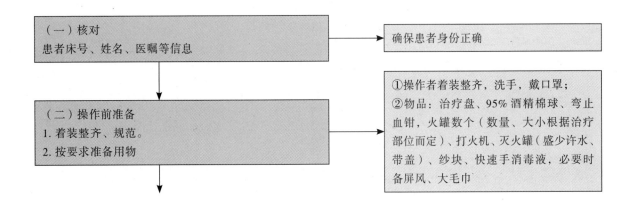

（三）评估 1. 患者的症状和病史情况，有无禁忌证。 2. 患者的心理状况及配合程度。 3. 评估操作实施部位皮肤情况及时机是否妥当。 4. 评估环境	①评估患者主要症状、既往史； ②评估患者有无感觉障碍及拔罐部位皮肤情况，与患者约定操作时间； ③评估环境是否清洁安静、室温适宜，有无易燃物品
↓	
（四）告知 告知患者及家属拔罐技术实施的目的、方法及注意事项	告知患者及家属实施拔罐治疗的原因、目的及操作过程，鼓励患者及家属配合，主动参与
↓	
（五）实施 1. 携物至床边，核对床号、姓名；做好解释，协助取舒适体位，暴露拔罐部位，气温低时予适度保暖，必要时予屏风或床幔遮挡。 2. 准备所需用品：95%酒精棉球、弯止血钳、火罐、打火机、灭火罐、纱块等。 3. 再次核对医嘱拔罐部位及拔罐方法，用纱块检查罐口有无破损，检查棉球干湿适度（以不滴水为度）。 4. 一手持止血钳夹酒精棉球，点燃后，伸入另一手所持的火罐内中下端，环绕1~2周后迅速抽出，立即将罐口按扣在选定部位或穴位上，检查有无松动，将酒精棉球放入灭火罐。 5. 观察：随时观察火罐吸附情况，局部皮肤紫红色为度，患者感觉疼痛、过紧，应及时起罐。 6. 起罐：一手扶罐体，稍朝一侧倾斜，另一手食指或拇指按压倾斜对侧罐口皮肤，使空气进入罐内，即可顺利起罐	①留罐法：最常用，火罐吸附后，留罐10min，消毒手，记录留罐个数及时间； ②闪罐法：火罐吸附皮肤后，立即拔起，反复吸拔多次直到皮肤潮红、充血或瘀血为度，适用于皮肤麻木者； ③走罐法：一般用于面积较大，肌肉丰富的部位如腰背、大腿等部，选大、中号玻璃罐，先在罐口或吸拔部位上涂一层润滑剂，将罐吸附于皮肤上，再以手握住罐底，稍倾斜，慢慢推动，在皮肤表面上下、左右来回或做环形旋转，反复数次，至皮肤潮红、深红或起痧点为止，适用于风湿痹痛或较大范围疼痛。 注：起罐后如局部出现小水疱，不必处理，可自行吸收；如水疱较大，消毒局部皮肤后，用无菌注射器吸出液体，覆盖无菌敷料
↓	
（六）整理 1. 协助患者取舒适体位。 2. 整理床单位。 3. 处理用物。 4. 清洁手	火罐清洁后，消毒备用
↓	
（七）观察与记录 1. 观察患局部皮肤情况。 2. 记录患者相关症状和拔罐方法、局部皮肤情况、留罐时间。 3. 处理异常情况、记录处理措施及效果	

（四）中药熏蒸操作技术

1. 定义与目的

（1）定义：中药熏蒸是利用中药加水煎或中药汤剂加热所产生汤药蒸汽熏蒸患部或经络穴位的治疗方法。

（2）目的：由于中药汤剂蒸汽渗透人体的皮肤，进入深层组织内，达到疏通经络、燥湿散寒、活血止痛、消肿祛瘀功效。

2. 应用范围

（1）风寒痹证、痛风。

（2）中风偏瘫、跌仆损伤。

（3）各种皮肤病、水肿等。

3. 禁忌证

（1）发热、急性炎症、有出血倾向。

（2）昏迷、精神病患者。

（3）恶性肿瘤、严重心脏病、哮喘发作时。

（4）孕妇及妇女月经期间禁用全身熏蒸法。

4. 注意事项

（1）全身熏蒸者不宜出汗过多，注意观察汗出的多少，在熏蒸前适量饮水可防过多出汗而虚脱。

（2）如患者出现心慌、气促、面色赤热或苍白、出大汗等情况，应停止操作，并进行相应处理。

（3）局部熏蒸时，局部应与药液保持适当的距离，以温热舒适、不烫伤皮肤为度。

（4）颜面部熏蒸后半小时才能外出，以防感冒。

（5）局部有伤口者，按无菌操作进行。

（6）用熏蒸机或熏蒸容器时应先检查机器的性能、有无漏电现象，以防发生意外。

5. 护理结局

（1）疼痛缓解或消除，通过患者面部表情或数字测量法观察疼痛程度变化。

（2）肢体肿胀减轻。

6. 操作流程及要点说明

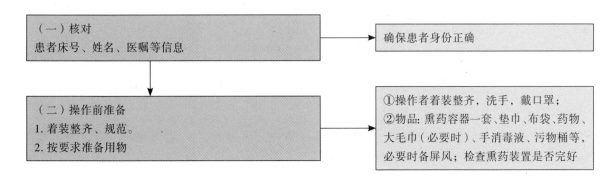

（三）评估 1. 患者的症状和病史情况；有无禁忌证。 2. 患者的心理状况及配合程度。 3. 评估操作实施部位皮肤情况及时机是否妥当。 4. 评估环境	①评估患者主要症状、既往史、过敏史； ②评估患者熏蒸部位的皮肤情况、有无感觉障碍、对热的敏感和耐受程度，与患者约定操作时间； ③评估环境是否清洁安静、室温适宜
（四）告知 告知患者及家属熏蒸技术实施的目的、方法及注意事项	告知患者及家属实施熏蒸治疗的原因、目的及操作过程，鼓励患者及家属配合，主动参与
（五）实施 1. 携物至床边，核对床号、姓名；做好解释，协助取舒适体位，暴露熏蒸部位，气温低时予适度保暖，必要时予屏风或床幔遮挡。 2. 准备所需用品：熏药容器一套，垫巾，布袋，药物，毛巾等。 3. 再次核对医嘱熏蒸部位及方法。 4. 将药物倒进布袋扎紧袋口，放药袋于容器内加入水约至容器的2/3，预热至水烧开。 5. 插上电源，待蒸汽稳定喷出后，将玻璃接头对准患处，调节距离，开始熏药（可用手感觉蒸汽温度），询问患者感觉，调熏药时间为20min。 6. 熏蒸部位为四肢或躯干时，用大毛巾盖住熏蒸部位和容器，阻止蒸汽外泄。 7. 观察：患者有无不适，蒸汽温度是否合适。 8. 操作完毕：擦干皮肤	①全身熏蒸法：在密闭小室内，将所用药物加热煮沸，蒸发气体，让患者裸露坐或卧于室内，治疗室内温度从30~35℃开始，渐增至40~45℃，一般蒸15~30min； ②局部熏蒸法：将加热煮沸的中药煎剂倾入大小适中的容器内，或利用加热容器，让患者患部与药液蒸汽保持一定的距离，达到熏蒸的效果
（六）整理 1. 协助患者取舒适体位。 2. 整理床单位，酌情通风换气。 3. 处理用物。 4. 清洁手	

（五）穴位敷贴操作技术

1. 定义与目的

（1）定义：穴位敷贴是将药物制成一定的剂型，如膏剂、饼剂、散剂等，敷贴于体表一定穴位上，刺激穴位经络的一种治疗方法。

（2）目的：通过药物经皮吸入，刺激穴位经络的作用，达到通经活络、活血化瘀、消肿止痛、行气消痞的功效。

2. 应用范围

(1) 腹胀、便秘。

(2) 风湿痹痛、腰腿痛等。

3. 禁忌证

(1) 局部皮肤有创伤、感染，或严重皮肤病禁止敷贴。

(2) 头、颜面部、大血管附近、关节等不宜用刺激性强的药物，避免发疱后遗留瘢痕，影响功能或容颜。

(3) 孕妇的腹部、腰骶部的穴位以及部分可促进子宫收缩的穴位如合谷、三阳交等，禁止敷贴；同时禁用部分药物如麝香，因其可引起流产。

(4) 皮肤过敏者慎用。

4. 注意事项

(1) 如用溶剂调敷药物，即配即用防蒸发。

(2) 需温化膏药应掌握好温度，以免烫伤或贴不牢固。

(3) 对于刺激性强、毒性大的药物，敷贴穴位不宜过多、面积不宜过大、时间不宜过长，以免发疱过大或发生药物中毒。

(4) 对久病体弱消瘦以及有严重心脏病、肝病等患者，使用药量不宜过大、时间不宜过长，并在敷贴期间应注意观察病情变化和有无不良反应。

(5) 敷贴穴位应交替使用，不宜单一穴位连续长时间敷贴。

(6) 贴药时间不宜过长，成人一般为4~6h，儿童为1~4h，如出现皮肤瘙痒、疼痛或其他不适应，停止贴药。使用膏药后，如出现皮肤发红，起丘疹、水疱、瘙痒、糜烂等（这种现象称为膏药风，现代医学称为接触性皮炎），应停止使用膏药，皮损处消毒后可用青黛散软膏外擦。

5. 护理结局

(1) 腹胀缓解或消除。

(2) 大便正常。

(3) 疼痛缓解或消除，通过患者面部表情或数字测量法观察疼痛程度变化。

6. 操作流程及要点说明

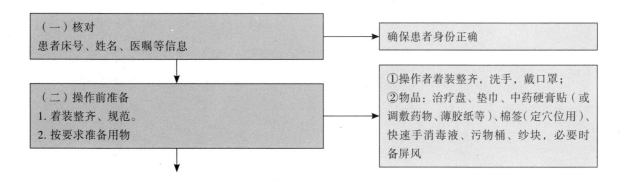

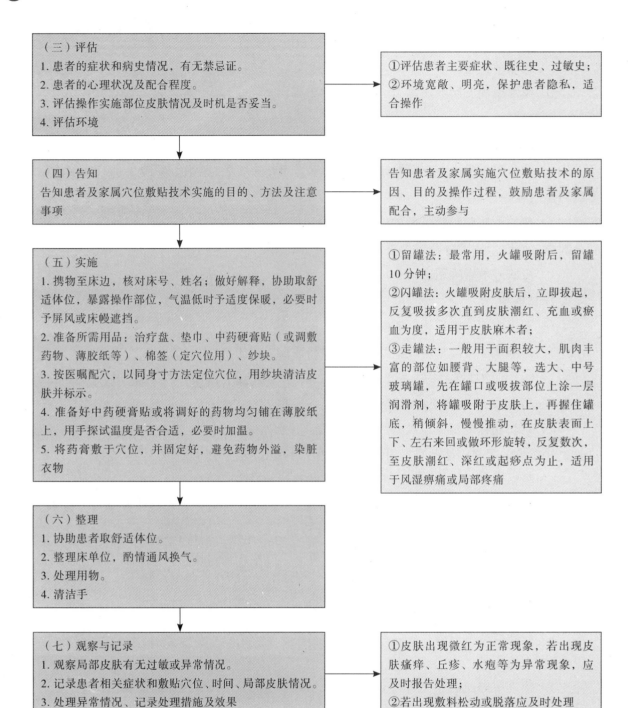

（六）中药热熨操作技术

1. 定义与目的

（1）定义：中药热熨是指将适当的中药加热后，放于人体的某一部位或某一穴位来回移动进行滚熨的治疗方法。

（2）目的：中药热熨可使药力和热力同时自体表毛窍透入经络、血脉而达到温经通络、散寒止痛、祛瘀消肿功效。

2. **应用范围**

(1) 因受寒而出现的痛证如头痛、胁痛、腰痛、面痛及风湿、寒湿痹证。

(2) 因经脉不通所致的肢体关节肌肉疼痛、肿胀、麻木、瘫痪、挛缩和僵硬等症状。

(3) 各种损伤及劳损如肌肉劳损、挫伤、扭伤等。

3. **禁忌证**

(1) 各种实热证禁用,腹部包块性质不明及孕妇腹部忌用。

(2) 身体大血管处、皮肤有破损处禁用。

(3) 昏迷、麻醉未清醒者或局部感觉障碍者慎用。

4. **注意事项**

(1) 药熨温度不宜超过70℃,老年人、婴幼儿不宜超过50℃。

(2) 药熨过程中保持药袋温度,冷却后应及时更换或加热。

(3) 药烫过程中要注意观察患者情况,如有头晕、心慌应停止治疗。若患者感到局部疼痛或出现水疱应停止操作,并进行适当处理。

5. **护理结局**

(1) 疼痛缓解或消除,通过患者面部表情或数字测量法观察疼痛程度变化。

(2) 肢体感觉障碍改善、肿胀减轻。

6. **操作流程及要点说明**

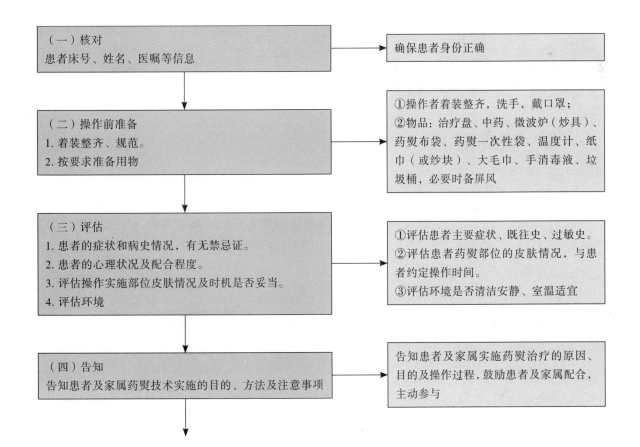

（五）实施
1. 携物至床边，核对床号、姓名；做好解释，协助取舒适体位，暴露操作部位，气温低时予适度保暖，必要时予屏风或床幔遮挡。
2. 准备所需用品：中药、微波炉（炒具）、药熨布袋1个、药熨一次性袋1个、温度计、纸巾。
3. 将药物装入布袋后放入微波炉中高火加热2min左右，将药摇匀，用温度计测量，通常温度以60℃~70℃为宜，扎紧袋口，用大毛巾包裹保温。
4. 将布药袋用一次药袋装好，在患处或相应穴位上用力来回推熨或回旋运转。力量要均匀，开始时力要轻，速度可稍快，随着药袋温度的降低，力量可增强，同时速度减慢。药袋温度过低时，及时加热或更换药袋。
5. 操作过程≥15min，操作完毕，擦净局部皮肤

（六）整理
1. 协助患者取舒适体位。
2. 整理床单位。
3. 处理用物。
4. 清洁手

（七）观察与记录
1. 观察局部皮肤有无过敏或异常情况。
2. 记录患者相关症状和药熨时间、局部皮肤情况。
3. 处理异常情况、记录处理措施及效果

① 皮肤出现微红为正常现象，若出现皮肤瘙痒、丘疹、水疱等为异常现象，应及时报告处理；
② 若出现敷料松动或脱落及时处理

（七）悬灸技术操作技术

1. 定义与目的

（1）定义：悬灸是将点燃艾条悬放在距离施灸部位一定高度上进行熏灸的一种治疗方法。

（2）目的：该法通过点燃艾条的温热和药物作用刺激穴位或病患部位，达到治疗作用，具有温经通络、升阳举陷、行气活血、祛寒逐湿、消肿散结等功效。

2. 应用范围

（1）低血压眩晕、失眠。

（2）肌肉劳损、风寒湿痹、关节痛。

（3）疮疡久溃不敛。

（4）肢体活动障碍、肌肉萎缩等。

3. 禁忌证

（1）凡属实热证、阴虚阳亢、邪热内炽，如咳嗽吐血、高血压、发热等均不宜施灸。

（2）头、颜面部、血管表浅部位不宜施灸。

（3）孕妇的腹部和腰骶部不宜施灸。

4. 注意事项

（1）施灸部位，宜先上后下，先灸头项、胸背，后灸腹部、四肢。

（2）对于昏厥、局部知觉减退的患者或小儿等，操作者可将食、中两指置于施灸部位的两侧，通过自己手指的感觉来测知患者局部的受热程度。

（3）施灸过程中，随时询问患者有无灼痛感，调整距离，防止烧伤，并及时弹去艾灰，如局部皮肤产生烧灼、热烫的感觉，应立即停止治疗。

（4）施灸后皮肤出现微红灼热，属于正常现象。如局部出现小水疱，无须处理，可自行吸收。如水疱较大，可消毒局部皮肤后，用无菌注射器吸出液体，覆盖无菌敷料，保持干燥，防止感染。

5. 护理结局

（1）眩晕程度减轻。

（2）睡眠时间延长。

（3）疼痛缓解或消除，通过患者面部表情或数字测量法观察疼痛程度变化。

（4）患侧肢体肌力上升。

（5）疮疡逐步愈合。

6. 操作流程及要点说明

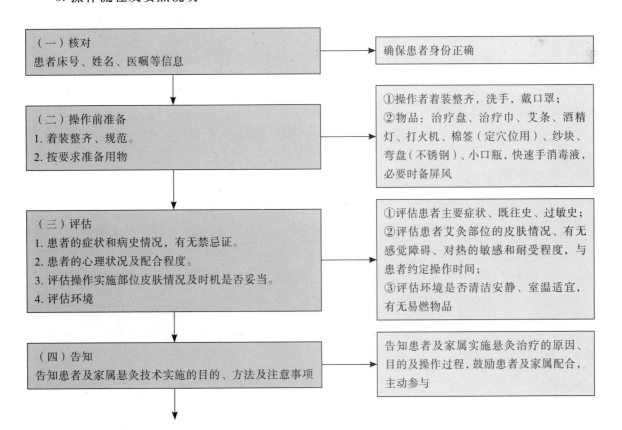

（五）实施

1. 携物至床边，核对床号、姓名；做好解释，协助患者取舒适体位，暴露施灸部位，气温低时予适度保暖，必要时予屏风或床幔遮挡。
2. 准备所需用品：治疗盘、治疗巾、艾条、酒精灯、打火机、棉签（定穴位用）、纱块、弯盘、小口瓶等。
3. 再次核对医嘱施灸部位及方法。
4. 手持艾条，将点燃的一端对准施灸穴位，以患者感温热但无灼痛为度，为沟通或温度感觉障碍等患者施灸时，同时将另一手食指、中指分开触贴于施灸部位两侧，感觉热度是否适宜，随时弹去艾灰，根据医嘱运用温和灸、回旋灸、雀啄灸，灸至局部皮肤红晕。
5. 观察：局部皮肤、病情及患者对艾烟敏感情况。
6. 灸毕：将艾条放进小口瓶内使其彻底熄灭，清洁局部皮肤

①温和灸：将艾条燃着的一端，在约距离皮肤2~3cm处进行熏灸，以患者局部温热而无灼痛为宜，每穴灸5~7min，以皮肤出现红晕为度，具有温度较恒定和持续的特点，主要用于病痛局部灸疗；
②回旋灸：即将点燃的艾条一端接近施灸部位，距皮肤3cm左右，左右来回移动或反复旋转熏灸，一般灸20~30min，具有温度呈渐凉渐温互相转化的特点，对灸点远端的病痛有一定的治疗作用；
③雀啄灸：将艾条点燃的一端对准穴位2~5cm处，似鸟雀啄米状，一上一下地进行艾灸，多随呼吸的节奏进行雀啄，一般可灸10~15min。具有温度突凉突温的特点，适用于灸治远端的病痛和内脏疾病

（六）整理

1. 协助患者取舒适体位。
2. 整理床单位，酌情通风换气。
3. 处理用物。
4. 清洁手

（七）观察与记录

1. 观察患局部皮肤情况。
2. 记录患者相关症状和施灸方法、时间、局部皮肤情况。
3. 处理异常情况、记录处理措施及效果

知识链接

1. 灸疗能改善血液循环，纠正由血瘀引起的缺血缺氧和内分泌紊乱等，维持器官与组织的正常生理活动。

2. 艾熏具有抑的杀菌作用，用艾烟治疗皮肤外伤性感染，能够使其中的挥发油敷布疮面，形成一层黄色油状薄膜，对金黄色葡萄球菌、大肠杆菌、链球菌等有明显的抑菌作用，而且能保护疮面免受再污染。此外，艾灸可以改善局部的微循环状态。

3. 艾灸三阴交穴能改善微循环，增加血流量，改善皮肤色泽及足部皮温，可防治糖尿病足。

（吴玉玲）

第五章 常用康复护理评定

第一节 疼痛评定

学习目标

1. 能正确使用视觉模拟评分法、McGill 疼痛问卷。
2. 列举疼痛的分类、疼痛的评定目的。
3. 能够正确使用数字评分法、面部表情分级评分法、口述描绘评分法、45 区体表面积评分法进行疼痛评定。

一、概述

（一）定义

2020 年，国际疼痛学会对疼痛的定义为：疼痛是一种与实际或潜在组织损伤相关的，或类似的不愉快的感觉和情感体验。疼痛评定是指在疼痛治疗前及治疗过程中利用一定的方法测定和评价患者的疼痛程度及性质。

（二）疼痛分类

疼痛根据其发生部位、原因、性质及持续时间，可有多种分类：

1. 根据疼痛的持续时间分类 急性疼痛（疼痛持续时间时间 <3 个月）和慢性疼痛（疼痛持续时间 >3 个月）。

2. 根据疼痛的部位分类 浅表痛（程度剧烈，定位准确，多呈局部性）、深度痛（程度较轻，定位不准确，有时伴有牵涉痛，可出现痛觉过敏区）、中枢痛（主要指脊髓、脑干、丘脑、大脑皮质等中枢发放的刺激而引起的疼痛）。

3. 根据疼痛的性质分类 刺痛、灼痛、酸痛、胀痛、绞痛、闷痛、刀割样痛、放射痛等。

4. 根据疼痛的原因分类 炎症性疼痛（指生物源性炎症、化学源性炎症所致的疼痛）、机械性痛（机体生物力学失去平衡、解剖位置改变、肌应力异常引起的神经血管受压性疼痛）、神经病理性疼痛（起于末梢至中枢任何部位的病损，剧烈、弥散而持久，包括各种神经痛及其综合征、症候群）、心因性疼痛（无确切的躯体病变，由恐惧和焦虑引起的疼痛）和癌痛。

5. 根据疼痛的程度分类 微痛、轻痛、甚痛、剧痛。

（三）疼痛评定目的

（1）更准确地判定疼痛特征，便于选用最恰当的治疗方法和药物。

（2）随时监测治疗过程中疼痛程度的变化，及时调整治疗方案，避免治疗的偏差。

（3）用定量的方法判断治疗效果。

二、疼痛的临床评价方法

（一）疼痛的定性评估

对于疼痛的定性诊断主要依赖患者对疼痛的描述。比如，可以描述疼痛的性质，如刺痛、灼痛、酸痛、胀痛、绞痛、闷痛、刀割样痛、放射痛等；也可以描述疼痛的部位和范围，如体表痛、内脏痛、放射痛、牵涉痛等。

（二）疼痛的定量评估

目前定量测量疼痛的方法有很多，都是依靠患者对疼痛体验的主观描述，带有一定程度的主观性，且缺乏客观指标。常用方法如下：

1. 视觉模拟评分法 视觉模拟评分法（visual analogue scale，VAS）是在白纸上画一条粗直线，通常为10cm，在线的两端分别附注文字，一端为"无痛"，另一端为"剧痛"（图5-1-1），患者根据自己所感受的疼痛程度，在直线上某一点做一记号，以表示疼痛的程度及心理上的冲击，从起点至记号处的距离长度也就是疼痛的量。

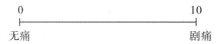

图5-1-1 视觉模拟评分法

视觉模拟评分法具有以下优点：①能有效测定疼痛程度；②易于理解和使用；③评分分布均匀；④评分可随时重复进行；⑤与口述描绘评分法比较，用该方法评估疼痛治疗效果更为令人满意；⑥能对疼痛疾患的昼夜变化、疼痛疾患间的区别及治疗作用的时间、过程提供满意的结果。

视觉模拟评分法的缺点：①患者在线上做标记时非常随意，从而易导致标记值与脑中对疼痛的评分不一致；②需要测量直线的长度以得出一个疼痛评分值，不但耗费时间而且有可能发生测量错误情况；③老年人不宜应用，因为其感知直线和标定坐标位置的能力非常低下；④图形的复制和印刷有可能造成直线扭曲以及比例失误，从而影响测量结果。

2. 数字分级评分法 数字分级评分法（numerical rating scale，NRS）是一种数字直观的表达方法，此法要求患者用0~10这11个点来描述疼痛的强度，0表示无痛，疼痛较强时增加点数，10表示剧痛（图5-1-2）。数字评分法的优点是较视觉模拟评分法更为直观；其缺点是患者容易受到数字和描述字的干扰，降低了灵敏性和准确性。

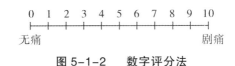

图5-1-2 数字评分法

3. 口述描绘评分法 口述描绘评分法（verbal rating scale，VRS）是由一系列用于描述疼痛的形容词组成的，这些形容词以疼痛从最轻到最强的顺序排列，用于评定疼痛的强度。采用的词汇有：无痛、轻度痛、中度痛、重度痛、剧烈痛、最痛。

4. 面部表情分级评分法 面部表情分级评分法（face rating scale，FRS）指通过画有不同面部表情的图画来评估的方法。图画分别表示：无痛、有点痛、疼痛轻微、疼痛明显、疼痛严重、疼痛剧烈（图5-1-3）。此法可用于婴儿、智力低下或其他无法交流的患者。

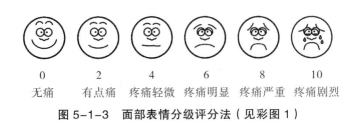

图5-1-3 面部表情分级评分法（见彩图1）

5. 45区体表面积评分法 45区体表面积评分法（the 45 body areas rating scale，BARS-45）是用来测定疼痛范围及其变化的分析方法，不但能描述疼痛的范围，而且能表示疼痛的强度。具体方法是将人体表面分成45个区域并编号，身体的前面有22个区，身体后面有23个区，让患者将自己疼痛的部位在相应的区域上标明（图5-1-4）。评分标准：涂盖一区为1分（每区无论涂盖面积大小，即便是涂盖了一个区的一小部分也评为1分），未涂处为0分，总评分表示疼痛的区域。

6. 压力测痛法 压力测痛法（pressure chamber method）主要用于痛阈及耐痛阈的评定，特别适用于对骨骼、肌肉系统疼痛的评定。具体方法是将压力测痛计放在患者手指关节等处并逐渐施加压力，同时听取患者反应，然后记录诱发疼痛所需要的压力强度（单位：N或kg/cm^2），此值为痛阈。继续施加压力至不可耐受时，记录最高疼痛耐受限度的压力强度（单位：N或kg/cm^2），此值为耐痛阈。压力测痛法禁用于末梢神经炎的糖尿病、凝血系统疾病、有出血倾向的患者。

7. McGill疼痛问卷（McGill pain questionnaire，MPQ） 此方法由Melzack和Torgerson提出，是目前临床最常用的多因素疼痛调查评分法。MPQ采用问卷表的形式，包括4类20组疼痛描述词，从感觉（第1~10组）、情感（第11~15组）、评价（第16组）和其他不

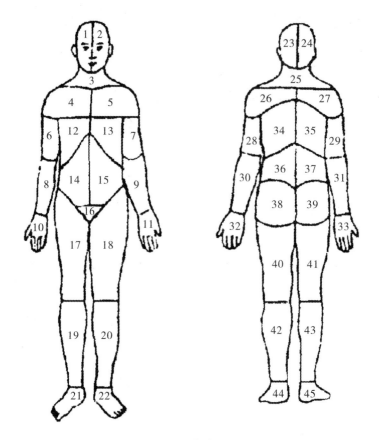

图 5-1-4　45 区体表面积评分法

分类词汇（第 17~20 组）四个方面进行评定，每个描述词以 0~3 分进行强度分级。MPQ 还采用现时疼痛强度（present pain intensity，PPI）进行评定。PPI 将疼痛分为 6 级：无痛（0 分）、轻微疼痛（1 分）、引起不适感的疼痛（2 分）、具有窘迫感的疼痛（3 分）、严重的疼痛（4 分）、剧烈的疼痛（5 分）。

三、疼痛的相关检查

多数研究表明疼痛的诊断应结合病史、体格检查和辅助检查进行综合分析。

（一）病史

正确深入地了解病史是对疼痛进行评价的重要内容之一，可以提供很多重要的临床资料。需详细了解疼痛的部位、性质、分布范围、强度、持续时间、疼痛发作的方式。应询问患者疼痛的部位，是否向他处放射；疼痛性质的描述，根据患者的描述，给患者提供规范的描述词汇和常用术语；疼痛的强度如何；疼痛的时间特点、是否有规律；诱发疼痛的因素；减轻或加重疼痛的因素；伴随症状及伴发疾病。

（二）体格检查

对身体的检查主要是通过体检验证从病史中得到的可疑症状，提出初步的诊断。

1. **生命体征及体位**　患者的意识、表情、生命体征检查、体位、姿势、步态。

2. **颅神经检查**　人类共有12对颅神经，对患有头痛和颈部疼痛的患者，应进行颅神经检查。其中重点检查三叉神经、面神经、动眼神经、滑车神经、展神经、舌咽神经及迷走神经等。

3. **周围神经检查**　要结合运动系统检查，主要注意脊神经运动及感觉功能，浅反射和病理反射情况，注意肌力和肌张力情况。

4. **运动系统检查**　许多疼痛性疾病与脊椎、关节、肌肉、肌腱、韧带等病变有关，所以运动系统的检查十分重要。

（三）辅助检查

1. **X线检查**　X线摄影能显示2mm以上有早期病灶的细微结构，尤其对大多数骨关节疾患，据平片可做出对疼痛的定性、定量或定位性诊断。

2. **CT检查**　CT具有高密度分辨力的特点，适用于脑、肝、胰、肾、腹腔包块及颈、胸腰椎管的占位病变的诊断，CT结果有助于分析疼痛的性质。CT对腰椎间盘突出症的诊断特异性和敏感性较高。

3. **磁共振**　磁共振在神经、血管、脊髓病变方面的诊断具有一定优势。

4. **超声**　超声诊断的优点：无创、无辐射、易于移动；可以连贯、动态地观察脏器的运动和功能；可结合多普勒技术监测血液流量、方向。

5. **全身骨扫描**　利用放射性核素在骨矿中的聚集而产生的放射线成像。

6. **肌电图诊断**　可描记神经肌肉单位活动的生物电，在临床上主要用于周围神经损伤、神经根压迫性疾病、肌肉萎缩的检查和治疗。

7. **红外热成像**　红外热成像技术具有特异性，由于热图能灵敏反映0.05℃的温差，因此可早期检出小的占位性病变。红外热成像技术可用于早期探查、追踪观察、疾病诊断、疗效评价等，可以定性、定量、定位。

（刘德昭）

第二节 吞咽功能评定

> **学习目标**
> 1. 能阐述吞咽障碍的定义、吞咽障碍的评定目标及评定流程。
> 2. 能列举吞咽功能评定的方法。
> 3. 能根据个案的临床表现及应用常用筛查方法筛查出吞咽障碍高危人群。

一、概述

（一）定义

吞咽是指人体从外界经口摄入食物并经食管传输到达胃的过程。根据食物通过的部位一般可分为口腔期、咽期、食管期，口腔期又分为口腔准备期和口腔推送期。吞咽障碍是指由于下颌、双唇、舌、软腭、咽喉、食管等器官结构和（或）功能受损，不能安全有效地把食物输送到胃内的疾病。广义的吞咽障碍概念应包含认知精神心理等方面的问题引起的行为异常导致的吞咽和进食问题，即摄食吞咽障碍。引起吞咽障碍的常见疾病有中枢神经系统疾病、颅神经病变、神经肌肉接头疾病、肌肉疾病、口咽部器质性病变、消化系统疾病、呼吸系统疾病等。

（二）临床表现

常见的吞咽障碍的临床表现有：①口水或食物从口中流出，或长时间含于口中不吞咽；②咀嚼困难或疼痛；③进食过程中需频繁清理口腔，或进食后食物粘在口腔或喉部；④进食或喝水时出现呛咳；⑤食物或水从鼻腔流出（鼻腔反流）；⑥需要额外的液体将食物湿化或帮助吞咽；⑦声音暗哑、湿润；⑧不能进食某些食物，或进食习惯改变；⑨反复发作的肺炎或是不明原因的发热。由此引发的并发症可能有误吸、吸入性肺炎、营养不良及心理与社会交往障碍。误吸是指将口咽部内容物或胃内容物吸入声门以下呼吸道的情况，是吞咽障碍最常见的并发症，可能发展为吸入性肺炎。因吞咽障碍会导致患者经口进食的量减少，因此可能导致患者脱水、电解质紊乱及营养不良。由于患者不能经口进食、佩戴鼻饲管等原因，可能导致患者产生抑郁、社交隔离等精神心理症状。

（三）评定目标

（1）了解患者是否存在吞咽障碍及吞咽障碍的类型、严重程度、预后。

（2）找出吞咽过程中存在的解剖和生理异常，预防并发症。

（3）为制订治疗方案、评定康复治疗效果、指导安全喂食和健康宣教提供客观依据。

（四）评定流程

吞咽功能的评估流程建议由筛查开始，通过筛查初步判断是否存在吞咽障碍及其风险程度，如果有或高度怀疑有，则做进一步的临床功能评估和（或）仪器检查。评估流程见图5-2-1。

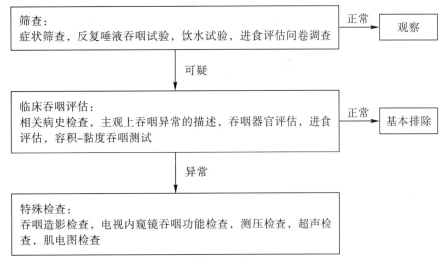

图 5-2-1 吞咽功能评估流程

二、吞咽功能评定

（一）筛查

筛查可以初步了解患者是否存在吞咽障碍以及障碍的程度，如进食时呛咳、进食后口腔有食物残渣等表现。其主要目的是找出吞咽障碍的高危人群，决定是否需要做进一步检查。推荐筛查工作由护士完成，筛查方法包括检查法和量表法。

1. **症状筛查** 通过问诊法及观察法筛查患者是否存在吞咽障碍的临床症状，吞咽障碍的临床症状可见上述。

2. **反复唾液吞咽试验** 患者取坐位，检查者将手指放在患者的喉结及舌骨处，观察30s内患者吞咽的次数和活动幅度。

3. **饮水试验** 患者取坐位，像平常一样喝下30mL的温水，然后观察和记录饮水时间、有无呛咳、饮水状况等，进行分级与判断（表5-2-1）。

表 5-2-1 饮水试验分级与判断标准

分级	判断
Ⅰ级：可一次喝完，无噎呛	正常：Ⅰ级，5s内完成
Ⅱ级：分两次以上喝完，无噎呛	可疑：Ⅰ级，5s以上完成；Ⅱ级
Ⅲ级：能一次喝完，但有噎呛	异常：Ⅲ、Ⅳ、Ⅴ级
Ⅳ级：分两次以上喝完，且有噎呛	
Ⅴ级：常常噎呛，难以全部喝完	

4. **进食评估问卷调查（eating assessment tool，EAT-10）** EAT-10 有10项吞咽障

碍相关问题。每项评分分为4个等级，0分无障碍，4分严重障碍，一般总分在3分及以上视为吞咽功能异常。EAT-10（表5-2-2）有助于识别误吸的征兆和隐性误吸、异常吞咽的体征。与饮水试验合用，可提高筛查试验的敏感性和特异性。

表 5-2-2 EAT-10 吞咽筛查量表

项目	评分				
	0（没有）	1（轻度）	2（中度）	3（重度）	4（严重）
1. 我的吞咽问题已经使我体重减轻					
2. 我的吞咽问题影响到我在外就餐					
3. 吞咽液体费力					
4. 吞咽固体食物费力					
5. 吞咽药丸费力					
6. 吞咽时有疼痛					
7. 我的吞咽问题影响到我享用食物时的快感					
8. 我吞咽时有食物卡在喉咙里					
9. 我吃东西时会咳嗽					
10. 我感到吞咽有压力					
总分					

（二）临床吞咽评估

临床吞咽评估包括临床相关病史、患者主观上吞咽异常的详细描述、吞咽器官的评估和进食评估。

1. **临床相关病史** 全面的病史包括患者相关的既往史、高级脑功能和意识状态、认知功能、肺部情况、服药史和营养状态。

2. **主观上吞咽异常的详细描述** 如吞咽困难发生时间及持续时间、频率、加重和缓解的因素、症状、继发症状；观察是否存在气管套管、鼻饲管或胃造瘘以及目前的进食方式与食物类型。

3. **吞咽器官的评估** 主要评估唇、下颌、软腭、舌、喉等与吞咽有关的解剖结构的完整性、对称性、感觉敏感度、运动功能等，以及咀嚼肌的力量。

（1）直观视观察：观察口腔各结构的形态及黏膜的完整性，包括唇结构及黏膜有无破损，两颊黏膜有无破损，唇沟和颊沟是否正常，舌的外形及表面，硬腭（高度和宽度）的结构，软腭和悬雍垂的形态，腭、舌咽弓的完整性，上述结构表面是否干燥、结痂，牙齿及口腔分泌物状况等。

（2）唇、颊部的运动：静止状态唇的位置，有无流涎，露齿时口角收缩的运动、闭唇鼓腮、交替重复发"u"和"i"音，观察会话时唇的动作。咬肌是否有萎缩，是否有力。

（3）颌的运动：静止状态下颌的位置，言语和咀嚼时颌的位置，张口时颞颌关节活动度是否正常，是否能抗阻力运动。

（4）舌的运动：静止状态下舌的位置，伸舌运动、舌抬高运动、舌向两侧运动、舌交替运动、言语时舌的运动及抗阻运动。舌的敏感程度，是否过度敏感及感觉消失，舌肌是否萎缩，是否有震颤。

（5）软腭的运动：发"a"音观察软腭的抬升，言语时是否有鼻腔漏气，刺激腭弓是否出现呕吐反射。

（6）喉功能：主要评估音质、音量的变化，发音控制及范围，主动的咳嗽、喉部的清理，喉上抬能力等方面。喉上抬能力反映患者的吞咽动作，其检查方法为检查者将手放于患者下颌下方，手指张开，示指轻放于下颌骨下方的前部，中指放在舌骨，环指放于甲状软骨下缘，嘱患者吞咽时，以环指的甲状软骨上缘能否接触到中指来判断喉上抬的能力。正常吞咽时，甲状软骨上缘能碰及中指。

4. 进食评估 通过评估患者进食时的意识程度，对食物的认识，进食过程唇、舌、咀嚼运动，食团运送情况，有无呛咳、食物残留等相关内容，确定摄食-吞咽过程中各个阶段出现的问题。

进食评估过程中可通过调节患者进食的体位和食物的性状，观察体位改变和食物性状调整对进食的代偿作用。通常，评估时的体位选择为正坐位。对于不能坐起的患者，可尝试30°仰卧、颈部前屈的半坐卧位，该体位由于重力的作用，使食物不易从口中漏出，食团容易向舌根运送，还可以减少鼻腔反流及误咽的危险。此外，还可调整颈部姿势，如低头、转头、侧头、仰头等。观察时使用的食物有：①稀流质食物，如水、清汤、茶、牛奶等食物，②浓流质食物：即蜂蜜样食物，如酸奶、羹类、加入增稠剂的汤水等；③糊状食物，如米糊；④固体食物，如饼干、面包等。

容积-黏度吞咽测试（volume-viscosity swallow test，V-VST）是由西班牙Pere Clave教授在20世纪90年代设计，主要用于吞咽障碍患者进食安全性和有效性的风险评估，帮助患者选择摄取液体量最合适的容积和稠度。一般测试时选择的容积分为：少量（5mL）、中量（10mL）、多量（20mL）3种。稠度分为：低稠度（水样）、中稠度（浓糊状）、高稠度（布丁状）。按照不同组合，完整测试共需进食9口，观察患者吞咽的情况，根据安全性和有效性的指标判断进食有无风险。

（1）安全性方面的临床特征：提示患者可能存在误吸，导致呼吸系统并发症、肺炎的相关风险，基于安全性方面征象，以下指标可判断是否有必要增加稠度后继续检测，或暂停测试。其观察指标有：①咳嗽，吞咽相关的咳嗽提示部分食团已经进入呼吸道，可能发生了误吸；②音质变化，吞咽后声音变得湿润或沙哑，提示可能发生了渗漏或误吸；③血氧饱和度水平下降，基础血氧饱和度下降5%，提示发生了误吸。

（2）有效性方面的临床特征：提示患者未摄取足够热量、营养和水分，可能导致营养不良和脱水等相关风险，因其不会使患者的健康受到威胁，故没有调整稠度的必要。基于有效性方面的特征，需进行以下相关记录：①唇部闭合，闭合不完全导致部分食团漏出；②口腔残留，提示舌的运送能力受损，导致吞咽效率低；③咽部残留，提示咽部食团清除能力受限；④分次吞咽，无法通过单次吞咽动作吞下食团，降低摄取有效性。

（三）特殊检查

特殊检查包括吞咽造影检查、电视内窥镜吞咽功能检查、超声检查、测压检查以及表面肌电图检查等。特殊检查需要专门的设备和技术人员，在一定程度上限制了其在临床上的广泛应用。

1. **吞咽造影检查** 在X线透视下观察患者吞咽不同黏稠度、不同剂量的造影剂包裹的食团情况，并通过侧位及前后位成像对吞咽的不同阶段的情况进行评估，也能对舌、软腭、咽喉的解剖结构和食团的运送过程进行观察。吞咽造影检查是目前公认的最全面、可靠、有价值的吞咽功能检查方法，是吞咽障碍诊断的"金标准"。通过这项检查，临床上可以明确患者是否存在吞咽障碍，发现吞咽障碍的结构性或功能性异常的病因、部位、程度、所属分期和代偿情况，判断有无误吸，尤其是会导致肺炎的高危隐性误吸。并且评价代偿的影响，如能否通过特殊吞咽方法或调整食物黏稠度来减轻吞咽障碍，为治疗措施（进食姿态和姿势治疗）的选择和疗效评估提供依据。检查过程中，治疗师可观察何种食物性状及姿势代偿更适合患者。

2. **电视内窥镜吞咽功能检查** 使用喉镜经过咽腔或鼻腔直观观察会厌、会厌谷、舌根、咽壁、喉、梨状隐窝等结构以及这些结构在呼吸、发音、咳嗽、屏气和吞咽食物时的运动。还可让患者吞咽液体、浓汤或固体等不同黏稠度食物，以便更好地观察吞咽启动的速度、吞咽后咽腔残留，以及有无食物进入气道等情况，由此评估吞咽功能及误吸风险。

3. **测压检查** 测压检查是目前唯一能定量分析咽部和食管力量的检查手段。由于吞咽过程中咽部期和食管期（或者是咽部和食管）压力变化迅速，因此可使用带有环周压力感应器的固体测压管进行检查，每次吞咽过程中，压力传感器将感受到的信息传导到电子计算机，计算机对其进行整合及分析，得到咽收缩峰值压及时间、食管上段括约肌静息压、松弛率及松弛时间。根据数据，分析有无异常的括约肌开放、括约肌的阻力和咽推进力。

4. **超声检查** 通过放置在颏下的超声波探头（换能器）对口腔期、咽期吞咽时口咽软组织的结构和动力、舌、舌骨、喉的运动，食团的转运及咽腔的食物残留情况以进行定性分析。超声检查是一种无创无放射性检查，能在床边进行，并能为患者提供生物反馈。与其他检查比较，超声检查对发现舌的异常运动有明显的优越性，尤其在儿童患者中。但是，超声检查只能观察到吞咽过程的某一阶段，而且由于咽喉中气体的影响，对食管上括约肌的观察不理想。

5. **表面肌电图检查** 用于咽喉部的肌电图检查一般为表面肌电图（surface electromyography，SEMG），即将电极贴于吞咽活动肌群表面，检测吞咽时肌群活动的生物电信号。标准化肌电图检查技术是选择以下4组肌群进行评估：上下口轮匝肌、咀嚼肌、颏下肌群（包括二腹肌前腹、下颌舌骨肌、颏舌骨肌）、舌骨下肌群。

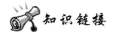知识链接

1. 共识一：吞咽为食物经口摄入并经咽腔和食管传送入胃的全过程。狭义的吞咽障碍指多种原因所致的口咽部及食管结构与功能异常而造成者，不包括认知及精神心理因素所致行为异常引起的摄食吞咽障碍。

共识二：筛查与评估不只是筛查有无吞咽障碍，更重要的是评估吞咽安全性和有效性方面存在的风险及其程度，强调以团队合作模式进行评估。

共识三：对于疑似有吞咽问题的患者或老年人，应进行吞咽障碍的筛查。筛查一般由护士完成，其他专业人员也可参与。需强调的是：筛查并非用于量化吞咽障碍的风险程度或指导吞咽障碍的管理，筛查不能取代临床功能评估和仪器检查。

共识四：全面了解病史。对于选择进一步的评估和正确的治疗决策，具有事半功倍的效果。

共识五：所有的床旁进食评估都需要进行容积-黏度测试，但首先要确认患者是否有适应证和禁忌证。

共识六：吞咽造影检查和软式喉内窥镜吞咽功能检查是确定吞咽障碍的金标准。应用这些设备检查能更直观、准确地评估口腔期、咽期和食管期的吞咽情况。了解吞咽气道保护功能完整情况，对于诊断、干预手段选择和咽期吞咽障碍的管理意义重大。

共识七：吞咽造影检查一般由放射科医师和言语治疗师或主管医生共同合作完成；有条件的单位可以开展吞咽造影的量化分析；造影检查的专业人员必须通过正规培训。造影检查前需充分向患者说明目的、方法和风险，签署知情同意书；X线对人体有多种不良作用。在获取足够诊断或治疗信息的前提下，检查时应尽量设法缩短患者的辐射暴露时间。

共识八：吞咽造影检查和软式喉内窥镜吞咽功能检查各有所长。结合病例和技术条件可选择性的应用，推荐有条件的单位将二者结合应用，优势互补。

共识九：仪器检查可以为专业人员提供有价值的补充信息。医生和治疗师应了解各种吞咽仪器检查方法的特点、适应证和禁忌证。应清楚检查的目的，预期得到什么信息，不可滥用。同时充分向患者家属说明，并签署知情同意书。

2. 为数不少的脑卒中患者会出现吞咽困难。吞咽障碍会导致误吸和进食减少，进而导致肺炎、营养不良和脱水等严重并发症。由于这些并发症是可以避免和改善的，因此对全部脑卒中患者筛查脑卒中后吞咽困难风险是非常重要的。（证据水平 2++，4）。所有的脑卒中患者进食食物和水之前，需检查是否存在吞咽困难。（推荐等级C）

饮水试验常常被用来识别误吸风险。嘱患者以茶匙饮水，观察其吞咽动作，记录任何情况下发生的咳嗽或是音质的改变。如果未见异常，嘱患者饮更多量的水。据报道饮水试验对诊断误吸的敏感度超过70%，特异度达22%~66%，被认为是一种有效而敏感的筛查方法。（证据水平2++）。饮水试验应作为脑卒中患者误吸风险筛查的一部分。（推荐等级B）

标准的吞咽功能临床床边检查应由专业技术熟练的语音和语言治疗师进行。(推荐等级B)

(万桂芳)

第三节　神经源性膀胱评定

学习目标
1. 能辨别神经源性膀胱的分类及特点。
2. 在老师指导下能对患者进行神经源性膀胱的评定。

一、概述

(一) 定义

神经源性膀胱 (neurogenic bladder, NB) 是由于神经控制机制出现紊乱而导致的下尿路功能障碍，通常需在存有神经病变的前提下才能诊断。根据神经病变的程度及部位的不同，神经源性膀胱有不同的临床表现。此外，神经源性膀胱可引起多种并发症，最严重的是上尿路损害、肾衰竭。

(二) 分类

随着对排尿生理机制认识的日益深化，对神经源性膀胱功能障碍的分类亦在发展。国际常用的分类包括根据临床表现和尿流动力学特点制订的分类方法 (表5-3-1) 和欧洲泌尿协会 (European association of urology) 提供的 Madersbacher 分类方法 (图5-3-1)。

表5-3-1　根据临床表现和尿流动力学特点制订的分类方法

临床表现		尿流动力学特点
尿失禁	①由膀胱引起	膀胱逼尿肌无抑制性收缩；膀胱容量减少；膀胱顺应性降低；膀胱逼尿肌正常 (但有认知、运动等问题)
	②由出口引起	膀胱颈功能不全；尿道外括约肌松弛等
尿潴留	①由膀胱引起	神经性逼尿肌松弛；肌源性逼尿肌松弛；膀胱容量增大，顺应性增加；膀胱逼尿肌正常 (但有认知、运动等问题)
	②由出口引起	机械性因素；尿道内括约肌功能性梗阻；尿道外括约肌功能性梗阻
尿潴留与失禁混合	①由膀胱逼尿肌-尿道括约肌失协调引起	
	②膀胱逼尿肌和尿道括约肌正常 (但有认知、运动等问题)	

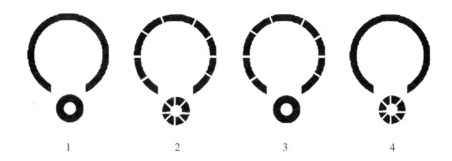

1. 膀胱逼尿肌过度活跃伴尿道括约肌过度活跃；2. 膀胱逼尿肌活动不足伴尿道括约肌活动不足；
3. 膀胱逼尿肌活动不足伴尿道括约肌过度活跃；4. 膀胱逼尿肌过度活跃伴尿道括约肌活动不足
（实线代表肌肉过度活跃，虚线代表肌肉活动不足）

图 5-3-1　Madersbacher 下尿路功能障碍类型图

（三）评定目的

（1）评价下尿路功能，确定膀胱流出尿液梗阻的程度。
（2）为制订康复治疗计划提供客观依据。
（3）动态地观察膀胱逼尿肌和尿道外括约肌的功能状态。
（4）评定康复治疗的效果。
（5）开发新的更有效的康复治疗手段。

二、储尿与排尿的解剖生理

（一）解剖学基础

储尿与排尿控制的外周结构主要由膀胱逼尿肌和尿道括约肌组成。膀胱逼尿肌由内纵、中环和外纵三层平滑肌纤维相互交错排列而成。尿道括约肌又分为功能性内括约肌（包括近端尿道平滑肌和膀胱颈）和解剖学外括约肌（盆腔与尿道周围横纹肌）。随着膀胱储尿量增加，尿道内括约肌压力不断增高，使近端尿道压力高于膀胱内压力，阻断尿液流出。膀胱收缩时，膀胱颈和近端尿道括约肌阻力下降，尿液排出。尿道外括约肌属骨骼肌，受意志控制，储尿期收缩，排尿期松弛。

（二）神经学基础

中枢神经系统各部分在控制储尿和排尿功能中的主要作用如下。

1. 大脑皮质

（1）额叶：存在膀胱逼尿肌运动中枢。在正常储尿期，该中枢抑制排尿反射。损伤时可出现膀胱逼尿肌反射亢进，常表现为尿失禁。
（2）旁中央小叶（中央前回和中央后回的上部）：控制尿道外括约肌和盆底肌等骨骼肌的随意活动。

2. **丘脑** 在排尿冲动的传递方面起上传下达的作用。

3. **内囊** 为白质纤维，大脑皮质所有与排尿有关的神经纤维均经过此部。

4. **基底节** 可影响与控制膀胱逼尿肌的活动，如帕金森病的患者基底核变性后会产生膀胱逼尿肌反射亢进，如急迫性尿失禁。

5. **边缘系统** 通过与下丘脑和脑干网状结构间的联系，控制全部自主神经系统。

6. **小脑** ①维持尿道外括约肌和盆底肌等骨骼肌的张力；②控制尿道外括约肌和盆底肌等骨骼肌的收缩节律和强度；③配合脑桥抑制膀胱逼尿肌收缩；④协调膀胱逼尿肌和尿道外括约肌的活动。

7. **脑桥** 存在排尿中枢（M区）和储尿中枢（L区），具有排尿、储尿两相转换的开关机制。M区兴奋可使膀胱逼尿肌收缩，尿道括约肌和盆底肌松弛。L区兴奋则使膀胱逼尿肌松弛，尿道括约肌和盆底肌收缩。

脑桥及其以上的神经通路损伤时，可出现：①自主控制排尿的能力减退，表现为主动启动、中断或延迟排尿的能力减弱；②排尿期骶髓逼尿肌中枢不能得到上位神经中枢的易化作用。膀胱逼尿肌不能产生持久而有力的收缩；同时排尿期骶髓逼尿肌中枢、阴部神经中枢和胸腰段交感中枢间失去上位神经的协调作用，出现膀胱逼尿肌和尿道括约肌失协调；③储尿期骶髓逼尿肌中枢失去上位神经的抑制作用，表现为膀胱逼尿肌亢进；④传入神经通路损害，储尿期的感觉缺失或减退。

8. **脊髓** 脊髓是控制下尿路活动的下级中枢，根据脊髓在排尿和储尿过程的不同作用，将其分为3个中枢。

（1）骶髓逼尿肌中枢：S_2~S_4为脊髓的副交感中枢，主要支配膀胱逼尿肌的活动，兴奋时膀胱逼尿肌收缩。

（2）骶髓阴部神经中枢：S_2~S_4脊髓前角为尿道外括约肌的初级控制中枢，冲动经阴部神经传出，控制尿道外括约肌和盆底肌等骨骼肌的收缩和舒张。

（3）胸腰段交感神经中枢：T_{11}~L_2为脊髓的交感中枢，兴奋时使膀胱逼尿肌松弛，膀胱颈和近端尿道括约肌收缩。

三、储尿和排尿过程

1. **储尿过程** 良好的储尿反射是由副交感神经的完全抑制、交感神经及躯体神经的激活来完成的。副交感神经的抑制作用机制为：膀胱充盈的兴奋冲动沿盆神经传入骶髓，其中一部分冲动对骶髓逼尿肌中枢直接产生抑制作用；另一部分冲动从骶髓上传到大脑皮质，当大脑皮质没有发出排尿指令时，大脑经下行神经纤维对骶髓逼尿肌中枢也产生抑制作用。交感神经的激活作用机制为：膀胱充盈的兴奋冲动沿盆神经传入脊髓，上行兴奋脊髓胸腰段的交感神经元，发出冲动经腹下神经作用于：①兴奋膀胱逼尿肌的β受体，松弛膀胱逼尿肌，保持膀胱内低压状态；②兴奋膀胱颈和后尿道的α受体，增加膀胱出口阻力以防尿液流出；③抑制副交感神经的活性。另外，在储尿过程中，如果大脑没有排尿指令，将加强阴部神经（属于躯体神经）的兴奋，产生随意性的尿道外括约肌收缩。随着膀胱容量的增加，尿道外括约肌的活动也逐步增加。

2. **排尿过程** 在充盈的初始阶段，膀胱内没有任何感觉；当膀胱充盈到一定程度时，膀胱壁的牵张感受器受到刺激而兴奋，发出冲动沿盆神经传入骶髓排尿中枢，再经脊髓上传至脑桥排尿中枢和大脑额叶皮质。当大脑额叶发出允许排尿的指令时，脑桥启动排尿程序，排尿中枢M区活动，兴奋骶髓逼尿肌中枢，通过副交感神经兴奋M受体使膀胱逼尿肌收缩；同时抑制脊髓胸腰段交感中枢的活性，使膀胱颈、后尿道阻力下降；另外还抑制阴部神经的兴奋性，松弛尿道外括约肌，从而排出尿液。

四、神经源性膀胱评定

神经源性膀胱的评定包括询问病史、症状评估、体格检查、实验室检查及仪器检查。

（一）询问病史

（1）有无遗传及先天性病史，如先天性脊柱裂、脊膜膨出等发育不良疾病。

（2）是否有中枢或外周神经系统损伤及疾病史，如脑卒中、脊髓损伤、马尾神经损伤、帕金森病、腰椎间盘突出症等病史。

（3）既往治疗史，如神经系统手术史、泌尿系统或盆腔手术史、外伤等；用药史，如抗胆碱能药物、α受体阻滞药等；是否已接受膀胱相关治疗与干预，目前的膀胱管理方法如挤压排尿、留置尿管等。

（4）代谢性疾病史，如糖尿病（可导致外周神经损伤），询问病史时需要了解血糖治疗及控制情况。

（5）社会及心理方面，了解患者的生活环境、日常生活饮食习惯等。

（二）症状评估

1. **下尿路症状** 包括储尿期、排尿期及排尿后症状，如尿急、尿频、尿痛、尿失禁、排尿困难等。

2. **膀胱感觉异常症状** 膀胱充盈期感觉及尿意感。

3. **神经系统症状** 神经系统原发疾病症状及治疗后症状、肢体感觉运动功能、自主神经过反射等。

4. **肠道症状** 评估是否有大便失禁、便秘、里急后重感等。

5. **其他症状** 如尿液的颜色性状改变、腰痛、盆底疼痛等；性功能方面改变如性欲下降、男性勃起困难女性性交感觉异常等。

（三）体格检查

评估患者的意识、精神状态、认知膀胱充盈期及排尿后生命体征的变化，四肢感觉运动功能、躯体感觉运动平面、脊髓损伤患者损伤平面，日常活动能力、手功能、会阴部的感觉及运动功能，球海绵体反射，肛门括约肌及盆底肌自主收缩功能等。

（四）实验室检查

根据医嘱进行血常规、尿常规、细菌培养、细菌计数、药敏试验、血尿素氮、血肌酐等检查。

（五）仪器检查

1. 膀胱残余尿的测定 排尿后膀胱内残留的尿液称为残余尿。正常女性残余尿量不超过 50mL，正常男性不超过 20mL。残余尿量 >100mL，需要采用导尿等方法辅助排出。测定残余尿量常用的方法有导管法和 B 超法。

2. 膀胱容量和压力测定 膀胱容量压力评定仪是运用压力传感器，测定膀胱在储尿期与排尿期内压的变化，通过计算机软件界面实时检测获得评估信息的技术。通过评估膀胱储尿期逼尿肌和尿道括约肌的运动功能及膀胱感觉功能，获得逼尿肌活动性和顺应性、膀胱内压力变化、安全容量等信息，以指导膀胱康复训练及治疗。

目前，公认的膀胱安全压力上限是 $40cmH_2O$（$1cmH_2O=0.098kPa$）。虽然排尿期压力可以允许有短暂的升高，但如果排尿时间延长，膀胱内压力长时间高于 $40cmH_2O$，将造成上尿路引流不畅，损害肾功能。膀胱内不超过安全压力时的最大容量被称为安全容量。

3. 尿流动力学检查 尿流动力学检查（urodynamic）是借助流体力学及电生理、神经生理学的原理和方法，对泌尿道输送、储存和排泄等功能进行动态观察，较全面而完整地反映各种变化，并提供客观依据。主要通过监测膀胱储尿期容积压力变化、尿流率、尿道压力分布测定、膀胱和尿道有关肌肉电生理活动与神经生理情况，从而反映下尿路功能。尿流动力学检查有助于准确诊断及治疗神经源性膀胱。

（1）尿流率测定：尿流率为单位时间内排出的尿量（mL/s），主要反映排尿过程中膀胱逼尿肌与尿道括约肌相互作用的结果，即下尿路的总体功能情况。主要参数有最大尿流率、尿流时间及尿量等。尿流率受性别、年龄和排尿等因素的影响。

（2）膀胱压力容积测定：包括膀胱内压、直肠内压（腹压）及膀胱逼尿肌压（膀胱内压减去直肠内压）。正常压力容积测定为：①无残余尿；②膀胱充盈期内压维持在 5~$15cmH_2O$，顺应性良好；③没有无抑制性收缩；④膀胱充盈过程中，最初出现排尿感觉时的容积为 100~200mL；⑤膀胱总容积 400~500mL；⑥排尿及中止排尿受意识控制。

（3）尿道压力分布测定：尿道在储尿期呈封闭状态。若在储尿期，在尿道内插入一尖端有侧孔的导尿管，由于尿道黏膜的柔软性及可塑性，在尿道外层张力的作用下，将尿道封闭起来。若由导尿管注入液体，尿管内液体的压力将作用于尿道黏膜上，若液体压超过尿道压力，则把黏膜推开，液体进入尿道腔内，推开黏膜所需要的静压力即代表尿道侧孔处尿道压。主要参数包括最大尿道压、最大尿道闭合压、尿道功能长度等。

（4）尿道外括约肌肌电图：可用来了解尿道外括约肌的功能状态，是确定尿道肌肉神经支配是否异常的可靠检查项目。由于尿道外括约肌与肛门括约肌神经支配基本相同，可用肛门括约肌反映尿道外括约肌的活动情况。在正常排尿周期中，膀胱充盈期间尿道外括约肌呈持续活动，排尿时肌电活动突然中止，排尿完毕，肌电活动重新出现。

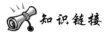

经动物实验，由报警仪和永磁铁构成的神经源性膀胱排尿报警装置能够达到持续监测膀胱容量和报警排尿的目的。神经源性膀胱排尿报警装置是根据指南针原理设计的一类能够对膀胱容量或压力进行适时监测和适时报警提醒患者排尿的设备。神经源性膀胱排尿报警装置由固定在膀胱前壁的永磁铁和固定在下腹壁的报警仪组成，报警仪由指南针开关、电源、蜂鸣器和电源开关组成。膀胱容量的变化导致永磁铁位置变化，永磁铁位置变化导致报警仪所在点的磁场变化，磁场变化可通过具有指南针功能的报警仪检测。进行适时监测和适时报警提醒患者排尿的设备，有望成为治疗神经源性膀胱尿意缺失的一种新方法。

（孟　玲　崔立新）

第四节　神经源性肠道评定

学习目标

1. 熟悉神经源性肠道的分类。
2. 能列举神经源性肠道的评定及注意事项。

一、概述

（一）定义

神经源性肠道是支配肠道的中枢神经或周围神经结构受损或功能紊乱导致的排便功能障碍。多表现为大便失禁和（或）大便排空困难。常见于脊髓损伤、脑卒中、脑外伤、脑肿瘤、多发性硬化、糖尿病等。

（二）分类

根据排便反射是否存在，可将神经源性肠道分为反射性肠道和弛缓性肠道两类。

1. 反射性肠道　该型神经源性肠道功能障碍多由骶髓（S_2）以上的中枢神经病损引起。特点是：①低级排便反射弧完整，但高级中枢对排便反射的抑制减弱；②直肠肛门协调性运动受损，结肠传输时间延长；③肛门内括约肌的静息张力增加；④肛门外括约肌难以受意识控制而放松。

2. 弛缓性肠道 该型神经源性肠道功能障碍多由骶髓（S_2）及以下的病损引起，多见于圆锥或马尾神经病变、多发神经病、盆腔手术等。特点是：①由于排便的低级反射弧被破坏，排便反射活动消失；②结肠传输时间显著延长；③肛门内括约肌张力下降；④肛门外括约肌静息张力降低。

值得注意的是，部分S_2以上神经病损的患者仍然无排便反射，而一些圆锥或马尾神经损伤的患者也可保留排便反射。

（三）评定目的

判断排便障碍的原因及类型，了解排便障碍对患者的生理、心理、社会交往造成的影响及排便障碍所导致的并发症，并据此进行护理干预，目的是建立有效的排便规律，减少失禁或减轻排空困难，减少排便障碍所导致的并发症及对患者心理、生理及日常生活的影响。从而提高患者的生活质量。

二、排便的解剖生理

（一）解剖学及神经学基础

1. 大肠的运动和排便 大肠（large intestine）是消化道最后一段，将大约长1.5m的肌肉管结构分为盲肠、结肠、直肠和肛管，其中结肠又分为升结肠、横结肠、降结肠和乙状结肠4个部分（图5-4-1）。

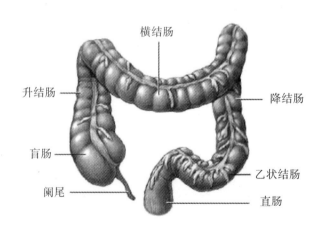

图 5-4-1 大肠的构成

大肠的运动形式有：袋状往返运动、分节或多袋推进运动、蠕动。食物残渣在大肠内停留一般在10h以上，这一过程中，部分水分、无机盐和维生素被吸收，同时经过细菌发酵和腐败作用形成的产物，加上脱落的肠黏膜上皮细胞和大量的细菌共同构成粪便。

大肠麻痹或传输减慢，会增加粪便在肠道的时间，水分进一步被吸收，大便干结，常引起便秘（图5-4-2）。肠蠕动加快、分泌增加则会引起腹泻。

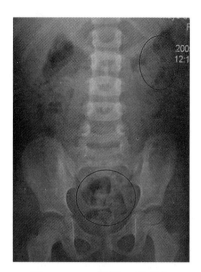

图 5-4-2　便秘 X 线成像

2. 排便的神经支配　排便的神经中枢分别位于大脑皮质和骶髓。排便过程受副交感神经、交感神经和躯体神经控制。

（1）副交感神经：副交感神经中枢位于 S_2~S_4 的侧角，其冲动经盆神经传出。兴奋时增进肠道的活动性，使降结肠、乙状结肠和直肠收缩，肛门内括约肌松弛而协助排便。

（2）交感神经：起源于 T_{11}~L_2 的侧角，其纤维经腹下神经丛支配肠道。交感神经的功能在于增进肠道的贮存功能，使肛门内括约肌收缩以保持对粪便的控制。

（3）躯体神经：控制排便的躯体神经为阴部神经。其神经核在 S_2~S_4 的前角，其纤维支配肛门外括约肌和耻骨直肠肌。非排便期这些肌肉持续收缩而保持对粪便的控制功能。

三、正常的排便过程

排便是一种反射活动，正常人的直肠内没有粪便，当肠的蠕动将粪便推入直肠时，刺激直肠壁内的感受器，神经冲动通过盆神经、腹下神经等传达到脊髓腰骶段的初级排便中枢，同时冲动传至大脑皮质产生便意和排便反射。这时通过盆神经的传出冲动使降结肠、乙状结肠和直肠收缩，肛门内括约肌松弛，同时阴部神经的冲动减少，肛门外括约肌松弛使粪便排出体外。同时，支配腹肌和膈肌的神经兴奋，腹肌和膈肌也发生收缩，腹内压增加促进粪便排出。

四、神经源性肠道评定

（一）病史

询问患者是否有神经系统疾病、胃肠道疾病等影响直肠功能的病史，是否服用引起排便异常或辅助排便的药物或食物，是否有家族便秘史及精神病史。评估患者胃肠功能的现状，需要的辅助排便措施，实施单次排便的耗时，评价独立排便的能力、排便的体位。初始评估患者需要注意的评估关键点见表 5-4-1。

表 5-4-1 初次评估时关键点评定表

需评估内容	情况记录
疾病前的排便习惯	
排便频率	
每次大便花费的时间	
大便失禁的情况	
尝试排便失败情况	
用餐频率和内容	
与失禁相关的病史	
目前和过去使用过的药物	
活动水平——一般性活动、锻炼	
沟通及认知能力	
心理和情感因素	
家庭和照顾情况	

（二）体格检查

1. **精神状态** 评估患者的意识及精神状态、认知能力、语言表达能力。

2. **腹部检查** 腹部是否有膨隆、是否触诊有硬块（或索状肿物），叩诊及听诊是否出现肠鸣音异常。

3. **运动及感觉功能检查** 对于脊髓损伤患者，需评估患者的感觉平面及运动平面，分析神经损伤阶段及对排便相关神经功能的影响。

4. **神经反射检查** 主要用于神经损伤的定位，确定损伤平面。

5. **肛门直肠检查**

（1）肛门视诊：主要观察肛门周围皮肤是否完整，是否有失禁所致皮损等并发症，有无外痔、息肉、直肠脱垂、肛裂、肛瘘等。有异常情况时需对该情况进行分析。

（2）肛门指检：检查者右手示指戴手套并涂以润滑剂，缓慢插入肛门进行直肠检查。检查的内容包括：直肠或肛门处是否有大便嵌顿，大便性状及软硬情况、大便嵌顿的位置等，如果大便较干结无法排出，可使用手指挖出，辅助患者排便。检查肛门的张力：用手指感觉肛门外括约肌的张力及控制力、直肠内的压力。肛门自主收缩：自主性的肛门提肌收缩可以增加肛门括约肌的压力，检查者将手指放入患者直肠内，嘱患者做缩肛运动，感受是否有动作及运动的压力。

（三）实验室和影像学检查

1. **粪便的分析** 检查粪便的量、颜色、性状、气味，以及粪便成分是否异常，比如是否含有白细胞、红细胞等。注意评估时，不能仅使用大便次数评估是否异常，便秘患者也可出现大便次数正常而量极少的情况，患者家属常认为此为正常情况，所以评估时需要全面了解。

2. **粪便造影** 将一定量的钡糊注入直肠,在X线下模拟排便过程,动态观察肛门直肠的功能及解剖结构的变化。主要用于肛门直肠疾病诊断。

3. **纤维肠镜** 主要是排除肠道的器质性疾病。

(四)其他专科辅助检查

1. **排便日记** 让患者养成记录排便情况的习惯,记录内容包括:排便时间、大便的量及性状、大便失控次数、辅助排便的方法及作用、辅助排便辅具及药物等,同时记录饮食、运动情况。

2. **肛门直肠压力** 使用胃肠压力测定系统,选用特制导管。检查前排空大小便,不灌肠、不做直肠指检及直肠镜检。患者取右侧屈膝卧位,髋关节屈曲90°,均匀呼吸,不屏气,使躯体和肛管放松,配合检测。检测前休息2~10min,以便患者适应导管。检查方法:静息压,患者完全放松20~30s时所检测到的压力。缩榨压,即最大自主缩榨压,嘱患者用力收缩肛门10~20s,正常情况下肛门外括约肌可收缩并持续3~5s,如小于3s则为异常。压榨压,也称排便压,嘱患者用力排便模拟动作,此时肛门外括约肌松弛,30s后重复检查1次。

3. **Wexner便秘评分表** 这是使用较广泛并具有较好信效度的量表(表5-4-2)。最低分0分,最高分30分,分数越高表示便秘越严重。

表5-4-2 Wexner便秘评分表

项目	得分	项目	得分
排便频率		时间:在厕所的时间(min)	
每周1~2天1~2次	0	少于5	0
每周2次	1	5~10	1
每周1次	2	10~20	2
每周少于1次	3	20~30	3
每月少于1次	4	大于30	4
困难:疼痛评估		辅助:辅助形式	
从不	0	没有	0
很少	1	刺激性泻药	1
有时	2	手指协助或灌肠	2
通常	3	失败:24h尝试排便失败次数	
总是	4	无	0
完整性:不完全的感觉评估		1~3次	1
从不	0	3~6次	2
很少	1	6~9次	3
有时	2	超过9次	4
通常	3	病史:便秘持续时间(年)	
总是	4	0	0
疼痛:腹痛		1~5	1
从不	0	5~10	2
很少	1	10~20	3
有时	2	超过20	4
通常	3	总分:	
总是	4		

4. 球囊逼出实验 此方法简单、易行，可作为功能性排便障碍的筛选方法。此方法可反映肛门直肠对球囊的排出能力，健康人在60s内排出球囊，但结果正常不能排除盆底肌不协调收缩。

五、评定时机和注意事项

（一）评定时机

1. 评估应从急性期开始 神经源性肠道功能评定应在急性期实施，对患者制订针对性肠道护理干预计划，避免肠道功能的进一步恶化，可以有效预防肠道并发症的发生，从而逐渐改善患者整体肠道状况。

2. 根据疾病进展分阶段评定 应据病情进展进行评定，并修改针对性护理计划，如脊髓休克期损伤平面以下丧失感觉、运动、反射活动，这一时期直肠及肛门是无反射和蠕动的，导致麻痹性肠梗阻。当脊髓休克麻痹性肠梗阻消退，肠鸣音便恢复，肛门张力会产生改变。对于反射功能等评定，应从脊髓休克期开始定期检查，直到脊髓休克期消退。

3. 出院后评定和随访 绝大部分患者在住院期间并不能完全解决神经源性肠道的问题，对于神经损伤严重患者，其后生活都需要辅助排便，出院后的评定和随访不仅能够保证患者出院后仍接受辅助排便，加速康复，还极大地提高患者的生活质量并减少并发症的发生。

（二）注意事项

1. 应对神经源性肠道患者进行综合评估 神经源性肠道的评定包括病史、实验室检查、体格检查、辅助检查等，这些评定对于提高患者生活质量、规范肠道护理管理也尤为重要。

2. 应对照顾者的能力进行评估 约5%患者的排便需要依赖他人帮助才能完成，故对照顾者照顾能力的评定及指导，对于患者持续化肠道管理、预防并发症发生及提高生活质量尤为重要。肠道护理在家或社区进行前应评估其可行性，包括：费用问题、供货问题、残存功能、房间布局等。

3. 应检查配备的肠道管理设备是否安全 比如肠道管理设备或沐浴椅的安全性，其中坐垫的填充物及制动装置最为重要，最关键的是方便肛门区域的操作。跌倒是使用肠道护理椅时常发生的意外，特别是对于平衡功能差、有肢体痉挛的患者更易发生。对这类患者必须配备安全带。

4. 应监测患者心理状态 随着医学的发展，患者的生存期得以延长，54%的患者主诉肠道功能障碍是引起其心理抑郁的原因之一。故评估肠道障碍对于生活、社交及心理的影响及患者的应对方式和心理尤为重要。

5. 应评估患者或照顾者的知识和技能 护士应注意评估患者或照顾者是否具有识别和处理常见肠道问题的能力，包括急性期回肠炎、胃溃疡和后期的便秘、梗阻、腹泻、痔、自主性反射障碍。

6. 应定期评价护理干预计划的效果 护理干预后是否出现排便管理效果不佳，如：出现便秘、胃肠道症状、计划外或延迟的排便，应评估护理措施的有效性，同时对患者的依从性进行评估。

（张　瑜）

第五节　日常生活活动能力和生存质量评定

> **学习目标**
> 1. 会使用量表评定日常生活活动能力。
> 2. 描述日常生活活动能力评定的定义、范围、评定目的。
> 3. 阐述生存质量评定的定义、内容和方法。

一、日常生活活动能力评定

（一）概述

1. 定义　日常生活活动能力（ADL）是指人们为了维持生存以及适应生存环境而必须每天反复进行的、最基本的、最具有共同性的活动。广义的 ADL 是指个体在家庭、工作机构与社区里自己管理自己的能力，除了包括最基本的生活能力之外，还包括与他人交往的能力，以及在经济上、社会上和职业上合理安排自己生活方式的能力。

2. 范围　包括运动、自理、交流、家务活动和娱乐活动等。

（1）运动：包括床上运动、轮椅上运动和转移、市内或室外行走、公共或私人交通工具的使用等。

（2）自理：包括更衣、进食、如厕、洗漱、修饰（梳头、刮脸、化妆）等。

（3）交流：包括打电话、阅读、书写、使用电脑、识别环境标志等。

（4）家务活动：包括购物、备餐、洗衣、使用家具及环境控制器（电源开关、水龙头、钥匙）等。

（5）娱乐活动：如打扑克、下棋、摄影、旅游、社交活动等。

3. 评定目的　日常生活活动能力评定是用特定的方法，准确地了解患者日常生活的各项基本功能情况，即明确患者是怎样进行日常生活的、能做多少日常活动、难以完成的是哪些项目、功能障碍的程度如何等。这对判定预后、制订和修订治疗计划、评定治疗效果、安排返家或就业非常重要。

(二)日常生活活动能力评定方法

评定人员直接观察患者完成动作的情况以评定其能力。有些不便完成或不易完成的动作,可通过询问患者本人或照顾者的方式取得结果,如大小便控制、个人卫生管理等。

常用的标准化ADL评定工具有Barthel指数、改良Barthel指数及功能活动问卷等。《国际功能、残疾和健康分类》(ICF)也可直接用于活动和参与的评定。

1. Barthel指数(barthel index,BI) 由美国Mahoney和Barthel于1965年设计并应用于临床。Barthel指数评定简单、可信度高,是目前临床应用最广、研究最多的一种ADL的评定方法,它不仅可以用来评定治疗前后的功能状况,还可以预测治疗效果、住院时间及预后(表5-5-1)。Barthel指数总分100分。0~20分为极严重功能缺陷;25~45分为严重功能缺陷;50~70分为中度功能缺陷;75~95分为轻度功能缺陷;100分为ADL完全自理。

表5-5-1 Barthel指数评定内容及计分法

项目	自理	稍依赖	较大依赖	完全依赖
进食	10	5	0	0
洗澡	5	0	0	0
修饰(洗脸、梳头、刷牙、刮脸)	5	0	0	0
穿衣	10	5	0	0
控制大便	10	5	0	0
控制小便	10	5	0	0
上厕所	10	5	0	0
床椅转移	15	10	5	0
行走(平地45m)	15	10	5	0
上下楼梯	10	5	0	0

2. 改良Barthel指数(modified Barthel index,MBI) 虽然Barthel指数有较高的信度和效度,评定简单易行,临床应用广泛,但也有一定缺陷。如评定等级比较少,相邻等级之间的分数值差别较大,评估不够精确细致,且存在天花板效应。改良Barthel指数是在Barthel指数的基础上进行了进一步修订而形成的。改良Barthel指数的评定项目与每项的满分值不变,而将每一项的评定等级进一步细化。将每一项得分都分为了5个等级。改良Barthel指数也被证实具有良好的信度和效度,且具有更高的敏感度,能较好地反映等级间变化和需要帮助的程度。

改良Barthel指数的分级标准:0~20分为极严重功能缺陷;21~45分为严重功能缺陷;46~70分为中度功能缺陷;71~99分为轻度功能缺陷;100分为ADL完全自理。改良Barthel指数细化评定标准见表5-5-2。

表 5-5-2 改良 Barthel 指数细化评分标准

项目	评分标准
1. 进食	0分：完全依赖别人协助进食 2分：某种程度上能使用餐具，通常是勺子或筷子。但在进食的整个过程中需要别人提供协助 5分：能使用餐具，通常用匙羹或筷子。但进食的某些过程仍需要别人提供协助 8分：除了在准备或收拾时需要协助，患者可以自行进食；或过程中需有人从旁监督或提示，以策安全 10分：可自行进食，而无须别人在场监督、提示或协助自行进食
2. 个人卫生	0分：完全依赖别人处理个人卫生 1分：某程度上能参与，但在整个活动的过程中，需要别人提供协助才能完成 3分：能参与大部分的活动，但在某些过程中仍需要别人提供协助才能完成整项活动 4分：除了在准备或收拾时需要协助，患者可以自行处理个人卫生；或过程中需有人从旁监督或提示，以策安全 5分：自行处理个人卫生，而无须别人在场监督、提示或协助。男性患者可自行剃须，而女性患者则可自行化妆及理发
3. 洗澡	0分：完全依赖别人协助洗澡 1分：某程度上能参与，但在整个活动的过程中，需要别人提供协助才能完成 3分：能参与大部分的活动，但在某些过程中仍需要别人提供协助才能完成整项活动 4分：除了在准备或收拾时需要协助，患者可以自行洗澡；或过程中需有人从旁监督或提示，以策安全 5分：患者可用任何适当的方法自行洗澡，而无须别人在场监督、提示或协助
4. 如厕	0分：完全依赖别人协助如厕 2分：某程度上能参与，但在整个活动的过程中，需要别人提供协助才能完成 5分：能参与大部分的活动，但在某些过程中仍需要别人提供协助才能完成整项活动 8分：除了在准备或收拾时需要协助，患者可以自行如厕；或过程中需有人从旁监督或提示，以策安全 10分：患者可用任何适当的方法自行如厕，而无须别人在场监督、提示或协助。如有需要，患者亦可在晚间使用便盆、便椅或尿壶。然而，患者需自行将排泄物倒出并把器皿清洗干净
5. 穿衣	0分：完全依赖别人协助穿衣 2分：某程度上能参与，但在整个活动的过程中，需要别人提供协助才能完成 5分：能参与大部分的活动，但在某些过程中仍需要别人提供协助才能完成整项活动 8分：除了在准备或收拾时需要协助，患者可以自行穿衣；或过程中需有人从旁监督或提示，以策安全 10分：自行穿衣而无须别人监督、提示或协助
6. 大便控制	0分：完全大便失禁 2分：在摆放适当的姿势和诱发大肠活动的技巧方面需要协助，并经常出现大便失禁 5分：患者能做出适当的姿势，但未能运用诱发大肠活动的技巧；或在清洁身体及替换纸尿片方面需要协助，偶尔出现大便失禁 8分：甚少出现大便失禁，患者在使用栓药或灌肠器时需要监督；或需要定时有人从旁提示，以防失禁 10分：没有大便失禁，在需要时患者亦可自行使用栓药或灌肠器

续表 5-5-2

项目	评分标准
7.小便控制	0分：完全小便失禁 2分：经常小便失禁 5分：患者通常在日间能保持干爽但晚上小便失禁，并在使用内用或外用辅具时需要协助 8分：患者通常能整天保持干爽但偶尔出现失禁；或在使用内用或外用辅具时需要监督；或需要定时有人从旁提示，以防失禁 10分：没有小便失禁，在需要时患者亦可自行使用内用或外用辅助工具
8.床椅转移	0分：完全依赖或需要两人从旁协助或要使用起重器来帮助转移 3分：某程度上能参与，但在整个活动的过程中，需要别人提供协助才能完成 8分：能参与大部分的活动，但在某些过程中仍需要别人提供协助才能完成整项活动 12分：除了在准备或收拾时需要协助，患者可以自行转移；或过程中有人从旁监督或提示，以策安全 15分：自行转移来回床椅之间，并无须别人从旁监督、提示或协助
9A.行走	0分：完全不能步行 3分：某程度上能参与，但在整个活动的过程中，需要别人提供协助才能完成 8分：能参与大部分的活动，但在某些过程中仍需要别人提供协助才能完成整项活动 12分：可自行步行一段距离，但不能完成50米；或过程中需有人从旁监督或提示，以策安全 15分：自行步行50米，并无须其他人从旁监督、提示或协助
9B.轮椅操控（仅在不能行走时评定此项）	0分：完全不能操控轮椅 1分：可在平地上自行推动轮椅并移动短距离，但在整个活动的过程中，需要别人提供协助才能完成 3分：能参与大部分的轮椅活动，但在某些过程中仍需要别人提供协助才能完成整项活动 4分：可推动轮椅、转弯，及围绕桌边、床边或洗手间等，但在准备及收拾时仍需协助；或过程中需有人从旁监督或提示，以策安全 5分：可完全自行操控轮椅并移动最少50米，并无须其他人从旁监督、提示或协助
10.上下楼梯	0分：完全依赖别人协助上下楼梯 2分：某程度上能参与，但在整个活动的过程中，需要别人提供协助才能完成 5分：能参与大部分的活动，但在某些过程中仍需要别人提供协助才能完成整项活动 8分：患者基本上不需要别人协助，但在准备及收拾时仍需协助；或过程中需有人从旁监督或提示，以策安全 10分：患者可在没有监督、提示或协助下，安全地在两段楼梯上下。有需要时，可使用扶手或助行器

评定注意事项：①应记录患者实际完成情况，而不是可能或应达到什么程度。②评定时，通常由评定者给患者一个总的动作指令，让患者完成某个具体动作，而不告诉患者动作的具体步骤。③在评定中，只有当患者需要辅助器或支具时，才可提供，不能依赖和滥用。④除非评定表中有说明，否则使用辅助器、支具或采取替代的方法，均认为是独立完成活动的，但应注明。⑤任何需要体力帮助的活动都被认为是没有能力独立完成的

3. **功能活动问卷（functional activities questionnaire，FAQ）** FAQ 是 Pfeffer 于 1982 年提出的，1984 年进行了修订。主要用于研究社区老年人的独立性和轻症老年痴呆。FAQ 评定分值越高表示障碍程度越重，正常标准为 <5 分，≥5 分为异常。FAQ 项目较全面，能较好地反映患者在家庭和社会中的独立程度。

4. **ICF** ICF 是 WHO2001 年第 54 届世界卫生大会通过的残疾分类标准，同时，ICF 也可作为评定工具直接应用于临床。ICF 包括四个成分：身体功能、身体结构、活动和参与以及背景性因素。其中，活动和参与成分可用于日常生活活动的评定（表 5-5-3）。

表 5-5-3 ICF"活动和参与"成分评定标准

ICF 限定值	意义	语义表达	严重性
0	没有困难	无、缺乏、微不足道	0~4%
1	轻度困难	略有一点，很低	5%~24%
2	中度困难	中等程度，一般	25%~49%
3	重度困难	很高，非常	50%~95%
4	完全困难	全部	96%~100%
8	未指定		
9	不适用		

在 ICF 中，活动和参与成分包括九个领域：学习和应用知识，一般任务与要求，交流，活动，自理，家庭生活，人际交往和联系，主要生活领域，以及社区、社会和公民生活。每个领域包括不同级别的类目。对于每一个类目，既可评定患者在标准环境中完成此类目的能力表现（活动），也可评定在现实生活情景中完成任务的活动表现（参与）。

活动和参与成分的类目评定采用 ICF 的限定值标准（0、1、2、3、4、8、9）。限定值 0 表示没有困难，占整个严重性标尺的 0~4%；1 表示轻度困难，占整个严重性标尺的 5%~24%；2 表示中度困难，占整个严重性标尺的 25%~49%；3 表示重度困难，占整个严重性标尺的 50%~95%；4 表示完全困难，占整个严重性标尺的 96%~100%；限定值 8 表示未特指，即没有充分的信息确定损伤的严重性；限定值 9 表示不适用，即该类目不适用于某个具体病例。

在 ICF 术语中，活动（activity）是指个体执行一项任务或行动，即在标准环境中完成此类目的能力表现；参与（participation）是指个体投入到一种生活情境中的活动表现。

以类目"d4500 短距离步行"为例，假如某人在与工作有关的事故中失去了一条腿，他在标准环境（如平坦且不打滑的路面）下不使用拐杖行走的真实能力非常有限，但是借助拐杖后，可在邻近的人行道路上独自行走，不依赖任何帮助，但是行走速度稍缓慢。则该患者在该类目上的"活动"限定值为"3"（重度问题），"参与"限定值为"1"（轻度问题），可标记为"b4500.13"。类目编码后的第一个限定值代表"参与"的限定值，第二个限定值代表"活动"的限定值。

在临床工作中，评定者可以根据自己的需要选择评定"活动"还是"参与"，也可以两者都进行评定。

二、生存质量评定

（一）概述

1. 定义 生存质量（quality of life，QOL）又称为生活质量、生命质量，是一个内涵十分丰富而复杂的概念。广义的生存质量被理解为人类生存的自然状态和社会条件的优劣状态，其内容包含：收入、健康、教育、营养、环境、社会服务和社会秩序等方面。WHO对于生存质量的定义是：个人根据自身所处的文化和价值体系，对于自身生存状态的主观感受，这种感受充分考虑了其目标、期望、标准及所关心的各种事物，同时受到个人身体健康、心理状态、个人信仰、社会关系和所处环境的综合影响。

总体而言，可将生存质量概括为两种，即社会学与经济学领域的生存质量和医学领域的健康相关生存质量（health-related quality of life，HRQOL）。在医学领域，健康相关生存质量是指患者对于自身疾病与治疗产生的躯体、心理和社会反应的一种实际的、日常的功能性描述。

目前，虽然在医学领域对生存质量的认识仍未完全统一，但以下几点得到了多数学者的认同：①生存质量是一个多维的概念，包括身体功能、心理功能、社会功能以及与疾病或治疗相关的多个方面；②生存质量主要是个体的主观认知和体验指标，应由被测者自己做出判断和评价；③生存质量是有文化依赖性的，其评价不能脱离相应的文化背景和价值体系。

2. 评定内容 关于生存质量的内容，更多人接受WHO和Ferrell的观点。

WHO提出，生存质量的评定应该包括六个方面：①躯体功能；②心理功能；③自理能力；④社会关系；⑤生活环境；⑥宗教信仰与精神寄托。

Ferrell提出了生存质量的四维模式，即生存质量的评定应包括身体健康状况（包括各种生理功能活动有无限制、休息与睡眠是否正常等）、心理健康状况（含智力、情绪等）、社会健康状况（含社会交往和社会活动、家庭关系、社会地位等）和精神健康状况。

（二）生存质量评定方法

标准化的量表评价法是目前评定生存质量广为采用的方法，即通过使用具有较好信度、效度的标准化量表对被测者的生存质量进行多维综合评价。迄今为止，医学领域已经开发了多种生存质量评定表。概括而言可以分为三类：①普遍性量表（general scale），适用于不同健康状态和疾病类型的一般人群；②疾病专用量表（disease-specific scale），专门用于某一种疾病患者的评定；③领域专用量表（domain-specific scale），用于测量一般人群和特殊人群生存质量的某个领域或特定内容，但不能反映总的生存质量状况。

1. 世界卫生组织生存质量评定量表 此量表是由WHO于1993年组织15个合作中心

共同编制成的一套用于测量个体与健康相关的普适性生存质量量表,包括 WHOQOL-100 和 WHOQOL-BREF,后者即简化版。WHOQOL-100 内容包括生理、心理、独立型、社会关系、环境和精神支柱/宗教和个人信仰等 6 个领域,共 24 个方面 100 个条目。此量表结构严谨,内容涵盖面广,适用于多个学科的有关生存质量的研究,但测评耗时长、实际工作量大。WHOQOL-BREF 包括生理、心理、社会关系和环境 4 个领域,共有 29 个条目。

2. **SF-36 量表** SF-36 量表是由美国医疗结局研究组开发的一个普适性量表。内容包括躯体活动功能、躯体功能对角色功能的影响、躯体疼痛、总体健康自评、活力、社会功能、情绪对角色功能的影响和精神健康等 8 个领域。SF-36 量表的中文版已经由中山大学的方积乾教授等研制应用。SF-36 量表是目前公认的具有较高信度和效度的普适性生存质量评价量表之一。

3. **生活满意度量表(satisfaction with life scale,SWLS)** 包括 5 个条目,对生活的满意程度分为 7 级,分别从完全不同意到完全同意。SWLS 被认为简单易行,能较敏感地反映生存情况的改变。

4. **脑卒中专用生存质量量表(stroke-specific quality of life scale,SS-QQL)** SS-QQL 是由美国学者 William 等人研究编制的专门用于脑卒中患者的生存质量评定的量表,包括体能、家庭角色、语言、移动能力、情绪、个性、自理、社会角色、思维、上肢功能、视力和工作能力等 12 个方面,49 个条目。此量表的最大优点就是针对性较强,覆盖面较全,弥补了其他量表的一些不足。

(邓爱玲 周 彬)

第六节 心理评估及心理康复护理

学习目标
1. 能说出临床上常用的心理评定的方法及适用范围。
2. 在老师的指导下能独立给患者进行心理评估或心理评定,综合分析后得出初步结论。

一、概述

(一)定义

心理评估或心理评定(psychological assessment)通常包含调查、观察、访谈、作品分析、心理测验等定性或定量的评估方法,对取得的信息做出综合判断,对人的各种心理特征进行量化分析和预测,为康复治疗提供依据。

（二）评定目的

1. 为康复治疗提供依据　了解伤病引起的功能和心理上的变化，明确心理异常的范围、性质、程度和对其他功能的影响，为制订或调整康复计划提供依据。

2. 对康复效果进行评价　预测康复过程中患者的心理和行为上的反应会对康复效果产生的影响，根据心理评定的结果，对患者采取有针对性的措施，能提高康复的效果；同时，心理评定也是客观评价康复疗效的重要指标。

3. 为回归社会做准备　通过心理评定了解患者的潜在能力，争取最佳康复效果，帮助患者重返社会。

（三）分类

心理评定的方法有多种，包括调查法、观察法、访谈法、作品分析法、心理测验法等。在一个完整的评估过程中，观察、访谈、心理测验等几种技术经常被同时或交替使用，这几种不同的评估技术，均有自己的优点和缺点。

1. 调查法　调查法是通过调查患者本人及其周围人（亲戚、朋友、同学、老师、同事、领导等）或翻阅个人档案、病例等方式获得资料，并加以分析总结。此法的优点在于获得资料方便快捷，缺点是获得的资料可能较为片面，以及资料的准确性还需要通过直接观察或访谈等方法加以补充和验证。

2. 观察法　观察法是通过对研究对象的科学观察和分析，研究其中的心理行为规律的方法。观察法的内容包括外貌、衣着打扮、体型、言谈举止、人际交往风格、注意力、各种情境下的应对行为等。其优点是能对周围人所提供的有关观察对象的心理特征和状态进行客观验证；能在一种比较自然的情景下，对从心理测验中获得的有关观察对象的心理和行为特征进行评价和验证；另外，对婴幼儿和某些特殊人群（如发展迟缓儿童、聋哑人和语言障碍者等），访谈法和心理测验均很难应用，但行为观察有独到的作用。

3. 访谈法　访谈法是通过访谈者与来访者进行面对面的言语和非言语沟通，综合分析和判断被评估者所表述的问题。在20世纪20年代，临床心理学家把这种方法定义为"一种有目的的交谈"。访谈是心理评估收集资料的一种重要技术，当我们开始接触到患者和来访者时，首先必须进行访谈，用这种方法获得临床信息以及建立与来访者之间的"帮助关系"。访谈法有利于深入了解评估对象的深层心理活动和特征，定式结构性访谈的优点是结果比较全面，缺点是访谈标准化程度较差，访谈技术不易掌握；非结构性访谈的结果变异常常较大。

4. 作品分析法　作品分析法是通过著作、日记、书信、绘画、沙盘和治疗心得体会等患者和来访者的个人作品来综合分析判断其心理行为问题的方法。通过对其作品的分析研究，可以相当客观准确地把握一个人的心理状态。此法的优点是它可以超越时间和空间的局限。例如，对于古人的心理活动的特点就可通过分析他们的活动产品如著作、书法、绘画、言论等来加以研究。缺点是无法直接交谈或观察患者的情绪或行为，分析的结论有可能存在偏差。

5. 心理测验法 心理测验法是指运用标准化的工具，由经过专门训练的人员按照测试规范，对评定对象进行测量与评定，并对所获得的资料做出科学、客观的分析，是心理评定的主要方法。它的优点是可以对心理问题做出较客观的量化的评估，易于比较。缺点是心理测验结果往往反映的是受试者在特定情景下或一段时间内的心理特征或状态，具有一定的局限性。据统计，已经研制的心理测验已达5000多种，但是其中许多已很少有人继续使用。

二、访谈法心理评定

一般而言，临床实践活动中当我们开始接触患者和来访者时，首先都要经过访谈来了解他们的一般情况、来访目的和可能存在的问题，建立起初步的人际关系，然后才决定是否需要做心理测验以及选择什么类型的测验。通过访谈可以同患者和来访者建立起信任的关系，以保证心理康复护理与治疗能够顺利进行。因此，如果没有访谈资料，恐怕大多数的心理测验结果都是毫无意义的。从另一方面来说，访谈可以提供许多通过其他方法无法获得的信息。在访谈过程中，访问者可以观察到被访者具有特殊意义的行为、自我的特征以及他们对目前所处生理状况的反应和态度，帮助他们认识有问题的行为，并且为解决这些问题给予支持。访谈法的技术要点介绍如下。

（一）倾听

访谈中听比说更重要，良好的倾听技术是一门艺术，在访谈技术中最为重要。倾听，不是不动脑筋地随便听听，而是全神贯注、用心地听。倾听时，护士要认真、有兴趣、设身处地地听，并适当地表示理解，不要带有偏见和定式，不要做价值评判。对患者讲的任何内容不表现出惊讶、厌恶、奇怪、激动或气愤等神态，而是予以无条件的尊重和接纳。在听的过程中，不能随便打断患者的话，不能插入自己对访谈内容的评价，要以机警和共情的态度深入到患者的感受中去，细心地注意患者的言行。倾听，不单是听，还要注意思考，要及时而迅速地判断患者的谈话是否合乎常理、合乎逻辑。不但要听懂患者通过言语、表情、动作所表达出来的东西，还要听出在交谈中所省略的和没有表达出来的内容或隐含的意思，甚至是患者自己都不知道的潜意识。有时患者避重就轻，自觉或不自觉地回避本质性的问题，有时常常只谈些皮毛的问题或打"擦边球"，有时他们希望护士能听出问题，主动地向他们询问。另外，在听的过程中要及时把握"关键点"。比如，患者说："我觉得活得很累，没意思，治病花了很多钱，我就是个累赘，拖累家人，还不如死了算了……"。患者的治疗费用还不至于达到家庭无法承受的程度，患者就说出不想活下去的言语，这不太合逻辑，患者之所以悲观厌世，背后定然另有隐情，需要引起护士的重视。为此，引导患者谈出真情，就是问题的关键。

（二）建立信任的关系

正确的态度是建立信任的护患关系的重要基础，访谈者的目标是创造一个温暖和可接受的氛围，使被访者感到进行开放式的交谈是安全的和被人理解的，而不担心受到批评或"审判"。尊重、热情、真诚、共情和积极关注等态度是心理评定前护士必须具备的，是护士职业理念和人性的表达。各种能表达访谈者对被访者的谈话感兴趣的技术都能促进访谈的顺利进行，如保持眼神接触，用友好关切的表情来表达对患者的关心和认真倾听，在访谈中不时应用点头和回答"嗯""请继续"等方式表示关注和鼓励。

（三）全面收集资料

为了比较全面地了解患者的病史和个人资料，从中发现问题和找出问题的诱发因素，护士经常采用全面的护理评估收集患者资料。

（1）一般资料，包括姓名、性别、职业、收入（个人的或家庭的）、婚姻、住址、出生地点和日期、文化程度。

（2）就诊的原因和对治疗服务的期望。

（3）现在及近期情境，包括住所、主要环境、每日活动、近几个月来生活改变的次数和性质。

（4）家庭情况，包括对父母、同胞以及其他有意义的人员的描述。

（5）早期回忆录，能记忆清楚的最早发生的事件及其背景。

（6）出生和发展，开始走路和说话的年龄，与其他儿童相比较有何问题及其原因。

（7）健康及身体情况，童年和以后的疾病和外伤，现在的情况、常用药物、吸烟或饮酒，自己的身体与他人比较觉得如何，饮食和锻炼的习惯等。

（8）教育和训练，特别喜爱的科目和成绩、课外活动、感到困难和自豪的项目。

（9）工作记录，改换职业的原因、对工作的态度。

（10）消遣、兴趣和娱乐，包括自愿义务工作、阅读物等。

（11）有无药物、食物过敏史。

（12）医疗费用类别，家庭经济状况等。

（四）确定提问的方式

根据访谈的目的和想收集的资料内容来确定提问方式。一般情况下，应使用开放式提问，不使用封闭式提问。这些问题应当含义较广，例如："这次住院，你最担心的事情是什么？"，"你目前的经济状况怎么样？"。而不采用含义太狭窄的问题，如"你是不是担心术后并发症而犹豫不决？"。但是特殊情况下，也可以使用半开放式提问，如："你除了对药物副作用感到担忧，还有其他方面的疑虑吗？"。有时为了确证某种现象是否存在，也可用封闭式提问，如为确定患者是否不愿配合采集标本，可用封闭式提问："你认为留取大小便标本没必要吗？"。

三、心理测验法评定

心理测验法一般是运用标准化工具,由经过专门训练的人员严格按照测试规范,对要评定的对象进行测量与评定。在临床心理评估中,常用的测验有智力测验、人格测验、临床评估量表、应激及相关问题评估量表等。

(一)智力测验

智力测验是最常见的心理测验。智力既是人们认识客观事物的各种能力,又是改造客观事物的各种能力,如观察力、记忆力、注意力、思维力、想象力、学习能力、语言表达及社会环境适应力等。多用韦克斯勒智力量表进行评定。

(二)人格测验

人格又称个性,是指个体在适应社会的成长过程中,经遗传和环境的交互作用形成的稳定而独特的心理特征,包括气质、性格、能力等。人格测验是对人格特点的揭示和描述,即测量个体在一定情境下经常表现出来的典型行为和情感反应,通常包括气质或性格类型的特点、情绪状态、人际关系、动机、兴趣和态度等内容。

目前采用的人格测验方法有很多种,最常用的为问卷法和投射法。问卷法也称为自陈量表,临床上常用的人格自陈量表有明尼苏达多项人格调查(Minnesota multiphasic personality inventory,MMPI)、艾森克人格问卷(Eysenck personality questionnaire,EPQ)、卡特尔16种个性因素测验(Catteii the sixteen personality factor text or questionnaire,16PF)等,常用的投射法测验有罗夏墨迹测验和文字联想测验等。

艾森克人格问卷(EPQ)是国际公认的、也是临床上常用的人格测验工具,分为儿童版(适用于7~15岁儿童)和成人版(适用于16岁以上成人)。我国修订的EPQ中有88个问题,受试者根据自己看完问题后的最初想法回答"是"或"否",然后由评定者对其分别评分,再根据受试者的年龄、性别,得出其人格特征。EPQ共有E、N、P、L四个分量表,其中E量表共计21个条目,测试内外向个性特征;N量表共计24个条目,测试情绪的稳定性;P量表共计23个条目,测试精神质(或倔强性);L量表共20个条目,测试自我掩饰或隐蔽特征(图5-6-1)。EPQ个性维度四个象限分别代表着四种不同个性的模式:外向不稳定型(Ⅰ象限)、内向不稳定型(Ⅱ象限)、内向稳定型(Ⅲ象限)、外向稳定型(Ⅳ象限),每一种个性模型都包含了8种人格特质。

(三)临床评估量表

1. 汉密尔顿焦虑评定量表(Hamilton anxiety scale,HAMA) 由英国学者Hamilton于1959年编制,是他评量表,《CCMD-3中国精神疾病诊断标准》将其列为焦虑症的重要诊断工具,临床上主要用于测量焦虑症以及患者的焦虑程度,是当今用得最广泛的焦虑量表之一。该量表共14个项目,采用0~4分的5级评分法,0分:无症状;1分:轻;2分:

中等；3分：重；4分：极重，分为躯体性焦虑和精神性焦虑两个因子。躯体性焦虑：7至13项的得分比较高。精神性焦虑：1至6和14项得分比较高。结果分析：总分超过29分，可能有严重焦虑；超过21分，有明显焦虑；超过14分，肯定有焦虑；超过7分，可能有焦虑；如小于7分，没有焦虑症状。它与汉密尔顿抑郁评定量表相比较，有些重复的项目，如抑郁心境、躯体性焦虑、胃肠道症状及失眠等，故对于焦虑症与抑郁症不能很好地进行鉴别。

2. Zung焦虑自评量表（self-rating anxiety scale，SAS） SAS是由美国医生Zung W.K.于1971年编制的，它包括20个自评项目，采用4级评分，其中15项是正向评分，5项（第5、9、13、17、19）是反向评分，用于评出近一周患者的主观感受。量表中计出的分数为原始分，乘以1.25才计算出标准分，分数越高，说明焦虑程度越严重。按照中国常模结果，SAS标准分的分界值为50分，50~59分为轻度焦虑，60~69分为中度焦虑，70分以上为重度焦虑。

3. 汉密尔顿抑郁评定量表（Hamilton depression scale，HAMD） 汉密尔顿抑郁评定量表，是汉密尔顿于1960年在《神经科、神经外科和精神科杂志》上发表的，1967年在美国《社会和临床心理学》上发表了它的发展版本。HAMD是最标准的抑郁量表之一，新的抑郁量表在开发时往往以HAMD为平行效度检验的工具。本量表有17项、21项、24项3种版本，这里选用的是17项版本。本量表适用于有抑郁症状的成年人，多数项目采用0~4分的5级计分，少数项目采用0~2分的3级计分，由主试者根据其观察，将每个项目中最符合患者情况的描述标出。总分是各项目得分总和，总分越高，抑郁程度越重。结果分析：总分超过24分为严重抑郁，超过17分为轻或中度抑郁，小于7分无抑郁症状。

4. Zung抑郁自评量表（self-Rating depression scale，SDS） SDS是由美国医生Zung W.K.于1965年编制的，抑郁自评量表因其使用方便、检出率高，被广泛应用于对抑郁状态的筛选。该量表包括20个自评项目，其中2、5、6、11、12、14、16、17、18、20题为反向计分。评定时间为过去一周内，采用1~4级评分法，分别为没有或很少时间、少部分时间、相当多时间或全部时间。量表中计出的分数为原始分，乘以1.25才计算出标准分，得到的分数越高，说明抑郁程度越严重。按照中国常模结果，SDS标准分的分界值为53分，53~62为轻度抑郁，63~72为中度抑郁，72分以上为重度抑郁。SAS、SDS是全世界广泛采用的研究情绪障碍及精神健康状况常用的量表，有较高的信度和效度。

（四）应激及相关问题评估

自20世纪30年代Selye H.提出应激的概念以来，生活事件作为一种心理社会应激源对心身健康的影响引起广泛关注，使用"生活事件量表"的目的是对精神刺激进行定性和定量分析。这里介绍的是由杨德森、张亚林1986年编制的生活事件量表（life event scale，LES）。LES共含有48条我国较常见的生活事件，包括三方面的问题。一是家庭生活方面（28

条），二是工作学习方面（13条），三是社交及其他方面（7条）。LES属自评量表，适用于16岁以上的正常人，神经症、心身疾病、各种躯体疾病患者以及自知力恢复的重症精神病患者。影响程度分为5级，从毫无影响到影响极重分别记0、1、2、3、4分，即无影响=0分、轻度=1分、中度=2分、重度=3分、极重=4分，影响持续时间分三月内、半年内、一年内、一年以上共4个等级，分别记1、2、3、4分。生活事件刺激量的计算方法如下：①某事件刺激=该事件影响程度分×该事件持续时间分×该事件发生次数；②正性事件刺激量=全部好事刺激量之和；③负性事件刺激量=全部坏事刺激量之和；④生活时间总刺激量=正性事件刺激量+负性事件刺激量。另外，还可以根据研究需要，按家庭问题、工作学习问题和社交问题进行分类统计。LES总分越高，反映个体承受的精神压力越大。

（荣　丽）

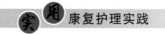

第六章 常用康复护理技术

第一节 增强肌力与耐力的技术

学习目标
1. 能说出肌力的定义。
2. 能独立对患者进行增强肌力与耐力的训练。

一、定义与目的

（一）定义

肌力是机体依靠肌肉收缩克服和对抗阻力来完成运动的能力，是肌肉发挥其生理作用的形式。肌力可以分为狭义肌力与广义肌力。所谓狭义肌力即我们一般意义上的肌力，也就是肌肉在收缩时所能产生的最大力量，也叫绝对肌力。广义肌力是指肌肉耐力，即肌肉持续地维持一定强度的等长收缩，或者做多次一定强度的等张或等速收缩的能力。

（二）目的

肌力和耐力训练的目的是：①使原先肌力下降的肌肉通过肌力训练，得到增强；②增强肌肉耐力，使肌肉能维持长时间的收缩；③通过肌力训练使肌力增强，为以后的平衡、协调、步态等体能训练做准备。

二、应用范围

各类型因疾病造成肌肉力量下降的患者；身体健康，但想要提高体能的人群。

三、注意事项及防范处理

1. 注意心血管反应 在进行等长抗阻训练，尤其是阻力较大时，具有明显的升压反应。加之等长训练时经常会伴有闭气行为，容易引起valsalva效应，增加心血管负担，因此患有高血压、冠心病或其他心血管疾病者应禁忌在等长抗阻训练时使用较大阻力，避免过分用力或闭气。

2. **选择适当训练方法**　增强肌力训练的关键在于选择的训练方法是否恰当。训练前充分评估训练部位的关节活动范围和肌力是否受限及其程度，并根据肌力等级选择训练方法。

3. **掌握好运动量**　肌力训练的运动量以第2天不感觉到明显疲劳不适和疼痛为基本参考值。采取个体化、安全性原则，选择正确合理的运动训练量。一般来说，每天训练1~2次，每次持续约30min，可以分组完成，并要有充分的休息时间，避免造成运动损伤。

4. **无痛训练原则**　训练过程中如发生疼痛，是出现损伤或者加重损伤的信号，应予以高度重视并尽量避免。

5. **避免代偿运动**　在增强肌力训练时，应注意避免有代偿动作出现，确保动作完成的准确性与可靠性。护士可利用口令提示、徒手固定的方法，来避免此类现象。

四、护理结局

（1）照顾者和家属能基本掌握肌力训练技术。

（2）照顾者和家属能持续有效地落实此项操作。

（3）通过系统实施，患者的功能状态能有所改变。

五、操作流程及要点说明

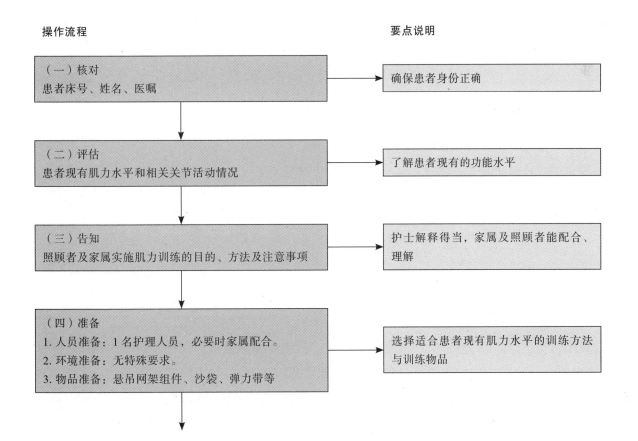

（五）实施：
1. 肌力0~1级（被动训练）
（1）冥想传递神经冲动疗法：引导患者主观努力，通过意念方式，引发瘫痪肌群的主动收缩。
（2）被动运动：确保关节在各方向均有充分运动。
2. 肌力2级（助力训练）
悬吊下减重训练：使用悬吊网架、滑板、滑石粉等工具，减少肢体与斜面的摩擦力，逐渐减少减重程度
3. 肌力3级（主动训练）
主动抗重力训练：根据不同肌群的训练需求，调整患者体位，将肢体置于抗重力体位，完成训练任务。
4. 肌力4~5级（主动训练）
主动抗阻训练：根据不同肌群的训练需求，选择弹力带或者一定重量的沙袋，将肢体置于抗阻力体位，完成训练任务

①给予患者安静的环境和正确的口令；
②避免被动运动时损伤关节；
③注意训练强度不宜过大；
④确保动作准确，避免代偿行为

①给予患者安静的环境和正确的口令；
②注意训练强度不宜过大；
③确保动作准确，避免代偿行为

（六）观察与记录
1. 观察患者在训练时的反应情况。
2. 确保训练正确有效，避免代偿。
3. 若发生不适，及时通知医生处理

（吴　伟）

第二节　体位相关康复护理技术

学习目标

1. 能说出正确体位摆放、体位变更及体位转移的定义与目的。
2. 能独立对患者进行正确的体位摆放、体位变更及体位转移。

一、体位摆放康复护理技术

（一）定义与目的

1. **定义**　体位是指人的身体所保持的姿势或者某种位置。在临床上通常是指患者根据治疗、护理以及康复的需要所采取并能保持的身体姿势和位置。在康复护理过程中，护士应根据疾病特点，协助并指导患者摆放正确、舒适的体位。对于脑卒中患者而言，最常见的体位是患侧卧位、健侧卧位、仰卧位、床上坐位、轮椅坐位等。

2. **目的**　正确的体位摆放有利于预防或减轻各类并发症的出现，同时起到促进感觉输

入，帮助功能恢复的作用。体位摆放是康复护理的常规工作内容，护士应根据患者的实际情况及疾病发展的不同阶段，指导并协助患者及家属采取正确的体位。

（二）应用范围

各类意识障碍患者，或清醒但不具备或不完全具备自主活动能力的脑卒中及脑外伤患者。

（三）注意事项及防范处理

（1）体位摆放优先顺序为患侧卧位＞健侧卧位＞仰卧位。

（2）体位摆放应注意每2小时进行一次调整，避免出现压力性损伤等问题。

（3）注意充分保护关节，避免局部受压，远端关节应充分支撑，避免下垂或内翻。

（4）在摆放各种卧位体位时，应注意保持床头平放，避免出现半卧位现象。

（5）体位摆放要与病房环境相结合，尽量鼓励患者将注意力多向患侧转移。

（6）尽量不要在手中抓握各种物品来对抗痉挛，也不应在足底施加过多刺激。

（7）可以使用枕头或足托等各类型辅具来维持良好的体位。

（四）护理结局

（1）照顾者和家属能完全掌握体位摆放技术。

（2）照顾者和家属能持续有效地落实此项护理操作。

（3）通过系统实施，患者的功能状态能有所改变。

（五）操作流程及要点说明

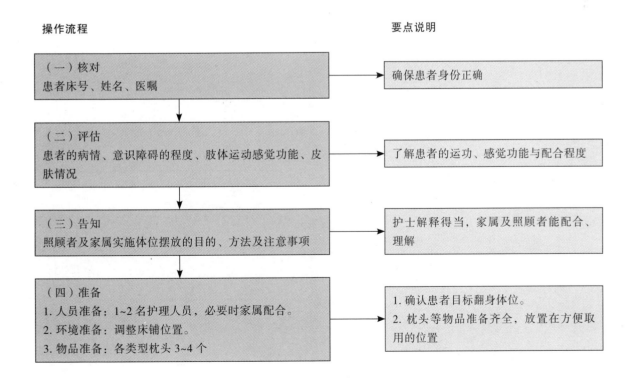

（五）实施

1. 患侧卧位
（1）头部有良好支撑，稍高于胸部。
（2）患侧上肢前伸>90°，稍外展，前臂旋后，伸腕。
（3）患侧下肢伸髋位、稍屈膝。
（4）躯干可稍向后旋转，后背以枕头支持。
（5）健侧上肢放于体侧或后背的枕头上，下肢迈步位，轻度屈髋屈膝，在下肢间放置一长枕头

→ 避免患侧肩胛骨受压

2. 健侧卧位
（1）头部有良好支撑，稍高于胸部。
（2）患侧上肢前伸，肩前屈>100°，垫枕保护。
（3）患侧下肢屈髋屈膝90°，垫软枕至足部。
（4）躯干保持完全侧卧，避免半腹卧位。
（5）健侧髋膝微屈，自然放置在舒适位

→ 1. 在双下肢之间放置长枕，避免患侧髋关节过度内收内旋。
2. 下肢足踝部充分保护，避免内翻下垂

3. 仰卧位
（1）头部多向患侧转动，枕头避免垫至肩部以下。
（2）上肢在肩胛骨下垫一长枕至患侧上肢远端，保持肩关节充分前伸，伸肘，伸腕。
（3）下肢以长枕头垫于患侧骨盆及臀部至大腿下

→ 1. 可使用足托保护患侧踝关节，帮助其处于中立位。
2. 患侧膝关节避免完全伸直，腘窝避免受压

4. 床上坐位
（1）坐直位时，头部可以不需要枕头支持。
（2）屈髋至接近90°，上半身保持充分伸直，在背部放置枕头予以支持。
（3）在患者身前放置一张可调节桌子，便于患者放置双上肢。
（4）在桌子上放置枕头，避免肘关节过度受压

→ 嘱咐家属注意时间以及床头摇高角度，单次时间一般不超过半小时

5. 轮椅坐位
（1）坐直位时，确保头部处于中立位。
（2）上半身保持充分伸直，必要时在背部放置枕头。
（3）在轮椅扶手处，可放置一张桌子，便于患者放置双上肢。
（4）在桌子上放置枕头，避免肘关节过度受压

→ 嘱咐家属注意时间，单次时间一般不超过半小时，及时检查局部皮肤

（六）观察与记录
1. 观察患者不同体位下的反应情况。
2. 观察患者生命体征是否保持平稳。
3. 若发生不适，及时通知医生处理

二、体位变更康复护理技术操作

（一）定义与目的

1. **定义** 患者体位并非一成不变，经常需要调整到不同的体位，从一个体位变换成另一个体位的过程，就是体位变更。通常而言，脑卒中患者的体位变更包括向健侧翻身、向患侧翻身、仰卧位上下移动、仰卧位左右移动、翻身到坐起、坐起到站立。

2. **目的** 帮助患者完成体位摆放是康复护理的常规工作内容，护士应根据患者的实际情况及疾病发展的不同阶段，指导并协助患者采取正确的体位。

（二）应用范围

各类意识障碍患者，或清醒但不具备或不完全具备自主活动能力的脑卒中及脑外伤患者。

（三）注意事项

（1）照顾者或者家属实施方法和措施准确，达到持之以恒。
（2）在实施过程中应注意患者的体位舒适、安全，定时翻身。

（四）护理结局

（1）照顾者和家属能完全掌握体位变更技术。
（2）照顾者和家属能持续有效地落实此项护理操作。
（3）通过系统实施，患者的功能状态能有所改变。

（五）操作流程及要点说明

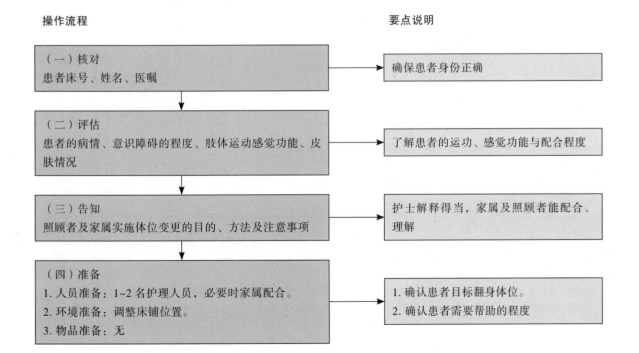

（五）实施

1. 向患侧翻身
（1）患者头颈部转向患侧，必要时护士可予以帮助。
（2）患者双上肢伸直，双手呈Bobath握手状。
（3）健侧足部插入到患侧足踝下方，帮助翻身。
（4）双上肢向健侧摆动或往返做钟摆样加速运动，健侧下肢助力翻向患侧，必要时护士予以帮助。

2. 向健侧翻身
（1）患者头颈部转向健侧，必要时护士可予以帮助。
（2）患者双手十指交叉，呈Bobath握手状。
（3）双上肢伸直，患侧下肢屈髋屈膝，足踝放置于床上，必要时护士予以帮助。
（4）双上肢向健侧摆动或往返做钟摆样加速运动，患侧下肢助力翻向健侧，必要时护士予以帮助

> 必要时护士可在肩胛骨与骨盆处助力

3. 仰卧位上下移动
（1）患者主动屈髋屈膝，用力向上蹬床。
（2）患者双侧肩部交替向上移动，必要时护士予以辅助。
（3）护士一手扶住患者颈肩部，另一手置于患者大腿后侧，帮助完成向上移动。

4. 仰卧位左右移动
（1）患者健侧足踝插入患侧足踝下方。
（2）患者健侧肘支撑，抬高臀部向一侧移动。
（3）患者移动颈肩部，护士可予以帮助

> 完成移动后检查患侧肩胛骨，避免受压

5. 翻身坐起
（1）侧卧位下，患者头部向对侧肩膀侧屈。
（2）健侧下肢勾住患侧下肢，屈髋屈膝至接近90°，腘窝超过床缘。
（3）患者以健侧手肘部撑起躯干，完成坐起行为。

6. 坐起到站立
（1）患者端坐位，躯干坐直，两脚分开与肩同宽。
（2）大腿一半在床缘外侧，双足平放于地面。
（3）患者双手Bobath握手前伸，身体重心充分前移。
（4）肩部超过膝关节位置，膝关节超过足尖时，抬高臀部离开床面。
（5）双下肢逐渐伸直，然后躯干再伸直

> 根据患者主动程度，给予适当辅助

（六）观察与记录
1. 观察患者不同体位下的反应情况。
2. 观察患者生命体征是否保持平稳。
3. 若发生不适，及时通知医生处理

三、体位转移康复护理技术操作

（一）定义与目的

1. **定义** 体位转移是指患者有目的地将身体由一个地方安全有效地移动到另一个地方。通常而言，脑卒中患者的体位转移包括床上—轮椅的转移、站立—扶拐行走、上下楼梯行为。

2. **目的** 体位转移可以增加患者的活动空间，提升患者生活自理能力。

（二）应用范围

各类清醒但不具备或不完全具备自主活动能力的脑卒中及脑外伤患者。

（三）注意事项

（1）照顾者或者家属实施方法和措施准确，做到持之以恒。
（2）在实施过程中应注意确保患者的体位转移过程安全，要有一定的监护措施。

（四）护理结局

（1）照顾者和家属能完全掌握体位转移技术。
（2）照顾者和家属能持续有效地落实此项护理操作。
（3）通过系统实施，患者的功能状态能有所改善。

（五）操作流程及要点说明

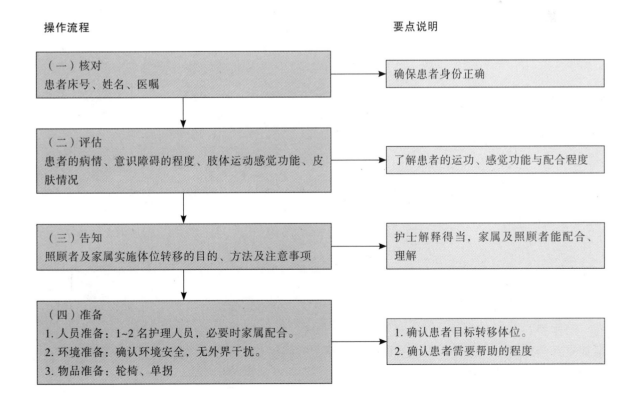

（五）实施
1. 床上—轮椅转移
（1）患者端坐位，轮椅放在患者健侧，呈30°~45°，并拉上手刹，收起脚踏，锁住轮椅。
（2）患者健侧手扶住轮椅对侧扶手，身体重心前移。
（3）患者双手握住搭在护士肩部，护士双手放在患者肩胛骨或骨盆处，帮助患者转移身体。
（4）患者健侧下肢用力，完成整个转移过程。
（5）帮助患者调整轮椅姿势。
2. 轮椅—床上转移
（1）患者端坐位，健侧靠近床边，并锁住刹车。
（2）患者身体前倾，重心充分前移。
（3）护士双手放在患者骨盆处，帮助患者转移身体。
（4）患者健侧下肢用力，完成整个转移过程。
（5）帮助患者调整床边坐姿。
3. 站立-扶拐行走
（1）患者健侧上肢扶拐，并保持站稳状态。
（2）患者健侧上肢出拐，并保持稳定。
（3）患者患侧下肢向前完成迈步。
（4）患者健侧下肢完成向前迈步

→ 根据患者主动程度，给予适当辅助

（吴 伟）

第三节 气道管理康复护理技术

学习目标

1. 能阐述常用气道管理康复护理技术的定义与目的、注意事项及防范处理；并且能认识到实施此项技术对气道不畅患者的必要性。

2. 能独立正确完成此技术操作，操作过程中要求护士思路清晰，言语表达流畅、准确，解释到位；技术操作动作规范，计划性强，在规定的时间内完成，体现人文关怀。

一、概述

气道管理康复护理技术适用于因中枢和非中枢的原因致气道不畅，造成患者缺氧，病情加重甚至危及生命患者。主要目标是重建正常呼吸模式，增强呼吸肌功能，改善肺通气，减轻呼吸困难，提高肺功能。

二、常用气道管理康复护理技术

（一）呼吸功能训练康复护理技术

1. 定义与目的

（1）定义：呼吸功能训练是通过指导患者学会呼吸控制并运用有效的呼吸模式，促进胸廓活动，协调各种呼吸肌的功能，改善肺通气，减轻呼吸困难，提高肺功能的方法。临床常用技术有呼吸控制（松弛训练、腹式呼吸训练、四段呼气训练、抗阻呼吸训练、呼吸肌训练）、胸廓扩张运动、用力呼气技术。

（2）目的：①尽可能恢复有效的腹式呼吸，改善呼吸功能；②清除气道内分泌物，减少气道刺激因素，维持呼吸道清洁；③采取多种措施，防治并发症；④提高患者心肺功能和体力活动能力，重返社会。

2. 应用范围

（1）呼吸肌收缩无力或丧失：如脊髓损伤、脊髓灰质炎、多发性神经炎、腹部胸部手术后、重症肌无力、低钾血症等。

（2）呼吸道肺部疾患：哮喘、支气管扩张、慢性支气管炎、慢性阻塞性肺气肿、肺炎、肺不张、肺广泛性纤维化、肺叶或肺段切除等。

（3）胸廓及胸膜腔疾患：气胸、肋骨骨折、硬皮症、大面积胸壁烧伤形成焦痂和瘢痕、纤维性胸膜增厚、僵硬性脊柱炎、严重脊柱畸形。

3. 禁忌证　①临床病情不稳定、感染未控制的患者；②呼吸衰竭患者；③训练时可导致病情恶化等不良情况的患者；④严重认知缺陷及影响记忆及依从性的精神疾病患者。

4. 注意事项及防范处理

（1）体位选择

1）选用放松、舒适的体位：合适的体位可放松辅助呼吸肌群，减少呼吸肌耗氧量，缓解呼吸困难症状，稳定情绪，固定和放松肩带肌群，减少上胸部活动，有利于膈肌移动。

2）头低位和前倾位的摆放：①头低位是让患者仰卧于已调整为倾斜的床上或平板床上，同时垫高床脚（同体位引流时姿势）。②前倾位是患者坐位时保持躯干前倾斜20°~45°。为保持平衡，患者可用手或肘支撑于自己的膝盖或桌子上，立位或散步时也可用前倾位，也可用手杖来支撑。

（2）呼吸功能训练时注意事项：①每次练习腹式呼吸次数不宜过多，即练习2~3次，休息片刻再练，逐步做到习惯于在活动中进行腹式呼吸。各种训练每次一般为5~10min，以避免疲劳。②放松呼气时必须被动，避免腹肌收缩，将双手置于患者腹肌上，以判断腹肌有无收缩。③注意观察患者的反应，训练时不应该有任何不适症状，锻炼次日晨起时应该感觉正常，如果出现疲劳、乏力、头晕等，应减少训练时间、次数或暂时停止训练。④病情变化时应及时调整训练方案，避免训练过程中诱发呼吸性酸中毒和呼吸衰竭。⑤训练时适当给氧，可边吸氧边活动，以增强活动信心。

（3）教会患者掌握呼吸训练技巧：①缩唇呼吸需要鼓励患者全身放松，由鼻吸气，然后由缩拢起的口唇缓慢且完全地呼气。呼出的气流以能使距口唇15~20cm处的蜡烛火焰倾斜而不熄灭为宜。②腹式呼吸法需要患者腹肌松弛，双手分别放于胸前、腹部，胸廓尽量保持不动，稍用力给腹部加压，用鼻腔深吸气时腹部隆起，屏气1~2s，缩唇像吹口哨一样呼气，腹部尽量回收，缓缓吹气达4~6s，呼吸要深而缓，要求呼气时间是吸气时间的2~3倍。③指导训练缩唇呼吸与腹式呼吸锻炼联合应用，可以改善呼吸困难，避免憋气和过分减慢呼吸频率，以防诱发呼吸性酸中毒。

5. 护理结局

（1）患者掌握呼吸训练的方法。

（2）训练强度合适，安全进行训练。

（3）建立正常的呼吸模式。

（4）患者呼吸功能障碍情况得到改善。

6. 操作流程及要点说明

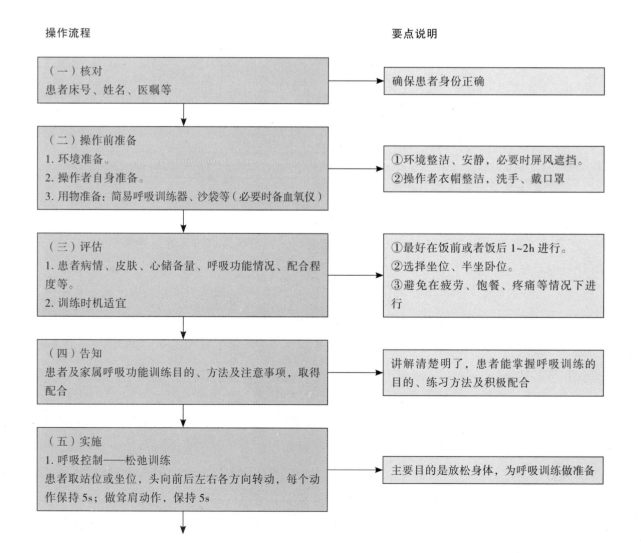

2. 呼吸控制——腹式呼吸训练

（1）体位：卧位、坐位、立位、步行、上下楼梯、上下坡道等日常生活动作中使用。卧位时膝下垫小枕，屈髋屈膝腹肌放松。

（2）腹肌松弛，双手分别放于胸前、腹部，胸廓尽量保持不动。

（3）采用深而慢的呼吸，嘴闭拢经鼻缓慢吸气，吸气时隆起腹部对抗手的压力。

（4）呼气末时，腹部下沉，此时该手再稍稍加压用力，以便进一步增加腹内压，上抬横膈。

（5）呼吸期间保持胸廓最小活动幅度或不动，锻炼患者通过手感了解胸廓活动是否符合要求，注意纠正

> 呼吸频率保持在每分钟7~8次，可减少能量消耗，吸气与呼气的时间比为1:2，每日锻炼2次，每次10~15min。可搭配胸廓扩张运动一起进行，吸气（1、2）憋气（3、4、5）呼气（6、7、8、9）

（六）观察与记录

1. 观察患者训练情况。
2. 观察患者生命体征。
3. 若发生不适及时报告医生处理。
4. 记录训练方法、频次、强度及效果。
5. 用物处置

（二）体位排痰康复护理技术

1. 定义与目的

（1）定义：体位排痰是利用重力原理，改变患者的体位，对肺部分泌物进行重力引流，配合使用一些胸部手法治疗（如拍背、震颤等）及有效咳嗽，获得临床排痰效果的方法。并可通过X线胸片跟踪肺内分泌物的方法和动脉血气分析法，监测肺内分泌物的消除效果。

（2）目的：改变患者的体位有利于分泌物的排出，从而有助于保持呼吸道通畅，改善肺通气，提高通气血流比值，防止或减轻肺部感染，减少反复感染，改善患者肺功能。

2. 应用范围

（1）身体虚弱、疲劳、麻痹或有术后并发症而不能咳出肺内分泌物者。

（2）慢性气道阻塞、急性呼吸道感染以及急性肺脓肿。

（3）长期不能消除肺内分泌物，如支气管扩张、囊性纤维化。

3. 禁忌证

（1）身体情况极度虚弱、无法耐受所需的体位、无力排出分泌物的患者。

（2）抗凝治疗患者。

（3）胸廓或脊柱骨折、近期大咯血、严重骨质疏松、急性心肌梗死患者。

（4）颅内高压、严重高血压、生命体征不稳定患者。

4. 注意事项及防范处理

（1）时机选择及时间安排：①有效咳嗽训练一般情况下应安排在患者进餐前1~2h或

餐后2h。持续鼻饲患者操作前30min应停止鼻饲。避免阵发性咳嗽，连续咳嗽3声后应注意平静呼吸片刻。②引流时间应安排在早晨清醒后，因为夜间支气管纤毛运动减弱，气道分泌物易于在睡眠时滞留。③如果患者体位排痰5~10min仍未咳出分泌物，则进行下一个体位姿势，总时间不超过45min，一般上、下午各一次。④引流时让患者放松呼吸，避免过度换气或呼吸急促，引流体位不宜刻板照搬，必须采用患者既能接受，又易于排痰的体位。

（2）低血压及低氧血症：①体位排痰过程中注意观察患者生命体征的变化，操作结束后让患者缓慢坐起并休息片刻，留意患者是否出现直立性低血压的征兆。②有脑血管破裂、栓塞或血管瘤病史者应避免用力咳嗽，以免引起出血。③引流过程中注意观察患者有无咯血、发抖、头晕、出汗、疲劳等情况，如有这些症状应随时终止体位引流。

5. 护理结局

（1）患者和家属正确掌握有效排痰和咳嗽的操作流程及技巧要点，并能积极配合。

（2）患者痰液量、性质得到改善。

（3）肺部感染得到有效控制。

6. 体位排痰操作流程和要点说明

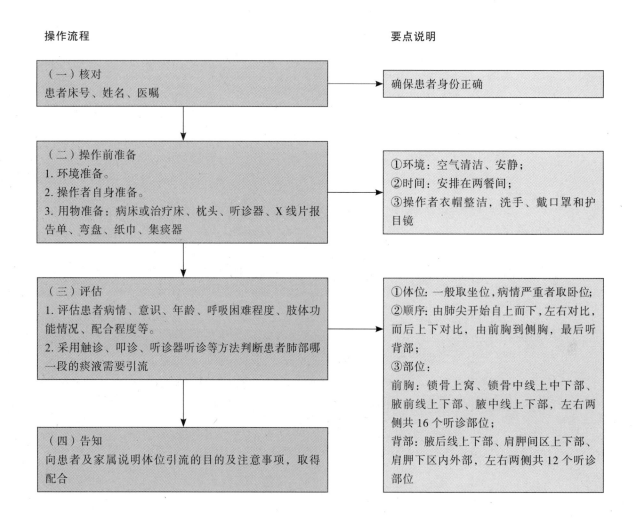

（五）实施

1. 体位引流实施

（1）右肺上叶
患者取左侧卧位，腹部垫两个枕头（靠近胸前）；操作者叩击和震颤锁骨与肩胛骨上缘之间的位置。

（2）左肺上叶尖端肺节：患者取右侧卧位，胸部依次叠加三个枕；摇高床头45°；操作者叩击和震颤两侧上背部（肩胛骨上1/3处）的肌肉。

（3）右肺中叶：患者左侧卧位，身体稍向后转，以枕头垫在左肩至左侧臀部之下，左膝屈曲，靠于右膝上；摇高床尾15°，或床脚提高40cm；操作者叩击和震颤胸廓。

（4）左肺上叶前面肺节：患者取右侧卧位，其余同右肺中叶。

（5）右肺下叶：患者取左侧卧位，身体稍向前旋转，右腿屈曲，并以枕头垫在两腿之间；摇高床尾30°，或床脚提高50~60cm；操作者叩击和震颤最下端肋骨最高部位。

（6）左肺下叶：患者取右侧卧位，腹部依次叠加三个枕头；摇高床尾45°；操作者叩击和震颤左侧胸部肋骨

① 排痰前讲解体位引流的目的、方法，消除患者的紧张情绪，使患者能很好地配合。让患者全身放松，自然呼吸。
② 将患者置于正确的体位排痰姿势，并且尽可能让患者舒适放松，应随时观察患者面色及表情。病变部位尽量在高处，以使病变部位痰液向主支气管引流。
③ 根据病变部位采取不同姿势行体位引流。如病变在下叶、舌叶或中叶者，取头低足高略向健侧卧位；如病变位于上叶，则采取坐位或其他适当姿势，以利引流。
④ 引流过程中，可结合手法叩击等技巧，如有需要，应鼓励患者做有效咳嗽。
⑤ 若引流5~10min仍未咳出分泌物，则进行下一个体位姿势，总时间不超过45min，一般上午、下午各1次。
⑥ 引流过程中，应观察患者反应，如有不适，应立即终止引流

2. 辅助排痰实施

（1）叩击：操作者双手手指并拢，掌心空虚成杯状，在患者病变肺段相应的部位进行有节奏地叩击（80~100/min），运用腕关节摆动在引流部位上轮流轻叩，每个部位2~5min。

（2）震颤：叩击拍打后，操作者将两只手按在病变部位并压紧，指导患者深呼吸，在深呼气时做快速、细小的胸壁颤摩振动，连续3~5次；再作叩击，如此重复2~3次，再嘱患者咳嗽以排痰。

（3）有效咳嗽：先行5~6次深呼吸（吸气时腹肌上抬），于深吸气末屏气3s，然后张口连咳3声，咳嗽时腹肌用力，腹壁内缩；停止咳嗽，缩唇将余气尽量呼出；再缓慢深吸气。重复以上动作，连续做2~3次后，休息和正常呼吸几分钟后再重新开始。

（4）引流完毕，协助患者漱口，取舒适体位

① 叩击：借助叩击机械原理，促进附着在气管、支气管、肺内的分泌物松动以利其排出。不要叩击裸露的皮肤。
② 震颤：借助叩击机械原理，促使黏稠、浓痰脱离支气管壁，有助于纤毛系统清除分泌物。
③ 避免阵发性咳嗽，连续咳嗽3声后应注意平静呼吸片刻。有脑血管破裂、栓塞或血管瘤病史者应避免用力咳嗽

（六）观察与记录

1. 在引流过的肺叶（段）上听诊呼吸音的变化。
2. 记录痰液潴留的部位，排出痰液的颜色、质感、数量及气味，必要时将痰液送检。
3. 患者对引流的忍受程度，血压、心率情况，呼吸模式，胸壁扩张的对称性等

（李卉梅）

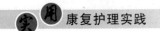

第四节 神经源性膀胱康复护理技术

学习目标
1. 能说出神经源性膀胱的相关康复护理技术。
2. 能阐述其定义、适应证与禁忌证。
3. 能正确执行相关技术，并遵守操作原则。

一、神经源性膀胱功能训练技术

（一）定义与目的

1. 定义 膀胱功能训练技术是针对神经系统损伤或疾病导致神经功能异常而引起膀胱的储存和排空机制发生障碍的恢复性康复治疗措施。通过患者的主观意识活动或功能锻炼来改善膀胱的储尿和排尿功能，从而达到下尿路功能的部分恢复，减轻下尿路功能障碍对机体的损害。主要包括：行为技巧、反射性排尿训练、代偿性排尿训练、肛门牵张训练及盆底肌训练。

2. 目的 促进膀胱排空，避免感染。保护肾脏功能，提高患者生活质量。

（二）应用范围

神经功能异常患者合并膀胱控制障碍，包括脊髓损伤、脑卒中、脑外伤、周围神经损伤、糖尿病等患者。

（三）禁忌证

（1）神志不清或无法配合治疗。
（2）膀胱或尿路严重感染。
（3）严重前列腺肥大或肿瘤。
（4）患者存在以下情况，禁忌进行反射性排尿训练：①膀胱逼尿肌收缩不良；②引发非协调性排尿，膀胱内压力长时间高于 $40cmH_2O$；③膀胱输尿管反流；④膀胱容量过小，复发性尿路感染持续存在。
（5）患者存在以下情况，禁忌进行代偿性排尿训练：①尿道括约肌反射亢进；②膀胱逼尿肌括约肌失协调；③膀胱出口梗阻；④膀胱输尿管反流；⑤颅内高压；⑥尿道异常；⑦有心律失常或心功能不全不适合行屏气动作者。

（四）教育与配合

（1）实施前要做好照顾者和患者的健康教育，告知患者及家属膀胱功能训练的意义、目的及持续性，消除患者紧张和焦虑，提高患者配合的积极性，训练以患者不疲劳为主。

（2）告知照顾者和患者膀胱功能训练的各种方法及具体实施措施、实施时间及频次，要求达到掌握并配合。

（五）注意事项及防范处理

神经源性膀胱指导训练首先应对患者的下尿路功能进行评估和分类，制订重建储尿和排尿功能的个体化康复护理方案。

1. 排尿习惯训练及注意事项

（1）确立排尿间隔时间：①如果 24h 内尿失禁超过 2 次，将排尿间隔时间缩短半小时。②如果 24h 内尿失禁不超过 2 次，保持排尿间隔时间不变。③如果患者 48h 内都没有出现尿失禁，将排尿间隔时间延长半小时，直至达到 4h 排尿一次的理想状态。

（2）防止膀胱过度充盈：逐步做到均匀摄入，并避免短时间内大量饮水，以防膀胱过度充盈。

2. 反射性排尿训练注意事项

（1）训练前必须做好初步的评估，以判断是否可以进行训练。

（2）在排尿时膀胱内压力明显增加，应确保压力在安全范围（<40cmH$_2$O），否则会导致膀胱内尿液逆流，造成上尿路损害。T$_6$ 平面以上的脊髓损伤在刺激时可出现自主神经异常反射，如发生则停用该方法。

（3）逼尿肌-括约肌不协同型膀胱，不适宜采用训练，要避免因训练方法不当引起尿液反流造成肾积水。痉挛型膀胱训练时要观察有无自主神经反射亢进的临床表现，并及时给予处理。

（六）护理结局

（1）照顾者和家属能完全掌握膀胱功能训练技术。

（2）照顾者和家属能持续有效地落实。

（3）通过系统实施，改善膀胱的储尿和排尿功能。

（七）操作流程及要点说明

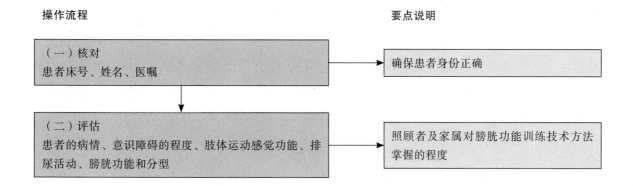

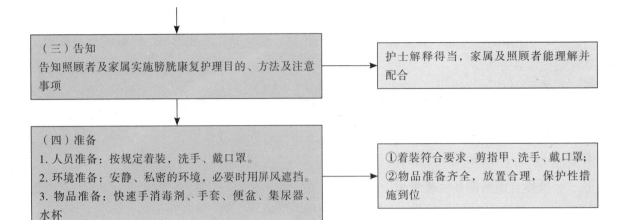

二、间歇导尿术

（一）定义与目的

1. 定义 间歇导尿术是指不将导尿管留置于膀胱内，仅在需要时插入膀胱，排空后即拔除的导尿技术。间歇导尿可使膀胱间歇性扩张，有利于保持膀胱容量和恢复膀胱的收缩功能。间歇导尿被国际尿控协会推荐为治疗神经源性膀胱功能障碍的首选方法。间歇导尿术分为无菌性间歇导尿（sterile intermittent catheterization，SIC）和清洁间歇导尿（clean intermittent catheterization，CIC），无菌性间歇导尿建议在医院手术室内实施，清洁间歇导尿建议在康复科、社区及家庭内实施。

2. **目的** 通过间歇导尿可使膀胱间歇性扩张，有利于保持膀胱容量和恢复膀胱的收缩功能，规律排出残余尿量，减少泌尿系和生殖系统的感染，使患者的生活质量得到显著改善。

（二）应用范围

（1）神经系统功能障碍，如脊髓损伤、多发性硬化、脊柱肿瘤等导致的排尿问题。

（2）非神经源性膀胱功能障碍，如前列腺增生、产后尿潴留等导致的排尿问题。

（3）膀胱内梗阻导致排尿不完全。

（4）常用于下列检查，如获取尿液检测的样本；精确测量残余尿量；用于经阴道或腹部的盆腔超声检查前充盈膀胱；用于尿流动力学检测。

（三）禁忌证

（1）不能自行导尿且照顾者不能协助导尿的患者。

（2）缺乏认知能力导致不能配合插管者或不能按计划导尿者。

（3）尿道生理解剖异常，如尿道狭窄、尿路梗阻和膀胱颈梗阻。

（4）可疑的完全或部分尿道损伤和尿道肿瘤。

（5）膀胱容量过小。

（6）膀胱内感染伴有全身症状者。

（7）严重的尿失禁。

（8）每天摄入大量液体无法控制者。

（9）经过治疗，仍有膀胱自主神经异常反射者。

（四）教育与配合

（1）实施前要做好照顾者和患者的健康教育，讲解间歇导尿的意义、目的及持续性，要求达到掌握。

（2）告知照顾者和患者饮水计划的实施方法，在进行间歇导尿前1~2d教会患者按饮水计划饮水，24h内均衡地在每一时间段内摄入水分，每天饮水量控制在1500~2000mL，可将饮水计划表放置于床边，以便于患者及家庭沟通。交代患者尽量避免饮用茶、咖啡、含乙醇等利尿性饮料，同时尽量避免摄入刺激性、酸辣食物。

（3）实施前让患者清洁会阴部皮肤，要求持续并掌握。

（五）注意事项及防范处理

（1）插入导尿管过程中遇阻碍的防范处理：先应暂停5~10s并把导尿管拔出3cm，嘱患者深呼吸或喝口水，然后再缓慢插入。

（2）拔出导尿管时遇到阻碍的防范处理：可能是尿道痉挛所致，应等待5~10s再拔。

（3）尿道损伤的防范处理：插尿管时动作轻柔，尿管要充分润滑。特别是男性患者，注意尿管经尿道内口、膜部、尿道外口的狭窄部、耻骨联合下方和前下方处的弯曲部时，嘱患者缓慢深呼吸，缓慢插入尿管，切忌用力过快过猛而损伤尿道黏膜。

（4）尿路感染的防范处理：在间歇性导尿开始阶段，每周检查尿常规1次，以后根据情况延长到2~4周1次，定期行尿培养，观察患者体温。教会患者或家属了解尿路感染的相关症状和体征。

（5）尿路结石的防范处理：进行早期活动；经常变换体位，减少饮食中的钙含量以防结石形成；在无禁忌证的情形下，多饮水，每日摄入水量不应低于1500mL，保证每日尿量在1500mL以上。

（6）附睾炎的防范处理：规范操作，手法轻柔；同时，选择合适的导管材质以降低感染的概率。炎症反应和组织坏死在使用自然橡胶时最重，乳胶其次，硅酮胶最小。

（7）导尿时机及间隔时间：①宜在病情基本稳定、无须大量输液、饮水规律的情况下开始，一般于受伤后早期（8~35d）开始。②不建议单纯根据残余尿量来确定间歇导尿频率，但以下护理常规可参考：两次导尿之间能自行排尿100mL以上，残余尿量300mL以下，每日导尿4~6次；两次导尿之间能自行排尿200mL以上，残余尿量200mL以下，每日导尿4次；当残余尿量少于100mL或为膀胱容量的20%以下时，可停止间歇导尿，但仍需定期监测膀胱功能。

（六）护理结局

（1）患者熟练掌握清洁间歇导尿技术。

（2）患者未发生尿失禁、尿潴留和肾积水。

（3）患者的生活质量得到提高。

（七）操作流程及要点说明

1. 他助式清洁间歇导尿技术

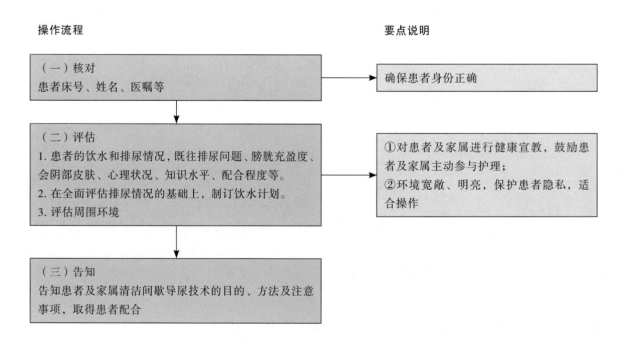

（四）操作前准备 1. 着装整齐、规范。 2. 按要求准备用物	①操作者着装整齐，洗手，戴口罩； ②根据患者情况选择不同型号的尿管，快速手消毒剂、手套、生理盐水、大头棉签、集尿器、垃圾桶等
（五）实施 1. 携物至床边，核对床号、姓名。 2. 协助患者取舒适体位，保护患者隐私，放置集尿器。 3. 按七步洗手法用肥皂液、洗手液清洗双手。 4. 导尿管的润滑和使用：如使用的是需要水化的亲水涂层导尿管，打开包装灌入温开水后，将包装袋悬挂在患者身旁或治疗车旁待用。如使用的是预润滑的即取即用型亲水导尿管，将包装袋直接悬挂于患者身旁即可。如使用的是非涂层导尿管，需将润滑剂涂抹于导尿管表面。 5. 清洗会阴部：清洗尿道口和会阴，暴露尿道口，用大头棉签擦拭尿道口及周围皮肤，再次清洗双手。 6. 采用无接触的方式将导尿管插入尿道，女性每次插入2~3cm，直到尿液开始流出再插入1~2cm；男性插尿管时阴茎与腹部呈60°，缓慢插入18~20cm见尿后再插入2~3cm，以确保导尿管进入膀胱中。 7. 用手固定导尿管以免滑出，将尿液放净。 8. 尿液停止流出时，可将导尿管抽出1cm，确定是否仍有尿液流出，如有尿液流出，应让其流净，然后将导尿管水平或向上缓慢拔出，丢弃在医疗废弃桶中。 9. 再次清洁尿道口，男性患者将包皮退回原位。 10. 脱手套，帮助患者整理体位及床单位，洗手	①严格无菌操作，防止交叉感染； ②尿潴留患者首次排尿不得超过700mL，动作轻柔，掌握要领，选择合适的导尿管，避免损伤尿道黏膜； ③操作中与患者多交流，以缓解其紧张情绪； ④正确记录尿量及性状、颜色等。 持导尿管方法：清洁手持导尿管外包装插入尿道口或戴无菌手套持导尿管插入尿道口
（六）观察与记录 1. 观察患者饮水情况。 2. 观察插管时患者的感觉。 3. 若发生不适，及时停止操作，通知医生处理	

2. 自我清洁间歇导尿技术

操作流程　　　　　　　　　　　　　　　　要点说明

（一）操作前准备 1. 环境适合，硬件设备齐全。 2. 按要求准备用物	①可下床活动患者应尽可能使用流动水洗手； ②根据患者情况选择不同型号的导尿管、肥皂液、温开水或直饮水、湿纸巾、小毛巾、集尿器、垃圾桶、小镜子（女士用）等

（二）实施
1. 自行解小便，取舒适体位，站立或坐位。
2. 用肥皂液、洗手液按七步洗手法清洗双手。
3. 将包皮拉向后，把尿道口露出，用清洁毛巾清洗尿道口及阴茎。
4. 用清洗干净的毛巾擦干阴茎及尿道口。
5. 准备尿管，如使用的是需要水化的亲水涂层导尿管，打开包装灌入温开水后，将包装袋悬挂在身旁待用。如使用的是预润滑的即取即用型亲水导尿管，将包装袋直接悬挂于身旁即可。如使用非涂层导尿管，需将润滑剂涂抹于导尿管表面。
6. 再次清洗双手。
7. 采用无接触的方式将导尿管插入尿道，女性每次插入2~3cm，直到尿液开始流出再插入1~2cm；男性插尿管时阴茎与腹部呈60°，缓慢插入18~20cm见尿后再插入2~3cm，以确保已完全进入膀胱中。
8. 用手固定导尿管以免滑出，将尿液放净。
9. 尿液停止流出时，可将导尿管抽出1cm确定是否仍有尿液流出，如有尿液流出应让其流净，然后将导尿管水平或向上缓慢拔出，丢弃在医疗废弃桶中。
10. 再次清洁尿道口，男性患者将包皮退回原位。
11. 整理好衣物，洗手

① 严格无菌操作，防止泌尿系统感染；
② 尿潴留患者排尿不得超过700mL，动作轻柔，掌握要领，选择合适的尿管，避免损伤尿道黏膜；
③ 正确记录尿量及性状、颜色等

（三）观察与记录
1. 观察尿液颜色、性状及量。
2. 观察插管时有无不适的感觉，若发生不适及时寻求医生帮助。
3. 准确记录排尿日志

三、经尿道留置导尿术

（一）定义与目的

1. **定义** 留置导尿术是指采用无菌技术经尿道将大小合适的导尿管插入膀胱，以引流尿液的技术；在导尿管前端的气囊中注入10~15mL的生理盐水，以固定导尿管，防止其滑出。导尿管末端与密闭式集尿袋相接。

2. **目的** 抢救危重患者时准确记录尿量、测量尿比重，以密切观察病情变化；在盆腔脏器手术中，保持膀胱排空，避免术中误伤；某些泌尿系统疾病手术后留置导尿管，便于引流和冲洗，减轻手术切口的张力，有利于切口愈合；为尿失禁或会阴部有伤口的患者引流尿液，保持会阴部清洁干燥；为尿失禁患者行膀胱功能训练。

（二）应用范围

经尿道留置导尿术适用于：①重症和体质虚弱不能排空膀胱的患者；②没有掌握导尿技能的患者；③摄入大量液体的患者；④认知功能障碍的患者；⑤在使用抗胆碱药物或其他方法后，膀胱内压仍然不能有效降低的患者；⑥浸润性膀胱癌患者；⑦上尿路受损或膀胱输尿管反流患者；⑧无法配合其他膀胱管理方法的患者和照顾者；⑨应用间歇导尿术过程中出现尿路感染，暂时无法控制的患者。

（三）相对禁忌证

（1）怀疑尿道损伤，特别是骨盆创伤，尿道口及会阴部出血、阴囊血肿等情况时。

（2）膀胱容量小，经过治疗仍有强烈的不规律收缩。

（四）教育与配合

（1）指导患者在留置导尿管期间保证充足入量，每日摄入水分在 2000mL 以上，包括口服和静脉输液等，预防感染和结石。

（2）指导患者在留置尿管期间防止尿管打折、弯曲、受压、脱出等情况发生，保持引流通畅。

（3）指导患者保持尿袋高度低于耻骨联合水平，防止逆行感染。

（4）指导长期留置导尿管的患者进行膀胱功能训练及骨盆底肌的锻炼，以增强控制排尿的能力。

（五）注意事项及防范处理

（1）导尿过程中，若导尿管触及尿道口以外区域，应重新更换尿管。

（2）尿潴留患者一次导出尿量不超过 1000mL，以防出现虚脱和血尿。

（3）导尿管拔除后，观察患者排尿时的异常症状。

（4）男性患者包皮和冠状沟易藏污垢，导尿前应彻底清洗，导尿管插入前建议使用润滑止痛胶。插导尿管时，遇有阻力，特别是尿管经尿道内口、膜部、尿道外口的狭窄部、耻骨联合下方和前下方处的弯曲部时，嘱患者缓慢深呼吸，慢慢插入尿管。必要时请专科医生插管。

（5）用聚维酮碘消毒患者尿道口和导尿管近尿道口部分，每日 2 次。排便后清洗肛门及会阴部皮肤；保持引流通畅。

（6）不常规行人工膀胱冲洗，应根据膀胱感染的情况来决定是否冲洗。

（7）每周更换集尿袋 1~2 次，若有尿液性状、颜色改变，需及时更换。

（8）根据导尿管产品说明书更换导尿管，一般 1~4 周更换 1 次。

（六）护理结局

（1）照顾者和家属能完全掌握并落实每天饮水量。

（2）有效地落实会阴部皮肤的清洁。

（3）通过实施相应措施，期望患者尽早拔除尿管。

（七）操作流程及要点说明

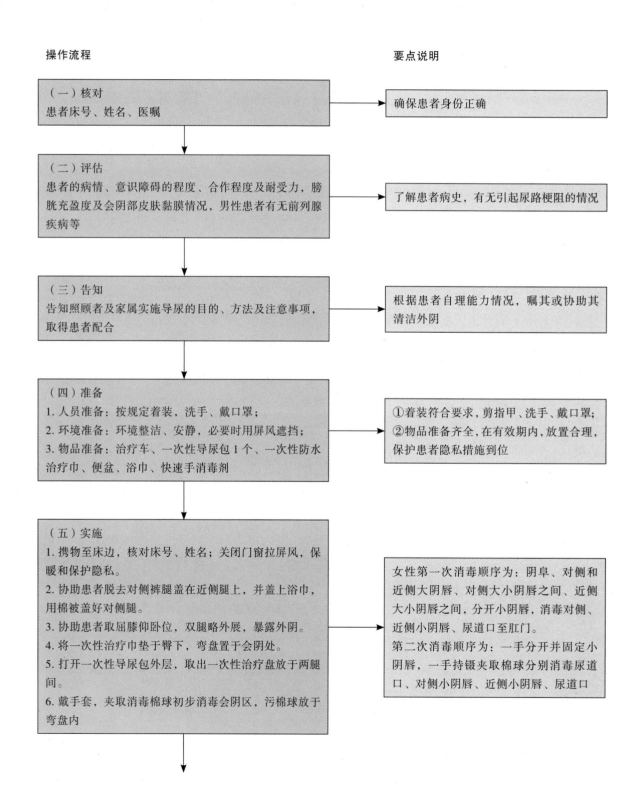

7. 将污棉球丢入黄色垃圾桶，弯盘置于治疗车下层，脱手套。
8. 将一次性导尿包置于患者两腿之间，按无菌技术操作打开导尿包，戴无菌手套，铺洞巾。
9. 检查导尿管前端气囊有无漏气，连接一次性引流袋，旋紧开关，用石蜡油棉球润滑导尿管前端，女性润滑4~6cm，男性润滑16~20cm。
10. 打开棉球包装，消毒尿道口，镊子和污棉球放于床尾。
11. 将无菌弯盘置于洞巾口旁，嘱患者张口呼吸，用镊子夹持导尿管对准尿道口轻轻插入。
12. 见尿流出后再插入7~10cm左右，用注射器接气囊并注入10~15mL无菌溶液，轻轻拉导尿管以证实导尿管固定稳妥。
13. 将尿袋悬挂于床边，打开尿管夹。撤去洞巾，擦净外阴，脱去手套。
14. 将导尿管远端固定在患者大腿上，以防导尿管脱出，在导尿管上贴标签，注明日期时间。
15. 协助患者穿好裤子，取舒适体位。
16. 处理用物，洗手

男性第一次消毒顺序为：先擦洗阴茎背面，顺序为中、左、右，各用1个棉球擦洗；左手持纱布提起阴茎并后推包皮暴露冠状沟，夹取棉球自尿道口至龟头螺旋向上到冠状沟，重复3次；将阴茎提起，用棉球自龟头向下消毒至阴囊处，顺序为中、左、右；将纱布垫于阴茎与阴囊之间。
第二次消毒顺序为：左手持纱布提起阴茎并后推包皮暴露冠状沟，夹取棉球自尿道口至龟头螺旋向上到冠状沟，重复3次。
男性患者插管时要将阴茎提起，与腹壁呈60°夹角，插入20~22cm，见尿后再插入7~10cm。
尿潴留患者一次导出尿量不超过1000mL，以防出现虚脱和血尿，若尿量过多，放出700mL左右时夹闭尿管，半小时后再打开放尿

（六）观察与记录
1. 观察插管过程中有无困难及患者不适感。
2. 观察导出尿液的颜色、性状、量并做好记录。
3. 若发生插管困难或不适，及时通知医生处理

四、耻骨上膀胱造瘘术护理技术

（一）定义与目的

1. **定义** 耻骨上膀胱造瘘术指由下腹部耻骨联合上缘穿刺进入膀胱，放置导尿管将尿液引流到体外的一种方法。分为暂时性和永久性两种。

2. **目的** 引流尿液，保持上尿路通畅，保护肾脏功能；减少尿道并发症；保持会阴部清洁。

（二）应用范围

耻骨上膀胱造瘘术适用于：①尿道异常，如尿道狭窄、尿路梗阻或尿道瘘；②复发性尿路梗阻；③导尿管插入困难；④继发于尿失禁的尿漏导致会阴部皮肤损伤；⑤心理因素，如身体形象或个人意愿；⑥希望改善性功能；⑦存在前列腺炎、尿道炎或睾丸炎。

（三）禁忌证

（1）膀胱未充盈者。

(2)有下腹部手术史,腹膜反折与耻骨粘连固定者。

(四)教育与配合

(1)指导患者在留置导尿管期间保证水分摄入充足,每日摄入水分在2000mL以上,包括口服和静脉输液等,预防感染和结石。

(2)指导患者在留置尿管期间防止尿管打折、弯曲、受压、脱出等情况发生,保持通畅。

(3)指导患者保持尿袋高度低于耻骨联合水平,防止逆行感染。

(4)指导长期留置造瘘管的患者进行膀胱功能训练及骨盆底肌的锻炼,以增强控制排尿的能力。

(五)注意事项及防范处理

(1)每日消毒造瘘口皮肤,清除分泌物,覆盖无菌敷料。如造瘘口周围皮肤红肿,使用造口粉保护。

(2)若膀胱内出血不止,冲洗液中加入少许0.03‰麻黄素,常能达到止血目的。

(3)每周更换集尿袋1~2次,每月更换造瘘管1次。

(4)造瘘管不宜持续放尿,否则会导致膀胱逼尿肌失用性萎缩,最终引起膀胱挛缩,一般2~3h放尿1次,以维持膀胱容量。

(六)护理结局

(1)使患者不用经尿道留置导尿管,对于希望保留性功能的患者相当重要。

(2)避免经尿道留置导尿管引起的尿道损伤、生殖器感染等并发症。

(3)女性脊髓损伤患者使用耻骨上膀胱造瘘可保持会阴部清洁。

(4)可留置更粗的导尿管,方便引流和更换导尿管。

(七)操作流程及要点说明

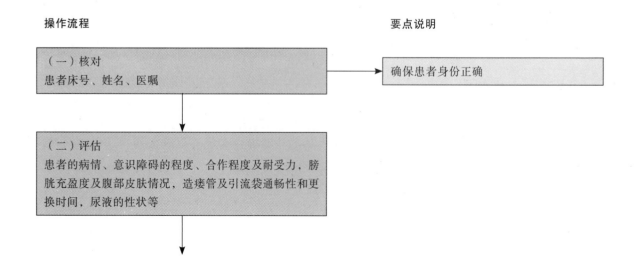

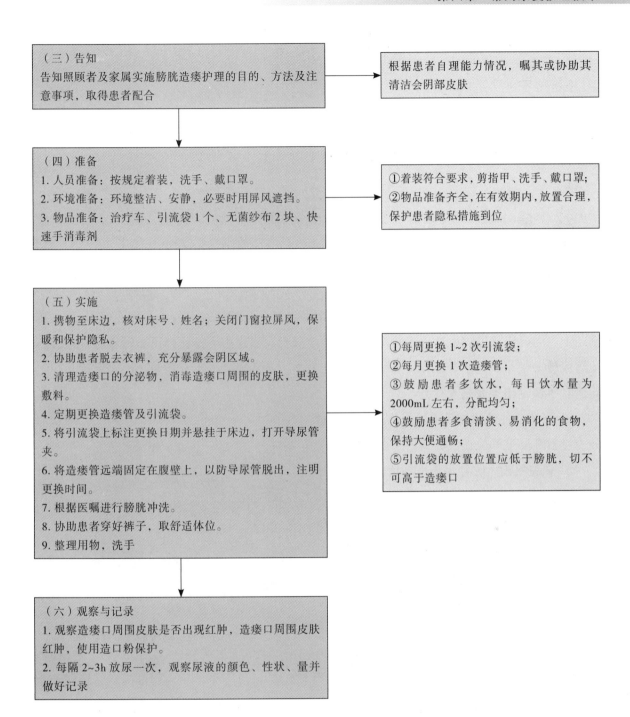

（孟 玲 崔立新）

第五节 神经源性肠道康复护理技术

学习目标
1. 能够列举神经源性肠道的管理原则。
2. 能独立进行手指直肠刺激。

一、概述

神经源性肠道护理是针对支配肠道的中枢或外周神经结构受损或功能紊乱而引起排便功能障碍的恢复性护理。

1. **目的** 神经源性肠道管理的目的在于帮助患者在合理的时间内（一般建议 1h 内）排空肠道，同时将该过程中物理或药物干预大幅度降低，实现患者排便的可预测性和规律性，预防腹胀、便秘、大便失禁及其他肠道并发症发生，改善患者的生存质量，减轻家庭负担，让患者尽快走出家庭融入社会。

2. **分类** 神经源性肠道根据神经损伤部位分为反射性肠道和弛缓性肠道。

3. **管理原则** ①神经源性肠道管理应尽早干预，为患者提供主动的、有预见性的、个体化的干预措施，以避免肠道功能障碍的进一步加重，预防肠道并发症，改善肠道的整体功能。②神经源性肠道的治疗有多种方法，多数情况下，涉及不同的治疗方式，管理神经源性肠道的分步式方法见图 6-5-1。

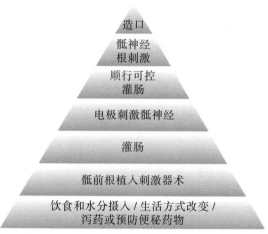

图 6-5-1 神经源性肠道管理阶梯

二、常用神经源性肠道康复护理技术

（一）饮食及生活方式改变

1. **膳食和水分管理** 增加膳食纤维的摄入。建议年龄较大的儿童、青少年和成人每天摄入 20~35g 纤维。注意纤维量的增加，应 4~6 周期间逐步增加，防止过度过快增加引起腹胀和产生过多的气体。病情许可时每日液体摄入量不少于 2000mL，保持粪便含水量，促进排便。

2. **增加活动** 保持充足的体力活动，增强腹部肌力从而刺激结肠蠕动。指导患者进行腹部按摩：操作者用单手或双手的示指、中指和无名指自右沿结肠解剖位置向左做环形按摩。从盲肠部开始，依结肠蠕动方向，经升结肠、横结肠、降结肠、乙状结肠做环形按摩，或在乙状结肠部由近心端向远心端做环形按摩。每次 5~10min，每日 2 次。坐轮椅的患者可增加轮椅活动，如在轮椅做弯身运动、引体向上等。

3. 排便体位 蹲位排便优于坐位，坐位排便比床上排便更快、更有效、更方便。如不能采取蹲或坐位，则以左侧卧位较好。对于脊髓损伤的患者也可以使用辅助装置协助排便。

4. 养成好的排便习惯 定时如厕：每天饭后（每日3次）定时如厕至少5min，利用胃结肠反射肠蠕动启动排便，多喝温开水也可促进胃结肠反射肠蠕动。

（二）逆行结肠灌洗

灌洗有助于改善患者便秘和大便失禁的症状。小剂量药物灌肠15min后即会出现肠蠕动，可减少自主神经反射的发生，适用于T_6以上脊髓损伤的患者。粪便灌肠开始之前，先解除嵌塞粪便，通过导管慢慢将温盐水（或温开水）灌入肠道，有助于排便。请注意，大剂量灌肠及小剂量保留灌肠效果较小剂量不保留灌肠更佳。绝对禁忌证有：急性炎症性肠道疾病、已知的直肠或结肠梗阻或硬块、在过去6个月内曾行直肠或结肠手术。如遇阻力，切勿强行插入导管。灌肠相关的并发症有：肠穿孔、创伤或痔疮出血、灌肠液太多或过快引起自主神经反射异常、电解质紊乱等。

（三）手指直肠刺激

1. 定义与目的

（1）定义：手指直肠刺激（digital rectal stimulation，DRS）是指操作者将手指插入直肠，沿直肠壁做环形运动并缓慢牵伸肛管，诱导排便反射的治疗方法。

（2）目的：缓解神经肌肉痉挛，诱发直肠肛门反射，促进结肠尤其是降结肠的蠕动。

2. 应用范围

适用于反射性肠道的患者。

3. 禁忌证

迟缓性肠道用局部刺激不能排除大便，不适宜手指刺激。

4. 注意事项及防范处理

（1）防止直肠黏膜损伤：①操作前评估患者是否有痔疮、直肠癌、肛裂等直肠疾患，存在这些疾患易引起黏膜出血及患者不适，禁止使用该操作；②注意戴手套后手指应充分润滑，动作轻柔；③手指插入4~5cm感到阻力时，不可强行插入，嘱患者"张开嘴吐气"，大口吐气利于肛门括约肌放松；④大便干结需先软化大便再掏出，不可强行掏出；⑤有认知障碍的患者，需注意固定，防止意外损伤。

（2）防止自主神经过反射：患者出现发作性血压急剧升高，最高达220/120mmHg、脉搏变慢、头痛、面部潮红等，可能发生自主神经过反射，常见的诱因有膀胱充盈、直肠刺激、便秘、感染、痉挛、结石、器械操作、性冲动等。发生时的护理：改变患者体位，采取端坐位，减少颅内动脉充血，促进静脉回流。去除诱因，若是膀胱充盈所致，可行导尿术，插入尿管时动作轻柔。若为直肠粪便刺激所致，可使用开塞露或温盐水灌肠。可用硝苯地平 10mg 舌下含服，缓解周围血管痉挛，同时监测生命体征。预防自主神经过反射：操作前嘱患者排空膀胱，和患者沟通缓解其紧张情绪，操作时动作轻柔，大便干燥不可强行掏出。一旦患者出现过一次神经过反射，即应考虑反复发作的可能，应寻找诱因并积极排除诱因刺激。

5. **护理结局** 患者家属熟练掌握手指直肠刺激方法；患者无直肠粪便堆积，无出血等并发症发生；患者生活质量得到提高。

6. **操作流程及要点说明**

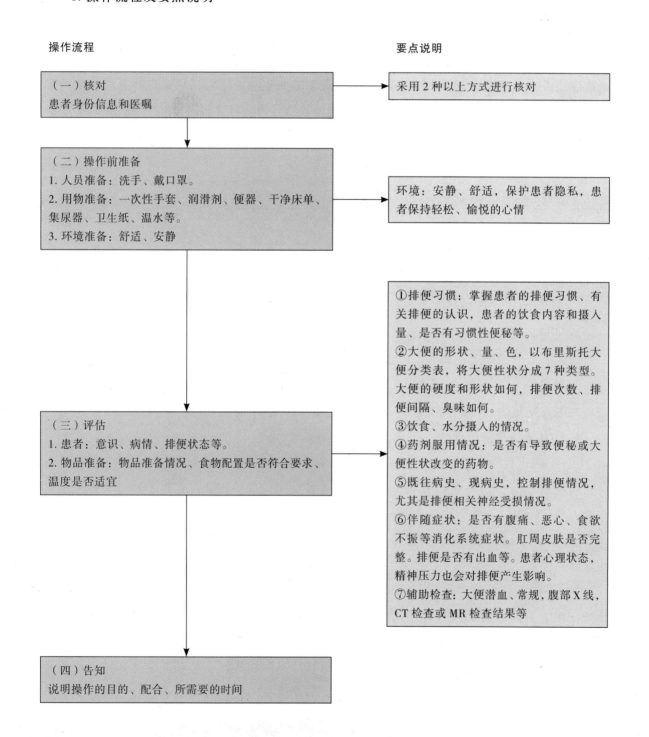

（五）实施
1. 环境准备
（1）将所需物品放于床边。
（2）注意保护患者的隐私，关闭床帘。
（3）患者取左侧卧位，臀部垫一中单。
2. 实施掏便：戴手套、示指上抹上足够润滑油，插入手指。患者肛门无大便则可直接进行按摩。
（1）脱下患者裤子，注意保护患者隐私。
（2）肛门括约肌按摩。
（3）告知患者放松，大口吐气，慢慢插入示指，手指插入4~5cm，慢慢掏出大便，掏出的过程中注意观察患者的反应。
3. 一点点掏出粪便，并清理干净。
4. 实施手指直肠刺激：示指沿直肠壁做环形运动并缓慢牵伸肛管，诱导排便反射，每次刺激1min，间隔2min可再进行。
5. 操作后处理：使用清水清洗患者的肛周皮肤。进行室内换气

① 手指直肠刺激之前务必清除患者直肠中的大便，再进行刺激；
② 插入手指后先对肛门周围进行按摩，放松肛门括约肌；
③ 肛门括约肌充分放松后，告诉患者"张开嘴吐气"，大口吐气可有利于缓解肛门括约肌紧张；
④ 手指插入4~5cm感到阻力时，注意不要强行插入，那样会容易损伤直肠肠道壁；
⑤ 有认知障碍的患者，手指插入时患者会晃动身体，需家属协助固定患者；
⑥ 患者粪便干结时，应先软化大便再掏出；
⑦ 掏便方法：转动手指，使便块离开直肠壁，一点点掏出便块。注意不要损伤肛门直肠移行部（齿状线）上方的上皮，若患者可自解大便，可放便盆于臀部让患者排便；
⑧ 手指直肠刺激易诱发患者自主神经过反射，操作时注意检查患者的血压、体征

（六）观察与记录
1. 询问是否有腹痛、肛门痛、腹部胀满感、残便感，确认生命体征。
2. 操作的时间、次数、排便情况等

操作时需了解患者的饮食、排便习惯、大便形态等，进行针对性的健康宣教，并予以记录

（张　瑜）

第六节　吞咽障碍康复护理技术

学习目标

1. 阐述常用吞咽障碍康复护理技术和注意事项。
2. 能独立进行治疗性经口进食技术、间歇置管技术操作。

一、概述

吞咽障碍是由于下颌、双唇、舌、软腭、咽喉、食管等器官结构和/或功能受损，不能安全有效把食物由口送到胃内的一种临床表现。吞咽障碍一般应符合下列标准：①食物或

饮品从口输送至胃过程中出现问题；②口腔及咽喉肌肉控制或协调不灵而未能正常吞咽，引起营养不良；③食物误入气管，引起反复的肺部感染、吸入性肺炎。

二、常用吞咽障碍康复护理技术

（一）治疗性经口进食技术

1. 定义与目的

（1）定义：即摄食直接训练，是指进食时通过采取相应措施，帮助患者安全、有效地摄入食物。措施包括：进食环境选择、食物选择及调配、餐具选择、一口量及食团入口位置、进食体位及姿势调整等。

（2）目的：通过摄食直接训练，进一步训练患者吞咽功能，保证患者安全、有效进食，满足机体的需要，避免产生误吸、吸入性肺炎等并发症。

2. 应用范围 患者意识清醒，格拉斯哥评分（GCS）≥ 12 分，全身状态稳定，能产生吞咽反射，少量误咽能够通过随意咳嗽咳出。

3. 禁忌证 意识不清、不能配合进食、吞咽功能评定为不可经口进食的患者。

4. 注意事项及防范处理

（1）摄食训练需要护士、医生、治疗师的多部门合作，确定患者的一口量、进食姿势、进食器皿等，并由护士监督执行。

（2）进食过程中需严密监测，有呛咳等不适应停止进食。

（3）餐前及餐后均需做好口腔护理，清除口腔分泌物、痰液及残留的食物。

（4）进食前应观察患者耐力和状态，据情况调整进食量、时间、频次。

（5）认知障碍患者，需适当地给予指令提示。

（6）对患者及家属应进行详细的健康宣教，提高患者及家属的依从性。因患者可进食，常出现过于自信而尝试不安全食物。

（7）服药注意事项。患者无法吞咽固体食物，同样吞咽大的药丸和胶囊也存在困难，需针对性指导。

（8）教会患者或家属误吸时的急救知识。

（9）进食后不要立即运动或躺下，应保持坐位或半坐位 30~40min，防止食物反流等。

5. 护理结局 患者和家属掌握安全进食的方法，患者能够安全进食并能保证营养的摄入。家属和患者能理解此项操作并配合执行。

6. 操作流程及要点说明

操作流程	要点说明
（一）核对 患者的身份信息和医嘱	需采取2种以上的方式进行核对，注意有无特殊饮食要求
（二）操作前准备 1. 人员准备：洗手、戴口罩。 2. 用物准备：糊状食物、碗、勺子、杯子、温开水、吸痰用物、5mL注射器、20mL注射器、口腔清理物品，如：无菌棉签、漱口水、抽吸式牙刷等、血氧饱和度测量仪、纸巾、围兜、听诊器。 3. 环境准备：舒适、安静	①食物准备：糊状食物不仅能满足患者的营养需求，且需注意：食物密度均匀、黏性适当、不易松散、有一定硬度，食物通过咽和食管时不易变形且很少在黏膜上残留，同时还需兼顾食物的色香味及温度。 ②餐具的选择：餐具选择需充分评估患者功能。勺子：患者抓握能力较差时，应选取柄粗、柄长、匙面小、难黏上食物、边缘钝的勺子，一般采用边缘钝匙柄较长，容量5~10mL的。碗选择广口平底或边缘倾斜的，碗底放防滑垫。杯子选用的原则是不要让患者头后仰，从而避免误吸。吸管：普通吸管短而细不适合吞咽障碍患者，若需要吸管，可在吸口处改良，如在吸口或注射器上加上吸管，严格调整一口量。 ③环境：安静、舒适，进餐时避免大声说话，患者保持轻松、愉悦的心情，促进食欲，减少呛咳，增加进食的安全性
（三）评估 1. 患者：意识、病情、有无口腔疾患及程度、吞咽功能状态、精神状态、耐力、坐位平衡、咳嗽力量、对经口进食的认识情况、患者的自理能力。 2. 物品准备：物品准备情况、食物配置是否符合要求、温度是否适宜	①吞咽功能状态评价需结合护士的评估及医生治疗师的评定和治疗结果； ②进食之前需教会患者清除口腔或咽部残留食物的方法； ③患者精神状态、耐力及坐位平衡直接影响患者的进餐时间和进餐安全，需时刻观察，必要时终止进食，以防误吸； ④患者口腔疾患、对食物的喜好等也会影响患者的进食，需全面地了解患者病史和饮食爱好； ⑤评估患者进食能力，鼓励患者自主进食，必要时可喂食
（四）告知 告知患者及家属操作的目的、注意事项及如何配合	

（五）实施
1. 进食体位与姿势：吞咽姿势的改变可改善或消除吞咽时的误吸症状。开始训练时应选择既有代偿作用又安全的体位，具体包括躯干姿势（坐位姿势与半坐位姿势）和头部姿势（低头吞咽、转头吞咽、侧头吞咽、仰头吞咽等）。
2. 进食前准备：进行口腔护理、摆放好餐具、穿围兜、佩戴血氧监测仪。
3. 进食时
食团放置位置：将食物置于患者健侧舌的中后部或颊部。
一口量确定：一口量即最适于吞咽的每次摄食入口量。
一口量过多：食物从口中漏出或引起咽部残留导致误咽；
一口量过少：刺激强度不够，难以诱发吞咽反射。先以少量试之（1~4mL）。
进食速度：前一口吞咽完成后再进食下一口，避免2次食物的重叠。
进食时间：进食时间最好控制在30min以内，最长不超过40min，进食时间过长会导致患者吞咽疲倦而产生误吸。
4. 进食后：检查患者口腔是否有食物残留，协助其清洁口腔及咽部，让患者保持坐位至少30min，防止食物反流

①进食体位与姿势
躯干姿势：半坐位姿势：对不能坐位的患者可采用床上平卧位，一般至少取躯干30°仰卧位，头部前屈，偏瘫侧肩部使用枕头垫起，喂食者位于患者健侧。对于偏瘫患者最好采用健侧侧卧的半侧坐卧位，即健侧在下，患侧在上，可利用重力作用使食团在健侧吞咽。坐位姿势：适用于身体控制较好的患者，进食时双脚面平稳接触地面，双膝关节屈曲90°，躯干挺直，前方放一高度适宜的餐桌，双上肢自然放于桌面。
头部姿势：仰头吞咽：适用于有口或舌功能缺损的、口咽腔运送慢的患者，但对于气道保护功能欠佳或咽食管段功能障碍的患者，用这种方法将会导致误吸。对于会厌谷容易有食物残留的患者，颈部后屈仰头时会厌谷变得狭小，残留食物可被挤出，紧接着尽量前屈（即点头）同时用力做吞咽动作。低头吞咽：是指下巴与胸骨柄部接触进行吞咽。适用于吞咽时气道保护功能欠缺的患者。对延迟启动咽期吞咽、舌根部后缩不足、呼吸道入口闭合不足患者是一个较好的选择。因低头会降低吞咽时咽收缩能力，固此方法不能用于咽功能差的患者。转头吞咽：主要作用是使吞咽通道的解剖结构在头偏向侧变得狭窄或关闭，适用于单侧咽功能减弱的患者，如偏瘫患者。这一关闭只局限舌骨水平的咽上方，而咽下方则是保持开放的。
②进食前准备：对于口腔运动能力差的患者，进食前可进行口、唇、舌、脸颊运动，进行唾腺按摩；口腔干燥的患者（如鼻咽癌放疗后）则需改善患者口腔干燥情况，再进食；对于口腔感觉差、吞咽延迟或咽肌收缩无力的患者，可使用冰棉棒对软腭、腭弓和舌根进行刺激，改善患者的本体感觉，进食过程中也可以进行温、冰食物的交替刺激，促进患者吞咽。
③有假牙的患者应在进食前佩戴好假牙。
④进食后防误吸措施：指导患者深吸气后用力咳嗽做清嗓运动。对于咳嗽力量较弱的患者，则可以使用右手大拇指置于环状软骨和胸骨上窝中点，指腹突然向

内向下用力按压,刺激气管引发咳嗽反射,从而清除声带、咽部及会厌谷处的食物。也可以指导患者进行空吞咽的动作,必要时可使用冰刺激再进行空吞咽

(六)观察与记录
1. 观察进食时的状态:观察有无误吸的征兆,患者的耐力情况,食物性状是否合适、患者对食物是否接受。
2. 观察餐后的状态:餐后进行口腔护理,保持坐姿防止胃食管反流。
3. 治疗性进食阶段观察指标包括营养指标、炎症指标、患者的接受度及依从性等指标。
4. 记录:记录患者进食量、时间、进食一口量、进食时是否有残余、残余量及部位等,进食时血氧饱和度、体温

①观察有无误吸的症状:噎住、面色发红或苍白、呼吸困难、异物残留感、发热、动脉血氧饱和度降低、C反应蛋白上升。注意对发生隐性误吸患者的观察,不能仅靠咳嗽等症状来判断。如怀疑有误吸,要马上终止进食,观察情况。患者被噎住或咳嗽时,让患者俯下身,将口腔内的食物咳出,可采用呼吸介入法辅助食物咳出:配合患者的呼气,用整个手掌轻轻压迫胸廓的下部,增加呼气流量。如咳不出误吸食物,则需要行吸引法。如误吸的食物进入很深的地方,则需要采用体位引流或体位排痰的方法。在窒息发生时需立即联系医生协助处理。可以用直观观察的方法确认口腔残留物,使用听诊器确定咽部残留物。进食后进行胸部听诊,确认是否有隐性误吸。
②治疗性经口进食阶段,护士监控患者出入量情况,患者营养指标,防止误吸和反流,任何肺部的急慢性炎症进展提示误吸的可能,都需及时和医生、吞咽治疗师沟通,调整方案。根据患者情况观察患者进食食物的形状是否需要调整

(二)间歇置管技术

1. 定义与目的

(1)定义:间歇置管技术是指不将导管留置于胃内,仅需要补充营养时,将导管经口或鼻插入食管或胃内,进食结束后拔除的技术。

(2)目的:间歇置管可使消化道保持正常生理结构,促进吞咽功能的恢复。不仅有效改善了患者的营养状态,还大大降低了肺部感染的概率。间歇置管不会对皮肤黏膜造成压迫,降低了反流性疾病、吸入性肺炎、误吸及胃出血等并发症的发生风险。不影响患者美观,可改善患者情绪。

2. 应用范围 ①各种原因引起的经口摄食困难,但食管功能和胃肠功能正常,或单纯

经口摄取会产生低营养和水分摄取困难；②经口进食不能满足生理需求的患者；③各种中枢神经系统疾病导致吞咽障碍；④头颈部肿瘤放疗或手术前后吞咽困难患者；⑤老年人年龄相关的吞咽困难；⑥呼吸功能障碍行气管切开术患者；⑦吞咽正常，但是摄入不足（烧伤、厌食症）；⑧婴幼儿喂食困难或吞咽器官发育不完全所致的吞咽困难；⑨各种原因所致持续、顽固性呕吐（肿瘤化疗等）；⑩患者清醒，可以配合治疗。

3. **禁忌证** ①食管病变；②胸主动脉瘤；③呼吸窘迫综合征；④昏迷、意识不清、不能配合的患者；⑤有出血倾向；⑥既往有穿孔；⑦长期使用类固醇激素；⑧咽部或颈部畸形。

4. **注意事项及防范处理**

（1）防止堵管，包括：①食物配置需注意不可过于黏稠。②注食后使用温水冲管，避免管腔中残留食物。③可用剪刀将管道尖端侧孔剪大。

（2）患者反射敏感，插管前可用棉签蘸取少量2%丁卡因或利多卡因对咽喉部进行表面麻醉，减轻敏感性。

（3）注食的速度约50mL/min，每次注食量为300~500mL，注食后注意保持坐位30~60min，每天一般插管4~6次，护士需关注食物摄入情况。

（4）插管过程中如出现呛咳、呼吸困难、发绀等情况，需立即停止拔出，观察患者情况后再根据情况处理。

（5）此项操作可由医务人员教患者或家属自行完成；注意观察患者出入量情况。

5. **护理结局** 患者能够接受间歇置管喂食，并能保证充足的营养摄入，血糖稳定，未发生电解质紊乱。

6. **操作流程及要点说明**

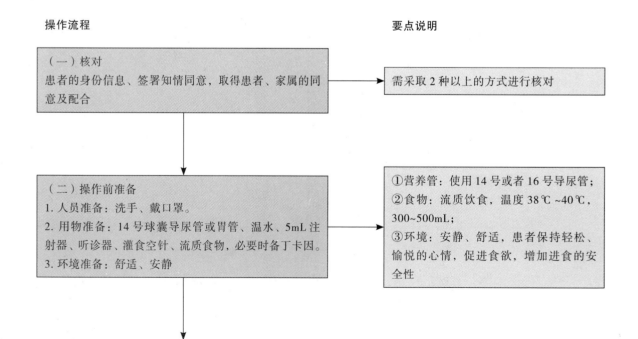

（三）评估
1. 患者：意识、病情、有无口腔疾患及程度、精神状态、耐力、坐位平衡、对间歇置管的认识情况、患者的自理能力、家属对于置管的认识及接受情况。
2. 物品准备：物品准备情况、食物配置是否符合要求、温度是否适宜

→

①评估患者是否可选择间歇置管，患者置管方式（经口/经鼻）需由三方（治疗师、医生、护士）决定并开具医嘱；
②间歇性经鼻插管禁忌证：鼻腔、食管有畸形或者肿瘤、有出血倾向、食管蠕动功能障碍或贲门迟缓症；
③间歇性经口插管禁忌证：出血倾向、咽反射亢进、食管蠕动功能障碍或贲门迟缓症

↓

（四）告知
告知患者及家属操作的目的、注意事项及如何配合

↓

（五）实施
1. 进食体位：清洁口腔后，采取坐位或半卧位。
2. 进食前准备：检查导尿管或胃管的有效期，使用5mL注射器抽取3mL温水注入水囊，判断水囊是否完整。
3. 润滑管道。
4. 置管：戴清洁薄膜手套，手持导管前端沿口腔正中插入，并向咽后壁推进导管，插至咽部时嘱患者做吞咽动作，同时顺势将导管插入食管，插入长度18~22cm，胃管插入长度45~55cm。
5. 水囊注水：向水囊中注入3~5mL水，然后轻轻往外拉，有卡住的感觉，此位置为环咽肌下缘，此时随着食管蠕动导管可达到食管中上段。
6. 判断是否误入气管。
7. 注水20~50mL，无不良反应再注食。
8. 注食。
9. 拔管：将球囊内注入的水抽净，缓慢拔出管道

→

①体位：坐位，尽量坐直，评估患者坐位平衡及耐力情况，必要时使用安全带，保证患者坐位安全。对于直立性低血压及压疮患者应据病情而定。
②润滑管道可使用温水或油剂。
③判断是否误入气管：导管外侧置于水中，观察是否有规律水泡产生。若呼吸时有规律水泡溢出，提示管可能误入气管。注意：导管在胃内，开始也可能产生少了水泡，让患者发"一"的声音，少量水泡排出后未再产生，说明导管在食管内。
④注食：注食速度为50mL/min，每次注食量300~500mL，一般每天可置管3~6次，注食后使用温开水冲管。
⑤注食后保持坐位30min，协助患者进行口腔护理

↓

（六）观察与记录
1. 观察：观察患者进食时的情况，是否有误吸的情况，患者使用置管的方法是否满足营养需求。
2. 记录：记录患者进食量、进食时间、次数、总进食量

→

①观察：注食前判断管道是否在气管，特别是对于存在隐性误吸患者。注入20~50mL水后观察患者是否有误吸情况，是否呛咳、口面发红或发白。
②患者常因置管进食而减少进餐次数，担心置管导致黏膜损伤，需由护士进行指导和宣教，并监测患者的出入量和营养状态，予以进食饮食指导

(三)食物调配技术

1. 食物的选择 食物的选择因人而异,吞咽障碍患者出现障碍的不同时期、不同程度所选择的食物有所不同,主要应从患者容易吞咽,而不引起误吸和残留方面考虑。不同病变部位,对食物要求不同。不同吞咽障碍患者食物选择的要点见表6-6-1。

表6-6-1 不同吞咽障碍患者食物选择的要点

吞咽障碍异常情况	适合的食物	应避免的食物
舌运动受限	开始时吃浓流质食物,食物质地均匀,硬度较低,黏稠度不宜过高	糊状食物,硬度高的食物
舌的协调性不足	浓稠液体	糊状食物,不容易形成食团的食物
舌的力量不足	稀液体,黏附性低、硬度低的食物	大量糊状食物,黏度高、黏附性强的食物
舌根部后缩不足	稀液体,黏附性低、硬度低的食物	高黏性食物
咽期吞咽延迟	浓稠液体	稀液体和流质食物
呼吸道闭合不足,误吸风险高	布丁和糊状食物	稀液体和流质食物
喉上抬不足/环咽肌功能紊乱	稀液体	很浓稠和高黏性食物
咽壁收缩不足,残留较多	稀液体,黏附性低的食物	很浓稠和高黏性食物

2. 食物配置方法 吞咽障碍患者宜选择密度均匀、黏性适当、有一定硬度、质地爽滑、易于变形通过咽部和食管的食物。并将固体食物改成糊状或凝胶状食物,在稀液体加入增稠剂以增加黏度。合适的食物种类包括软食、半流质食物、糊状食物。护士应根据治疗师的评估结果,患者的营养状态、饮食习惯、喜好、对吞咽障碍的认识等综合分析,通过食物的调配及结合吞咽的姿势和辅助手法,保证患者安全有效地进食。

(张 瑜)

第七节 伤口处理技术

1. 阐述伤口换药技术的注意事项及防范措施。
2. 能独立进行简单的伤口换药操作。

广义的伤口处理技术包括伤口清创技术、伤口换药技术和伤口负压治疗技术等,然而在康复护理工作中使用较多的是狭义的伤口处理技术即伤口换药技术,本节内容将详细介绍。

一、定义与目的

1. **定义** 伤口处理技术适用于各种原因导致的急慢性伤口的处理技术。急性伤口是指突然病因形成的伤口，通常能够及时愈合。慢性伤口是指因为存在影响个人及其伤口的内在和外在因素导致伤口愈合缓慢、愈合迟缓、中断或停止的伤口。

2. **目的** 通过充分评估伤口情况，清洁创面，去除坏死组织，更换伤口敷料，使伤口保持清洁，从而促进伤口愈合。

二、应用范围

各种急慢性伤口。

三、禁忌证

无特殊禁忌证。

四、注意事项及防范措施

（一）伤口二次污染的防范措施

（1）严格遵循无菌操作技术。

（2）揭开污染敷料应从上至下，不可从敷料中间揭开。

（二）清创时的防范措施

（1）注意保护重要的肌腱及血管，避免损伤。

（2）特殊伤口如肿瘤伤口及特殊部位的伤口如足跟，清创要谨慎。

五、护理结局

（1）伤口愈合或好转。

（2）照顾者和家属能掌握简单的伤口处理技术。

六、操作流程及要点说明

操作流程	要点说明
（一）核对 患者床号、姓名、医嘱	确保患者身份正确
（二）操作前准备 1. 人员准备：仪表符合要求，洗手、戴口罩。 2. 用物准备：按需备齐用物（无菌换药碗、弯盘、适量无菌方纱、棉球、胶布、棉枝、无菌剪刀、无菌止血钳、无菌镊子、无菌手套、测量工具、伤口清洗液、敷料，必要时备培养管），放置合理。 3. 患者准备：核对患者，向患者解释目的及换药过程。询问患者是否需要用止痛药。 4. 环境准备：保持环境整洁、安静、通风、采光，符合无菌操作	①着装符合要求，剪指甲、洗手、戴口罩； ②物品准备齐全，放置合理，保护性隔离措施到位
（三）评估 1. 影响伤口愈合的全身因素和局部因素。 2. 患者的心理状态：了解患者的心理状态及合作程度。 3. 患者的知识：了解患者对伤口愈合的认识程度。 4. 患者的经济情况：选择适合的治疗方案	①全身因素：年龄、营养状况、全身性疾病、肥胖、药物、放射治疗、吸烟、心理状态等； ②局部因素：伤口大小、伤口温湿度、坏死组织、感染、局部血流灌注、伤口处理措施等
（四）告知 告知照顾者及家属伤口处理技术的目的、方法及注意事项	护士解释得当，家属及照顾者能配合、理解
（五）实施 1. 移除敷料（图6-7-1） （1）铺治疗巾，充分暴露伤口。 （2）揭开外层敷料，并观察渗液的颜色、量、性状和气味。 （3）内层敷料用镊子揭开。	如遇内层敷料粘紧伤口，需用生理盐水浸湿后再揭开
2. 伤口评估（图6-7-2） 评估伤口类型、部位、大小、基底颜色、渗液量和伤口周围皮肤状况等	①使用伤口尺测量伤口大小。 ②基底颜色采用RYB分类：红、黄、黑及混合性。 ③渗液量评估时应结合与敷料的关系：干燥、湿润、潮湿、饱和和漏出

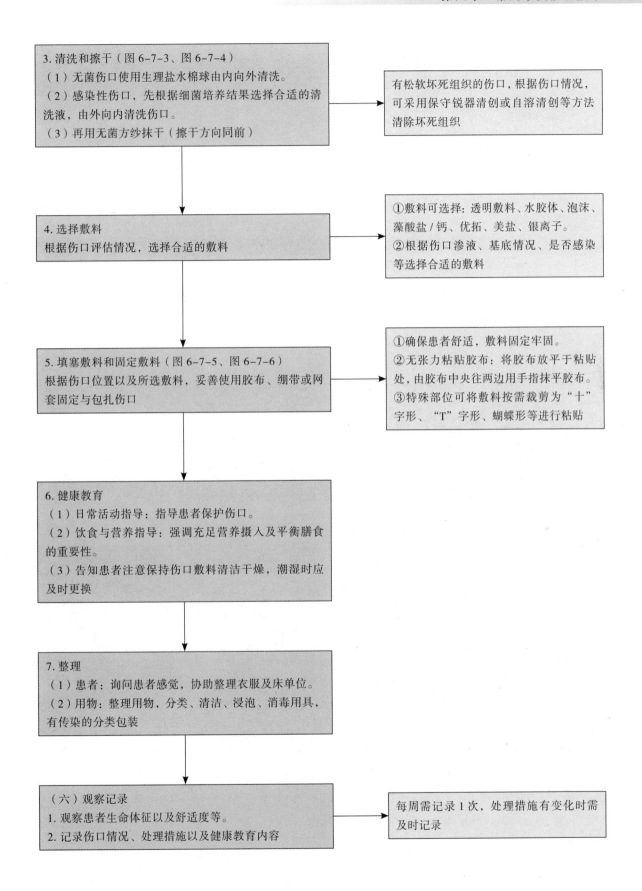

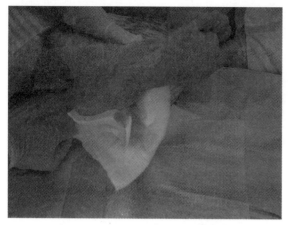

图 6-7-1 移除敷料

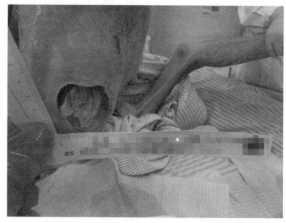

图 6-7-2 伤口评估（见彩图 2）

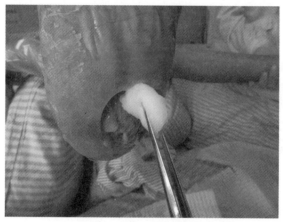

图 6-7-3 清洗伤口

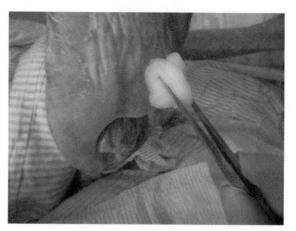

图 6-7-4 清洗周围皮肤

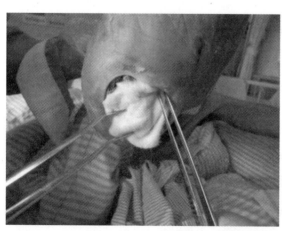

图 6-7-5 填塞敷料

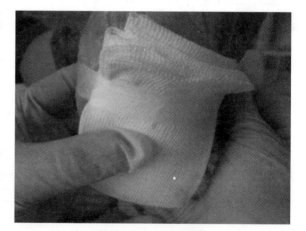

图 6-7-6 固定敷料

（黄 蕾 刘玉清）

第八节 日常生活活动能力训练技术

学习目标

1. 能阐述日常生活活动能力训练技术的目的、应用范围、禁忌证和护理结局。
2. 能举例说明日常生活活动能力训练技术的注意事项及防范处理。
3. 能独立给患者完成动作分析。
4. 操作中思路清晰，言语表达流畅、准确，解释到位；技术操作动作规范，准确到位，计划性强，在规定的时间内完成，体现人文关怀。

一、定义与目的

1. 定义 日常生活活动能力训练是以改善或恢复患者完成日常生活活动能力为目的而进行的一系列最基本、最简单的具有针对性的训练。

2. 目的

（1）建立或维持患者基本 ADL，调动或发掘身体潜能，使其将生活依赖减少到最低限度。

（2）改善患者躯体功能如灵活性、协调性，增强活动能力，使其能独自或借助最少的帮助，完成各种体位转移，在社区内进行日常生活。

（3）对不能独立完成日常生活的患者，通过评估，找出其存在的主要问题及解决问题的具体办法，决定实施何种帮助或借助活动辅具达到完成自理的目的。

二、应用范围

各类原因导致日常生活活动能力受限的患者。

三、禁忌证

意识障碍、严重痴呆、疾病处于急性期的患者。

四、注意事项及防范处理

（1）ADL 训练之前应与患者交谈，让患者明确训练的目的，以取得患者的理解与合作。

（2）ADL 训练之前要评估患者的病情、ADL 能力、康复愿望，还应考虑患者生活的社会环境、反应性、依赖性等，做到具体情况具体分析，防止训练方法公式化。

（3）ADL 训练涉及的内容较多，指导者要先选出患者可能完成的活动，再根据活动的重要性和难易程度决定训练的顺序，首先训练最常用的、较易掌握的；选定训练内容后，再分析患者进行日常生活活动的每一个动作，找出妨碍活动完成的主要原因，有针对性地将训练项目分解成若干个阶段性动作进行练习，待患者熟练后，再结合起来进行整体训练。

（4）遵循先促进功能恢复，后代偿辅助的训练原则。训练中，要鼓励患者多使用患侧上肢辅助完成日常生活活动，在患侧手开始训练前，不进行"利手交换训练"；对完成日常生活活动有困难者及重度障碍者，可借助自助具或辅具，使患者尽量减少生活依赖。

（5）训练内容应具有实用性。训练必须与病房和家庭生活密切结合，应用于患者的日常生活中。

（6）训练过程中注意患者的安全，避免发生意外。

五、护理结局

（1）患者及家属能具备主动完成ADL自理能力的意念，并能积极配合各项训练。

（2）患者ADL自理能力逐渐提高，对照顾者的依赖逐渐减少。

（3）患者在进行各项ADL训练时，无继发性损伤发生。

六、操作流程及要点说明

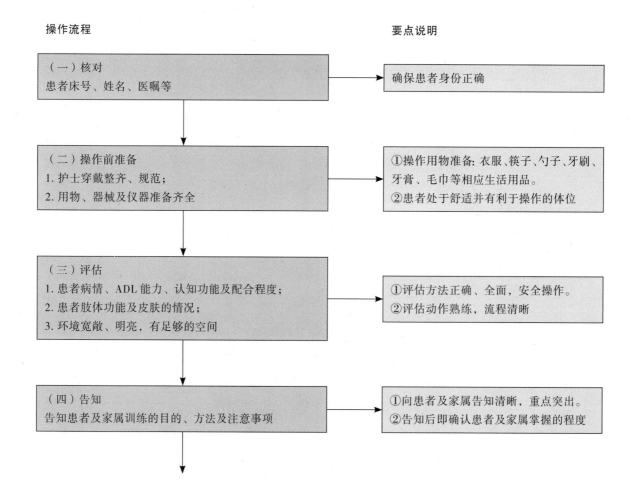

（五）实施
1. 进食
（1）观察患者进食动作完成情况
1）桌边坐稳。
2）伸手拿起食具（筷子、匙），把食具放入有食物的碗/碟中，夹住食物。
3）将食物运送到口部，张开嘴巴，将食物送入口中，然后合上嘴，进行咀嚼和吞咽。
4）放下食具。
（2）分析患者进食动作中的缺失成分，通过有针对性的功能训练或使用辅具代偿，达到进食目的，具体指导如下：
1）不能坐稳者：坐轮椅，前方放置一个轮椅餐板，患臂放在餐板上，帮助患者保持合适进食体位。
2）不能拿起食具者：佩戴万能袖套或粗柄餐具，手指灵活差的患手使用经改造的筷子，即在两只筷子之间加一个弹性铁片。
3）不能送食物入口者：将肘关节放置于较高的台面上以利手到达嘴边；或健侧上肢辅助患侧上肢送食品入口、用双手握杯子喝水，或使用加长柄的餐具。
4）患侧上肢无主动运动者，指导患者进行"利手交换训练"，鼓励患者用健手持叉或筷子进食。
5）根据具体情况给予相应功能训练指导，如平衡和姿势的控制，提高肌力、关节活动度、运动控制等

①口腔或吞咽功能障碍者，改变摄食方式或联系言语治疗师；
②根据疾病特点采取合适的体位和姿势；
③为了防止进食过程中碗移动，可在碗下面加垫一条湿毛巾，或橡皮胶，或利用带有负压吸盘的碗，即可起到防滑作用

2. 洗澡
（1）观察患者洗澡动作完成情况
1）打开花洒。
2）洗湿、擦洗、冲洗身体。
3）擦干身体。
（2）分析患者洗澡动作中的缺失成分，通过有针对性的功能训练或使用辅具代偿，达到洗澡或减少依赖的目的，具体指导如下：
1）不能开关花洒者：将花洒置于患者可触及的地方。
2）不能擦洗、冲洗者：一侧上肢活动受限者用长柄浴刷擦洗全身；手抓握力不够者使用带圈毛巾；用健手持花洒冲洗全身。
3）不能擦干身体者：健手持干浴巾擦身体，或使用带圈毛巾擦干背部、毛巾放大腿上擦干健侧上肢。
4）根据具体情况给予相应功能训练指导，如平衡和姿势的控制，提高肌力、关节活动度、运动控制等

①根据患者功能情况选择站或坐位淋浴，使用浴盆。
②需要时家属准备衣物、肥皂、沐浴露、干浴巾等，放在患者可触及的范围内。
③水温合适，防止烫伤。
④洗澡过程中，加强安全防护，谨防摔倒。在浴盆底部及淋浴的地面铺上防滑垫

3. 修饰（包括洗脸、刷牙、梳头及剃须）
（1）观察患者刷牙步骤完成情况
1）水杯里装满水。
2）将牙膏挤在牙刷上，刷牙。
3）漱口。
（2）观察患者洗脸步骤完成情况
1）打开和关上水龙头。
2）冲洗毛巾。
3）拧干毛巾。
4）擦脸。
（3）观察患者梳头动作完成情况
1）拿起梳子。
2）梳前面的头发。
3）梳后面的头发。
（4）分析患者修饰动作中的缺失成分，通过有针对性的功能训练或使用辅具代偿，达到自理。
1）刷牙
①健手辅助患手装漱口水。
②挤牙膏、刷牙。可用健手或双侧患手固定牙膏，用牙齿配合拧开盖子。健手刷牙：把牙刷置于患臂下方并固定，健手将牙膏挤在牙刷上，然后使用健手刷牙。患手刷牙：患手握持牙刷柄，健手将牙膏挤在牙刷上，用患手刷牙。当手不能抓握牙刷时，加粗手柄或使用万能袖套。
③漱口时可以用双手握水杯。
2）洗脸
①健手或健手辅助患手开水龙头，冲洗毛巾。
②洗脸可选择小方巾，单手或双手挤干水，单手抓住毛巾擦拭脸部，或将毛巾套在水龙头上，用健手向同一方向反复拧转至拧干。
3）梳头
①手不能抓握梳子，加粗手柄或使用万能袖套；
②上肢关节活动范围不够，可以加长梳子手柄。
4）根据具体情况给予相应功能训练指导，如平衡和姿势的控制，提高肌力、关节活动度、运动控制等

①如果患侧上肢功能障碍重，指导患者进行"利手交换训练"，鼓励患者用健手刷牙、洗脸、梳头；
②如果合适，鼓励患者使用双手，用患侧手提供帮助，促进患手功能恢复；
③根据疾病特点采取合适的体位和姿势；最好能坐在卫生间的洗漱台前完成，患者有满意的静态和动态坐位平衡；
④修饰的工具应放在容易取到的地方

4.穿衣（包括穿上、脱下及扣好衣物）
（1）穿开襟上衣步骤
1）一侧上肢穿进相应的袖口。
2）将上衣向上拉并挎到对侧肩和颈部。
3）另一侧上肢穿进衣袖。
4）整理上衣、扣扣子。
（2）脱开襟上衣步骤与穿上衣步骤相反。
（3）穿套头衫步骤
1）一侧上肢穿入相应的袖口，并将衣袖拉到肘以上。
2）另一侧上肢也穿入相应袖口，并穿到肘部以上。
3）将套头衫从衣领到衣襟拉在一起，然后低头套过头。
4）拉衣襟整理好套头衫。
（4）脱套头衫的动作与穿衣步骤基本相反。
（5）穿裤子步骤
1）先穿一侧裤腿，再穿另一侧裤腿。
2）将裤子拉到双腿的大腿部。
3）把裤子拉过臀部直到腰。
（6）脱裤子动作与穿裤子步骤基本相反。
（7）分析患者穿脱衣服动作中的缺失成分，通过进行有针对性的功能训练或使用辅具代偿，达到自理或减少依赖的目的，具体指导如下：
1）穿脱上衣措施
①一侧肢体功能障碍穿脱衣服顺序：先穿患侧，后穿健侧。先脱健侧，再脱患侧。
②双上肢功能障碍患者可先将两侧衣袖穿至肘关节，然后双上肢打开并耸肩，可将衣服穿到位。
③不能将上衣挎到对侧肩和颈部时，可以使用穿衣钩辅助。
④不能扣扣子时使用扣钩或魔术贴。
2）穿脱裤子措施
①坐、站平衡良好者，可取坐站方式穿脱裤子。
②站立平衡较差者，取坐卧方式穿脱裤子。
③对于下肢关节活动范围受限者，可使用拾物器辅助完成穿脱裤子。
④一侧肢体功能障碍穿脱裤子顺序：先穿患侧，后穿健侧。先脱健侧，再脱患侧。
3）根据具体情况给予相应功能训练指导，如平衡和姿势的控制，提高肌力、关节活动度、运动控制等

①根据疾病特点采取合适的体位和姿势；
②选择宽松的开襟衫或套头衫；
③训练过程中注意安全的防护，防止跌倒摔伤

5. 如厕

（1）如厕步骤

1）坐到座厕上。

2）脱下裤子。

3）便后清洁。

4）穿上裤子。

（2）分析患者如厕动作中的缺失成分，通过进行有针对性的功能训练或使用辅具代偿，达到自理或减少依赖的目的，具体指导如下：

1）不能坐或下蹲：髋膝踝功能差、不能下蹲90°患者，使用加高坐便椅；可下蹲者使用马桶；一侧下肢活动受限者，可健侧下肢屈曲下蹲，患侧下肢向前伸直；不能坐稳者，使用扶手或坐厕椅。

2）不能便后清洁：对于手功能差者，可指导患者将纸缠绕在手掌上进行擦拭或者双手夹紧纸团从会阴前方低头、翘臀擦拭肛门；或使用智能马桶。

3）根据具体情况给予相应功能训练指导，如平衡和姿势的控制，提高肌力、关节活动度、运动控制等

① 坐便器冲水的开关应安装在容易触及的地方；
② 将盒装卫生纸或准备好的叠放在一起的卫生纸放在伸手易取到的地方

6. 上下楼梯、行走

上下楼梯、行走训练专业性强，风险大，护理过程中，要加强与康复团队成员沟通，在治疗师指导下完成

① 为患者安全步行提供有利条件，保持病区宽敞明亮，地面干燥防滑；
② 给使用助行架、腋拐、肘拐、四脚拐等辅具的患者提供相关保养维护指导；
③ 做好防跌倒宣教；
④ 根据治疗师、医生意见给予相应指导

（六）记录

1. 记录指导时间以及患者理解、掌握程度。

2. 若发生不适及时报告医生处理。

3. 记录训练项目、方法、频次及效果。

4. 用物处置

（李卉梅）

第九节 关节活动度训练技术

1. 能为患者选择正确的活动度训练方式，并制订合理的活动度训练处方。
2. 能在老师的指导下，独立对患者进行正确的关节活动度训练。

一、定义与目的

1. **定义** 关节活动度训练技术是指利用各种方法来维持和恢复因组织粘连、挛缩或肌肉痉挛等多种因素所导致的关节活动功能障碍的运动治疗技术。关节活动度训练技术包括：①被动运动：由外力来完成关节活动度训练的方法，关节主动肌群无收缩。外力可来自他人、自己身体的其他部位、器械等。②主动运动：由肌肉主动收缩来完成关节活动度训练的方法。③主动辅助运动：由于主动肌群肌力不足，需要以徒手或器械等外力提供辅助的方式来完成主动运动。

2. **目的** 维持现有关节及软组织的活动度，以减少关节挛缩的发生。

二、应用范围

（1）当患者因为制动或者活动减少而存在关节挛缩风险时，均需进行关节活动度训练。

（2）在没有禁忌证的前提下，当患者肌力为0级时，需进行被动运动，如昏迷、神经损伤等。或者当患者肌力大于0级，但是有主动运动的禁忌证时，需进行被动运动，如心脏功能低下禁止主动运动、主动运动会加重局部疼痛等。

（3）当患者肌力大于0级，且没有主动运动禁忌证时，可在允许的活动范围内进行主动运动或主动辅助运动。当肌力小于3级时，可采用主动辅助运动，肌力3级及以上时，可以采用主动运动。如偏瘫、周围神经不完全损伤、肌腱缝合术后、骨折内固定术后、关节置换术后等。

三、禁忌证

（1）当运动会破坏愈合过程，或造成该部位新的损伤的情况下，禁止进行该部位的关节活动度训练，如骨折术后绝对固定期、各种原因导致的关节不稳、肿瘤或结核导致的关节内结构破坏、关节急性炎症等。

（2）如果局部有深静脉血栓形成，在急性期不可进行该部位的关节活动度训练。

四、注意事项及防范处理

（1）运动过程中出现生命体征不稳，如患者胸闷、头晕、监控仪器报警等，应停止运动，让患者平卧并测量血压，情况严重者需立即组织急救。

（2）运动后出现疼痛或炎症加重的情况，应立即停止运动，并对患者进行评估，以判定运动时机、运动的幅度和强度、运动的方式是否正确。需将运动时机延后，或对运动处方进行调整。并需叮嘱患者一定要按照既定的运动量来执行。

（3）患者自主活动度训练或家属辅助下活动度训练执行不到位，做好宣教，强调活动度训练的重要性和必要性；在让患者独立运动前需先教会患者；帮助患者设计运动程序，让患者每天按相同的顺序来进行运动，便于患者记忆，避免遗漏，最好是有宣传册或纸质治疗计划分发给患者和家属。

五、护理结局

（1）能够维持患者现有的关节活动范围，防止关节挛缩。

（2）在能力允许的情况下，患者能够掌握自我关节活动训练技术，并有效执行。

（3）如果患者自己不能进行关节活动训练，应指导患者家属或照顾者完全掌握被动关节活动技术，并有效执行。

六、操作流程及要点说明

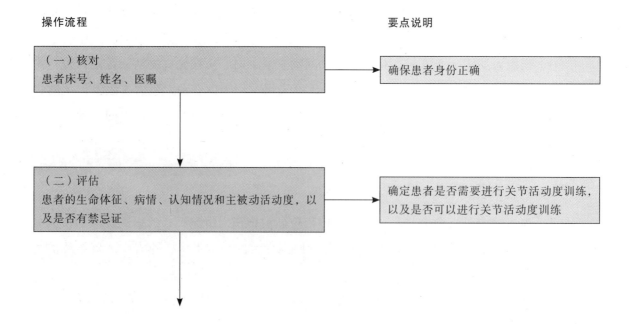

| （三）制订关节活动度训练处方
需训练的关节，运动的方向，运动的方式（PAROM/AROM/AAROM），运动的幅度、频率、持续时间 | → | ①对有挛缩风险的关节都要进行活动度训练。
②活动度训练通常在解剖平面上（额状面、矢状面、水平面）围绕关节的运动轴（冠状轴、矢状轴、垂直轴）进行，每一个受累方向进行5~10次，不要遗漏。
③根据适应证选用主动运动或被动运动。如果存在关节挛缩，被动运动往往还需跟关节牵张技术结合使用，在运动弧末端保持6~15s。进行主动和主动辅助运动时，可采用结合运动模式（多轴运动），尽量采用功能活动。
④确定合适的运动量，例如每周运动多少次、每天运动多少等，以保证训练的安全性和有效性 |

↓

| （四）签署知情同意书
书面告知患者及其照顾者关节活动度训练的必要性、目的、方法和可能的风险 | → | 护士解释得当，家属及照顾者能理解并配合 |

↓

| （五）准备
1. 医护人员准备：按规定着装，洗手、戴口罩。
2. 环境准备：环境整洁、安静，必要时用屏风遮挡。
3. 物品准备：主动或主动辅助训练所需器具。
4. 患者准备：告知训练所需针对的关节、运动的方法和道具、运动量的大小、运动中可能出现的感觉及需要如何配合。将患者摆在舒适体位，除去可能会限制动作的衣物、支具及包扎物，并注意保护患者隐私；对组织构造有缺损的部位要特别注意，如骨折部位、软瘫的肢体等。
5. 患者家属准备：认真观察治疗过程，学习训练方法 | → | ①着装符合要求，剪指甲、洗手、戴口罩；
②患者体位安全舒适，避免运动过程中出现不必要的损伤；
③患者完全理解运动方法，并能配合训练；
④患者家属能学会简单的关节活动度训练方法，并安全实施 |

↓

| （六）实施
1. 在无痛范围内进行既定的AROM/AAROM/PROM。根据既定运动处方，每个方向流畅且有节奏地进行5~10个动作，每天重复2~3次。如果是进行PROM，需嘱患者不要用力，使用大面积抓握法，控制好要活动的关节部分，使用正确的身体力学，合理利用身体支撑，保护好自己。进行AROM/AAROM时，需先使用PROM给患者进行示范，再让患者自己进行；如果患者在AROM/AAROM中动作不顺，可适当给予帮助 | → | ①运动速度应缓慢、轻柔，尽量达到全范围。运动过程中尽量无痛，或运动开始有轻微疼痛，随着运动的进行疼痛逐渐减轻。
②运动幅度和强度不要超过既定幅度。
③进行被动活动时医护人员需运用正确的身体力学，保护好自己 |

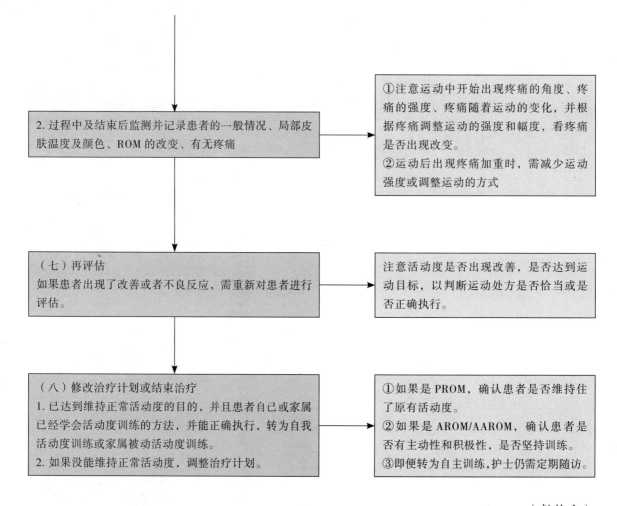

（彭静文）

第十节　常用辅具的使用及维护指导

学习目标

1. 阐述假肢的使用注意事项及防范处理。
2. 能独立进行假肢的穿戴操作。
3. 阐述矫形器的使用注意事项及防范护理。
4. 能正确使用矫形器。
5. 阐述辅具使用的意义及正确的选择方法和注意事项。
6. 能正确指导患者使用辅具的步态和行走转移方法。
7. 区分不能型号、款式轮椅车的选择方法和注意事项。
8. 动作技能领域：能正确选择轮椅和驱动轮椅。

一、常用假肢的使用及维护指导

（一）定义与目的

1. **定义** 假肢是为截肢患者弥补肢体的缺损和代偿其失去肢体的功能而制造、装配的人工肢体。

2. **目的** 代替失去肢体的部分功能，使截肢者恢复一定的生活自理能力和工作能力。

（二）应用范围

因疾病、交通事故、工伤事故、运动创伤等原因截肢者。

（三）禁忌证

（1）截肢残端皮肤有破损和感染。

（2）截肢残端有水肿和疼痛。

（四）注意事项及防范措施

（1）医护人员要因人而异，根据患者的自身情况制订个性化的康复心理护理措施，让患者感到温暖、关爱，帮助患者度过震惊和绝望期，重新认识自我价值，树立自立、自强、自信的人生态度，积极配合训练。

（2）早期进行佩戴假肢训练尽量不要超过1h，训练后要观察残端的皮肤情况，如有无破损、颜色改变、感觉改变等，要防止残端皮肤发生红肿、溃疡、毛囊炎、过敏等。

（3）保持残端皮肤清洁、干燥，每日用温水清洗，轻轻拍打局部。出汗较多时，内衬套要及时更换，并且注意保持平整，避免出现皱褶。

（4）如果一段时间不使用假肢或体重增加3kg以上，会出现残肢周径增大、体积增大以至于接受腔不能适应，因此，为了舒适地使用假肢，要保持体重稳定。

（5）如果一段时间不使用假肢，要经常用弹力绷带缠绕残肢，以保证残肢体积的稳定。

（五）护理结局

（1）患者和照顾者能掌握假肢的穿戴和保养方法。

（2）患者无残端皮肤问题。

（3）患者生活质量得到提高。

（六）操作流程及要点说明（穿戴下肢假肢）

操作流程	要点说明
（一）核对 患者床号、姓名、医嘱等	确保患者身份正确
（二）操作前准备 1. 着装整齐、规范。 2. 按要求准备用物	①操作者着装整齐，洗手、戴口罩。 ②根据患者截肢的部位选择假肢。 ③滑石粉、残肢套。 ④辅具
（三）评估 1. 患者的身心情况和残肢的情况。 2. 患者的心理状况及配合程度。 3. 周围环境	①年龄、性别、身高、体重、体力、智力、平衡能力、肌肉协调能力、视力。 ②残肢的外形、长度、周径、关节活动度、皮肤、疼痛等。 ③环境宽敞、明亮，保护患者隐私
（四）告知 告知患者及家属假肢穿戴的目的、方法及注意事项	告知患者及家属穿戴假肢的意义和操作过程，鼓励患者及家属主动参与护理
（五）实施 1. 携物至床边，核对床号、姓名。 2. 穿戴假肢，残肢上涂上滑石粉。 3. 套上残肢套，再将残肢穿进假肢接受腔，调整假肢在腔内的位置。 4. 起坐和站立训练。 5. 在训练中要注意循序渐进	①穿戴前观察残端皮肤。 ②穿戴时残端和接受腔合适，观察穿戴时残端皮肤的状态，避免挤压。 ③假肢在前，健肢在后，双手压大腿下部，以健侧支撑体重，训练站起、坐下
（六）整理 整理清洁用物，洗手	
（七）观察与记录 1. 观察患者训练情况。 2. 观察患者残端皮肤的状态。 3. 观察患者用假肢的心理状态。 4. 环境安全。 5. 记录患者穿戴假肢训练的时间	

二、矫形器的使用及维护指导

（一）定义与目的

1. **定义** 矫形器是指在人体生物力学的基础上，作用于躯干、四肢等部位，预防、矫正畸形或功能代偿的体外装置。

2. **目的**

（1）稳定和支持作用：限制关节的异常活动，保持关节的稳定性，并且有利于功能训练及下肢承重能力的重建。

（2）保护和固定作用：通过对病变肢体或关节的固定保护，促进组织愈合，防止关节挛缩、畸形，减轻疼痛，保持关节正常的对线关系。

（3）预防、矫正畸形作用：以预防为主。

（4）减轻轴向承重作用：通过矫形器的压力传导和支撑，能减轻肢体或躯干长轴承重，促进组织修复。

（5）抑制站立、步行中的肌肉反射性痉挛的作用：控制关节运动，减少肌肉反射性痉挛。

（6）改进功能：通过矫形器的外力源装置，能改善患者的日常生活和工作能力。

（二）应用范围

矫形器适用于：①小儿麻痹后遗症、下肢肌肉广泛麻痹患者（可以使用膝踝足矫形器来稳定膝踝关节，以利于步行）；②骨折后患者（各种固定矫形器）；③儿童肌力不平衡（儿童处于生长发育阶段，骨关节生长存在生物可塑性，可以取得较好的矫形效果）或软组织病变患者；④脑瘫患者（痉挛性马蹄足内翻的矫正）；⑤手部畸形患者（改进握持功能的腕手矫形器）。

（三）禁忌证

矫形器禁用于：①佩戴矫形器部位皮肤有破损和感染；②佩戴矫形器部位有水肿和疼痛。

（四）注意事项及防范处理

1. **掌握患者的心理状况** 了解引起不良心理的原因，消除患者消极、抵触的情绪，使其积极主动地佩戴矫形器，进行功能锻炼。

2. **衣着要求** 嘱患者穿棉质、易于穿脱的宽松的衣裤；穿无须系带、前开口、鞋底软硬适中的鞋子，便于各种矫形器的穿戴和训练。

3. **压力性损伤的预防** 矫形器穿在肢体上要稳定，过松影响治疗效果，过紧压力过大会影响肢体血液循环，易引起压力性损伤。护士要定时观察穿戴部位的皮肤、肢体肿胀的情况，并指导患者和家属发现问题及时汇报，在初装的前两天更要注意观察。如发现局部受压严重和感觉不适，应及时请矫形师进行调整。同时注意保持皮肤清洁。

4. 穿戴时间 根据治疗需要确定穿戴时间。有的需要长期穿戴，有的则是训练时穿戴即可；有的只需要穿戴数周，有的则需要数月。如脑卒中偏瘫患者，早期需穿戴上肢吊带，目的是为预防和治疗肩关节半脱位，但到 Brunstrom Ⅲ～Ⅳ级，在痉挛期患者通常不会发生肩关节半脱位，不必继续使用吊带，否则容易增加肩关节内收、内旋畸形的发生率。

5. 矫形器的保养 矫形器应保持清洁，避免受压。需要长期佩戴矫形器的患者，应每3个月或半年到医院进行一次复查，以了解患者矫形器的使用情况，并提出下一阶段的治疗方案，必要时对矫形器进行修改和调整或更换。

（五）护理结局

1. 患者能熟练掌握矫形器的穿戴和保养方法。
2. 患者无皮肤问题。
3. 患者生活质量得到提高。

（六）操作流程及要点说明

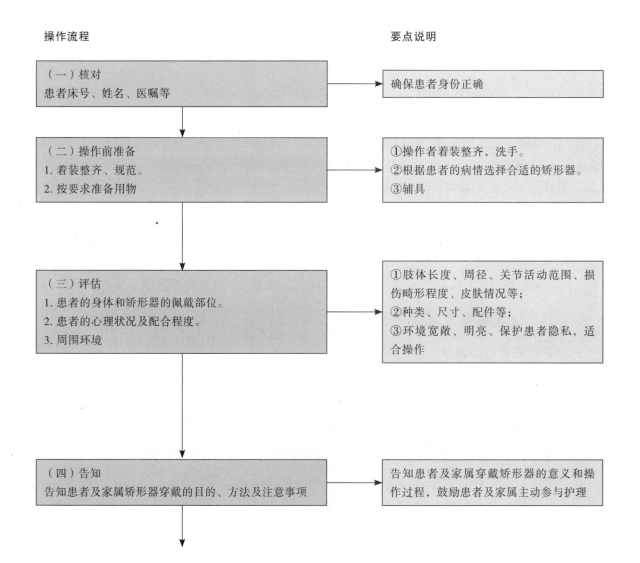

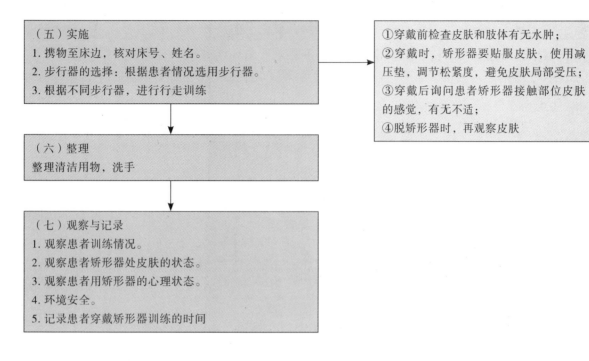

三、辅具的使用与维护指导

临床治疗护理乃至日常生活中,各种步行的辅具非常常见,这里重点阐述如何正确地选择辅具,以及各类辅具的正确使用方法和注意事项。

(一)定义与目的

1. **定义** 辅助人体行走的器具称助行器。利用助行器保持患者身体平衡,减少下肢承重,缓解疼痛,改善步态和步行功能的程序和方法称助行器使用技术。根据人体平衡能力、躯干和上肢的肌力、功能及支撑强度的需要选择助行器,一般采用无动力式助行器,如杖类助行器和助行架。

2. **目的** 各种原因导致的步行距离缩短,行走不能;跌倒高风险,平衡能力障碍等情况,选择正确的辅具,可以保证使用者的安全,提高步行的效率,促进转移活动,减少相关并发症。

(二)应用范围

辅具适用于:①偏瘫、截瘫、下肢肌力减退;②下肢骨与关节病变、下肢关节疼痛;③平衡障碍、单侧下肢截肢、早期佩戴假肢、偏盲或全盲、老年人等。

(三)禁忌证

严重的认知功能障碍、严重的平衡功能障碍、躯干控制不能和上肢肌力小于4级等。

(四)注意事项及防范措施

(1)选择与患者身高、臂长相适应的长度和高度的助行器,有利于患者操作。

(2)足够的空间和平整的地面,保证助行器的使用和使用时的安全。

（3）患者具有充足的体力和良好的平衡协调能力，避免发生意外。

（4）使用腋杖时，防止腋杖顶端过度挤压腋窝，避免伤及臂丛神经和血管。

（5）使用助行器时，患者的脚与助行器保持适当距离，防止助行器使用不当而摔倒；同时注意穿着合脚、防滑的鞋袜。

（6）顾及患者习惯和爱好，尊重患者对助行器款式、重量、颜色等方面的选择。

（7）经常做好器具的保养。

（五）护理结局

（1）患者能熟练掌握辅具的使用和保养方法。

（2）患者使用时环境安全。

（3）患者生活质量得到提高，有效减少相关并发症。

（六）操作流程及要点说明

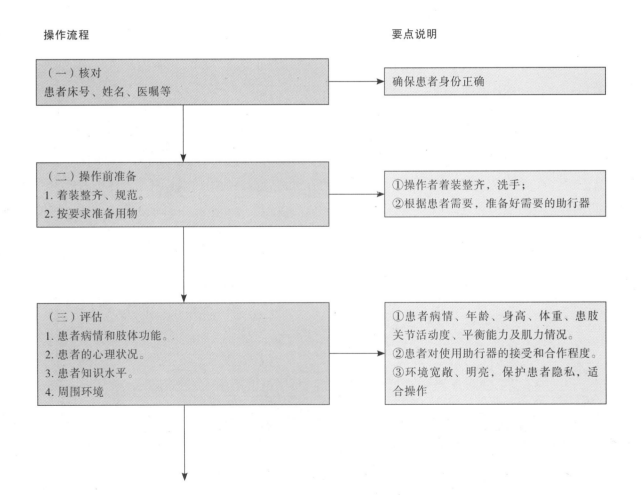

| （四）告知 患者及家属使用助行器的目的、方法及注意事项 | → | 告知患者及家属使用助行器的意义和操作过程 |

↓

| （五）实施
1. 携物至床边，核对床号、姓名。
2. 助行器的调节。
3. 助行器类型：固定型、交互型、前方有轮型。
4. 功能锻炼和日常生活活动能力训练。
5. 在训练中要注意循序渐进。
6. 手杖与腋杖的调节。
7. 拐杖的使用：手杖、腋杖 | → | 助行器类型：
（1）固定型：双手提起两侧扶手同时向前放于地面代替一足，然后健腿迈上。
（2）交互型：先向前移动一侧，然后再向前移动另一侧，如此来回交替移动前进。
（3）前方有轮型：前轮着地，提起助行器后脚向前推即可。
手杖：正确的手拐应用在健侧，健侧手拐与患肢等幅、同步运动。①三点步：行走时，手杖先向前一小步，迈出患腿，再迈健腿。②两点步：手杖与患腿同时迈出，再迈出健腿（图6-10-1、6-10-2、6-10-3）。
腋杖：在手杖无法提供足够稳定功能的情况下选用腋杖。①两点步：一侧拐与对侧足同时迈出为第一落地点，然后另一侧拐和与其相对应的对侧足再向前迈出作为第二落地点（图6-10-4、6-10-5、6-10-6）；②三点步：先将双拐向前伸出支撑体重，再迈出患侧下肢；最后迈出健侧下肢；③四点步：步行顺序为伸左拐、迈右腿；伸右拐、迈左腿；每次移动一个点，保持四个点在地面；④摆至步：先将双拐同时向前方伸出，然后下肢同时摆动，将双足摆至双拐落地点的邻近着地；⑤摆过步：先将双拐同时向前方伸出，然后双足离地，下肢向前摆动，将双足越过双杖落地点，在其前方着地，再将双拐向前伸出以取得平衡（图6-10-7，6-10-8，6-10-9） |

↓

（六）观察与记录
1. 观察患者训练情况。
2. 观察患者使用助行器感受。
3. 观察患者使用助行器的心理状态。
4. 环境安全。
5. 记录患者使用助行器的训练时间

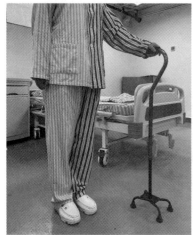
图 6-10-1　左手扶拐

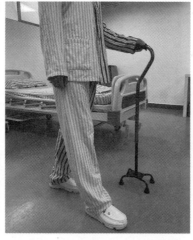
图 6-10-2　健侧手拐与患肢等幅

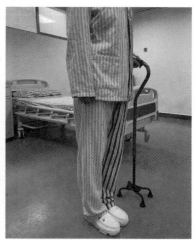
图 6-10-3　再迈健肢

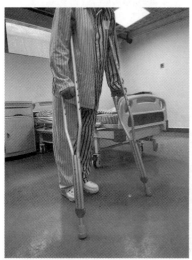
图 6-10-4　两手扶拐

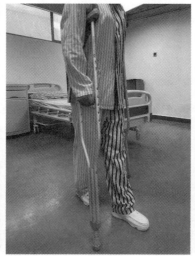
图 6-10-5　右拐与左足同时迈出，为第一落地点

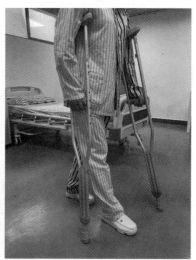
图 6-10-6　左拐与右足再向前迈出，为第二落地点

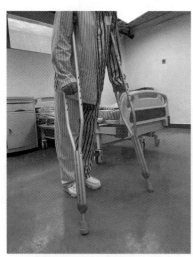
图 6-10-7　两手扶拐

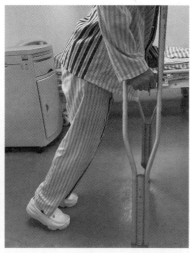
图 6-10-8　双足离地，下肢向前摆动

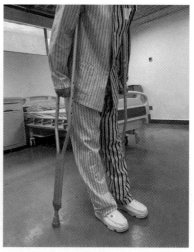
图 6-10-9　双足越过双杖落地点在其前方着地

四、轮椅的使用与维护指导

轮椅的款式和型号繁多，应根据使用者的身高、体重等基础特征和不同的功能状态、使用需求，制订个性化轮椅处方，选择合适的轮椅。

（一）定义与目的

1. **定义** 应用轮椅帮助下肢残疾或全身虚弱患者完成移动、社交、生活自理。

2. **目的** ①对于借助各种助行器也难以步行的患者，具有代替步行的作用。②可进一步开展身体训练，提高患者独立生活能力和参加社会活动能力。

（二）应用范围

轮椅适用于：①下肢伤病或神经系统伤病导致步行功能减退或丧失者；②严重的心脏病或其他疾患引起全身性衰竭者；③有中枢神经疾患独立步行有危险者；④高龄老人步履困难者；⑤脊髓损伤、下肢伤残、颅脑损伤、脑卒中偏瘫、骨关节疾病者；⑥疾病的恢复期，或者各种疾病导致的轮椅依赖者，如运动神经元病、帕金森、肿瘤终末期等。

（三）禁忌证

禁忌证包括：①急性期疾病，生命体征不平稳，不能坐位者；②严重的臀部压疮或关键部位骨折未愈合者。

（四）注意事项及防范措施

（1）告知患者使用轮椅的必要性，消除其悲观抑郁的情绪，训练时要给予患者鼓励，提高患者锻炼的兴趣，增强自信心。

（2）选用轮椅时应注意使用的安全性、舒适性；应注意选用合适的坐垫，以防压力性损伤。

（3）转移前护理人员应评估患者的能力，肢体的活动情况，对轮椅坐位的耐受程度、轮椅的认知程度及接受程度。

（4）体位转移前消除患者的紧张、对抗心理，护理人员应详细讲解转移的方向、方法和步骤技巧。

（5）互相转移时，两个平面之间的高度相等、尽可能靠近、物体应稳定。

（6）患者初用轮椅时，为避免危险应由护士辅助，上下轮椅需要反复练习以掌握技巧。

（7）患者自己操作轮椅时，坐姿正确、保持平稳、注意安全。使用轮椅转移过程中，注意检查轮椅的安全性能，刹好轮椅手闸。

（8）转移时的空间要足够。床、轮椅之间转移时，轮椅放置的位置要适当（缩短距离及减小转换方向），去除不必要的物件。

（9）转移时应注意安全，避免碰伤肢体、臀部、踝部的皮肤，帮助患者穿着合适的鞋、袜、裤子，以防跌倒。

（10）患者和操作者采用较大的站立支撑面，以保证转移动作的稳定性，操作者在患者的重心附近进行协助，要注意搬移的正确姿势。

（11）独立驱动轮椅者要注意保护上肢皮肤和腕关节等。

（12）长时间坐轮椅易产生压力性损伤，应定时抬高臀位减压，使用软垫固定保护。

（13）应合理饮食，适当控制体重。

（14）定时检查和保养轮椅各个部件。

（五）护理结局

（1）患者能熟练掌握轮椅的使用和保养方法。

（2）患者使用时环境安全。

（3）患者生活质量得到提高。

（六）操作流程及要点说明

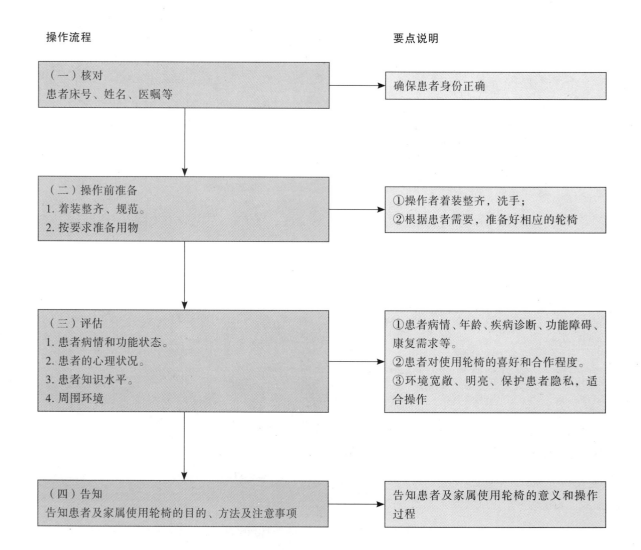

（五）实施
1. 携物至床边，核对床号、姓名；
2. 轮椅的部件和操作；
3. 轮椅使用
（1）偏瘫患者床—轮椅转移：床铺高度与轮椅座位高度平齐（图6-10-10）。
①轮椅放在患者的健侧，与床成30°~45°夹角，关闭轮椅手闸，移开近床侧脚踏板。
②患者健手支撑于轮椅远侧扶手，患手支撑于床上（图6-10-11）。
③患者向前倾斜躯干，健手用力支撑，抬起臀部，以双足为支点旋转身体直至背靠轮椅坐下。调整自己的位置，用健侧脚将患侧腿提起，并把双脚放在脚踏板上（图6-10-12，图6-10-13，图6-10-14）。
④由轮椅返回病床的转移与上述顺序相反。
（2）截瘫患者轮椅—床转移：
①患者驱动轮椅正面靠近床，其间距离约为30cm，关闭手闸；
②用手将下肢放在床上；打开手闸，向前推动轮椅紧贴床缘，再关闭手闸；
③双手扶住轮椅扶手向上撑起，同时向前移到坐于床上；双手支撑于床面将身体移至床上正确位置，并用上肢帮助摆正下肢位置
④由床返回轮椅与上述相反（图6-10-15，6-10-16，6-10-17）。
4. 功能锻炼和日常生活活动能力训练

在训练中要注意循序渐进
①轮椅的部件：车、车轮、手动圈、小脚轮、靠背、把手、扶手、脚托和脚踏板、制动器、座位和软垫；根据需要确定轮椅座高、座宽、座深、臂架高度、靠背高度、脚托高度。
②操作：打开与收起；轮椅坐姿；减压训练；前进与后退训练；转换方向训练

（六）整理
整理清洁用物，洗手

（七）观察与记录
1. 观察患者训练情况。
2. 观察患者使用轮椅的感受。
3. 观察患者使用轮椅的心理状态。
4. 环境安全。
5. 记录患者使用轮椅的训练时间

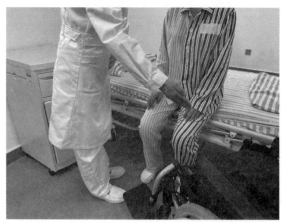

图 6-10-10　床铺高度与轮椅座位高度平齐

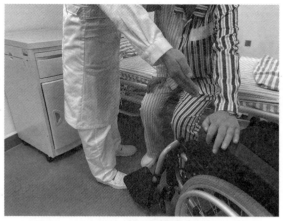

图 6-10-11　患者健手支撑于轮椅远侧扶手

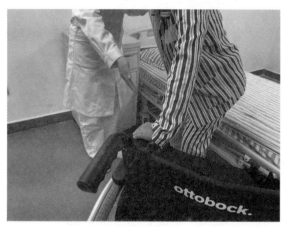

图 6-10-12　患者向前倾斜躯干，健手用力支撑，抬起臀部

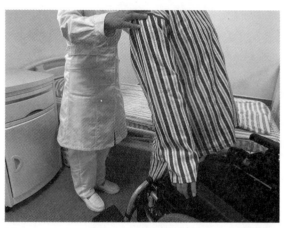

图 6-10-13　以双足为支点旋转身体直至背部靠轮椅坐下

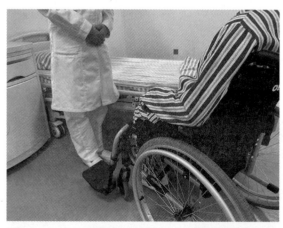

图 6-10-14　调整自己的位置，用健侧脚将患侧腿提起，并把双脚放在脚踏板上

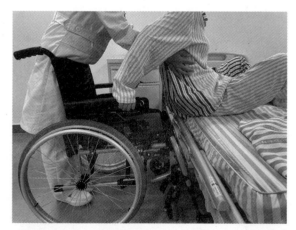

图 6-10-15　背部靠近轮椅，双手扶住轮椅扶手

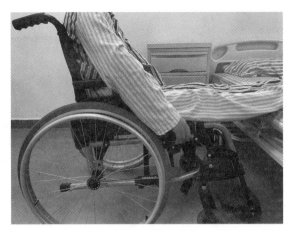

图 6-10-16　向上撑起，向后移到轮椅上　　图 6-10-17　打开手闸向后推动轮椅至双脚贴近床沿

（丁　慧）

第十一节　促醒康复护理技术

学习目标

1. 能阐述促醒康复护理技术的定义与目的、注意事项及防范处理。
2. 能认识到实施此项技术对植物状态患者的必要性。
3. 能阐述 8 种实施方法的操作流程。
4. 在带教老师的指导下，正确完成此技术，动作规范、准确到位，计划性强，体现人文关怀。

一、定义与目的

1. 定义　重症颅脑损伤后通常伴有昏迷，约有一半患者昏迷时间长于 6h 以上，即不能恢复神志而死亡。大约有 10% 的患者，在伤后 1 个月仍无反应即进入植物状态，以后可从昏迷中苏醒并逐渐恢复功能。昏迷时间再延长，即为持续性植物状态。为恢复植物状态患者的意识而实施的各种综合感官刺激称为促醒护理。

2. 目的　唤醒患者的意识，提高苏醒的可能性，增强家属的信心。

二、应用范围

各类严重意识障碍或部分意识恢复的患者。

三、禁忌证

无特殊禁忌证。

四、注意事项及防范处理

1. **充分取得照顾者或者家属的配合** ①促醒护理实施前要做好照顾者或家属的健康教育，讲解促醒护理的意义、目的及持续性，要求达到掌握；②告知照顾者或家属促醒护理的各种方法及具体实施措施，实施时间及频次，要求达到掌握并取得配合。

2. **介入不能过晚，确保实施过程的持续性** ①患者生命体征稳定后方可实施促醒护理，实施越早效果越好；②照顾者或者家属实施方法和措施准确，达到持之以恒。

3. **在实施过程中应防止继发性损伤的发生** ①在实施过程中应注意患者的体位舒适、安全，定时翻身；②实施过程中防止冻伤、皮肤损伤、误吸、刺激过度等。③给予患者进行嗅觉和味觉刺激的药品、物品和食品一定要无毒无害，刺激剂量适中，防止误吸。

五、护理结局

（1）照顾者和家属能完全掌握促醒护理技术。

（2）照顾者和家属能持续有效地落实。

（3）通过系统实施，期望患者的意识能有所改善。

六、操作流程及要点说明

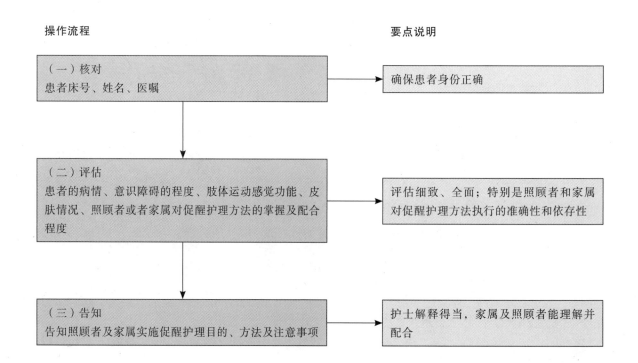

（四）准备
1. 人员准备：按规定着装，洗手、戴口罩。
2. 环境准备：环境整洁、安静，必要时用屏风遮挡。
3. 物品准备：快速手消毒液、手电筒、棉签、冰块、毛巾、弯盘和彩灯、彩带、音乐播放器等

① 着装符合要求，剪指甲、洗手、戴口罩；② 物品准备齐全，放置合理，保护性隔离措施到位

（五）实施
1. 躯体感觉刺激：手把手引导患者进行日常生活行为，帮助患者再学习日常生活活动（如刷牙、洗脸、穿脱衣服、进食等），建立固定熟悉的日常生活模式，输入和刺激对日常生活中物品与环境的感知觉，并反复、连续性地融入日常生活中的实践，最终达到加速恢复感知能力

躯体感觉即触觉、表皮感觉、深感觉、运动觉，它们密不可分，统称为躯体感觉系统。跟其他高级的感知系统（如听觉、视觉、嗅觉）比起来，躯体感觉是基础，它可以重新被唤醒。当具备了这种基本的躯体感觉能力，才能够去学习其他的能力和技巧（如看、听、嗅、言语）

2. 听觉刺激
（1）让患者亲人轻轻呼唤患者的名字，给患者讲熟悉的故事，与患者交谈，4~6/d。
（2）播放患者喜欢的音乐和熟悉的歌曲，每次30min，4~6/d

言语亲切，尽量播放患者曾经熟悉的音乐和歌曲，讲故事、有趣的事情等，以此唤醒患者的意识

3. 视觉刺激
（1）将彩灯挂在患者的眼前，不断地变换颜色，每次10~30min，4~6/d。
（2）用彩色的布条包裹手电筒发光端，反复照射患者眼部，每次10下，4~6/d

不能将手电筒的光线直接照射患者的眼睛，一定要用彩条布包裹后方可照射

4. 嗅觉、味觉刺激
（1）将刺激性较强或较香的药品或者物品放在患者的鼻孔前刺激患者的嗅觉，每次10下，每下持续1~2min；4~6/d。
（2）选择酸甜苦辣等不同味道的食品放在患者的舌尖上，刺激味觉，每次10下，每下持续30s；4~6/d

给予患者进行嗅觉和味觉刺激的药品、物品和食品一定要无毒无害，刺激剂量适中，防止误吸

5. 冷刺激：将冰袋外包裹薄毛巾，在患者的脸颊、手臂、双腿外侧快速擦拭，每个部位8~10下，4~6/d

注意冰袋一定要包裹住，应去除棱角，擦拭时注意不要损伤皮肤，更不能长时间将冰袋停留在身体上

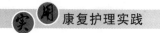

```
6.疼痛刺激：在患者四肢较敏感的部位（足底、四肢）     →  按压深度以不损伤皮肤为准
用棉签用一定的力度按压，每个部位 8~10 下，4~6/d
                    ↓
7.抚摸刺激
（1）用毛巾将患者的手掌包住，握住患者的手腕，让
患者抚摸自己的脸、脖子和另一侧手臂等部位，每个部
位 8~10 下，4~6/d。                               →  可每天多次进行，冬天注意保暖
（2）在较为安全的环境下，让患者的亲人对患者进行
头面部、手掌、胸口等体表抚摸或者被动的关节活动，
并结合言语的鼓励和抚慰，每次持续 10min
                    ↓
8.情感分离与接触刺激：让患者最亲近的亲人在接触患
者后便告知患者说自己要离开患者回家，观察患者的反   →  可每天进行多次
应。间隔几分钟后又来到患者的床边说自己回来了，再
次观察患者的反应
                    ↓
（六）观察与记录
1.观察患者情感反应。
2.观察患者生命体征。
3.若发生不适，及时通知医生处理
```

（李卉梅）

第十二节　心理康复护理技术

学习目标

1.能说出心理康复护理技术的适用范围及基本原则。
2.在老师的指导下能给患者进行心理支持治疗及行为治疗。

一、概述

心理康复护理是指在康复护理过程中，护士运用心理学的知识和技术，以良好的人际关系为基础，通过各种方式或途径，满足患者的需要，积极地影响、改变患者的不良心理状态和行为，解决患者的心理问题，进而促进患者康复。不管是心理支持疗法、以人为中心疗法还是行为疗法等,护士首先必须抱有一种信念,即每个人都有实现自我的需要,他们身上都有潜力存在,都存在着一种积极向上的成长动力,护士只需要支持和引导即可。心理康复护理技术广泛适用于无意识障碍的患者,应贯穿于心理护理的整个过程中。它的基本原则有:建立良好、信任的护患关系是最基本的要求;在实施过程中注意保护患者隐私;通过运用倾听、积极关注、共情、解释、指导等参与性与影响性技术,使患者感受到被关注和被理解,及时解答患者的疑问,为其提供所需信息,满足患者心理需求,改善其情绪。

二、行为疗法

(一)阳性强化法

1. 定义与目的

(1)定义:行为主义的理论认定行为是后天习得的,并且认为一个习得行为如果得以持续,一定是在被它的结果所强化。所以,如果想建立或保持某种行为,必须对其施加奖励。大多数行为学家认为,对人最好是只奖不罚。虽然赏与罚有时可以相辅相成,但奖励的办法对行为的影响更大。以阳性强化为主,及时奖励正常行为,漠视或淡化异常行为,这种方法就叫阳性强化法。

(2)目的:通过表扬和奖励患者的某种行为,可促进和巩固患者良好的遵医行为。

2. 应用范围

(1)可用于矫正儿童多动、沉默、孤独、学习困难等行为问题,缓解其焦虑情绪。

(2)矫正成年人的不良行为。

3. 禁忌证 无特殊禁忌证。

4. 注意事项及防范处理

(1)目标的设置不明确:目标行为要单一、具体,可客观测量。如果有多个目标行为要改变,需要一个一个地进行,不可同时开展。

(2)强化的时机不当:当患者出现适当行为时要及时给予强化,不可提前或错后,否则效果会大打折扣。

(3)奖励物强化作用不够:物质奖励和精神奖励最好同时使用,奖励物对患者要有足够的吸引力,如儿童可以奖励小红花、当面表扬等。

5. 护理结局

(1)逐步取消对患者的物质奖励,以赞扬、微笑等精神奖励代替。

(2)患者建立起期望的行为。

6. 操作流程及要点说明

(1)设定目标行为:首先了解患者的基本情况,清楚其行为问题的成因;确认患者需干预的不良行为或异常行为的主要表现，即目标行为。所选定的目标行为越具体越好，目标行为应当是可以客观测量与分析并能够反复进行强化的，否则将难以操作。

（2）监控目标行为：详细观察和记录该目标行为发生的频率、强度、持续时间及制约因素；确定目标行为的基础水平。

（3）设计干预方案，明确阳性强化物：确认需要被干预或塑造的行为，采用何种干预形式和方法，并且确定使用何种强化物；同时还应该根据实际情况的变化，随时调整干预方案，最终使新的行为结果取代以往不良行为产生的直接后果。阳性强化物的标准是现实可行、可以达到的，对患者有足够的吸引力，是其需要的、喜欢的、追求的、愿意接受的，并且需要同时使用内、外强化物，按照一个渐进的强化时间表，才会促使患者的行为朝着期望的方向发展。具体方法很多，包括精神或物质的奖励，可以是点头、微笑和表扬，也可以是实物和金钱，如儿童表现好可获得奖励小红花、小礼品，成人工作学习好可获得奖学金、评为先进等。

（4）实施强化：将行为与阳性强化物紧密结合，当患者出现目标行为时立即给予强化，不能拖延时间。应用强化技术时应注意，在正常行为出现时要及时给予适宜的奖励，否则达不到很好的强化效果。在医疗过程中，医护人员应对患者的遵医行为和与疾病斗争的行为给予肯定、赞扬和鼓励。

（5）追踪评估：巩固干预情境下所获得的效果，并且把疗效扩展到日常生活情境中去，对疗效进行周期性的评估。

（二）放松训练技术（以渐进性肌肉放松训练为例）

1. 定义与目的

（1）定义：放松训练是指使有机体从紧张状态松弛下来的一种练习过程。放松有两层意思，一是说肌肉松弛，二是说消除紧张。放松训练可调节大脑皮质和内脏器官的功能，特别是调节自主神经系统的功能，让患者处于放松、休息状态，可以在任何体位上进行。

（2）目的：放松训练的直接目的是使肌肉放松，消除紧张和疲劳，缓解疼痛、镇静、催眠，最终目的是使整个机体活动水平降低，达到心理上的松弛，从而使机体保持内环境平衡与稳定。

2. 应用范围

（1）可用于治疗焦虑症、恐惧症。

（2）对各系统的身心疾病，甚至一些慢性疾病都有较好的疗效。

3. 禁忌证　无特殊禁忌证。

4. 注意事项及防范处理

（1）无法取得配合：放松训练是一种心理治疗方法，护士要遵循心理治疗的基本原则，首先同患者建立良好的护患关系，这是治疗成功的重要条件。

（2）无法进入放松状态：第一次进行放松训练时，护士应与患者同时做。这样既可以减轻患者的羞涩感,也可以为患者做示范。如果不明白指示语的要求,可指导患者先观察护士的动作,再闭上眼睛继续练。

(3)肌肉或脊髓损伤:肌肉收缩与放松之间应有足够的间隙时间,以便对松弛与紧张感有鲜明的对比。拉紧后背肌肉时不要用力过度,以防脊髓损伤,也不要过分拉紧脚和脚趾,以免肌肉撕裂。

(4)头晕、抽动、震颤等并发症:在进行放松训练时,多数人会感到肌肉放松,心情轻松愉快,全身舒适。但有少数人会出现头晕、麻木或抽动、震颤、漂浮感,甚至有肢体刺痛感,这些都是正常现象,如果患者在放松过程中有严重不安感,应停止治疗。

5. 护理结局

(1)患者逐步从局部放松达到全身放松的状态。

(2)患者心理状态放松,机体始终保持内环境平衡与稳定。

6. 操作流程及要点说明

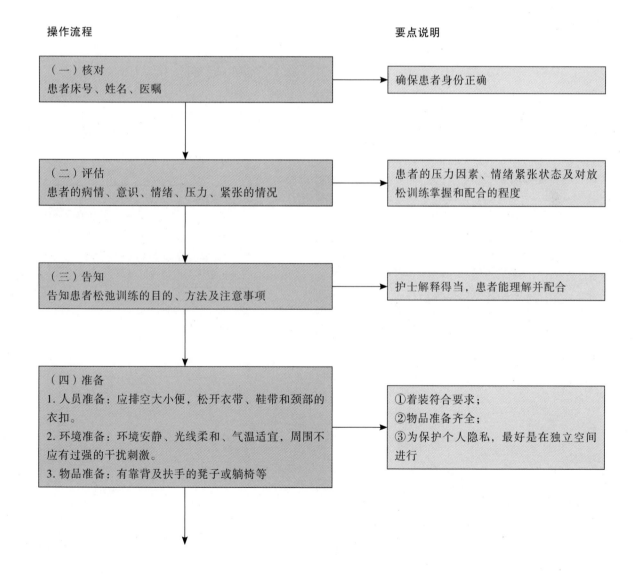

（五）实施
1. 放松体位：让患者躺或坐在舒服的椅子上，整个身体保持舒适、自然的姿势 → 头向后靠，双手放于椅子扶手上或自然下垂置于腿上，两腿随意叉开，相距约半尺

2. 练习肌肉紧张和放松的感觉
（1）首先让患者握紧拳头，然后松开，咬紧牙关，然后松开。反复做几次，目的让患者细心体会什么是紧张，什么是松弛。
（2）在领会了紧张与放松的主观感觉之后，才宜进行放松训练
→ 每块肌肉收缩 5~7s，然后放松 20~30s

3. 放松训练的具体步骤及指导语
（1）逐步放松以下四组肌肉：①手、前臂、双臂；②双脚、小腿、大腿；③头、脸；④躯干部位。
（2）具体指导语：①"深吸一口气，保持一会儿。"（停 10s）"好，请慢慢地把气呼出来，慢慢地把气呼出来。"（停 5s）"现在我们再做一次"。②"现在，请伸出你的前臂，握紧拳头，用力握紧，体验你手上的感觉。"（停 10s）"好，请放松，尽力放松双手，体验放松后的感觉。你可能感到沉重、轻松、温暖，这些都是放松的感觉，请你体验这种感觉。"（停 5s）"我们现在再做一次"……。
③"这就是整个渐进性肌肉放松训练过程。现在，请感受你身上的肌群，从下向上，全身每一组肌肉都处于放松状态。"（停 10s）"请进一步注意放松后的感觉，此时你有一种温暖、愉快、舒适的感觉，并将这种感觉尽量保持 1~2min"
→ 放松肌肉的顺序并不是不能打乱的，可以根据自己的爱好选择合适的放松顺序；可自行练习，每日 1~2 次，每次 15min。要求持之以恒，循序渐进，坚持训练，最终会取得较好效果

（六）观察与记录
（1）观察患者情绪反应。
（2）记录实施后的效果
→ 若发生不适，及时通知医生处理

三、其他

心理康复技术还有很多不同流派和方法，如精神分析方法、认知行为疗法、以人为中心疗法、现实治疗、家庭治疗等等，许多心理工作者采用其中的一种或几种给患者进行心理康复治疗。然而，不管是哪种治疗方法，都需要心理工作者进行专业的理论学习及多时数的临床实践，才能更好地实施。

知识链接

最经典的三种放松训练除渐进性肌肉放松训练外，还有深呼吸放松训练及想象放松训练两种。

深呼吸放松训练：见效快并且方法简单，通过控制、调节呼吸的频率和深度，从而提高吸氧水平和增强身体活动能力，起到放松的效果，改善心理状态。具体做法：让被训者处于站位或坐位，双肩下垂，双手放在座椅的扶手上，或平躺在床上，双手放于身体两侧，闭上双眼，用鼻子轻轻地吸气，让气到达下腹部（腹部鼓起），吸到足够多时，憋气2秒钟，然后嘴巴微微张开，慢慢将气呼出来，在呼吸的同时默念：吸进来我的身体安爽，呼出去我面带微笑，此时此刻真美妙。在呼吸变慢，变得越来越轻松的同时，整个身体变得很平静，周围好像没有任何东西，自己感到轻松自在。训练者可以配合被训者的呼吸节奏给予如下指导语：深深地吸进来，慢慢地呼出去，深深地吸进来，慢慢地呼出去……练习15min左右结束。

想象放松训练：在心理治疗中，想象技术是最常用的技术之一，而且通常结合其他的一些方法实施，比如暗示、联想等。想象最能让自己感到舒适、惬意、放松，常见的可以是在大海边，也可以是在树林里。指导语：我现在漫步在海边，一望无垠的大海、沙滩，我全身放松地、静静地仰卧在海滩上，四肢自然地舒展开来，周围没有其他的人。我感觉到了阳光照射的温暖，触摸到了身下的沙子，我感到无比舒适，海风送来一阵阵的鱼腥香味，海浪奉上欢快的歌唱。我沉浸在这回味无穷的鱼腥香味里，我陶醉在这海浪声中……自我想象放松可以是自己在心中默念。节奏要逐渐变慢，配合自己的呼吸，尽量将情景想象得具体生动，全面利用五官去感觉。初学者可在别人的指导下进行，也可根据个人情况，通过自我暗示或借助于磁带录音来进行。

（荣　丽）

第七章 神经系统疾病的康复护理

第一节 脑卒中的康复护理

学习目标

1. 能阐述脑卒中的概念、病因、诊断和流行病学特点。
2. 能准确对脑卒中患者进行护理评估，遵守脑卒中康复护理的原则，制订康复护理计划和措施。
3. 能够识别患者的主要功能障碍。
4. 熟悉脑卒中的管理及三级康复网络，并为患者提供准确的护理指导。

一、疾病概述

（一）相关概念

脑卒中（stroke），又称脑血管意外（cerebrovascular accident），是指突然发生的、由脑血液循环障碍引起的局灶性神经功能障碍，持续时间超过24h或引起死亡的症候群。脑卒中大致分为出血性脑卒中（脑出血、蛛网膜下腔出血）和缺血性脑卒中（短暂性缺血发作、脑血栓形成、脑栓塞）两大类。

缺血性脑卒中临床较为多见，占全部脑血管疾病患者的70%~80%，是由于脑动脉硬化等原因，使脑动脉管腔狭窄、血流减少或完全阻塞，脑部血液循环障碍，脑组织受损而发生的一系列症状。

出血性脑卒中，占脑血管疾病的20%~30%，多由长期高血压、先天性脑血管畸形等原因所致。由于血管破裂，血液溢出，压迫脑组织，血液循环受阻，患者常表现颅内压增高、神志不清等症状。

脑血管疾病典型症状有：突发的一侧肢体或面部麻木无力；意识障碍，言语理解或表达异常；行走困难，头晕或平衡协调困难；单、双眼黑矇或视力障碍；原因不明的头痛等不适。

2017年发表的《中国脑卒中患病率、发病率和死亡率调查结果发表》显示：我国脑卒中患病率、发病率、死亡率分别是：1114.8/10万、246.8/10万和114.8/10万。据此推算，我国目前每年约有240万人新发脑卒中，每年有110万人死于脑卒中，现存的脑卒中患者有1100多万。存活者中70%以上有不同程度的功能障碍，其中40%为重度残疾。

（二）管理与预防

1. 脑卒中的管理 脑卒中的康复管理涉及多学科、多部门的合作，包括脑卒中的三级康复体系、公共健康教育、脑卒中的二级预防和脑卒中的康复流程。国家"十·五"科技攻关课题急性脑血管疾病三级康复网络的研究表明，脑卒中的三级康复可以使患者获得更好的运动功能、日常生活活动能力（activities of daily living，ADL）、生活质量（quality of life，QOL），减少并发症，是我国现阶段适合推广的脑卒中康复治疗体系。"一级康复"是指患者早期在医院急诊室或神经内科的常规治疗及早期康复治疗；"二级康复"是指患者在康复病房或康复中心进行的康复治疗；"三级康复"是指在社区或家中的继续康复治疗。为了最大限度地降低脑卒中的致残率，提高患者的生活质量，应在及时抢救治疗的同时，积极开展早期康复治疗。目前，许多国家都已建立了比较完善的脑卒中单元，即将早期规范的康复治疗与神经内科治疗相结合，防治各种并发症，尽可能使脑卒中患者受损的功能达到最大限度的改善，从而提高其日常生活活动能力和适应社会生活的能力。

2. 脑卒中的预防 绝大部分脑卒中患者的病理生理过程无法逆转，且脑卒中复发率高达40%，减少脑卒中负担的最佳途径还是预防。循证医学证据表明，对脑卒中的危险因素进行积极有效的干预，可明显降低脑卒中的发生率。脑卒中的预防措施包括一级预防和二级预防。

（1）一级预防：是指对首次脑血管疾病发病的预防，主要针对有脑卒中倾向、尚无脑卒中病史的人群。原则：早期改变不健康的生活方式、积极控制各种可控危险因素。证据充分的可干预危险因素有：高血压、吸烟和被动吸烟、糖尿病、心房颤动、无症状性颈动脉狭窄、血脂异常、镰状细胞病、绝经后激素疗法、避孕药、饮食和营养、缺乏体力劳动和肥胖等，医务人员应及时启动一级预防，建立支持措施以提高患者、家属的依从性。护士在健康宣教、健康行为依从性的促进中起着极为重要的作用。

（2）二级预防：是指对再次脑血管疾病发病的预防，2014年美国心脏协会和美国脑卒中协会发布的《脑卒中及短暂性脑缺血发作的二级预防指南》指出，无症状脑梗死是脑卒中二级预防的重要切入点和可以预防的事件。控制危险因素的措施有：调控血压、防止血脂异常、改善糖代谢紊乱和糖尿病、控制体重、适当增加体力活动、合理营养、治疗阻塞性睡眠呼吸暂停、积极处理心房颤动、颈部斑块等。二级预防的管理需要医疗团队的支持，包括：神经内科医生、康复科医生、康复科护士、营养师、患者、照顾者、社区护士、社区医生等的参与，康复护士需对患者慢病管理意识、家庭照顾者意识、家庭照顾体系、疾病依从性等进行评估，并进行针对性干预。

（三）治疗原则

脑血管疾病的诊断原则与其他疾病类似，包括病史、体格检查和实验室检查。根据突然发病、迅速出现局限性或弥漫性脑损伤的症状及体征，临床可初步考虑脑卒中。结合脑部血管病变导致疾病的证据、影像学检查发现相应的病灶或相关的疾病证据，以及常有的脑卒中危险因素，如高龄、高血压等，一般较容易做出诊断。脑血管疾病的治疗原则为挽救生命、降低残疾、预防复发和提高生活质量。

二、康复护理评估

（一）病史评估

包括本次发病及治疗情况，同时评估脑卒中危险因素，如是否有高血压、糖尿病、颈动脉斑块等病史。评估患者的疾病自我管理情况：患者对疾病的认识、慢性疾病控制情况、用药及治疗的依从性等，如血压、血糖控制等。评估脑卒中后意识、功能障碍、并发症、认知功能。对并发症的评估，包括是否存在吞咽呼吸障碍、营养不良和脱水、皮肤破溃、深静脉血栓、尿便障碍，是否有疼痛、骨质疏松、癫痫发作，以及跌倒史。

（二）主要功能障碍评估

评估时机：《脑卒中早期康复治疗指南》建议，患者在发病/入院24h内进行功能残存情况评估，并启动二级预防措施。脑卒中患者可能产生的功能障碍有：运动功能障碍、认知功能障碍、感觉功能障碍、吞咽功能障碍、言语功能障碍等。

1. 运动功能障碍　脑卒中患者运动功能障碍是脑卒中后最常见、最严重的功能障碍。多为一侧肢体不同程度的瘫痪或无力，表现为肌力的下降或肌张力的降低或升高，从而导致一侧肢体运动功能障碍。运动功能障碍的评估包括：肌力、肌张力、关节活动度、平衡等的评定。

2. 言语功能障碍　脑卒中言语功能障碍的发病率高达40%~50%。脑卒中的言语功能障碍大多分为失语症和构音障碍两大类型。失语症是指由于脑损伤引起的语言交流能力障碍，即后天获得性地对各种语言符号（口语、文字、手语等）的表达及认识功能的受损或丧失。构音障碍是指由于发音器官本身或支配这些器官的神经病变造成发音异常和构音不清，常伴有吞咽障碍。护士需大致了解患者言语功能障碍的类型，并寻找合适的沟通交流方式。

3. 感觉障碍　约65%的脑卒中患者有不同程度和不同类型的感觉障碍。感觉评定的方法有：感觉正常、减退、消失、过敏或倒错。感觉评价分为浅感觉、深感觉、符合感觉评价。

4. 认知功能障碍　认知功能障碍表现为：智力障碍、记忆力障碍、失认症（视觉失认、听觉失认、触觉失认、躯体忽略、体像障碍）、失用症（观念性失用、结构性失用、运动性失用、步行失用）。

5. 吞咽功能障碍 吞咽功能障碍是脑卒中常见的并发症之一，是指由于下颌、双唇、舌、软腭、咽喉、食管括约肌或食管的结构和/或功能受损，不能安全有效地把食物正常送到胃内。吞咽功能障碍的评定分为初步筛查、临床评定及仪器检查，通常由护士完成吞咽障碍的初步筛查。临床评定及仪器检查一般由吞咽治疗师完成。

6. 其他功能障碍 神经源性膀胱、神经源性肠道、活动能力和生活存质量等。

（三）辅助检查评估

神经影像学可直接显示脑部病变的范围、部位、血管分布、有无出血、病灶的新旧等，CT是最方便、快捷和常用的检查手段，缺点是对脑干、小脑部位病灶及较小病灶分辨率差。MRI可清晰显示早期缺血性脑梗死，脑干、小脑梗死、静脉窦血栓形成等。血管造影DSA、CTA和MRA可发现血管狭窄、闭塞及其他血管病变。此外颈部血管超声可发现颈部斑块，超声心动图可发现心脏附壁血栓，对脑卒中不同类型间诊断有一定意义。此外血常规、尿常规、大便常规、血脂、血糖、血电解质、肝肾功能、凝血功能检查等，对于评估患者各系统功能、评估是否存在脑卒中高危因素如高脂血症、糖尿病等具有重要的作用。

（四）心理-社会评估

脑卒中患者发病后可出现焦虑、抑郁的负面情绪，以情绪低落、不配合治疗等为主要表现，可导致患者生活能力和生活质量下降，脑卒中后抑郁或焦虑的评定详见第五章第六节。

（五）并发症风险评估

1. 深静脉血栓风险评估 深静脉血栓是脑卒中患者常见的并发症之一。脑卒中患者具有发生深静脉血栓的多项危险因素，如患者肢体运动功能障碍、血流减慢、高脂血症等。目前国内应用比较广泛的评估量表为Caprini血栓风险因素评估表（表7-1-1），国内外多项研究表明，该量表具有广泛的实用性和较高的有效性，并可根据评估分数制订不同的预防措施（表7-1-2）。

2. 营养不良风险评估 脑卒中患者常伴有吞咽、意识、偏瘫等神经功能缺损，更易发生营养不良。而营养不良影响脑卒中恢复和临床结局。所以临床护理过程中对于营养状况的评定及干预尤为重要。目前常用的营养评定方法有：体重指数、血清白蛋白、三头肌皮褶厚度、上臂肌肉周长等客观指标评定。临床常用营养风险筛查2002（NRS 2002）评估表（表7-1-3）。

3. 压疮风险评估 临床常用Braden压疮风险评估表筛查压疮高风险患者，并进行压疮预防的护理，需要注意的是，康复科压疮的产生不仅是由卧床引起，同时坐轮椅、佩戴支具也可以发生压疮。

4. 跌倒风险评估 临床常用Morse评估量表筛查跌倒及坠床风险高危患者。需要注意的是，脑卒中患者一侧或双侧肌力降低、平衡功能受损、辅具的使用不当都可能引起跌倒，

表 7-1-1　Caprini 血栓风险因素评估表

A1：每个危险因素 1 分	B：每个危险因素 2 分
年龄 40~59 岁	年龄 60~74 岁
计划小手术	大手术（<60min）*
近期大手术	腹腔镜手术（>60min）*
肥胖（BMI>30kg/m²）	关节镜手术（>60min）*
卧床的内科疾病患者	既往恶性肿瘤
炎症性肠病史	肥胖（BMI>40kg/m²）
下肢水肿	C：每个危险因素 3 分
静脉曲张	年龄 ≥ 75 分
严重的肺部疾病，含肺炎（1 个月内）	大手术持续 2~3h*
肺功能异常（慢行阻塞性肺病症）	肥胖（BMI>50kg/m²）
急性心肌梗死（1 个月内）	浅静脉、深静脉血栓或肺栓塞病史
充血性心力衰竭（1 个月内）	血栓家族史
败血症（1 个月内）	现患恶性肿瘤或化疗
输血（1 个月内）	肝素引起的血小板减少
下肢石膏或支具固定	未列出的先天或后天血栓形成
中心静脉置管	抗心磷脂抗体阳性
其他高危因素	凝血酶原 20210A 阳性
	因子 Vleiden 阳性
	狼疮抗凝物阳性
	血清同型半胱氨酸酶升高
A2：仅针对女性（每个危险因素 1 分）	D：每个危险因素 5 分
口服避孕药或激素替代治疗	脑卒中（1 个月内）
妊娠期或产后（1 个月）	急性脊髓损伤（瘫痪）（1 个月内）
原因不明的死胎史	选择性下肢关节置换术
复发性自然流产（若"是"请打钩 ≥ 3 次）	髋关节、骨盆或下肢骨折
由于毒血症或发育受限原因早产	多发性创伤（1 个月内）
	大手术（超过 3h）*

危险因素总分：_____

注：1. 每个危险因素的权重取决于引起血栓事件的可能性。如癌症的评分是 3 分，卧床的评分是 1 分，前者比后者更容易引起血栓。2. * 只能选择一个手术因素

所以在使用 Morse 评估量表的同时需熟悉患者功能状态及康复阶段，并进行针对性的防跌倒宣教和护理。

5. 疼痛评定　脑卒中患者感觉障碍、患侧肩关节半脱位、肩手综合征、转移导致损伤等均可能导致疼痛，内容详见第五章第一节。

表 7-1-2 深静脉血栓的预防方案（Caprini 评分）

危险因素总分	深静脉血栓发生风险	风险等级	预防措施
0~1 分	<10%	低危	尽早活动，物理预防
2 分	10%~20%	中危	药物预防或物理预防
3~4 分	20%~40%	高危	药物预防和物理预防
≥5 分	40%~80%，死亡率 1%~5%	极高危	药物预防和物理预防

表 7-1-3 营养风险筛查 2002（NRS 2002）评估表

评估项目	分值	标准
营养损害程度	0 分（无）	营养状况正常
	1 分（轻度）	3 个月体重下降 >5%，进食量约为正常需求量 50%~75%
	2 分（中度）	2 个月体重下降 >5%，进食量约为正常需求量 25%~50%，或 BMI 在 18.5~20.5kg/m²
	3 分（重度）	1 个月体重下降 >5%（或 3 个月内体重下降 >15%），进食量约为正常需求量 0~25%，或 BMI<18.5kg/m²
疾病严重程度	0 分（无）	无
	1 分（轻度）	盆骨骨折，慢性疾病合并急性并发症，如肝硬化、慢性阻塞性肺疾病、慢性血液透析、糖尿病、肿瘤等
	2 分（中度）	腹部大手术（包括未来 1 周内计划手术）、脑卒中、重症肺炎、血液透析、血液恶性肿瘤
	3 分（重度）	颅脑损伤、骨髓移植、重症监护者
年龄	0 分	<70 岁
	1 分	≥70 岁

三、康复护理原则及目标

脑卒中康复护理的原则是选择早期合理康复护理时机，制订动态康复护理计划；并提供个体化护理措施，进行动态阶段化护理措施评价。要与日常生活活动能力和健康教育相结合，鼓励患者及家属主动参与和配合，积极预防并发症，做好脑卒中的二级预防。

脑卒中康复护理的目标是：预防并发症和失用综合征的发生、增强残余功能、协助患者接受并适应残疾后的生活，并最大可能地增强日常生活活动能力，回归家庭和社会。重视二级预防和慢性疾病管理，防止脑卒中再发。

四、康复护理措施

（一）脑卒中病程分期

脑卒中根据时间和疾病特点可分为 5 期，不同时期康复护理内容和目标不同，但是并发症的预防、营养管理、心理护理、二级预防等措施贯穿始终。

1. **超早期** 为脑梗死发病的6h内。发病时间短，未形成脑梗死，是缺血性中风治疗的最理想时机。若早期溶栓，患者可完全恢复。

2. **早期** 脑梗死发病6~72h内。脑组织缺血中心部分坏死，治疗目的是为了防止"中心梗死区"扩大，药物治疗可改善中心梗死周边区供应，使其恢复正常。

3. **急性后期** 为梗死发病72h至1周内。治疗目的是改善脑水肿，是二级预防的最佳时期，这一时期病情还不稳定，经常发生迅速的变化，该时期以挽救生命和控制病情为主。

4. **恢复期** 脑梗死1周后到6个月期间，许多患者存在运动障碍、语言障碍、吞咽障碍等，应尽量减少病残，防治脑梗死危险因素，避免脑卒中复发。此阶段病情较稳定，为康复治疗的黄金时期。

5. **后遗症期** 发病治疗6个月后的时期，病情稳定，失去的功能经过康复治疗得到改善。

（二）脑卒中康复护理措施

1. **急性期/活动期康复护理** 这一时期包括超早期、早期，即发病72h内，又称脑卒中的一级康复期，是指患者早期在医院急诊或神经内科的常规治疗及早期康复治疗。

急性期的护理重点的是预防再发脑卒中和并发症，鼓励患者重新开始自理活动，并给予患者和家属精神支持。

（1）良肢体位摆放：良肢体位摆放是为防止或对抗痉挛姿势的出现，保护肩关节，防止半脱位，防止骨盆后倾和髋关节外展、外旋，早期诱发分离运动、防止足下垂而设计的一种治疗体位。偏瘫患者典型的痉挛姿势是：患侧上肢肩部下沉后缩，肘关节屈曲、前臂旋前、腕关节掌屈、手指屈曲；患侧下肢为外旋、髋关节伸直、足下垂内翻。早期良肢体位摆放对于预防关节畸形、足下垂、痉挛姿势的出现具有重要的作用。一般可采取患侧卧位、健侧卧位和平卧位交替，每2小时体位转换1次，防止压力性损伤的产生。但因患侧卧位可增加偏瘫侧的感觉刺激，并使整个患侧被拉长，从而减少痉挛，且健手能自由活动，所以多主张患侧卧位。应尽量避免半卧位，因半卧位能引起对称性颈紧张反射，增加上肢屈曲、下肢伸直的异常痉挛模式。尽可能少采取仰卧位，因为这种体位受颈紧张性反射和迷路反射的影响，会加重异常运动模式和造成骶尾部、足跟和外踝处压力性溃疡，仅作为一种替换体位采用。同时在早期注意逐渐抬高床头，避免平躺，尤其是进食后30min（根据患者消化情况而定，患者消化功能差，为防止反流可加长床头抬高时间）。抬高床头的优点有：可以预防食物反流，减少误吸的发生；可以使膈肌下降利于心肺功能的康复；可使患者慢慢适应床头抬高，减少后期直立性低血压的发生，为患者从床到轮椅的转移做好准备。

（2）肢体的被动活动：主要目的是防止关节活动受限，促进肢体血液循环和增强感觉输入的作用。患者病后3~4d病情稳定后，对患肢进行按摩可促进血液、淋巴回流，防止和减轻水肿，也可以使用气压治疗仪，可起到同样的作用，同时预防深静脉血栓的形成。按摩要轻柔、缓慢、有节律地进行，不使用强刺激手法。对肌张力高的肌群使用安抚性质的推摩，对肌张力低的肌群采用摩擦和揉捏的手法。对患肢所有的关节都做全范围的被动运动，先从健侧开始，然后参照健侧关节活动范围再做患侧。一般按从近端关节到远端关节的顺序进行。重点进行肩关节外旋、外展和屈曲，肘关节伸展，腕和手指伸展，髋关节外展和伸展，膝关节伸展，足背屈和外翻。每天做2~3次，每次5min以上，直至主动运动恢复。

（3）肢体主动活动：主要原则是利用躯干肌的活动及各种手段，促使肩胛带和骨盆带的功能恢复。上肢自助被动运动：Bobath握手动作，即双手手指叉握，患手大拇指置于健手拇指之上，用健肢带动患肢的被动运动。此运动可以防止或减轻患侧上肢出现失用性肌萎缩，维持肩、肘关节活动度和抑制上肢痉挛。桥式运动：进行翻身训练的同时，必须加强患者伸髋屈膝肌的练习，这样可有效防止站位时因髋关节不能充分伸展而出现的臀部后突所形成的偏瘫步态。

（4）体位变更和体位转移技术：为了防止压力性损伤和肺部感染，应尽早教会患者变更体位的方法。首先进行健侧翻身训练，然后进行患侧翻身训练。

（5）言语障碍的护理：护士早期应和言语治疗师沟通，确定患者言语障碍的类型，脑卒中早期失语症患者的康复目标主要是：最大限度恢复言语功能，帮助患者选择交流障碍的代偿方法，以及教育患者周围的人，促使其与患者积极交流、减少对患者的孤立、满足患者的愿望和需求。并早期针对患者听、说、读、写、复述等障碍给予相应的简单指令训练、口颜面肌肉发音模仿训练、复述训练，对口语理解严重障碍的患者，可以试用文字阅读、书写或交流板进行交流。

（6）吞咽障碍的护理：护士应早期对吞咽障碍进行筛查，并将筛查怀疑为吞咽障碍的患者转介给吞咽治疗师进行进一步功能评定。护士应和吞咽治疗师沟通吞咽障碍评估结果，确定患者是否存在吞咽障碍、吞咽障碍的类型、安全进食的途径、安全食物的种类等，并做出相应的护理措施。对不能经口维持足够的营养和水分的患者，应考虑经鼻胃管肠内营养。有胃食管反流和误吸风险的患者，建议使用鼻肠管进行肠内营养，需长期胃肠营养者（>4周），建议给予胃造瘘（PEG）喂养。患者应在入院后48h内进行营养筛查，任何患者存在营养不良或进食困难时，都应给予营养支持。

（7）肩关节半脱位的预防：脑卒中患者肩关节半脱位的发生率为17%~81%，多数在发病3个月内发生，主要由周围肌肉张力下降、关节囊松弛等原因造成。治疗和护理不当、直立位时缺乏支持及牵位上肢不适当均可造成肩关节半脱位。预防肩关节半脱位应注意早期避免用力牵拉患者的肩关节，可采取局部经皮电刺激、持续肩关节活动范围训练、Bobath握手、耸肩动作、佩戴肩吊带等措施来预防。

（8）深静脉血栓的预防：所有脑卒中患者应评估深静脉血栓发生的风险，并根据风险等级制订患者护理措施。VET风险评分0~1分：低危，尽早活动，加物理预防；2分：中危，低分子肝素抗凝，加物理预防；3~4分：高危，低分子肝素抗凝，加物理预防；5~7分：极高危，低分子肝素抗凝，加物理预防，不能单独使用物理预防。肝素的使用需要结合患者的病情、出凝血时间等多因素进行分析。物理预防的方法有：主被动活动、踝泵运动、CPM机的使用、气压治疗仪的使用、弹力袜的使用等。护士应每天观察下肢的周径、皮温、颜色、是否有疼痛和水肿、足背动脉搏动等，以便早期识别深静脉血栓形成。

（9）二级预防：这个时期疾病尚未达到稳定状态，需积极开展二级预防，防止病情的恶化及再发，稳定病情。

2. 恢复期/缓解期 包括急性后期及恢复期。这一时期患者多从神经内科或外科转入康复科进行全面康复治疗，即脑卒中的二级康复期。这一阶段训练的主要内容是：坐位平衡、站立、重心转移、跨步、进食、更衣、排泄等以及全身协调性训练、步行、手杖使用及上下楼梯等。康复机构开始为患者回归家庭或社区做准备。患者从床上过渡到轮椅上甚至可使用或不需使用辅助器械进行步行。这个时期的护理目标主要是：通过抗痉挛的姿势来预防痉挛模式和控制异常运动模式，促进分离运动的出现。康复护理内容包括：抗痉挛的训练、坐位平衡及站立平衡的训练、轮椅安全使用的指导、辅具的使用指导、预防并发症如预防深静脉血栓的护理、预防跌倒、预防压疮、预防营养不良及脱水等，同时进行二级预防的护理。

（1）抗痉挛训练：大多数患者患侧上肢以屈肌痉挛占优势，下肢以伸肌痉挛占优势。抗痉挛训练的具体方法是：卧位抗痉挛训练：采用Bobath握手上举上肢，使患者肩胛骨向前，患肘伸直，仰卧位时双腿屈曲，Bobath握手抱住双膝，将头抬起，前后摆动使下肢更加屈曲。此外，还可以进行桥式运动，也有利于抑制下肢伸肌痉挛。被动活动肩关节和肩胛带：患者仰卧，以Bobath握手，用健手带动患手上举，伸直和加压患臂。可帮助上肢运动功能的恢复，预防上肢痉挛。下肢控制力训练：卧床期间进行下肢训练可以改善下肢控制能力，为以后的行走训练做准备。同时增加关节活动度训练、痉挛肌肉缓慢牵伸、夹板疗法等方法也可缓解肢体痉挛。痉挛影响肢体功能时，可使用替扎尼定、丹曲林和巴氯芬等口服抗痉挛药。局部肢体肌肉痉挛影响功能和护理时，可使用A型肉毒毒素局部注射。康复训练结合早期局部注射A型肉毒毒素，可以减轻上下肢的痉挛程度，改善肢体功能。

（2）坐位平衡训练：只要病情允许，及早在床边进行坐位平衡训练。坐位耐力训练：开始坐起时可能发生直立性低血压，故应首先进行坐位耐力训练。取坐位时，不宜马上取直立（90°）坐位，可先取30°坚持30min后再逐渐增加坐起的高度和时间。患者直立坐位可以达到30min则可慢慢过渡为床边站立训练。这一期间康复治疗师还将指导的康复训练有：垫上翻身，增加肌力训练，从卧位到站立位转移等。这一时期患者由床到轮椅、由卧位到站位的训练时期，护士应和物理治疗师沟通，了解患者功能状态情况，如患者在病房的翻身动作是否规范、患者由床到轮椅的转移是否规范等，根据评估结果进行健康宣教及指导，保持和医生、物理治疗师的沟通，共同促进患者这一时期的功能训练。

（3）轮椅安全使用指导：一般情况下物理治疗师会根据患者情况选择轮椅，考虑的因素分别有：患者的身高、体重，患者坐位平衡情况和耐力、患者颈部力量的控制情况及耐力、腰腹部核心肌群的力量等。护士在这期间的职责是：保证轮椅的安全使用：如坐位平衡差的患者督促使用轮椅安全带；指导患者或家属进行轮椅减压，每30min让患者撑起（或家属抱起）30s，使骶尾部离开轮椅，防止压力性损伤的发生；做好轮椅上良肢体位摆放，尤其对于患侧力量较差的患者，不可出现患侧上肢肩关节脱垂的情况，可在患侧上肢放一枕头，让患肢肩关节基本与健侧等高，不要出现挛缩动作，必要时佩戴肩吊带。肘关节屈曲，手心朝下自然放置于枕头上。

（4）辅具使用指导：辅具的选择和使用注意事项详见第六章第十节。护士应清楚患者使用的辅具种类，尤其是抗痉挛支具的使用。抗痉挛支具不能长期佩戴，需每2h拆开进行皮肤减压，否则将会产生支具相关性皮损，护士应对患者或家属对于支具使用知识进行评估，对支具的使用进行监督和指导，同时指导支具的护理和保养方法等。

（5）预防跌倒的发生：这一时期为跌倒的高发期，一方面患者开始进行转移，转移过程中由于操作不当等原因容易引起跌倒，如：进行床到轮椅或轮椅到床的转移时，患者未将轮椅锁住，而导致轮椅滑行从而导致跌倒；患者健侧力量不够，支撑失效而引起跌倒。同时尤要注意的是，进入平衡杠进行站立训练或行走训练的患者，这一时期常会因为过于自信，尝试自己行走而引起跌倒。护士的职责是：和物理治疗师沟通患者功能状态，对患者的转移进行安全监督和指导，对患者和家属进行防跌倒的知识宣教。

（6）预防深静脉血栓：具体详见急性期的预防措施，不同的是本时期因患者的活动能力提高，主动活动增加，护士应对患者进行宣教，鼓励患者多活动。

（7）ADL评定和指导：护士应和作业治疗师沟通，了解患者ADL的评定结果及训练情况，在病房进行延续护理，患者能自行完成的动作，鼓励患者自己完成，减少家属或照顾者的协助。临床上家属或照顾者常出现过度照顾，需医生、护士、治疗师进行宣教，转变患者或家属的意识，促进患者ADL自理，从而为回归家庭和社区做好准备。训练内容包括进食方法、个人卫生、穿脱衣裤、床椅转移、洗澡等。为完成日常生活活动能力的训练，可选择一些适用的装备。

（8）排尿障碍的护理：脑卒中后发生膀胱功能障碍很常见，尿失禁是脑卒中后一个常见问题，40%~60%的脑卒中患者在急性期会出现尿失禁，而脑卒中后6个月下降到20%。年龄的增长、脑卒中严重程度加重、并发糖尿病或其他的残障性疾病都会增加脑卒中后尿失禁的危险性。膀胱的管理对于提高患者的生活质量、预防失禁性皮炎等并发症至关重要。脑卒中患者在急性期留置导尿管，可方便液体的管理，防止尿潴留，减少皮肤破溃，但是脑卒中后导尿管使用超过48h将增加尿道感染的危险性，故应尽快进行护理干预并早期拔除导尿管。

（9）大便障碍的护理：脑卒中患者持续的大便失禁被认为是预后不良的指征。脑卒中后便秘要比大便失禁更常见。引起脑卒中患者便秘的因素很多，如：肢体瘫痪卧床、液体或食物摄入不当、抑郁或焦虑、神经源性肠道、不易察觉的肠道症状，以及认知缺陷等。肠道管理的目标是保证适当的液体、食物及纤维素的摄入，帮助患者养成规律的如厕习惯。如果该作息时间与患者以前的大便习惯相一致，训练会更有效。必要时使用大便软化剂和适当的缓泻药。

3. **后遗症期** 即脑卒中三级康复流程。患者经过一段时间的专业康复后，如果可以进行社区生活，功能处于平台期，应让患者出院，进行家庭的常规训练以维持功能。

这一时期的主要目标是：根据患者的居住环境制订康复计划，对患者及家属进行宣教，使患者可以在家进行常规锻炼和疾病管理以维持功能状态，防止并发症的发生。

五、出院/居家康复指导

1. **出院/居家康复指导的意义** 绝大部分脑卒中患者不能恢复到正常水平，常伴有各种功能障碍，功能处于平台期时出院。其在家庭中应进行高血压等慢性疾病管理、落实二级预防措施使功能保持稳定或进一步提高，因此家庭康复和指导尤为重要。出院/居家康复指导的目的是给患者提供科学的护理和协助锻炼的方法，强调患者的情感支持，鼓励患者延续康复锻炼，把疾病的不利因素减少到最低程度，提高患者的生活质量，预防脑卒中的复发。

2. **居家指导的内容**

（1）用药指导：耐心解释各类药物的作用、不良反应和注意事项，指导患者遵医嘱正确服药，定期随诊。对于调血压、血脂、血糖等二级预防用药，需加强用药依从性宣教，促进二级预防的实施，防止脑卒中复发。

（2）康复计划指导：患者虽然处于平台期，但康复锻炼的持续性也会促使功能的进步，减少居家并发症的发生。需根据患者出院的功能状态制订有针对性的康复计划指导。比如予以运动功能指导：患者可使用辅具或在家属监护下进行步行训练，增加耐力练习。

（3）并发症预防指导：长期卧床可导致深静脉血栓、压力性损伤、坠积性肺炎、尿路感染等，可指导患者及家属进行床上主、被动运动，安全进食，加强二便的护理。对于可行走的患者，则需要预防跌倒的发生。并发症的预防对于延长患者生命、提高生活质量具有非常重要的意义，应得到患者家属的高度重视。

（4）心理支持：患者返回家庭或社区后，生活环境由医院变成家庭和社区，关注点由康复训练转变成融入家庭生活和社会生活，在这一过程中患者可能产生适应不良、自卑、焦虑、抑郁等情绪，患者家属应学会辨别患者的不良情绪，给予患者情感支持，鼓励患者融入社会。

3. **家庭照顾者的负担** 在脑卒中患者的康复过程中，家属及照顾者的地位被认为是至关重要的。脑卒中事件对家庭成员影响也很大，其直接使家属照顾者生活方式和角色发生改变。短期内患者家属需学会照顾技巧和疾病相关知识。对病残亲人的照顾行为会使照顾者得到精神的回报,如亲情关系得到增强等,但照顾经历带给照顾者的多数是负面影响,包括生活质量下降,抑郁、焦虑程度加重,患病率增高等。但照顾者的如上情况经常会被忽略,因此护士应重视对家庭照顾者的心理干预及家庭照顾内容的指导,提高家庭照顾者的能力,减少家庭照顾者的负担,促使家庭照顾良性发展。

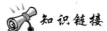

《2017年中国脑卒中早期康复治疗指南》指出:康复护理是脑卒中早期康复的重要内容,康复护士是多学科治疗团队的重要成员,康复护士需接受正规的康复培训,除掌握基本的护理知识外,还要掌握基本的康复护理知识,包括脑卒中患者的皮肤管理、大小便功能的管理和康复、良肢位的摆放和体位转移、吞咽障碍的临床评估和吞咽康复指导、营养管理和进食管理技术训练、呼吸道管理和基本的呼吸功能康复技术等。研究表明,有效的康复护理能明显提高脑卒中患者功能恢复、减少并发症、提高ADL。推荐意见:①建议神经内科或脑卒中单元加强脑卒中患者早期的康复护理工作(Ⅰ级推荐)。②建议加强康复护理的健康宣教和护理指导,以调动患者本人、家属及其他护理人员的参与意识和康复信心,提高脑卒中整体的康复质量(Ⅰ级推荐A级证据)。

(胡昔权　张　瑜)

第二节　颅脑损伤的康复护理

学习目标
1. 能够描述颅脑损伤的概念、颅脑的解剖生理。
2. 能够列举颅脑损伤的康复护理评估方法。
3. 能够阐述颅脑损伤各期的康复护理。

一、疾病概述

(一)相关概念

颅脑损伤(traumatic brain injury,TBI)是指头部受到一定强度的外力作用,导致脑功能发生变化,甚至脑组织出现挫裂、水肿、血肿等损伤病变,轻者出现头晕头痛、烦躁不安、思维混乱、意识障碍、抽搐、失禁、语言和运动反应迟钝、健忘失眠;严重者可因颅内血肿量增加、弥散性脑肿胀、颅内压力增高而引发脑疝,造成死亡。原发性脑损伤是创伤后直接造成，继发性脑损伤是原发性后几小时或几天发生的神经细胞损伤.

颅脑损伤占全身各处损伤的 10%~30%，仅次于四肢伤，居第二位，致死、致残率最高。常因交通事故、高处坠落和器具碰撞、敲打等造成。颅脑损伤是青壮年意外死亡的首要原因。在我国年发病率为 55.4/10 万人口。其中发病年龄以 10~39 岁最高，占 62%。男性比女性发生率高，两者比例为（1.7~2.5）：1。随着急救和治疗水平的提高，颅脑损伤患者的存活率升高。但不少患者遗留有躯体、智力、心理、社会方面的残疾，成为社会和家庭巨大的负担。因此除临床采用积极的治疗外，有效的康复能使伤残者消除和减少功能缺陷，在身体上、精神上、社会上尽可能地康复。

（二）解剖生理

人的颅骨通常由 29 块骨头组成。另外有 3 对听小骨位于颞骨内。脑颅位于后上方，略呈卵圆形，内为颅腔，容纳脑组织。根据颅脑损伤发生的原因可将其分为原发性颅脑损伤和继发性颅脑损伤。原发性颅脑损伤，主要是神经组织和脑血管的损伤，表现为神经纤维的断裂和传出功能障碍，不同类型的神经细胞功能障碍，甚至细胞死亡。继发性颅脑损伤，包括脑缺血、脑内血肿、脑肿胀、脑水肿、颅内压增高等。这些病理生理学变化是由原发性损伤所导致的，反过来又可以加重原发性损伤的病理改变。根据颅腔内容物是否与外界相通可以分为开放性颅脑损伤和闭合性颅脑损伤两种，开放性颅脑损伤是指头皮、颅骨、硬脑膜均有破裂，闭合性颅脑损伤是指可有头皮破裂、颅骨骨折，但脑组织不与外界相通。按解剖标准分为局限性颅脑损伤和弥漫性颅脑损伤，见表 7-2-1。

表 7-2-1　局灶性颅脑损伤和弥漫性颅脑损伤的区别

局灶性颅脑损伤	弥漫性颅脑损伤
挫伤	脑震荡
骨折	弥漫性轴索损伤
冲击伤	中度
对冲伤	重度
脑疝	
中间相对滑动伤	
血肿	
硬膜外	
硬膜下	
脑内	

（三）治疗要点

1. 非手术治疗　无意识障碍或无颅内压增高，或虽有意识障碍和颅内压增高，但已明显减轻或好转；无局灶脑损害体征；CT 示血肿不大者多以非手术治疗为主。非手术治疗主要包括颅内压监护、亚低温治疗、脱水治疗、镇静/营养支持疗法、呼吸道处理、脑血管痉挛防治、常见并发症的治疗、水和电解质紊乱与酸碱失衡处理、抗菌药物治疗、脑神经保护药物等。

2. **手术治疗** 颅脑损伤手术治疗原则是救治患者生命，恢复神经系统重要功能，降低死亡率和伤残率。手术治疗主要针对颅脑损伤并发急性脑疝者；开放性颅脑损伤；闭合性颅脑损伤伴颅内血肿增大，意识障碍进行性加重，病情渐恶化者；颅内压持续升高，或颅脑外伤所引起的并发症或后遗症；重度脑挫裂伤。主要手术方式有去骨瓣减压术、开颅血肿清除术、清创术、凹陷性骨折整复术和颅骨缺损修补术。

二、康复护理评估

（一）病史评估

通过询问患者或家属，查阅病历。评估患者的病史，包括创伤的原因、当时的主要症状、伴随症状、全身状态、诊疗经过、检查结果、用药情况、既往史、个人史、家族史、药物过敏史、手术史、目前的康复治疗措施，全面了解患者现存的康复问题。

（二）主要功能障碍评估

1. **脑功能障碍评定** 国际上以格拉斯哥（GCS）昏迷评分为判断标准已经被广泛接受。检查涉及患者的睁眼反应、言语反应和运动反应三项，分别做出这三项反应的评分后，再累计得分，作为判断伤情轻重的依据，见表7-2-2。

根据GCS评分将颅脑损伤的程度分为轻、中、重、特重四型，见表7-2-3。

表 7-2-2　GCS 评分系统

评分项目	计分	评分项目	计分	评分项目	计分
睁眼反应		言语反应		运动反应	
自动睁眼	4	回答正确	5	遵嘱动作	6
呼唤睁眼	3	回答错误	4	刺痛定位	5
刺痛睁眼	2	答非所问	3	刺痛躲避	4
无反应	1	只能发音	2	刺痛屈曲	3
		无反应	1	刺痛伸直	2
				无反应	1

2. **运动障碍评定** 由于负责肌张力和肌肉反射的大脑高级中枢受损，因此可累及相应肢体瘫痪，初期为软瘫，后期多出现痉挛、姿势异常、共济失调、手足徐动、运动整合能力丧失。

（1）Brunnstrom 分期：评估运动功能，不仅评估运动模式，还可根据运动恢复阶段划分等级。

表 7-2-3 颅脑损伤程度分型

损伤程度分类	GCS 评分
轻型	13~15 分，意识丧失 <30min
中型	9~12 分，意识丧失 30min 至 6h
重型	6~8 分，伤后昏迷 6h 以上，或在伤后 24h 恶化，再次昏迷 6h 以上者
特重型	3~5 分，伤后持续昏迷

（2）Fugl-Meyer 量表：评定内容包括力量、反射以及协调能力。

（3）改良 Ashworth 量表：评定痉挛。评估时患者取仰卧位，检查者分别对患者的上下肢的关节进行活动范围内的被动运动，按感受到的阻力程度进行评估。

3. **言语功能评定** 颅脑损伤患者可出现构音障碍、失语症、言语失用。检查者与患者交流、发布简单指令、进行认知测试，根据患者的听理解、语言表现、书写情况，结合病史，评定哪些功能受损及受损伤的程度。

失语症常用的评定量表有波士顿失语症检查（表 7-2-4）、汉语失语症成套测试、功能性交往能力评定。构音障碍的评定方法有构音器官运动检查——唇舌运动检查，构音检查可使用喉镜、支气管镜。言语失用评定方法为中国康复研究中心版的言语失用评价方法。

表 7-2-4 失语症严重程度分级

分级	表现
0 级	无有意义的言语或听觉理解能力
1 级	言语交流中有不连续的言语表达，但大部分需要听者去推测、询问和猜测；可交流的信息范围有限，听者在言语交流中感到困难
2 级	在听者的帮助下，可进行熟悉话题的交谈；但对陌生话题常常不能表达出自己的思想，使患者与检查者都感到进行言语交流有困难
3 级	在仅需少量帮助下或无帮助下，患者可以讨论几乎所有的日常问题，但由于言语和/或理解能力减弱，使某些谈话出现困难或不大可能
4 级	言语流利，但可观察到有理解障碍，但思想和言语表达尚无明显限制
5 级	有极少的可分辨得出的言语障碍，患者主观上可能感到有点困难，但听者不一定能明显觉察到

4. **感觉评定** 大脑皮质的损伤与感觉障碍的发生有关，可出现感觉异常或缺失，也可因脑部处理中枢损伤而出现特殊感觉功能紊乱。感觉障碍评定主要通过神经系统查体来进行，包括浅触觉、针刺觉、震动觉、图形觉、关节位置觉等。

5. **认知功能评定** 认知功能可采用简易智能状态量表、日常生活活动能力、威斯康星卡片分类测验等评价。

患者注意力的可持续时间及注意力的集中情况是首先要评定的。可以用觉醒水平的检查、选择功能的检查、移动性检查、容量性检查等测试。记忆障碍是患者最常见的主诉症状，其检查需要患者最大限度地配合和努力。主要的评定从言语记忆和视觉记忆方面进行，常用的记忆力量表主要是韦氏记忆量表和许淑莲等编制的成套记忆量表。执行功能评估可采用画钟测验和蒙特利尔认知评估量表。失认症中单侧忽略的常见评价方法有删除试验、绘图试验、二等分试验、拼板试验、阅读试验。常用的二等分试验方法：检查者在一张白纸上画一条横线，让患者用一垂线将其分为左右两段，如果患者画的垂线明显偏向一侧，即为阳性（图 7-2-1）。

6. 吞咽障碍评定 评定方法主要是颈部听诊、洼田饮水试验。临床筛查出患者存在吞咽障碍后，可进一步检查以明确吞咽障碍的程度，电视 X 线透视术（VFSS）是评估吞咽机制，确定吞咽障碍的金标准。

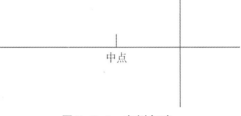

图 7-2-1 左侧忽略

（三）辅助检查评估

1. **X 线检查** 可以显示颅骨骨折、颅缝分离、颅内积气，有无颅内金属异物及颅骨碎片，另外可显示额窦、蝶窦内有无积液以证实颅底骨折。颅骨缺损修补时，可以明确颅骨缺损的范围。

2. **CT 扫描** CT 已成为颅脑损伤首选辅助检查手段。可显示颅脑损伤的部位、程度，如血肿的位置、大小、形态、毗邻、数量及脑室、脑池形态和中线结构移位情况，为外科手术提供全面、准确的资料。CT 还可以明确脑水肿的范围、颅骨骨折、脑挫裂伤、脑干损伤及各种颅脑损伤的并发症与后遗症，且可以动态地观察病变的发展与转归，在颅脑损伤的诊断与治疗中有不可或缺的作用。

3. **MRI** 颅脑损伤急性期极少用 MRI 检查，其原因在于检查耗时长，而且有些抢救设备不能带入机房。但 MRI 可做冠、矢、轴层面检查且有多种成像参数可供分析，提高了病变的检出率，对等密度硬脑膜下血肿、小的脑挫裂伤、灶性出血、颅后窝病变及颅底、颅顶处小病灶如血肿的显示较 CT 更为清楚。MRI 尚可用于颅脑损伤的并发症与后遗症的检查。

4. **腰椎穿刺** 腰椎穿刺可以测定颅内压，同时行脑脊液化验，了解颅内有无感染情况，可经椎管注入抗生素治疗颅内感染。颅脑损伤伴蛛网膜下腔出血患者可以通过腰穿释放血性脑脊液治疗。

5. **脑血管造影（DSA）** 已较少用于颅脑损伤的诊断，但当怀疑有动脉瘤、动静脉畸形、动静脉瘘等脑血管疾病变时，可行 DSA 检查。

6. **颅脑超声波** 可以根据波形改变确定颅内损伤的情况，少用。

7. **放射性核素脑血管造影** 通过了解脑血流图像确定有无颈动脉、大脑中动脉闭塞。

8. **核素脑脊液成像** 可用于脑脊液耳、鼻漏的定位，对外伤性脑积水及蛛网膜下腔阻塞诊断有一定价值。

9. **脑电图** 主要用于外伤性癫痫患者的检查与术前、术中癫痫灶的确定。

（四）心理社会评估

由于颅脑损伤的损伤部位常常较为弥散，一些脑组织结构如额叶、边缘系统、胼胝体等同时与认知功能和精神心理密切相关，因此认知障碍与精神心理障碍常常合并存在，受此影响患者常出现易怒、攻击性行为、烦躁不安，严重者出现人格改变、行为失控。对患者的各种心理障碍用各种心理测验包括智力测验、人格测验、神经心理测试以及精神症状评定进行测评，以评定心理障碍的性质和程度，为制订心理康复计划提供依据。

三、康复护理原则及目标

1. **康复护理原则**　早期康复、个体化方案、循序渐进、长期康复、共同参与。
2. **康复护理目标**

（1）短期目标：患者意识早日清醒，改善瘫痪肢体的运动能力，改善认知，恢复言语功能，矫正患者的不良行为和情绪，防止各种并发症，提高生活自理能力。

（2）长期目标：回归社会，自食其力，提高患者的生活质量。

四、康复护理措施

（一）急性期

此期的康复护理是促进意识恢复，防治各种并发症，主要以感染、癫痫、脑积水最为常见。同时定时更换体位以预防压力性损伤；进行被动运动，预防关节僵硬，应加强营养，预防误吸。生命体征稳定48h后即可行早期系统康复护理干预。

1. **保持肢体的良肢位**　防止关节挛缩和足下垂。偏瘫患者应进行良肢位摆放，包括仰卧位、健侧卧位和患侧卧位。

2. **保持呼吸道通畅，防止肺部并发症**　颅脑损伤患者昏迷时咳嗽及吞咽反射会减弱，气管内分泌物增多可能堵塞气道引起窒息。观察患者咳痰的量、性质和黏稠度，予患者及时翻身、拍背、吸痰，以及雾化湿化气道，做好无菌操作以预防感染。清醒患者可练习深呼吸、咳嗽动作。

3. **指导或协助患者做肢体的被动运动**　全身各关节每天进行1~2次的被动活动，每个关节活动3~5次。对肢体行安抚性按摩、揉搓、拍打等感觉刺激。按摩由远心端至近心端进行，手法先轻后重。神志清醒者尽早进行肢体主动运动、床上运动和坐位、站位练习，改善肢体血液循环，防止关节挛缩，增加肌肉张力，帮助恢复其功能，也可预防下肢深部静脉血栓的形成。

4. **促醒疗法**　意识仍处于昏迷的患者，可采取多种促醒方法，如多呼喊名字、听音乐、讲故事，给予触觉刺激、味觉刺激、温度觉刺激。对出现谵妄、幻觉、兴奋、谩骂、攻击他人的患者必要时使用约束带，防止坠床、跌倒等意外发生。对于意识清醒、反应低下的患者，通过读报或看电视等方式提高患者思维能力和环境辨识能力。

5. 吞咽障碍的护理 详见本书相关内容。

6. 高压氧治疗 高压氧能够纠正脑缺氧症状，减轻脑水肿，促进神经细胞轴突侧支芽生，建立新的突触联系，使受损的神经功能得到恢复，促醒，改善认知功能。还可以减少脑缺血再灌注损伤中的各类有害因子，减轻继发性脑损害。观察高压氧疗后有无耳痛、头痛等不良反应。

（二）恢复期

发生创伤一月后进入恢复期。此期应进一步加强肢体的主动性、力量性、协调性运动，最大限度恢复知觉功能、认知功能、言语交流能力，提高生活活动能力。

1. 运动功能康复 主要训练方法有 Bobath 握手、桥式运动、床上移行翻身、起坐运动，开始站立时宜用电动起立床，逐渐增加站立时间和角度；从坐位平衡训练到立位平衡训练，当下肢肌力达Ⅳ级以上时方可训练行走，初始步行可在平行杠内进行迈步训练，护士和家属搀扶或给予适当的支撑。随着稳定性增强，可移开支撑物移动身体，再过渡到辅助下行走、扶拐行走，直至独立行走。

2. 语言功能训练 失语症训练，包括听理解训练、阅读理解训练、口语表达训练、书写训练和朗读训练。构音障碍训练包括放松训练、呼吸训练、发音训练、发音器官的运动功能训练和韵律训练等。对于颅脑损伤伴有口颜面失用患者，可利用吹蜡烛、吹气球、嗑瓜子、嚼口香糖等方式训练患者口型及舌头的灵活度，每次训练前还可利用冰刺激患者的口唇、舌体及软腭等以促进其发音。言语失用者可练习发音、读词、读句子，通过选择图卡、文字、绘画、书写、肢体动作进行代偿表达。

照顾者也是患者言语障碍的主要康复治疗者，鼓励其多与患者交流，重视强化训练，指导患者通过读报、交谈对话等方式，刺激患者听神经及语音中枢。交谈时要从患者熟悉的、感兴趣的工作、生活、家庭情况谈起，提高患者对言语康复的兴趣。

3. 认知障碍的康复 通过训练和重新学习，使患者重新获得识别和执行行动的能力。认知功能训练是提高智能的训练，应贯穿于治疗的全过程。主要有注意力、记忆力、理解判断能力、推理综合能力训练等。

（1）集中注意力的方法：包括简化各项活动的程序，将活动分解为若干个小步骤；鼓励患者参与简单的娱乐活动，如猜测游戏、删除特定的字母、时间感训练、数目顺序练习。

（2）改善记忆力的方法：开始每次训练的时间要短，要求患者记忆的东西少而简，信息呈现的时间长，逐步增加信息量，反复刺激。进行姓名和面容记忆、单词记忆、地址电话记忆、日常生活活动记忆等训练，鼓励患者利用卡片、杂志、书籍或录音，反复朗诵需要记住的信息；提供钟表、日历、电视及收音机等提醒物；设计安排好日常活动表；把时间表或日常安排表贴在醒目之处；提供新的信息，用不断重复的方式来增进记忆；记录或写下新的信息方便过后复习。

（3）理解判断力损伤的训练方法：让患者做简单的选择，如指出报纸上的信息、下跳棋和猜谜；让患者参与做决定的过程，如在出售照相机的广告中选择购买何种品牌及型号的相机；提供多项活动选择的机会；物品分类；处理问题状况，如迷路了怎么办。

（4）视觉缺陷的训练：患者常有视野损伤如偏盲、图形－背景视觉损伤、单侧忽略及不能正确判断距离。通过功能性活动及变换技巧的方式进行治疗，如对视野缺损者用在检查表上圈勾特定字母的练习活动，以改善和转移患者在功能性活动中的视野问题；提供镜子反馈；将颜色涂于重要的被忽略的物体上；教患者使用患侧肢体。

（5）顺序排列困难的训练：把活动分解成简单的步骤；对活动的每一步都提供暗示；在提供下一步的暗示前，允许患者尽己所能完成每一步的活动。

（6）感知力的训练：主要表现为失认症和失用症，通常针对不同的失认状态如视觉空间失认、身体失认、触觉失认、听觉失认、单侧忽略等通过重复刺激、反复认识、物体左右参照物对比、阅读训练、强调正确答案，促进认识。失用症可采用提醒、示范、暗示进行训练。

4. 行为障碍的康复 额叶受损时，常与躁狂或痴呆并存，表现各异，如情绪不稳，易激惹，行为幼稚甚至荒谬，自我控制能力减退，性格乖戾、粗暴、固执、自私，丧失进取心，过分忧虑，懒散，社交技巧缺乏等，对此，应减少不良刺激，避免过分限制或约束患者的行动，可采用行为修饰矫正法，通过修正其每一个行为来抑制错误行为或鼓励正确行为，循序渐进，患者表现好的行为予以肯定和鼓励，允许患者宣泄情绪。

5. 日常生活活动能力的康复 脑损伤患者由于运动障碍，精神、情绪异常，行为失控等原因，日常生活不能自理，需进行日常生活活动能力训练。穿开襟上衣时，先将患手伸入袖内，健手将衣服拉至肩上，再从身后拉过衣服，健手再伸入袖内，系上扣子。脱衣时先脱出健肢，后脱出患肢。衣裤宜宽松，扣子要大或用按扣，裤带可选用松紧带，当站立动态平衡达到3级以上时，让患者学习站着提裤子、系腰带。洗脸、洗手可用健手洗，可借助患手被动搓洗，练习单手洗脸、挤牙膏、拧毛巾。进食时根据上肢功能情况选择适当的碗、筷子、吸管等，将必需品放在便于取用的位置。帮助患者用健手将食物放入患手中，再由患手将食物放入口中，训练患手功能。尽量让患者自己进食，减少不必要的帮助。在患者能够独立坐稳后，让患者采用坐位，将患侧肩前屈、肘伸展、手平放在桌子上，躯干双肩保持端正、平稳进餐。教会患者从床到椅转移的方法。双脚着地，将椅子放在健侧，用健手扶住椅子扶手，身体略向前倾，用健侧上肢支撑身体站起，重心落在健侧脚上，以健侧腿为轴，向健侧转动身体，将臀部对准椅面，缓慢坐下；从轮椅移动到床时，先将轮椅斜靠床边，刹住闸，移开脚踏板，患者身体重心前移，健侧手扶住轮椅扶手站起，健侧腿向前迈出一步，以健侧腿为轴，身体向健侧旋转，用健侧手支撑床面，将臀部对准床面，缓慢坐下。

6. 心理护理 颅脑损伤常因突发的意外导致，患者心理上面临巨大的压力和打击，常出现、抑郁、悲观的情绪。因此，医务人员要关心、尊重患者，从生活、功能锻炼各方面给予耐心指导和精心照顾，对患者充满同情和理解，避免使用伤害性语言，加重患者的猜疑和痛苦。经常与患者交谈，及时疏导患者的负向情绪，耐心讲解病情，打消其顾虑，帮助患者树立康复的信心，不断矫正行为障碍，逐渐学会生活自理，融入社会。

五、出院康复指导/居家康复指导

患者出院后需定期在康复科门诊随诊，监测癫痫、脑积水的转归情况和其他基础疾病，并指导家庭康复，包括继续进行肢体康复训练，注意患肢保护和改善认知的训练，加强心理支持，持之以恒，全面康复，必要时再进行各项功能评定以及生活质量评定。遗留记忆力及定向力障碍患者家属需要加强看护，防止患者走失。家属与患者谈论其熟悉的话题，进行简单对话、听理解、复述等训练，反复强化，让患者在一种轻松自然的环境中进行言语练习。日常生活中反复提醒患者所在位置、做过及要做的事情，建立活动规范及有序的环境，培养患者良好的生活习惯。加强日常生活实用性训练，对生活环境进行无障碍调整。根据患者的就业意愿和能力，与患者一起明确与现存能力相适合的就业目标。

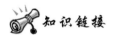

脑外伤康复的现状与未来发展趋势

随着对脑外伤发病机制与恢复机制认识的深化及科技的进步，脑外伤康复治疗的手段和设备在不断发展，现介绍以下新型康复设备。

1. 运动控制训练装置：通过传感器感知躯体位置和姿势，以及运动速度和方向；通过计算机游戏实现运动状态反馈，并极大地调动患者康复训练的热情；提供安全的训练环境，最大限度减少恐惧心理对运动控制的影响；根据患者的核心问题，设计合理的运动动作。

2. 动态平衡训练装置：平衡障碍在脑外伤患者中十分常见，是康复治疗的难点。新型的动态平衡训练装置可以提供不同的安全训练环境，提供不同水平的平衡训练条件，包括地面可变的环境、上身姿势可变的环境、周边物景可变的环境等。此外，此类装置必须和计算机游戏结合，实现定量运动分析和程序化的训练方案，显著提高平衡训练的水平和效率。

3. 康复机器人：康复机器人近年来迅速发展，为脑外伤患者步行能力和下肢功能运动能力的康复提供了重要工具。由于这类装置可以提供运动动力，因此可以在患者肢体运动功能建立之前就通过辅助运动的方式，提供肢体运动的神经反馈刺激，可望把步行训练和上肢功能活动训练的时间点大大前移，提升运动再学习和神经功能重塑的概率和水平。

（王颖敏）

第三节　脊髓损伤的康复护理

学习目标

1. 阐述脊髓损伤的病因分类、解剖生理及治疗要点。
2. 描述脊髓损伤的概念、神经功能分类、ASIA 标准分级、原则和目标。
3. 能独立制订并实施康复护理评估和护理措施。

一、疾病概述

（一）脊髓损伤概念

脊髓损伤（spinal cord injury，SCI）是因各种致病因素（外伤、炎症、肿瘤等）引起的脊髓横贯性损害，造成损害平面以下的脊髓神经功能（运动、感觉、括约肌及自主神经功能）的障碍。脊髓损伤是一种严重的致残性疾病，可造成患者器官水平的神经功能障碍、患者整体水平的各种功能障碍及社会水平的参与障碍。这些不同层次的障碍给患者及家庭社会带来沉重负担，在发达国家，外伤性脊髓损伤的发病率为每年 20~60 例/每百万人口。我国因无脊髓损伤的登记制度，故无发病率的准确统计。但北京市 2002 年的调查结果显示每 100 万人中就有 60 人患病，近几年来有上升趋势。

（二）病因分类及解剖生理

脊髓损伤的病因在不同国家地区、不同时期有较大的差异。在西方的大多数国家，交通事故伤、暴力伤、运动伤、跌伤是脊髓损伤的传统病因。在我国，随着经济水平的提高及机动车数量的增加，交通事故也开始成为脊髓损伤的主要原因。

脊柱由脊椎骨通过椎间盘、关节及韧带相连接构成。人体脊柱由 33 块脊椎骨连接构成，是人体的中轴，分为颈段、胸段、腰段、骶段和尾段五部分。脊柱外伤时，常合并脊髓损伤。严重脊髓损伤可引起四肢瘫或截瘫，常伴有大小便功能障碍。

1. **脊髓的外部形态**　脊髓位于椎管内，呈圆柱形，前后稍偏，外包被膜，它与脊柱的弯曲一致。脊髓的上端在平齐枕骨大孔处与延髓相连，下端平齐第 1 腰椎下缘，成人脊髓长 40~45cm。脊髓的末端变细，称为脊髓圆锥。自脊髓圆锥向下延为细长的终丝，它已是无神经组织的细丛，在第 2 骶椎水平为硬脊膜包裹，向下止于尾骨的背面。

2. **脊髓的内部结构**　脊髓的横切面可见位于中央部的灰质和位于周围部的白质；灰质呈蝴蝶形或"H"状，中心有中央管，颈部脊髓的后索分为内侧的薄束和外侧的楔束。

3. **脊髓的功能**　脊髓的活动受大脑的控制。来自四肢和躯干的各种感觉冲动，通过脊髓的上行纤维束，包括传导浅感觉，即传导面部以外的痛觉、温度觉和粗触觉的脊髓丘脑束，传导本体感觉和精细触觉的薄束和楔束等，以及脊髓小脑束的小脑本体感觉径路。这些传导通路将各种感觉冲动传达到脑，进行高级综合分析；脑的活动通过脊髓的下行纤维束，包括执行传导随意运动的皮质脊髓束以及调整锥体系统的活动并调整肌张力、协调肌肉活动、维持姿势和习惯性动作，使动作协调、准确、免除震动和不必要附带动作的锥体外系统，通过锥体系统和锥体外系统，调整脊髓神经元的活动。

脊髓发生损伤时，损伤平面以下呈现弛缓性瘫痪、感觉功能障碍、肌张力降低、体温调节障碍、便秘、尿潴留以及低血压等。损伤一至数周后，脊髓反射逐渐恢复，出现反射亢进。数月后，比较复杂的反射逐渐恢复，内脏反射活动，如血压上升、发汗、排便和排尿反射也能部分恢复。

4. 神经功能分类 目前临床对脊髓损伤后患者神经功能的评定主要采用美国脊柱损伤协会（American spinal injury association，ASIA）制订的脊髓损伤神经学分类国际标准（图7-3-1）。ASIA标准中对于损伤平面的确定，包括感觉、运动和神经平面三个概念。其中神经平面是指身体两侧有正常的感觉和运动功能的最低脊髓节段。感觉平面是指身体两侧具有正常感觉功能的最低脊髓节段，感觉平面是依据对ASIA标准确定的28个感觉位点的体格检查来确定的。脊髓损伤后，左、右侧感觉平面可有不同，感觉水平以下的皮肤感觉可减退或消失，也可有感觉异常。感觉评分（sensory score）：正常感觉功能（痛觉、触觉）评2分，异常1分，消失0分。运动平面是指身体两侧具有正常运动功能的最低脊髓节段，ASIA标准确定人体左右各有10组关键肌（key muscle）。根据MMT肌力评分法，肌力分0~5级，正常运动功能总评分为100分。

ASIA残损指数反映脊髓损伤功能障碍的程度。Frankel指数曾被广泛应用于脊髓损伤神经功能及恢复的评价，但其分级不能定量反映脊髓功能的改变。同样，ASIA残损指数基本也是一个定性指标，应同时应用运动评分及感觉评分。以下为ASIA分级。

A：完全损伤，骶段S_4~S_5无任何运动、感觉功能保留。

B：不完全损伤，脊髓功能损伤平面以下至骶段S_4~S_5，无运动功能而有感觉的残留。

C：不完全损伤（运动），脊髓损伤平面以下，有运动功能保留，但一半以下关键肌的肌力在3级以下。

D：不完全损伤（运动），脊髓损伤平面以下有运动功能保留，且至少一半关键肌的肌力均大于或等于3级。

E：正常，运动、感觉功能正常。

（三）治疗要点

脊髓损伤临床处理原则是抢救患者生命，包括现场救护、急诊救治、早期专科治疗等。早期救治措施的正确与否直接影响患者的生命安全和脊柱脊髓功能的恢复。分为手术治疗及非手术治疗。

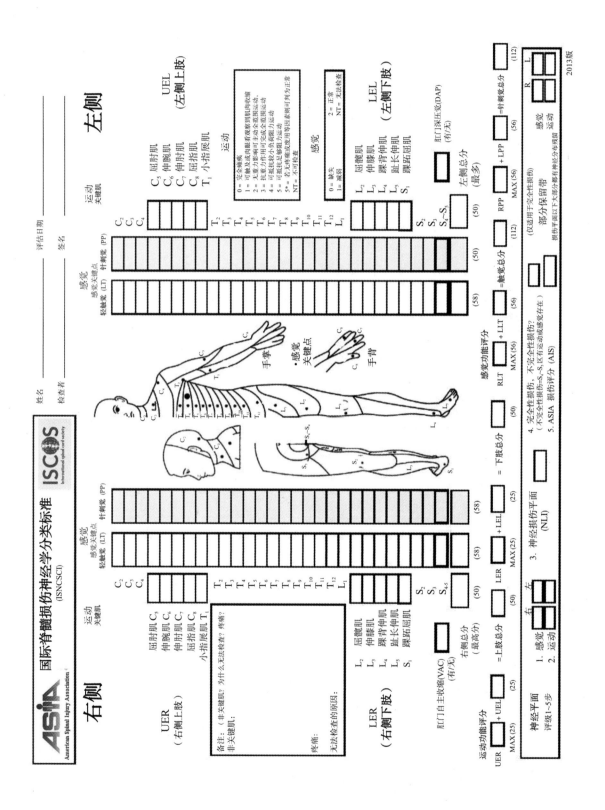

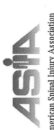

图 7-3-1 脊髓损伤神经学分类国际标准

1. 手术治疗 一般认为在伤后 6~8h 进行手术的效果最佳，手术的目的是整复骨折脱位，解除脊髓压迫，恢复和维持脊柱的生理弧度和稳定性。

2. 药物及其他治疗 药物治疗方面只有早期应用甲基强的松龙的价值及单唾液酸神经节苷脂在急性不完全性脊髓损伤中的神经康复作用得到肯定。脊髓损伤早期可进行高压氧治疗，当脊柱损伤患者复苏满意后，主要的治疗任务是防止已受损的脊髓进一步损伤，并保护正常的脊髓组织。另外中药对 SCI 的治疗作用越来越受到关注和重视。

3. 并发症的治疗及全面康复训练 预防及减少脊髓功能丧失，预防及治疗并发症，以便应用各种方法（医学的、工程的、教育的）最大限度地利用所有的残存功能（包括自主的、反射的功能），尽可能地在较短时间内使患者重新开始自理的、创造性的生活，重返社会即全面康复。

二、康复护理评估

（一）病史评估

应详细地采集病史，询问致伤因素、受伤机制，了解神经功能状态的演变过程，了解其治疗的过程及效果；通过病史、查体、影像学检查，对患者骨折形态、神经功能状态、后方韧带复合体状态进行综合评估；对患者一般资料、既往史、现病史如发病的原因、症状和体征、病情进展进行评估；对患者基本情况、皮肤、全身状况、跌倒风险、ADL 等进行评估。

（二）主要功能障碍评估

1. 脊髓损伤水平评估 脊髓损伤水平的高低反映脊髓损伤的严重性，是确定患者的康复目标、选择康复治疗方法、护理方案和评价疗效的主要依据。

（1）运动功能

运动平面：脊髓损伤后保持正常运动功能（肌力 3 级或以上）的最低脊髓神经节段（肌节）。

运动评分：ASIA 标准确定人体左右各有 10 组关键肌，根据 MMT 肌力评分应为 5 级分 0~5 级，正常运动总评分为 100 分（表 7-3-1）。

（2）感觉功能

感觉平面（sensory level, SL）：脊髓损伤后保持正常感觉功能（痛温、触压及本体感觉）的最低脊髓节段（皮节）。

感觉评分（sensory score）：正常感觉功能（痛觉、触觉）评 2 分，异常 1 分，消失 0 分。每一脊髓损伤节段一侧正常共 4 分。ASIA 标准确定人体左右各有 28 个感觉关键点（key point），正常感觉总分 112 分。

（3）神经平面：神经平面是指脊髓具有身体双侧正常感觉、运动功能的最低节段。脊髓损伤后感觉和运动平面可以不一致，左右两侧也可能不同。神经平面的综合判断以运动

表 7-3-1 运动评分

右侧的评分	关键肌	左侧的评分
0~5	肱二头肌（C_5）	0~5
0~5	桡侧腕伸肌（C_6）	0~5
0~5	肱三头肌（C_7）	0~5
0~5	中指末节屈肌（C_8）	0~5
0~5	小指外展肌（T_1）	0~5
0~5	髂腰肌（L_2）	0~5
0~5	股四头肌（L_3）	0~5
0~5	胫前肌（L_4）	0~5
0~5	拇长伸肌（L_5）	0~5
0~5	腓肠肌（S_1）	0~5

平面为主要依据，但无法评定运动平面，故主要依赖感觉平面来确定神经平面。C_4损伤可以采用膈肌作为运动平面的主要参考依据。脊髓损伤平面与功能预后直接相关。对于完全性脊髓损伤患者来说，损伤平面一旦确定，功能预后就已确定。不完全性脊髓损伤患者，应积极采取康复措施，以达到最佳的康复水平。

2. 多系统功能评估

（1）呼吸系统评估：脊髓各节段损伤的呼吸障碍表现不同，根据患者脊髓损伤的节段，评估其呼吸功能水平（呼吸障碍程度；呼吸障碍的主要矛盾；是否需使用呼吸机等），评估患者气道是否畅通，有无心脏疾患，有无胸廓畸形、肋骨骨折，胸廓活动度大小及身体耐受情况等。

（2）泌尿系统评估：见神经源性膀胱相关章节。

（3）其他障碍评估：观察双下肢皮肤颜色、温觉、触觉、肢端动脉搏动情况，注意双下肢有无肿胀；观察有无阵发性高血压、出汗、头痛、沉重感、皮肤潮红、脉搏缓慢、起鸡皮疙瘩、鼻塞、胸闷、恶心、呕吐等，排尿、排便是否通畅。

3. ADL评估 采用改良Barthel指数评定表，包括10个项目，即修饰、转移、如厕、大便控制、小便控制、吃饭、活动、穿衣、上下楼梯和洗澡，共计100分。改良Barthel指数对定期评价康复效果有较高的价值（表7-3-2）。

4. 皮肤评估 入院、手术前、手术后及转科前后对患者皮肤进行仔细检查，根据Braden评估量表进行压疮风险评估，按照评估结果采取相应护理措施。

5. 疼痛评估 护士是疼痛主要评估者，根据患者主诉、面部表情进行评估。评估患者疼痛的部位、性质、程度。将评估结果及时通知医生，并采取相应的处理措施。

（三）辅助检查评估

1. X线检查 可显示颈椎生理前凸消失，椎间隙和椎间孔狭窄，椎体前、后缘骨质增生，钩椎关节、关节突关节增生。

表 7-3-2 改良 Barthel 指数评定表

项目	评分标准	评定时间		
		初期	中期	后期
		年/月/日	年/月/日	年/月/日
1.大便	0 分 = 失禁或昏迷			
	5 分 = 偶尔失禁（每周 <1 次）			
	10 分 = 能控制			
2.小便	0 分 = 失禁或昏迷或需由他人导尿			
	5 分 = 偶尔失禁（每 24h<1 次，每周 >1 次）			
	10 分 = 控制			
3.修饰	0 分 = 需要帮助			
	5 分 = 独立洗脸、梳头、刷牙、剃须			
4.如厕	0 分 = 依赖他人			
	5 分 = 需部分帮助			
	10 分 = 自理			
5.吃饭	0 分 = 依赖他人			
	5 分 = 需部分辅助（夹菜、盛饭、切面包、抹黄油）			
	10 分 = 全面自理			
6.转移（床↔椅）	0 分 = 完全依赖他人，不能坐			
	5 分 = 能坐，但需大量（2 人）辅助			
	10 分 = 需少量（1 人）帮助或指导			
	15 分 = 自理			
7.活动(步行)(在病房及其周围，不包括走远路)	0 分 = 不能步行			
	5 分 = 在轮椅上能独立行动			
	10 分 = 需 1 人辅助步行（体力或语言指导等）			
	15 分 = 独立步行（可用辅助器）			
8.穿衣	0 分 = 依赖他人			
	5 分 = 需一半辅助			
	10 分 = 自理（系、开纽扣，开闭拉锁和穿鞋等）			
9.上下楼梯（上下一段楼梯，用手杖也算独立）	0 分 = 不能			
	5 分 = 需帮助（体力或语言指导等）			
	10 分 = 自理			
10.洗澡	0 分 = 依赖他人			
	5 分 = 自理			
总分				
ADL 缺陷程度				
评定者				

注：ADL 缺陷程度：0~20 分 = 极严重功能缺陷；25~45 分 = 严重功能缺陷；50~70 分 = 中度功能缺陷；75~95 分 = 轻度功能缺陷；100 分 =ADL 能自理

2. CT 检查 可示椎间盘突出，颈椎管矢状径变小，黄韧带骨化，硬膜间隙脂肪消失，脊神经、脊髓受压。神经根型颈椎病一般首选 CT 检查。

3. MRI 检查 可示椎间盘突出、硬膜囊受压及椎管狭窄等。T1 像示椎间盘向椎管内突入等。T2 像示硬膜囊间隙消失，椎间盘呈低信号，脊髓受压或脊髓内出现高信号区。

4. 电生理学检查 主要包括体感诱发电位（SEP）、运动诱发电位（MEP）、肌电图（EMG）、H 反射等。电生理评定可为脊髓损伤的诊断和鉴别诊断提供客观的依据。

（四）心理 – 社会评估

1. 脊髓损伤患者的心理变化 脊髓损伤后由于躯体功能障碍、生活无法自理、病痛长期折磨，大多数患者难以接受由健康人到残疾人角色转变的现实，由此产生诸多心理问题，会导致心身疾病的发生，而损伤多为突发性，给患者及家庭带来沉重负担，因此，患者多伴有较为严重的焦虑、抑郁等负面情绪。

2. 脊髓损伤患者心理状况的评估

（1）一般心理状况的评定：患者的性别、年龄、受教育的情况、宗教信仰等评估，对患者有基本了解，以构建患者一般心理状况的框架。

（2）情绪和行为的评估

1）急性应激反应：创伤后即刻的反应。急性应激反应出现与否及严重程度取决于个体的易感性和应对方式，大多数人即使在面临重大打击时也并不出现这一障碍。

2）创伤后应激障碍（posttraumatic stress disorder，PTSD）：表现为在重大创伤性事件后出现一系列特征性症状。

3）焦虑障碍：焦虑症的基本特征，以焦虑、紧张、恐惧为主要临床表现，伴有植物精神系统症状和运动性不安。

4）抑郁情绪：用抑郁自评量表（self-rating depression scale，SDS）评定。该量表是由 William W.K.Zung 于 1965 年编制的，为自评量表，用于衡量抑郁状态的轻重程度及其在治疗中的变化。

5）适应障碍：适应障碍是指在可以辨认的日常生活中的应激源性事件的影响下，由于易感个性、适应能力不良，个体对该应激源出现超出常态的反应性情绪障碍或适应不良行为，导致正常工作和人际交往受损。

三、康复护理原则及目标

（一）康复护理原则

早期以进行急救、制动固定、手术及药物治疗，防止脊髓二次损伤为原则；恢复期以康复治疗为中心，加强姿势控制，进行平衡、转移及移动能力的训练，防止并发症，提高日常生活活动能力为原则。

（二）康复护理目标

1. **短期目标** 脊髓损伤后，早期应进行急救、妥善固定、手术及药物治疗，使病情稳定，改善患者肢体活动，防止脊髓二次损伤及并发症的发生。

2. **长期目标** 通过康复治疗和康复护理手段，最大限度调动脊髓损伤患者的积极性和主动性，调动残存功能，代偿致残后残留的功能，提高患者自理能力，改善生存质量。重新回归家庭和社会，最终恢复独立自理生活能力，回归社会、回归家庭。

3. **脊髓损伤康复的基本目标** 患者因损伤水平、损伤程度不同，康复目标不同。对于完全性脊髓损伤，脊髓损伤水平确定后康复目标可基本确定（表7-3-3）。

表7-3-3 脊髓损伤康复的基本目标

脊髓损伤水平	基本康复目标	需用支具、轮椅种类
C_5	桌上动作自理，其他依靠帮助	电动轮椅、平地可用手动轮椅
C_6	ADL部分自理，需中等量帮助	手动、电动轮椅，可用多种自助具
C_7	ADL基本自理，移乘轮椅活动	手动轮椅，残疾人专用汽车
$C_8 \sim T_4$	ADL自理，轮椅活动支具站立	手动轮椅，残疾人专用汽车，骨盆长支具，双拐
$T_5 \sim T_8$	ADL自理，可应用支具治疗性步行	手动轮椅，残疾人专用汽车，骨盆长支具，双拐
$T_9 \sim T_{12}$	ADL自理，长下肢支具治疗性步行	轮椅，长下肢支具，双拐
L_1	ADL自理，家庭内支具功能性步行	轮椅，长下肢支具，双拐
L_2	ADL自理，社区内支具功能性步行	轮椅，长下肢支具，双拐
L_3	ADL自理，肘拐社区内支具功能性步行	短下肢支具，洛夫斯特德拐
L_4	ADL自理，可驾驶汽车，可不需轮椅	短下肢支具，洛夫斯特德拐
$L_5 \sim S_1$	无拐足托功能步行及驾驶汽车	足托或短下肢支具

注：ADL，即日常生活活动动作，包括进食、洗漱、打字、翻书、穿脱衣服等

四、康复护理措施

（一）急性期

1. **严密观察病情** 观察患者呼吸情况，注意是否有发热，观察双下肢皮肤颜色、检查温觉、触觉、肢端动脉搏动情况，注意双下肢有无肿胀；观察有无阵发性高血压、出汗、头痛、沉重感、皮肤潮红、脉搏缓慢、起鸡皮疙瘩、鼻塞、胸闷、恶心、呕吐等，排尿、排便是否顺畅。

2. **围手术期康复护理** 如行颈椎前路手术，应先练习推拉气管。经前路手术，在术前1周进行气管推移训练，术中体位的训练从术前3d开始，术后指导患者去枕平卧。如为颈部手术，颈部两侧放置沙袋，保持头颈平稳。协助患者定时轴向翻身，保持头、颈、躯干在一条直线上，防止内固定松动。侧卧时身体与床成45°，并在肩、背、臀、双下肢垫软枕，使患者感觉舒适。

第七章 神经系统疾病的康复护理

3. 防止并发症

（1）肺部并发症护理：①注意患者呼吸情况，如有呼吸困难、口唇青紫、憋气或发热、咳嗽、痰液黏稠或脓痰，应立即处理，保持呼吸道通畅，及时有效给予吸痰，按时听诊患者的呼吸音。听诊发现痰鸣音，可作为最佳的吸痰指征。根据患者实际情况决定吸痰次数，吸痰前后吸氧1~2min，吸痰时间控制在10~15s。②定时变换体位，协助患者翻身，鼓励患者做深呼吸和咳嗽，每次翻身时，给予扣背10~20次，消除呼吸道分泌物，减少坠积性肺炎的发生。③遵医嘱给予药物治疗，消除肺部炎症，提高患者机体抗病能力。④使用排痰机排痰，1/d，每次20min。⑤呼吸功能训练，鼓励患者进行上肢主、被动活动，或给予简易呼吸器训练（图7-3-2），每次10~20min，以利于胸部被动活动，促使痰液排出。⑥吹气球训练：在护理人员的指导及鼓励下，一般3/d，每次15~20min。患者上腹部增加一定的重量，如放置2kg左右的沙袋，通过压力作用进行训练，2/d，每次15min。

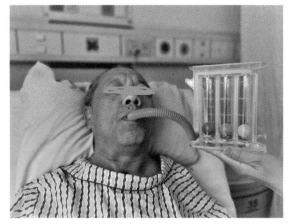

图7-3-2 简易呼吸器训练（见彩图3）

（2）泌尿系统的护理：脊髓损伤的急性期称为脊髓休克期，多表现为膀胱可以储尿，但不能排空。如果不立即采取合适的处理方法，将会发生膀胱过度膨胀伴充溢性尿失禁、尿路感染，严重者可威胁上尿路安全，导致肾功能障碍。其处理的目的是：在保证患者生命体征稳定的前提下，及时有效地排空膀胱，预防膀胱过度膨胀、尿路感染、结石形成以及尿道损伤。早期并发症的预防是下尿路功能成功康复的前提。

（3）皮肤护理：①根据Braden评分量表，了解导致皮肤压力性损伤（即压疮）的危险因素，根据个体差异制订护理计划。每15~30分钟减压30s，做好护理交班。②定时轴向翻身，至少每2小时变换体位1次。③保持床单位清洁平整无皱褶，保持会阴部位清洁，根据患者情况选择合适的翻身靠垫或使用气垫床。以免局部组织长期受压形成压力性损伤。④给予高蛋白、高纤维素饮食，维持足够的营养。⑤指导患者及家属，使其

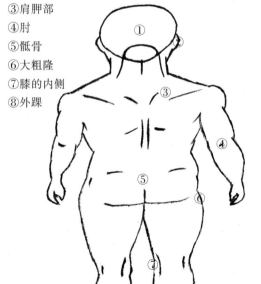

①后头部
②耳尖部
③肩胛部
④肘
⑤骶骨
⑥大粗隆
⑦膝的内侧
⑧外踝

图7-3-3 压疮好发部位

掌握皮肤护理方法，明确易发生压力性损伤的部位，养成自我检查皮肤的习惯，经常查看皮肤有无压痕，使用小镜子的反光检查无法直接看到的皮肤的情况。压疮好发部位见图7-3-3。

（4）直立性低血压的预防及护理：①患者入院后进行全面评估，监测生命体征变化，注意血压和心率的情况，遵医嘱给予合理补液，根据血压情况调节输液速度和液体浓度。②体位摆放：对于高位脊髓损伤患者，术后应给予平卧位，保持颈部颈托固定，使头、颈、躯干保持在一条直线上，颈部两侧可放置沙袋保护，避免颈部的过伸活动，翻身时注意保护患者，至少应两人翻身，一人保护头颈部，

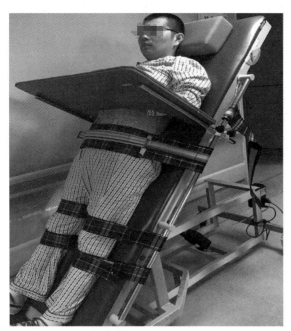

图7-3-4 斜床站立训练（见彩图4）

其他人站在患者的同一侧保护躯干，并在肩背部及四肢放置适合垫枕，使患者保持舒适状态。③待患者病情稳定后，可进行斜床站立训练（图7-3-4），最初抬高床头30°，观察患者面部表现，倾听患者主诉，如患者有无头晕、视物模糊、乏力、恶心、心悸等情况，并监测血压，血压稳定在90/60mmHg以上，患者能耐受1h，床头可继续抬高至45°。以此循环往复，最后过渡到90°。训练时可根据患者的个体差异进行，对于身体虚弱的患者，应进行全面的营养支持，增强机体抵抗力，经过多次的训练才能过渡到站立阶段。

（5）预防深静脉血栓的护理：深静脉血栓形成（deep venous thrombosis，DVT）是脊髓损伤伴截瘫患者的严重并发症之一。常发生于脊髓损伤早期或手术后卧床期间，导致血栓发生的主要原因是静脉内血液淤滞、血液高凝状态、静脉壁损伤等，严重时引起肺栓塞。主要护理措施：①护理人员应仔细观察患者双下肢是否有肿胀、疼痛，皮肤颜色是否正常。一般给患者取平卧位，抬高双下肢15°~30°，避免仅在膝下垫枕导致腘窝血管受压进而影响静脉回流。②注意下肢保暖，防止冷刺激引起静脉痉挛，血液淤积；避免在下肢进行静脉穿刺，护士及家属应经常按摩患者下肢肌肉，协助被动活动。③根据患者的体型协助患者穿分级弹力袜，可通过外部压力的作用增加血流速度和促进血液回流。护理人员向患者讲述使用弹力袜的意义，并教会患者及家属使用方法。④气压泵治疗仪起到物理按摩，预防DVT的作用。2/d，每次20min，其能加速下肢静脉血流速度，改善静脉瘀血状态，并通过周围性加压、减压的机械作用产生搏动性的血流回流，改善血液循环，防止血栓形成。

（6）预防自主神经过反射异常（autonomic dysreflexia，AD）：常发生于颈脊髓损伤患者，主要表现为高血压、头痛、眼花、心动过缓、出汗、面色潮红等症状，发生时必须紧急处理，最常见的原因是尿潴留和便秘。主要处理措施：①避免长期留置尿管，以免形成膀胱

挛缩，尽早开始正规的排尿、排便训练；处理好嵌甲、压疮、痉挛；穿着宽松的内裤、鞋袜，及时调整矫形器；日常诊疗、护理操作要求动作轻柔，减少刺激。②密切观察病情与处理：发现患者发生 AD 时，应立即采取直立位，遵医嘱降低血压。首先检查膀胱问题，如是否有导尿管阻塞或扭曲，如果患者没有留置导尿管，可遵医嘱留置导尿管，使尿液慢慢引出，排出过快可导致痉挛，从而导致血压再次升高。其次检查直肠问题，如果直肠内有大便，需手工立即清除。除上述检查外，还应检查皮肤问题，如是否有伤口、瘀血或溃疡等问题。在整个处理过程中应密切监测血压的变化。③向患者及家属讲解 AD 的注意事项：保持导尿管通畅，或规律排空膀胱，平时养成规律排便的习惯，防止各种外伤，避免过度刺激。

（7）脊髓损伤后损伤部位疼痛护理：60%~80% 的脊髓损伤患者因疼痛而影响 ADL 和康复训练。脊髓损伤后疼痛有两种情况：一种是机械性疼痛，与骨折局部异常有关；另一种是脊髓本身疼痛，即中枢性疼痛，在脊髓损伤患者中占 11%~94%。疼痛可分持续麻木痛和自发间断痛，持续反复发作，根据患者疼痛的表现采取适当的护理措施：①密切观察患者疼痛部位及性质，保持脊柱稳定，搬运患者时保持脊柱的生理弯曲，避免刺激患者，保证良好的休息环境，使患者情绪稳定；②安慰、体贴患者，与患者交谈或听音乐，分散患者注意力，使患者放松，帮助患者缓解疼痛；③遵医嘱给予缓解疼痛的治疗药物或中医针灸疗法。

（8）胃肠道功能紊乱护理：①护理人员定时观察患者有无腹胀、肠鸣音是否正常，应早期介入饮食管理，给予高钙、高粗纤维、高营养食物，增加水分和蔬菜、水果摄入，以促进肠蠕动；②保持正常排便，使患者养成定时排便习惯，促进排便反射的建立，一般每隔 2~3 天 1 次；③给予适度腹部按摩，一般以餐后 30~45min 为宜，以诱发排便；④采用人工排便：护理人员戴上手套将粪便从直肠掏出；⑤对顽固性便秘者，必要时给予灌肠，使粪便排出，以减轻患者痛苦。

（9）痉挛的护理：对脊髓损伤患者摆放正确的姿势，是预防痉挛的基础，要尽量将肢体置于舒适、不受压、方便活动的功能位置。鼓励患者主动活动，避免患肢长期处于一个固定姿势。

（10）骨质疏松的防治：适当进行体育锻炼和补充钙剂。膳食中乳类含钙丰富，易于吸收，可增加钙的摄入。另外，要经常晒太阳，适量补充含维生素 D 丰富的食物。

3. 体位护理

（1）仰卧位：头部枕于枕头上，枕头的高度可与一侧肩的宽度相等（或稍高一点），将头两侧固定，肩胛、上肢、膝部、踝下垫枕，用毛巾卷将腕关节保持在 40° 背伸位。

（2）侧卧位：上肢保持伸展位，下肢屈曲位，肢体下垫枕，背部用长枕靠住，以支撑背部，保持侧卧位。行颅骨牵引时，保持 40°~60° 侧卧。

（3）俯卧位：背部、骶尾部、大转子、坐骨结节皮肤有压力性损伤时可采用。将患者的头放在有孔的床上，保证患者正常呼吸，胸部垫上枕头，双侧上肢在身体两侧自然摆放，大腿和脚踝垫上枕头。

4. 心理护理　患者心理适应过程大致可分为震惊、否认期，抑郁、反对独立期及适应期几个阶段。

（1）震惊、否认期：患者肢体功能突然丧失伴大小便障碍。因而悲观失望，因此护理人员应及时发现患者的情绪变化，主动与其交谈，及时了解患者的心理变化，在护理过程中关心及注意患者的每一个动作，及时观察，给予具有针对性的心理疏导，评估患者的心理状态和需求，找出他们最迫切希望解决的问题，改变其消极应对方式，使患者减轻痛苦，使他们重新认知、重建理性观念，改善情绪障碍。

（2）抑郁、反对独立期：经过手术与治疗，瘫痪已成现实，此期医护人员应根据患者的个体情况进行日常生活自理及职业康复训练。通过与患者沟通交流，观察患者的心理反应，给予热情的服务、高度的同情心，详细了解并分析患者抑郁发生的生理、心理和社会因素，用自己的语言、表情、行为、娴熟的护理操作技术去感化患者的不良情绪，及时调整患者的心态，消除诱因，鼓励患者勇敢面对现实，树立起战胜疾病的信心。鼓励他们积极参加各种功能训练和职业训练。

（3）适应期：此期患者会重新树立信心，面对疾病、社会挑战，护理人员在向患者做好心理疏导的同时，向家属及患者讲解病情，介绍疾病的有关知识、预后及转归，鼓励家属帮助患者积极应对困难，帮助家属分析认识疾病康复的现实性，给予患者心理、身体方面的关怀。让患者对未来充满希望，纠正消极情绪，改善自身异常行为，使其向更为合适、理性的方向发展。给予自我指导训练、应对技巧训练，发挥患者残存功能和有利条件，重新实现自我价值。

（二）恢复期

1. 预防各系统并发症　呼吸系统、泌尿系统、皮肤等并发症的护理，护理要点同急性期。

2. 协助患者进行各种康复训练　包括肌力训练、关节活动度训练、坐位训练、平衡训练、转移训练、轮椅使用训练、矫形器的使用、平衡杠训练、步行训练以及日常生活活动能力训练等。

3. 健康教育　恢复期对脊髓损伤患者及家属进行健康教育是非常重要的。

（1）健康教育：内容包括脊髓损伤的基本知识，如基本概念、转归及预后，康复的目的及意义；预防各种并发症的方法，告知患者脊髓损伤康复护理越早越好，做好饮食相关指导。

（2）康复训练时的健康教育：向患者讲解康复训练的重要性，让患者参与到康复训练过程中，安排患者训练作息，按康复目标制订训练计划，帮助患者进行日常生活活动能力训练，包括辅具的使用、更衣、刷牙、梳头、洗漱的训练等。

（3）安全教育：使用轮椅前，对患者及家属进行健康宣教，告知坐轮椅过程中可能发生压力性损伤、晕厥、跌倒及自主反射功能障碍，强调发生原因及预防措施，保证安全使用轮椅。

（4）心理健康教育：脊髓损伤后由于躯体功能障碍、生活无法自理，以及病痛长期折磨，因此患者会产生诸多心理问题，护理人员应与患者进行有效沟通，对患者训练中的进步给予鼓励，让患者感受到安慰以增强康复信心。

（5）出院时的健康教育：帮助患者制订出院后的康复训练计划，告知患者出院后应继续坚持康复训练，再次强调预防并发症的重要性，向患者讲解出院带药的使用方法，如出现问题，应及时与院方联系，并告知联系方式以及定期来院复诊。

（6）患者家属的教育：教会家属基本的康复训练方法，如ADL指导、关节活动度的训练指导等，让家属参与到患者整个康复训练过程中，提高患者训练的积极性，向家属讲解预防并发症的基本知识、安全及意外指导等。

五、出院康复指导

（1）告知患者出院后要做好皮肤护理，定时进行皮肤清洁，卧位时定时轴向翻身，乘坐轮椅时，每次时间不能过长，并定时减轻压力，防止皮肤压力性损伤。

（2）泌尿系管理按神经源性膀胱指导原则处理，必须要强调的是：安全的膀胱排空方式才能保护患者的上尿路，定期随访是膀胱排空方式调整的前提与保障。

（3）定时观察双下肢皮肤色泽及肿胀情况，防止深静脉血栓形成。

（4）确保定时排便，必要时通便；多食含粗纤维食物，包括粗粮、蔬菜、水果等，防止便秘。

（5）发挥个人主观能动性，参与和坚持康复训练。训练时应从易到难，循序渐进、持之以恒，逐渐从被动运动过渡到主动运动，从替代护理过渡到自我护理。

六、出院后随访

患者出院后应定期进行随访，随访内容包括饮食护理、心理护理、留置导尿管的护理、间歇导尿的注意事项、排便的护理、并发症的观察、康复训练指导等。

知识链接

1. 2002年的《急性颈椎和脊髓损伤管理指南》中指出，所有的颈椎损伤或有继发引起脊髓损伤风险的患者，在转运的过程中均应采取制动，但在2012年的指南中，将这个内容改为了建议制动。同时指出对意识清楚、颈部疼痛、僵硬等患者不应采取制动。

2. 由于颈椎和脊髓损伤常伴有呼吸功能异常，因此周密、快速的转运十分重要，同时提示转运的过程中一定要做好呼吸支持。

3. 深静脉血栓和血栓栓塞症常发生于脊髓损伤后的4~8周，因此建议预防性治疗应持续8~12周。尽管，目前预防血栓的方法较多，如安装滤网，但是有一定的弊端。此外，静脉造影是诊断血栓最可靠的方法，但是它是一种侵入性操作，故一般情况下不建议使用，建议做静脉彩超。

（夏艳萍　高丽娟）

第四节 脑性瘫痪的康复护理

学习目标

1. 能正确描述脑性瘫痪的相关概念。
2. 能阐述脑性瘫痪的各种治疗方法及其原理，能配合医生、治疗师进行脑性瘫痪的各种治疗。
3. 能独自完成脑性瘫痪的合并障碍的护理。

一、脑性瘫痪的概述

脑性瘫痪，简称脑瘫。

（一）相关概念

1812—1820 年 Reil 等先后发现有"先天性麻痹"的成人在尸检时有脑萎缩。1830—1831 年 Billard 等报告儿科病例并描述痉挛性脑瘫患儿。1843—1844 年英国矫形外科医生李德（Willin John Little，1810—1894）全面叙述了脑性瘫痪主要障碍、并发障碍及继发障碍的临床表现到发病的高危因素等，该病也被人称为 Little 病，这一概念一直维持了 20 余年。直至 1889 年，美国医生 William Osier 将此概念扩大到包括后天性因素所致的这类婴幼儿功能障碍，并首次使用了"cerebral palsy"一词来描述脑性运动障碍。

我国脑瘫的定义经过四次修改，目前采用较多的是 2004 年小儿神经学组小儿脑瘫痪座谈会上的定义：出生前到生后 1 个月内由于各种原因所引起的脑损伤或发育缺陷所致的运动障碍及姿势异常。其症状在婴儿期出现，有时合并智力障碍、癫痫、感知觉障碍及其他异常，应除外进行性疾病的中枢性运动障碍及正常儿童暂时性的运动发育迟缓。

2014 年在第十三届全国小儿脑瘫康复会议对脑瘫定义提出了修订建议，也有相关学者采取此定义：一组由于发育中胎儿或婴幼儿脑部非进行性损伤，引起的运动和姿势发育持续性障碍综合征，它导致活动受限。脑性瘫痪的运动障碍常伴有感觉、知觉、认知、交流及行为障碍，伴有癫痫及继发性肌肉、骨骼问题。

（二）流行病学

1. 国际情况 从 20 世纪 70 年代开始，西方国家如英国、瑞典、丹麦、爱尔兰、芬兰、挪威、澳大利亚和日本等国先后进行了很多流行病学研究，美国在 20 世纪 90 年代后，也相继在加州和亚特兰大等地开展了脑瘫的流行病学研究。

世界脑瘫发病率在 1‰~5‰。没有证据表明脑瘫患病率存在着地区差异。虽然目前报告结果以日本最低，为 1.2‰，丹麦最高，为 4.9‰，但这可能是由于发现和确诊病例的方式等不一致而造成的。男性脑瘫患病率略高于女性。白人脑瘫高于黑人，分别为 6‰和

4.3‰。排除轻型病例后,此差异仍然存在。也有黑人高于白人的报道。事实上,黑人的低体重儿比例和围产儿死亡率均高于白人。20世纪80年代以后,由于危重新生儿监护病房在临床中的广泛而有效应用,低体重儿脑瘫患病率呈上升趋势,正常体重儿脑瘫患病率则比较稳定。

2. **国内情况** 国内的流行病学调查起步较晚,因我国人多地广,一直没有实现全国性的调查,多数只限于单独或数个省市。

我国儿童脑瘫发病率在1‰~2.5‰。男性脑瘫患病率略高于女性,这和国际上男女比例相似。对于我国汉族和少数民族脑瘫发病率比较尚无可靠的资料。调查对象的年龄范围也影响脑瘫的患病率,年龄越小患病率越高,随着年龄增长,有些脑瘫患儿康复,有些患儿死亡,所以患病率呈逐年减少趋势。没有证据表明我国沿海发达省市与内陆欠发达省市的发病率有明显差异。我国脑瘫的流行病学研究起步较晚,尚无足够资料说明随着时间推移脑瘫的发病率有无变化。

(三)脑瘫分型及特点

2014年4月制订我国脑性瘫痪新的临床分型。

1. **痉挛型四肢瘫** 以锥体系受损为主,包括皮质运动区损伤。牵张反射亢进是本型特征。四肢肌张力高,上肢背伸、内收、内旋、拇指内收,躯干前屈,上肢内收、内旋、交叉,膝关节屈曲、剪刀步、尖足、足内外翻,拱背坐,腱反射亢进、踝阵挛、折刀征和锥体束征等。

2. **痉挛型双瘫** 症状同痉挛型四肢瘫,主要表现为双下肢痉挛及功能障碍重于双上肢。

3. **痉挛型偏瘫** 症状同痉挛型四肢瘫,表现在一侧肢体。

4. **不随意运动型** 以锥体外系受损为主,主要包括舞蹈性手足徐动和肌张力障碍,该型最明显的特征是非对称性姿势,头部和四肢出现不随意运动,即进行某种动作时常夹杂许多多余动作,四肢、头部不停地晃动,难以自我控制。该型肌张力可高可低,可随年龄发生改变。腱反射正常、锥体外系TLR(+)、ATNR(+),静止时肌张力低下,随意运动增强,对刺激敏感,表情奇特,挤眉弄眼,颈部不稳定,构音和发音障碍,流涎、摄食困难,婴儿期多表现为肌张力低下。

5. **共济失调型** 以小脑受损为主,以及锥体系、锥体外系受损伤。主要特点是由于运动感觉和平衡感觉障碍造成不协调运动。为获得平衡,两脚左右分离较远,步态蹒跚,方向性差。运动笨拙、不协调,可有意向性震颤及眼球震颤、平衡障碍、站立时重心在足跟部、基底宽、醉汉步态、身体僵硬。肌张力可偏低、运动速度慢、头部活动少、分离动作差。闭目难立征(+)、指鼻试验(+)、腱反射正常。

6. **混合型** 有两种或两种以上类型特点。多见于痉挛型和手足徐动型。

(四)解剖生理

脑性瘫痪的临床症状与脑病变未必都是相辅相成的,临床症状重者未必脑病变重,常有重症患者脑病变轻微，而轻症脑瘫患者脑病变严重。皮质障碍与痉挛型相对应，基底核障碍与手足徐动型相对应。病理改变与病因及发育中的脑对各种致病因素的易损伤性有关。妊娠早期致病因素主要引起神经元增殖和移行异常，可发生无脑回、巨脑回、多小脑回、脑裂畸形及神经元异位。在早产儿中最常见的病理改变是脑室周围白质软化和脑室周围出血性梗死。

1. **脑室周围白质软化** 由侧脑室外角背侧面的白质对称性局灶坏死组成，轻者表现为髓鞘化减少和侧脑室扩大，严重者形成囊腔。PVL的形成可能是因为早产儿未成熟的少突胶质细胞对缺血缺氧或感染炎症损伤十分敏感所致。

2. **脑室周围出血性梗死** 由脑室周围白质非对称性出血性坏死组成，多伴有生发基层与脑室内出血，常引起痉挛性偏瘫。

3. **选择性神经元坏死** 以新皮层、海马、小脑、脑干和脊髓中出现神经元丢失和神经胶质增生为特征，临床上可表现为四肢瘫。

4. **大理石状态** 在基底节和丘脑中出现神经元丢失和神经胶质增生，并伴有髓鞘化增加，从而呈现出大理石样纹理，是核黄疸的典型改变，也见于缺氧缺血性脑损伤。临床上表现为手足徐动或肌张力不全。

5. **矢状窦旁脑损伤** 以矢状窦旁脑皮质及相邻白质坏死为特征，通常脑的后部重于前部。其发生机制与动脉供血交界区或终末区灌注不足有关，临床上表现为痉挛性四肢瘫，并以上肢更为严重。

6. **局灶或多灶缺血性皮质损伤** 病理上与上述改变相似，常因血管畸形或闭塞引起局部脑循环障碍，临床上常表现为痉挛性偏瘫或四肢瘫。

（五）治疗要点

婴儿时期神经系统仍处于快速发育状态，因此可塑性强，早期康复干预效果显著。根据患儿的年龄特点，病理发展阶段和类型，治疗方法分为非手术治疗和手术治疗。

1. **非手术治疗**

（1）康复治疗：小儿脑瘫的功能障碍与临床表现多样，单一的康复治疗手段不能满足患儿整体康复需要，需采取多种康复治疗手段相结合。康复治疗包括现代康复和传统康复。现代康复有：PT、OT、ST、感觉统合训练、听觉统合训练、SET、肌内效贴、水疗、音乐治疗、引导式教育、特殊教育、蜡疗、电疗、冲击波治疗等。传统康复治疗手段包括：针灸、艾灸、推拿、中药熏洗、中药敷贴等。

（2）心理治疗：脑瘫患儿常伴有心理行为问题，如自闭、多动、情绪障碍等，早期心理治疗师进行心理行为干预可有效改善患儿心理行为疾患。

（3）药物治疗：神经营养类药物能帮助患儿脑部代谢，并且改善患儿脑部血液循环和营养代供应，促进脑部发育。缓解痉挛类药物可降低肌张力。

（4）高压氧治疗：可提高患儿肺泡内的氧分压，增加脑组织氧含量，减轻脑组织能量耗竭、抑制脑细胞凋亡、减轻脑损伤。

（5）矫形支具：抑制异常姿势、改善步态。

（6）肉毒毒素治疗：单纯痉挛的患者适合 A 型肉毒毒素注射治疗，可有效缓解痉挛，有利于康复，有利于降低继发畸形的风险。在肌骨超声或电刺激引导下肉毒毒素注射能提高疗效。

2. 手术治疗 对于大龄脑瘫患儿，常伴有肌肉挛缩畸形或骨性畸形，难以通过常规的康复手段进行改善时，需要外科干预。根据脑瘫患儿症状特点、痉挛程度、畸形类型及畸形部位，从整体功能康复的角度设计手术方案。常见的脑瘫外科手术方式分为两大类：矫形外科手术和神经外科手术。常见的矫形外科手术有：骨关节矫形手术（包括截骨矫形、关节融合、止点移位、外固定矫形等）、软组织矫形手术（包括肌肉松解、肌腱延长、肌腱转位替代等）；神经外科手术主要有：选择性脊神经后根切断术、选择性周围神经部分切断术、颈动脉外膜剥脱术、巴氯芬泵植入术等。

3. 治疗模式 脑性瘫痪是伴随终身的疾病，也是需要长期治疗的疾病，结合中国国情，我国的脑瘫治疗主要有以下三种模式：医院康复、残联社区康复、家庭康复。医院康复提供全面的、多学科协作而又更早地介入治疗，早期正规的医院治疗能明显降低致残率。社区康复是医院康复的有效补充。家庭康复包括出院后的家庭康复模式、家长参与住院患儿的康复模式、上门指导家长的康复模式。

二、康复护理评估

（一）病史评估

评估高危因素，如怀孕前期是否有不良生活习惯，受孕期间的工作特点、生活环境，受孕时父母的健康情况，是否为辅助生殖受孕，孕期孕妇是否有妊娠高血压、妊娠糖尿病、前置胎盘、胎盘钙化、脐带绕颈、脐带扭转、羊水是否偏多、偏少，羊水是否污染，是否做过羊水穿刺高危筛查，围产期是否有难产、缺氧、病理性黄疸等，出生后是否有颅内出血、缺氧缺血性脑病，是否发现有先天畸形，产检时是否发现有脑积水及其他高危畸形。是否有家族遗传病史，父母既往身体健康情况，患者兄弟姐妹身体健康情况等。排除颅内感染病史及明确的外伤史。

（二）主要功能障碍评估

1. 运动障碍评估 脑性瘫痪按运动障碍类型及瘫痪部位可分为：痉挛型四肢瘫、痉挛型双瘫、痉挛型偏瘫、不随意运动、共济失调型、混合型六型。每一种类型的临床特点不一样。

（1）肌张力、肌痉挛评价：脑瘫患儿常伴有肌张力改变，肌张力测定是判断痉挛型脑瘫儿童痉挛程度的重要指标。改良 Ashworth 痉挛量表是目前常用于测量脑瘫儿童肌张力的方法，该量表将肌张力分为 0~4 级，使痉挛评定由定性转为定量，痉挛是上运动神经元受损后，多种神经调节机制异常而导致的肌肉张力增高的一种状态（表7-4-1）。

表7-4-1 改良Ashworth痉挛量表

等级	标准
0	肌张力不增加，被动活动患侧肢体在整个范围内均无阻力
1	肌张力稍增加，被动活动患侧肢体到终末端时有轻微阻力
2	肌张力稍增加，被动活动患侧肢体时在前1/2活动范围中轻微地"卡住"，后1/2 ROM中有轻微阻力
3	肌力中度增加，被动活动患侧肢体在整个ROM内均有阻力，活动比较困难
4	肌张力高度增加，患侧肢体僵硬，阻力很大，被动活动十分困难

痉挛型脑瘫病变部位在锥体系，可累及全身或身体不同部位，肌张力增高以屈肌为主，特点为速度依赖性牵张反应过度增高。不随意运动型病变部位主要为锥体外系，以基底节受伤为主，一般累及全身。肌张力变化呈不稳定状态，活动或紧张时增高，包括手足徐动型、肌张力障碍型。共济失调型病变部位在小脑，一般累及全身，表现为共济失调伴有平衡、协调障碍或震颤，肌张力多偏低。混合型可存在多个病变部位，一般累及全身，临床多以一个类型的特点为主，可同时伴有一个或多个不同型别的表现。

（2）肌力评定：由于脑瘫患儿肌力低下程度一般介于传统徒手肌力测定的3~4级，相对范围较窄，采用传统的徒手肌力测定敏感性略差，近年来国外多采用手握肌力测定仪来评价脑瘫患儿的肌力状况。

（3）关节活动度评定：脑瘫儿童由于肌张力障碍，关节活动度会受到不同程度限制，关节活动度的评价包括主动运动和被动运动范围，因主动运动在认知能力较差的脑瘫患儿身上存在不确定性，一般采用被动运动评价方法。在脑瘫中常见的是对髋关节、膝关节、踝关节进行评价。

（4）粗大运动和精细运动评定：粗大运动是指抬头、翻身、爬、坐、站立及走、跑、跳等，精细运动是指手的精细运动，可采用Gesell表进行综合评估。

（5）平衡能力评估：平衡是指在不同的环境和情况下维持身体直立姿势的能力。平衡反应是指平衡状态改变时，人体恢复原有平衡或建立新平衡的过程，包括反应时间和运动时间。可采用Berg平衡量表评分。

2. 认知能力评估 认知能力是指人脑加工、储存和提取信息的能力，即人们对事物的构成、性能与他物的关系、发展的动力、发展方向以及基本规律的把握的能力。它是人们成功地完成活动最重要的心理条件。认知能力评估可采用Gesell（适合0~6岁）评估，也可采用韦氏智力评估表（>2.5岁）。

3. 言语功能评估

（1）临床表现：脑瘫患儿的语言障碍主要表现为运动性构音障碍和语言发育迟缓。早期口部运动障碍的脑瘫儿童言语困难的发生率达78%，构音障碍和言语表达减弱占38%。

（2）评估内容：评估脑瘫患儿语言障碍的原因与表现，包括：构音器官运动功能、发音和呼吸、构音器官的功能、语言的理解能力、语言交流能力等评估。可采用 Frenchay 构音障碍功能评定表、S-S 评估量表。

4. 口腔——摄食功能评估

（1）临床表现：脑瘫患儿均有不同程度的摄食障碍，表现为摄食功能发育不成熟或异常的摄食模式。摄食障碍的原因多因口腔本身发育障碍，或因异常摄食姿势及全身的异常姿势、运动模式累及摄食功能的障碍。

（2）评估：脑瘫儿童各种摄食功能障碍的原因、摄食模式、摄食障碍的特征性症状。评定时可让患儿安静地坐在母亲膝上进行，观察并记录其头部、肩部及骨盆间的直线关系以及与口腔、颜面模式的关系。同时要询问父母如何喂患儿吃饭及吃饭时存在什么问题、患儿进食时经常呈现的姿势、饮食的种类及数量、饮食用具、就餐需要的时间等。也可以实际观察患儿父母喂饭时的情况，从中找出问题。

5. 原始反射评估 原始反射是出生即有的，4~6个月左右消失，代表脊髓与脑干的发育成熟度，用于诊断新生儿期脑损伤和判断乳幼儿脑成熟度的必要检查。

评估：患儿的运动模式是否以原始的运动模式为主，是否有病态的异常运动。护士根据评估得到患儿的异常模式和原始反射，在姿势护理中需抑制原始反射，减少异常模式对患儿正常运动功能的影响，促进正常运动功能的发育。

6. 日常生活活动能力评估 日常生活活动能力是指人们为了维持生存以及适应生存环境而每天必须反复进行的最基本的最具有共同性的活动。脑瘫患儿ADL评定表见表7-4-2。

7. 伴随障碍评估

（1）癫痫：脑瘫患儿癫痫发生率较高。癫痫可以发生在任何类型的脑瘫中，但以痉挛型四肢瘫和偏瘫最常见。癫痫的脑瘫患儿CT异常率明显高于非癫痫的脑瘫患儿，这些脑损伤同样也是儿童期症状性癫痫的重要原因。评估：发作类型、临床表现、持续时间、用药情况、脑电图检查情况。护士需根据患儿的发作情况给予癫痫护理及宣教。

（2）智力低下：有报道称，脑瘫患儿合并智力障碍的比例较高。脑瘫患儿合并智力障碍表现为学习能力低下，应知应会的能力落后于同龄正常儿童。智力障碍能导致其他各种能力降低并进而影响小儿总体发育水平。评估：参照韦氏智力量表。护士应根据患儿智力水平情况给予相应的教育指导。

（3）情绪和行为障碍：脑瘫患儿伴随行为障碍有：焦虑症、抑郁症、行为异常、过度运动、注意力不集中等。这些伴随精神障碍并发症的脑瘫儿童比那些单纯运动障碍的脑瘫儿童更具有危险性，而且相对来说进行康复治疗的配合度更低，影响康复治疗效果。评估：汉密尔顿焦虑量表。护理参照患儿心理护理。

（4）听力障碍：不同原因所致的脑瘫听神经损伤的发生率不同，其中严重窒息、早产、黄疸是造成患儿脑瘫的主要因素，也是引起听力损伤的主要原因。评估：用脑干听觉诱发电位检查可以早期发现听力障碍，定位损害部位，判断损伤程度，对指导治疗具有重要的

表 7-4-2 脑瘫患儿 ADL 评定表

床号：　　　　　姓名：　　　　　住院号：　　　　　年龄：

一级类目	二级类目	0~12个月（20项）	13~36个月（50项）	>36个月（50项）
身体功能和结构	（一）床上运动翻身	仰卧位↔俯卧位	仰卧位↔俯卧位	仰卧位↔俯卧位
		仰卧位↔坐位	仰卧位↔坐位	仰卧位↔坐位
		坐位↔跪位	坐位↔跪位	坐位↔跪位
		独立坐位	独立坐位	独立坐位
		爬	跪位↔坐位	爬
			爬	物品料理
			物品料理	
	（二）移动动作	—	床↔椅、步行器	床↔椅、步行器
			助行器↔椅子、便器	助行器↔椅子、便器
			操纵手闸	操纵手闸
			携助行器开、关门	携助行器开、关门
			驱动助行器前进	驱动助行器前进
			驱动助行器后退	驱动助行器后退
	（三）步行动作	扶站	扶站	扶站
		扶物或步行器行走	扶物或步行器行走	扶物或步行器行走
			独站	独站
			独行5m	独脚站
			独行5m以上	独行5m
			扶把手上楼梯	蹲起
			双腿跳离地面	山下台阶
				独行5m以上
活动	（四）个人卫生动作	—	洗手	洗脸、洗手
			使用手绢	刷牙
			梳头	梳头
			用纸擦鼻涕	使用手绢
				洗脚
	（五）进食动作	奶瓶吸吮	奶瓶吸吮	奶瓶吸吮
		用手进食	用手进食	用手进食
		用吸管吸引	用吸管吸引	用吸管吸引
		用茶杯饮水	用勺叉进食	用勺叉进食
			端碗	端碗
			用茶杯饮水	用茶杯饮水
			水果剥皮	水果剥皮

续表 7-4-2

一级类目	二级类目	0~12个月（20项）	13~36个月（50项）	>36个月（50项）
活动	（六）更衣动作	配合穿衣	配合穿衣	脱上衣
		拇指动作熟练	帽子戴到头顶	脱裤子
			脱上衣	穿上衣
			脱裤子	穿裤子
			脱袜子	穿脱袜子
			脱鞋	穿脱鞋
				系鞋带、穿裤子、拉拉锁
	（七）排便动作		有便意及时找便盆坐	能控制小便
			白天能控制小便	小便自处理
			白天能控制大便	大便自处理
	（八）器具使用		电器开关使用	电器插销使用
			开关水龙头	电器开关使用
			剪刀使用	开、关水龙头
				剪刀的使用
参与	（九）认知交流（7岁前）	躲猫猫	大小便会示意	大小便会示意
		会欢迎、再见	会招手打招呼	会招手打招呼
		能表示不要	能简单回答问题	能简单回答问题
		追视	能表达意愿	能表达意愿
		能模仿	问这是什么	
		能表达意愿	认识脸部五官	
		大小便会示意	能模仿父母擦桌子	
	（十）认知交流（7岁后）			书写
				与人交流
				翻书页
				注意力集中

评估分数： 　　　　　　　障碍程度： 　　　　　　　评估护士：

评分标准：

0~12个月儿童50分满分并以实际发育情况为基础计算。

12个月以上的儿童：轻度障碍：75~100分；中度障碍：50~74分；重度障碍：0~49分。各项评分如下：

能独立完成	每项2分
能独立完成，但时间较长	每项1.5分
能完成，但需辅助	每项1分
两项中完成一项或即便辅助也很困难	每项1分
不能完成	每项0分

参考价值。

（5）视觉障碍：主要表现为内、外斜视，视神经萎缩，动眼神经麻痹，眼球震颤及皮质盲。评估：当脑瘫患儿就诊时疑有视觉障碍，一定要详细地进行眼科检查，早期采取相应的治疗措施。护士进行康复训练指导时，要充分考虑治疗对视觉的影响，并注意患儿的安全。

（三）辅助检查评估

脑性瘫痪的诊断条件中并没有辅助检查，因为没有一种特异性的检查可以准确诊断脑瘫。影像学检查、实验室检查和电生理检查可以对早期诊断起到重要的参考作用，尤其对鉴别诊断、并发症诊断有重要价值。

1. **CT 检查**　脑瘫患儿因先天原因导致脑发育障碍或后天因素所致颅脑的损伤的 CT 表现因脑瘫的类型、病因及并发症不同而不同。痉挛型双瘫以脑室周围白质软化症，不随意运动型表现为基底病变或脑室周围白质软化症，失调型表现为先天性小脑发育不良，偏瘫型表现为对侧单侧脑损伤。影像学为脑瘫儿童的治疗和预后提供可靠依据。

2. **MRI 检查**　结果与临床表现之间具有良好的相关性。其中未成熟性白质损伤是最常见的表现，其次为基底节损伤、皮质或皮质下损伤、畸形、局灶性梗死以及其他各种损伤。MRI 表现正常的患儿仅占 11.7%。国外学者将脑瘫的 MRI 分为几个类型：早产儿脑损伤包括 PVL、出血后脑软化；足月儿脑损伤表现为皮质-皮质下梗死、皮质下白质软化、多发性囊性脑软化、基底节丘脑损伤；先天发育畸形表现为巨脑回畸形、小脑回畸形、灰质异常、脑穿通畸形、先天性小脑发育不良；无法分型的表现为脑萎缩、大脑中动脉梗死、半侧脑萎缩。MRI 检查阳性率与年龄成反比。

3. **脑电图反应**　可表现为弥漫性改变、局灶性改变、低电压驼峰波、脑性睡眠纺锤波。脑电图呈弥漫性改变说明脑部受到广泛性损害，并且程度不同，脑瘫异常脑电图与患儿的病因、病情、智能障碍有关。瘫痪部位的异常程度越高，说明患儿的脑功能受到越严重的损害。

4. **头颅超声**　三维超声表现为脑内囊腔、空洞性改变，早期对脑白质损伤评价有特异性，损伤晚期主要评价肌张力异常。

5. **脑干听觉诱发电位**　反映神经功能生理和病理特点，能早期发现是否有听觉通路的损伤。

6. **体感诱发电位**　主要表现为电位潜伏期延长、波幅降低、侧间差增大、皮质电位波形缺失或分化不清。

（四）心理社会评估

脑瘫患儿伴随的心理行为障碍有：行为异常、睡眠障碍、排泄障碍、注意力不集中、焦虑症、抑郁症等。这些伴随精神障碍并发症的脑瘫儿童比那些单纯运动障碍的脑瘫儿童更具有危险性，而且相对来说进行康复治疗的配合度更低，影响康复治疗。

1. **基本评估**　性别、年龄段、脑瘫类型、GMFCS 分级水平。

2. **脑瘫异常行为评估**

（1）共患情绪障碍：惊恐发作、分离焦虑、恐惧症、强迫症、广泛性焦虑。

（2）不良习惯：发脾气、咬指甲、吸吮手指、偏食、喂养困难、屏气发作、撞头、异食癖、反复疼痛。

（3）睡眠障碍：夜醒、入睡困难、磨牙症、睡惊症。

（4）排泄障碍：习惯性便秘、大便失禁、遗尿症等。

3. **照顾者评估** 社会关系、文化程度、家庭经济状况、心理状态（焦虑、抑郁、自我效能、病耻感等）、社会支持度。

三、康复护理原则及目标

（一）康复护理原则

（1）早期发现异常表现，早期干预。

（2）综合性康复。

（3）与日常生活相结合。

（4）康复训练与游戏相结合。

（5）遵循循证医学的原则。

（6）集中式康复与社区康复相结合。

（二）康复护理的目标

1. **近期目标** 根据婴幼儿运动发育规律，有效且循序渐进地介入康复，为患儿减轻病痛，纠正异常姿势，缓解肢体痉挛，改善关节活动度，提升肌力，改善功能，减少并发症，降低致残率。

2. **远期目标** 预防长期异常姿势导致的骨关节畸形和关节脱位，解决患儿功能或能力的重建问题，使患儿最大限度地恢复日常生活活动能力，使其能重返社会。

四、康复护理指导措施

在进行综合康复指导前，护理人员应根据患儿身体发育情况和躯体功能进行有效的评估，制订个性化的护理方案和康复目标，并定期进行评价，修改护理方案。

（一）康复训练指导

1. **头部控制及支撑抬起训练** 改善俯卧能力，增强颈、躯干和肩部肌肉力量，头部训练是婴儿运动发育最早进行的，是运动的基础。护理需因地制宜，就地取材。①让孩子俯卧在枕头上，前臂支撑，指示并鼓励孩子抬头（图7-4-1）；②用双手将孩子抱在俯卧位，指示并鼓励孩子抬起头（图7-4-2）；③训练者坐位，膝盖弯曲，脚提高放在方块上，让孩子仰卧在大腿上，髋部屈曲，腿靠在训练者胸前，指示并鼓励孩子看训练者的脸，使用其双手正中位（图7-4-3）。

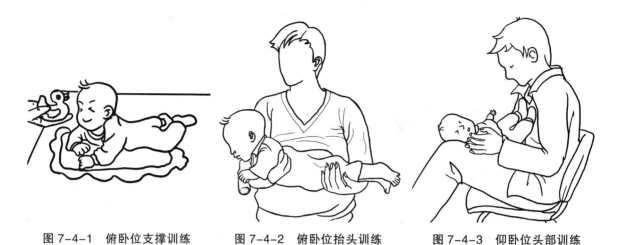

图7-4-1　俯卧位支撑训练　　　图7-4-2　俯卧位抬头训练　　　图7-4-3　仰卧位头部训练

2. **翻身训练**　辅助下翻身：患儿取仰卧位，屈曲一侧髋和膝带动骨盆，带动此侧下肢向上抬起，诱导患儿抬头，身体扭转向对侧翻身（图7-4-4）。患儿取俯卧位时，用玩具引诱患儿先将脸转至一侧，另一侧手臂向上抬起屈曲下肢，回拉骨盆使其翻至仰卧位（图7-4-5）。患儿能翻身后，可诱导患儿做连续翻滚动作（图7-4-6）。

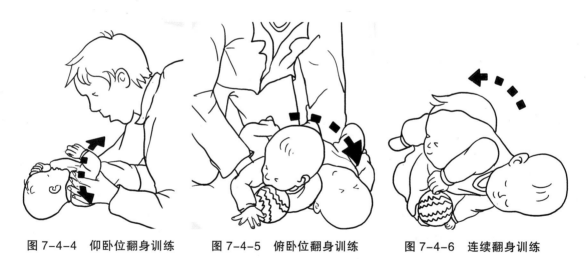

图7-4-4　仰卧位翻身训练　　　图7-4-5　俯卧位翻身训练　　　图7-4-6　连续翻身训练

3. **坐位训练**　根据患儿能力给予坐位前方、侧方、后方的动静态平衡训练。练习独坐时要给予充分的保护，防止跌倒。①背部支撑下坐位训练：让孩子在支撑下坐着，指示和鼓励孩子看并伸手去拿前面的玩具（图7-4-7）。②坐位下重心转移训练：让孩子坐在地上，身旁两边各放一块硬垫子，其中一块垫子的手臂长度处放一个玩具，指示并鼓励孩子伸手拿和玩玩具，注意垫子的位置，确保孩子双腿靠拢（图7-4-8）。③坐位下侧方旋转训练：坐位下向侧面旋转：孩子在地上，身旁硬垫子上放玩具，指示并鼓励孩子伸手拿玩具玩（图7-4-9）。

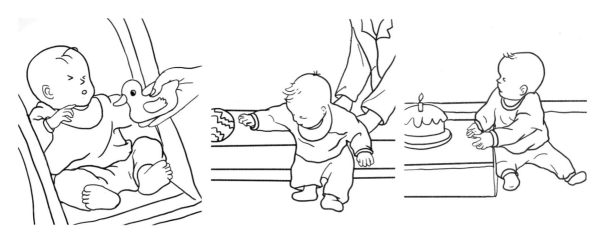

图7-4-7 背部支撑下坐立训练　　图7-4-8 坐位下重心转移训练　　图7-4-9 坐位下侧方旋转训练

4. 爬行训练

（1）在俯卧位和四点跪之间转移：孩子俯卧在地上，指示并鼓励孩子转换到四点跪位，需要时辅助其髋膝屈曲（图7-4-10）。

（2）辅助下匍匐爬行：孩子俯卧在地上，前臂支撑，上身抬离地面，指示并鼓励孩子用腿蹬地，将身体前移，需要时辅助孩子交替屈曲一侧髋膝关节，前面放玩具鼓励孩子前移（图7-4-11）。辅助四点跪爬：孩子俯卧在地上，前臂支撑，家长辅助孩子将髋关节屈曲，孩子用双手及双膝支撑抬高躯干，需要时辅助孩子交替屈曲一侧髋膝关节，前面放玩具诱发孩子前移（图7-4-12）。

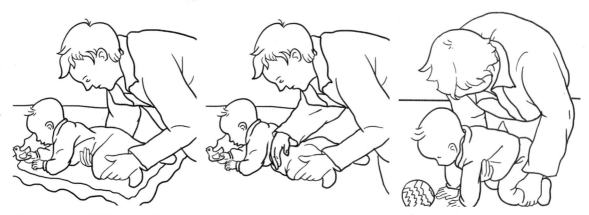

图7-4-10 俯卧位-跪位转移爬行训练　　图7-4-11 匍匐下爬行训练　　图7-4-12 辅助下四点跪位训练

5. 站立训练　①躯干直立下站立训练：双手辅助稳定髋关节向前走、向后退（图7-4-13）。②辅助站立下游戏：孩子站立，一只手放在面前的支撑物上，在前面放一个合适的玩具，指示并鼓励孩子保持站立姿势，在孩子臀部和大腿前方轻轻加压，辅助孩子站立（图7-4-14）。③一腿向前站立：孩子站立，一腿向前，指示并鼓励孩子向前伸手够物，同时保持站立姿势（图7-4-15）。

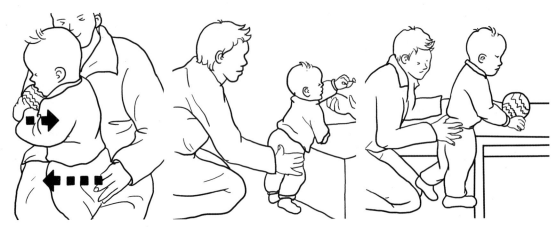

图7-4-13 躯干直立下站立训练　　图7-4-14 辅助站立下玩游戏　　图7-4-15 单腿站立下玩游戏

6. 步行训练

（1）沿着家具走：孩子站立，双手放在面前的桌上，在桌子的一端放一个玩具，指示并鼓励孩子侧向行走去拿玩具，同时保持双手放在桌上（图7-4-16）。

（2）两线之间行走：孩子站在家具旁，旁边有另外一件家具，指示并鼓励孩子在家具之间行走（图7-4-17）。

（3）两人之间行走：孩子站在第一位照顾者前面，第二位照顾者在约一米开外，指示并鼓励孩子走向第二位照顾者（图7-4-18）。

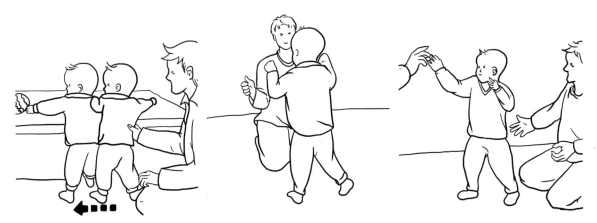

图7-4-16 侧方扶物行走训练　　图7-4-17 两线之间独立行走训练　　图7-4-18 两人之间独立行走训练

7. 体位与体位转移训练　评估患儿姿势与运动功能状态，在游戏中进行体位转移训练。特别注意按照康复医疗的要求去做。在体位转移时，应以健侧肢体为重力的轴心做支撑，转动身体进行移动。脑瘫患儿的体位，以采取健侧为好，否则易引起全身伸肌痉挛或颈紧张反射，加重痉挛状态。

（1）辅助下爬行和坐位转换：孩子四点跪在地上，指示并鼓励孩子转换到坐位，需要时辅助其臀部着地（图7-4-19）。

（2）坐位轴心转动：孩子取坐位，背后放有玩具，指示并鼓励孩子轴心转动去拿玩具，练习双侧轴心转动（图7-4-20）。

（3）蹲站转移：孩子站立，指示并鼓励孩子伸手拿物件，蹲下将物件放到地上，重复（图7-4-21）。

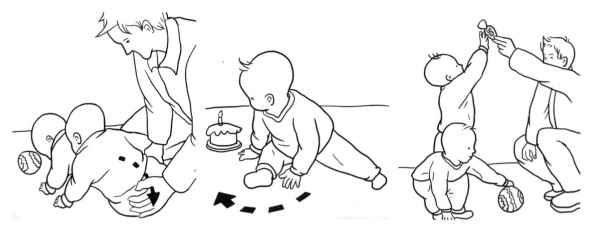

图7-4-19　跪位—坐位转移训练　　图7-4-20　坐位轴心转移　　图7-4-21　蹲位—站位转移训练

（4）站起、坐下转移：患儿坐位，双脚位于膝盖下方，练习站起和坐下，确定站起、坐下过程中，肩和膝向前移，双腿等同负重（图7-4-22）。

（5）从半跪位到站立转移：患儿半跪在家具前，练习通过着地的脚向下用力而站起（图7-4-23）。

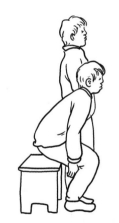 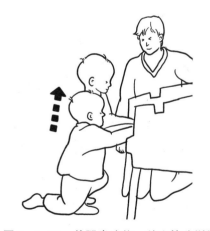

图7-4-22　站立—坐下训练　　图7-4-23　单腿半跪位—站立转移训练

（二）日常生活护理

1. 饮食护理　注意饮食的环境，食品的色、味、香的刺激，以提高患儿的食欲。选择合适的进食自助具、餐桌椅的高度和姿势体位等。婴幼儿期鼓励母乳喂养，幼儿期及学龄前给予足够热量和各种营养素。进食不可太快，不能边吃边玩，注意力要集中，以免发生误吸，吞咽困难者给予鼻饲。进食时尽量保持坐位或半卧位，避免在卧位进食。对存在咀嚼、吞咽功能困难的患儿，采取先糊状—软食—固体食物，再到各类正常饮食的规律进行。进食姿势：脑瘫患儿吸吮、咀嚼、吞咽功能差，进食时易发生呛咳、误吸。进食时，要调节全身姿势，抑制异常动作的出现，采取半卧位，头部轻度前屈，以减少误吸。将患儿两手伸向前方，髋关节充分屈曲，背部靠直。护理时从喂食到患儿独自进食，教会患儿使用餐具、掌握抓握，夹等动作。

2. 日常生活活动能力护理 脑瘫患儿大部分都存在多方面的能力缺陷，因此，需要护士和家长对其进行正确的指导。依据患儿的年龄和功能障碍对患儿进行穿衣、脱衣、洗脸、漱口、刷牙、梳头、剪指甲、排便、学习等基本生活技能日常生活活动能力训练，使患儿熟练应用，同时注重改善患儿肌力、肌张力情况。排泄功能训练：针对患儿目前排泄障碍情况，制订训练内容及方法。排泄障碍改善是使康复对象重返社会的重要条件。穿脱衣训练：当身体某部功能障碍时，就需要指导患儿如何利用残存功能来解决衣物的穿脱，必要时给予护理协助。如偏瘫患儿，要求先穿患侧，后穿健侧；先脱健侧，后脱患侧。可选择大小、松紧适度，弹性好，易穿脱的衣物。

（三）姿势护理

1. 脑瘫患儿的抱姿 正确的抱姿可以纠正和避免患儿一些异常的姿势和体位，也刺激了患儿自身对头部及躯干的控制能力。护理人员应该根据脑瘫患儿的不同类型采取不同的抱姿。最好每40~60min更换一次姿势。

痉挛型脑瘫患儿的抱法：由于患儿身体长期处于僵直状态，可以把患儿双腿先分开，再弯起来，双手分开，头略微下垂，家长用这种方法抱孩子（图7-4-24）。也可以让患儿面向外，护理者双手从患儿双侧腋下伸过后双手抱住大腿内侧，分开双腿，先让患儿脊背部靠在护理者胸腹部，训练患儿的脊背逐渐离开护理者的胸部，从而提高患儿头和躯干的控制能力，亦同时扩大了患儿的视野，提高了患儿的智力和认识水平（图7-4-25）。

手足徐动型脑瘫患儿的抱法：将患儿抱起时，患儿的双手不再是分开而是合在一起，双腿靠拢，关节屈曲后，尽量接近胸部，护理者利用下颌、上臂和肩部来控制患儿的头部，使其头部处于中间位置，并且略向前倾。维持好这一姿势后，家长将患儿抱到胸前，也可以抱在身体的一侧，这样做可以抑制患儿的角弓反张、非对称姿势等异常姿势（图7-4-26）。

弛缓型脑瘫患儿的抱法：因为这个类型的患儿四肢肌张力低下、身体软弱无力。因此护理者先要给患儿一个稳妥的依靠，然后帮患儿把双腿蜷起来，护理者一只手从其一侧腋下穿过，搂住对侧胸部，患儿的臀部坐在护理者另一只手掌、前臂上。这种抱姿增加了患儿双手主动活动的机会（图7-4-27）。

2. 脑瘫患儿的卧姿 由于疾病的特殊性，脑瘫患儿的卧姿均存在异常。护理时要保证患儿卧姿正常，抑制异常模式；利用肢体对称，缓解过高肌张力，减轻关节畸形。侧卧位：因痉挛型患儿受紧张性迷路反射的影响，仰卧位时，会加重上肢屈曲、下肢硬直伸展等异常姿势，因此清醒时，尽量减少仰卧位，应予侧卧位，而且患儿在侧卧位时比较容易将双手放在胸前抓握玩具，感受颜色及声音的刺激，但双腿之间要夹一小软枕头，以免双下肢过紧引起内收肌张力过高。如果患儿存在角弓反张的现象，可将床垫的上下部分垫高，两侧亦垫起，形成一凹窝，使患儿卧于中间。俯卧位：对于肌张力低下的患儿来说，俯卧位不失为一种治疗性体位。在其胸下放一低枕头，使其双臂向前伸出，可提高患儿头部控制能力。仰卧位时，要正确摆放患儿肢体于功能位，预防肩关节脱位，膝过伸，双下肢外展、外旋（图7-4-28）。

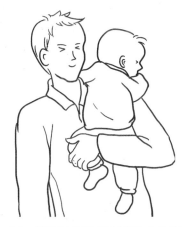
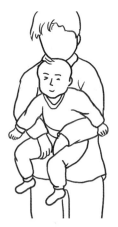

图7-4-24　双下肢紧张痉挛型患儿抱姿（1）　　图7-4-25　双下肢紧张痉挛型患儿抱姿（2）

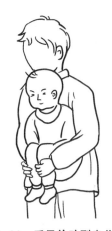
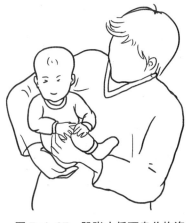
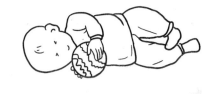

图7-4-26　手足徐动型患儿抱姿　图7-4-27　肌张力低下患儿抱姿　图7-4-28　痉挛患儿侧卧位姿势

（四）言语康复护理

语言训练要尽早开始，根据评定的结果设定长期目标和短期目标，并制订具体的计划，每次只需训练2~3个主题，训练者要有耐心，循序渐进，由易到难，反复练习，而且要根据患儿的反应和进展修订计划和调整训练的内容，争取尽快达到训练的目的。语言训练应以一对一的形式，在安静、宽敞、充满儿童所喜爱气氛的房间内进行。家人要多与患儿说话，通过游戏尽量使患儿情绪愉快而发音说话。对于特重型或训练效果较差的患儿，可使用脸和手脚、身体活动等表达想法和需要。还可用交流板、交流手册、打字机等。

（五）心理护理

脑瘫患儿多伴有智力低下，容易造成心理障碍，常表现为自卑、孤独、缺乏自信等。护理时需先和患儿建立良好的互信关系，消除住院治疗的恐惧感，多鼓励患儿，对患儿的点滴进步应及时给予表扬，使患儿用最愉快心情配合治疗。并做好家长的心理安慰，避免因为家长的消极情绪影响到患儿的情绪。

（六）伴随障碍护理

脑瘫患儿常伴有其他功能障碍，如听力障碍、视觉障碍、摄食功能障碍、癫痫等。护士在评估时需根据患儿的具体合并障碍给予专科护理。

五、出院指导/居家康复指导

依据患儿的疾病特点，详细制订康复计划及目标，定期开展健康教育，对某些操作行为予以示范指导，如语言训练方法和运动疗法，以使家长更好掌握。康复护理工作者有义务也有责任对患儿及其家属进行康复知识的宣传和教育。康复护理不只局限在病房里，为了达到全过程康复的目标，患儿家属必须学会一些康复护理知识和技术，以便出院后能继续在家中对患儿进行康复护理。

在家庭训练中，家长一定要把握一个原则，即要把训练贯穿于日常生活中，一切活动尽量让患儿自己完成，家长起到帮助、督促、引导的作用。辅助患儿进行坐位→跪立位→单侧跪立位→立位→步行→坐位的转换，在此过程中患儿的各个肌肉及关节都得到训练，而且患儿的大脑也会得到刺激从而再反作用于运动，形成良性循环。因此日常生活训练也是很好的训练机会。

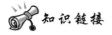

高危儿早期康复干预指征

1. 证据

脑瘫确诊前患儿通常已出现异常临床表现。依据脑的可塑性和多系统发育理论，对已出现临床异常表现的高危儿进行早期康复干预可以改善姿势和运动模式，促进发育，避免或减轻继发性残损的发生，从而降低脑瘫功能障碍程度。早期干预还可以增进家长和照顾者的信心，降低他们的焦虑感，为康复治疗奠定基础。有系列研究发现：对于人群中12%~16%发育迟缓的儿童（其中也包含脑瘫患儿），早期干预可能使他们获益（2个Ⅱ级证据）；另一个纵向研究显示早期干预可能使低体重早产儿获得认知方面的提高（3个Ⅰ级证据）。但由于发育受多因素的影响以及循证医学研究方法学的局限性，尚无研究明确早期康复干预是否在远期预后上使患儿获益，目前，临床实践显示对高危儿进行早期康复干预有助于减轻其脑瘫功能障碍程度。鉴于具有高危病史的婴儿中只有少部分遗留脑瘫等发育障碍，为了避免过度医疗以及加重家长心理和经济上的负担，对高危儿进行医疗性早期康复干预应有临床表现异常指征。

2. 推荐

鉴于早期康复干预的重要性，同时避免过度医疗和加重家长负担，建议针对高危儿的早期康复干预指征为：

（1）存在脑损伤和神经发育不良的高危因素。

（2）神经系统检查异常，如肌张力异常、姿势异常、反射异常。

（3）发育量表评测结果为边缘或落后。

（4）全身运动评估为痉挛同步性或不安运动缺乏。

（5）Alberta婴儿运动量表评估结果为小于5%。

符合其中两条或两条以上者，建议在专业康复医师或康复治疗师的指导下进行早期康复干预（专家共识）。

（李 艳 高年进）

第五节 周围神经疾病的康复护理

学习目标

1. 能正确回答周围神经损伤概念、分类、病理生理及治疗要点。
2. 能正确回答周围神经损伤的康复护理原则及目标。
3. 掌握周围神经损伤康复护理评估技术，并能应用于临床。
4. 能独立完成周围神经损伤的康复护理措施。

一、疾病概述

（一）相关概念及分类

1. 概念 周围神经是位于脊髓及脑干软膜外的所有神经结构，由神经节、神经丛、神经末梢组成，多为混合神经，含有感觉传入神经纤维、运动传出神经纤维及自主神经纤维。周围神经系统由除嗅神经与视神经以外的10对脑神经和31对脊神经及周围自主神经系统组成。周围神经疾病是指周围运动、感觉和自主神经的结构和功能障碍，其病因包括炎症、压迫、外伤、代谢、遗传、变性、免疫、中毒、肿瘤等，周围神经疾病临床上较为常见。

2. 分类 由于周围神经疾病的病因、受累范围及病程不同，分类很难完全涵盖所有病种，传统分为神经痛和神经病两大类。

（1）神经痛：指受累的感觉神经分布区发生剧痛，而神经传导功能正常，神经主质无明显变化，如三叉神经痛。

（2）神经病：泛指周围神经的某些部位由于炎症、中毒、缺血、营养缺乏、代谢障碍、外伤等引起的一组疾病和损伤。其中属炎症性质者习惯上称为神经炎。周围神经丛、神经干或其分支受外力作用而发生损伤，称为周围神经损伤。

（二）病理生理

周围神经疾病的病理改变有4种主要类型（图7-5-1）：①华勒变性，任何外伤使轴突断裂后，远端神经纤维发生的一系列变化。表现为断端远侧的轴突和髓鞘迅速自远向近端发生变性、解体。②轴突变性，由多种病因引起，远端轴突不能得到必需营养，轴突变性和继发性脱髓鞘自远端向近端发展。③神经元变性，是神经元胞体变性坏死继发轴突及髓鞘破坏，在短时间内变性、解体。④节段性脱髓鞘，由各种原因引起的节段性髓鞘脱失而轴突保持相对完整的病变。

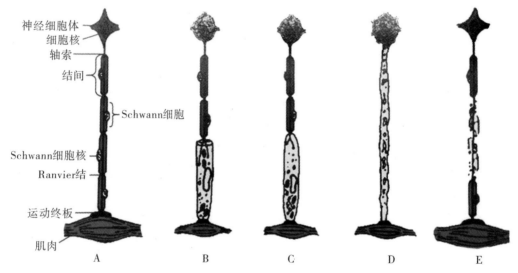

图7-5-1　周围神经病变的基本病理过程示意图

A.正常；B.华勒变性（损伤远端轴索及髓鞘变性）；C.轴突变性（轴索变性及脱髓鞘自远端向近端发展）；D.神经元变性（轴索及髓鞘均变性）；E.节段性脱髓鞘（轴索可无损害）

（三）治疗要点

周围神经病的治疗因发病因素不同而不同。神经痛常用手术、药物止痛、针灸等方法治疗；周围神经损伤常用手术、应用改善循环及营养神经药物、理疗等治疗方式；神经炎则可使用激素、丙种球蛋白、血浆置换等免疫调节治疗应用，结合改善循环、营养神经等治疗。

二、康复护理评估

（一）病史评估

通过询问、观察及体查等方法，对患者进行生理、心理、社会、功能等方面的评估，了解患病情况、发病原因、诱因、功能障碍情况、身心状况等；实验室及其他检查结果、治疗的经过及效果；目前的主要表现、既往史等。

（二）主要功能障碍评估

1. 运动功能障碍

（1）临床表现：当周围神经完全损伤后，损伤神经所支配的肌肉呈弛缓性瘫痪，肌力、肌张力和反射均下降或消失。随着病程延长，肌肉逐渐发生萎缩、抽搐。肌肉萎缩的快慢取决于运动神经损伤的程度（图7-5-2）。

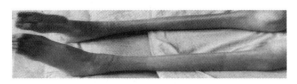

图7-5-2 周围神经完全损伤肌肉萎缩

（2）运动功能评估

1）视诊：皮肤是否完整、肌肉有无萎缩、肥大、肢体有无畸形、步态和姿势是否异常。

2）肌力和关节活动范围评估：根据病史和检查材料，选择做肌力测定、关节活动度检查和日常生活活动能力测定。评估上肢时应注意手的灵活性和精细动作的能力，评估下肢时要做步态分析，评估出运动障碍的程度和残存的潜力。其中，肌力的评估按0~5级划分。

3）运动功能恢复评估：英国医学院神经外伤学会将神经损伤后的运动功能恢复情况划分为6级，这种评定方法适用于高位神经损伤（表7-5-1）。

表7-5-1 周围神经损伤后运动功能恢复等级

恢复等	条目
0级	肌肉无收缩
1级	近端肌肉可见收缩
2级	近、远端肌肉均可见收缩
3级	所有重要肌肉均能做抗阻力收缩
4级	能进行所有运动，包括独立的和协同的
5级	完全正常

2. 感觉功能障碍

（1）临床表现：周围神经损伤后，其分布的区域可以出现感觉障碍，临床表现为抑制症状和刺激症状两大类，前者包括感觉减退和感觉缺失（即痛觉、温度觉、触觉、振动觉等的减退或缺失），后者常引起各种疼痛，也可以是感觉过敏、感觉倒错等。注意这两类症状常同时存在或以其中一类为主。

（2）感觉功能评估：评估感觉障碍的部位、类型、范围及性质；了解是否有麻木感、冷热感、潮湿感等；了解出现障碍的时间、发展过程、加重或缓解因素，注意相应区域皮肤颜色、毛发分布，有无烫伤或外伤瘢痕及皮疹、出汗等情况。目前临床测定感觉神经功能多采用英国医学研究会1954年提出的评定标准，具体如下：

S0：神经支配区感觉完全丧失。

S1：有深部痛觉存在。

S2：有一定的表浅痛觉和触觉。

S3：浅痛触觉存在，但感觉过敏。

S4：浅痛触觉存在。

S5：除S3外，有两点辨别觉（7~11mm）。

S6：感觉正常，两点辨别觉≤6mm，实体觉存在。

（3）感觉功能恢复评定：英国医学院神经外伤学会将神经损伤后的感觉功能恢复情况划分为6级（表7-5-2）。

表7-5-2 周围神经损伤后感觉功能恢复等级

恢复等级	条目
0级	感觉无恢复
1级	支配区皮肤深感觉恢复
2级	支配区浅感觉触觉部分恢复
3级	皮肤痛觉和触觉恢复，但感觉过敏消失
4级	感觉达到S3水平外，两点辨别觉部分恢复
5级	完全恢复

3. 肢体畸形

（1）临床表现：其表现为关节被麻痹肌相对的拮抗肌牵拉所致特殊位置的畸形。如桡神经损伤出现典型的垂腕、尺神经损伤则呈爪形手、正中神经损伤为枪形手、正中神经与尺神经合并损伤呈猿手（图7-5-3）。

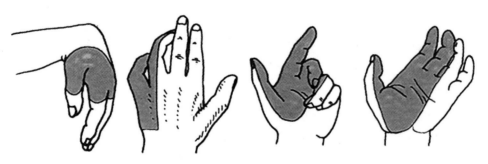

A.桡神经损伤　B.尺神经损伤　C.正中神经损伤　D.正中神经与尺神经合并损伤

图7-5-3 桡神经、尺神经、正中神经损伤

（2）评估：视诊皮肤是否完整，肌肉有无萎缩、肥大，肢体有无畸形，步态和姿势是否异常。

4. 自主神经功能障碍

（1）临床表现：周围神经损伤后，由交感神经纤维支配的血管舒缩功能、出汗功能和营养功能发生障碍。初期——血管扩张、汗腺停止分泌，皮温升高、潮红和干燥。2周后——血管发生收缩、皮温下降、皮肤苍白。其他营养变化有皮肤变薄、干燥粗糙、皮纹变浅、指甲增厚变脆，骨质疏松、脱屑、溃疡。

（2）评估：通过视诊皮肤是否完整、肌肉有无萎缩、皮温改变、皮肤苍白、干燥、溃疡等情况。

5. 反射功能障碍　表现为深反射、浅反射减弱或消失，早期偶有亢进。深反射包括肱二头肌反射、肱三头肌反射、膝反射、跟腱反射等，如行肱二头肌反射检查时，患者屈肘，前臂稍内旋，检查者左手托起患者肘部，将左手拇指置于肱二头肌腱上，用叩诊锤叩击检查患者拇指，正常情况下，在叩击时，肱二头肌收缩引起前臂屈曲动作。浅反射包括角膜反射、腹壁反射和提睾反射等。腹壁反射检查方法为：嘱患者仰卧，双下肢屈曲腹壁放松，使用棉签按上、中、下三个部位轻划腹壁皮肤。正常在受刺激的部位可见腹壁肌肉收缩。

（三）辅助检查评估

主要应用电生理学评定。对神经损伤的部位、程度和损伤神经恢复情况的准确判断，需要以周围神经电生理学检查作为辅助检查手段，其包括神经肌电图、直流-感应电诊断或强度-时间曲线检查、神经传导速度测定等，可对周围神经病损做出客观、准确的判断，在指导康复治疗过程中有重要的意义。

（四）心理-社会评估

一个患者的心理评价可分为5个阶段，分别为：震惊、否定、抑郁反应、对抗独立及适应。鉴于周围神经损伤的病程长、恢复慢、失能心理严重，部分患者会因为疼痛、肢体运动障碍等，产生紧张、恐惧、悲观、孤独、自卑等心理，导致焦虑和或抑郁情绪产生。因此需要评估：①患者对疾病的性质、发展、防治及预后知识的了解程度。②评估患者的心理状态，人际关系与环境适应能力。③了解患者有无焦虑、抑郁、恐惧、孤独、自卑等心理障碍及程度。④评估社会支持系统。了解患者的家庭组成、经济状况、文化教育背景；家属对患者的关心与支持等。

三、康复护理原则及目标

1. **康复护理原则**　急性期为去除病因，减轻水肿，减轻炎症性反应，防止肌肉萎缩，防止关节挛缩。恢复期为促进神经再生，保持肌肉质量，增强肌力，促进运动、感觉功能恢复。

2. **康复护理目标**　康复护理的目标是防止各种并发症；促进受损神经再生，以促进运动功能和感觉功能的恢复，防止肢体发生挛缩畸形，改善患者的日常生活和工作能力，最终改善患者的生活与工作，提高生活质量。

四、康复护理措施

（一）急性期/活动期康复护理措施

1. **保持良肢位** 用石膏、矫形器、甚至毛巾将受损肢体的关节保持功能位，且保持患肢抬高。如桡神经损伤垂腕时，将腕关节固定于背伸 20°~30°，腓总神经损伤垂足时将踝关节固定于 90°。

2. **受损肢体的主被动运动** 由于肿胀、疼痛、不良肢位、肌力不平衡等原因，周围神经损伤后常出现关节挛缩和畸形，故受损肢体各关节早期应做全范围的被动运动，每天至少 1~2 次，每次各方向 3~5 次，以保持受损各关节的正常活动。若受损范围较轻，需进行主动运动。

3. **受损肢体肿痛的护理** 抬高患肢，用弹力绷带包扎，患肢做轻柔的向心按摩与被动运动，超短波、热敷、温水浴、红外线等方法也可改善局部血液循环，促进水肿、炎症吸收，有利于促进神经再生。

4. **受损部位的保护** 因病损神经所分布的皮肤、关节的感觉丧失，无力对抗外力，易继发外伤。一旦发生创伤，由于创口常有营养障碍，治疗较难。因此，对受损部位应加强保护，如戴手套、穿袜子等。若出现外伤，可选择适当的物理方法，如紫外线、超短波、微波等温热疗法，但需慎重，避免造成感觉丧失部位烫伤。

（二）恢复期康复护理措施

急性期 5~10d，炎症水肿消退后，进入恢复期。早期的治疗护理措施仍可选择使用，此期的重点是促进神经再生，保持肌肉质量，增强肌力，促进运动、感觉功能恢复。

1. **神经肌肉电刺激疗法** 神经肌肉电刺激疗法是周围神经损伤最常用的治疗方法之一。急性期即神经损伤 1 周内进行神经肌肉电刺激治疗，配合肌肉的主动及被动锻炼，可以达到加速轴突再生/促进神经对肌肉的再支配效果。恢复期的 NES 则是通过刺激使神经支配肌肉，防止萎缩、恢复功能。应注意治疗局部皮肤的观察和护理，防止感染和烫伤。

2. **肌力训练** 受累神经支配肌肉肌力为 0~1 级时，进行被动运动治疗；受累神经支配肌肉肌力为 2~3 级时，进行助力运动、主动运动及器械运动，但应注意运动量不宜过大，以免肌肉疲劳，随着肌力的增强，逐渐减少助力；受累神经支配肌肉肌力 3~4 级时，可进行抗阻练习，以争取肌力的最大恢复。

3. **作业疗法** 根据功能障碍的部位与程度、肌力与耐力情况，围绕作业训练的目的，针对患者存在的问题，进行功能性作业治疗。如上肢周围神经病损者可进行编织、打字、泥塑等操作；下肢周围神经病损者可进行踏自行车、缝纫机等。由于无论选用哪种作业方法都会有某些抗阻力作用，因此尽量应用在健康情况下需两侧肢体参加的作业内容为好。随着肌力的好转，逐渐增加患肢的操作。

4. 日常生活活动能力训练　进行肌力训练时，应注意结合日常生活活动训练，如上肢练习洗脸、梳头、穿衣等；下肢练习踏自行车、踢球等。训练应逐渐增加强度和时间，以增强身体的灵活性和耐力。

5. 感觉功能训练　周围神经病损后，出现的感觉障碍主要有疼痛、感觉过敏、感觉减退等。开始时，采用患者能耐受的轻柔触觉刺激，待患者适应后，逐渐增加刺激强度，最终使患者能够耐受较强的触觉而不产生疼痛。感觉训练时间不宜过长，次数不宜过多，以每日训练10~15min为宜。

（1）局部疼痛：有非手术疗法和手术治疗。前者包括药物（镇静、镇痛剂，维生素）、交感神经节封闭（上肢作星状神经节、下肢作腰交感神经节封闭）、物理疗法（TENS、干扰电疗法、超声波疗法、磁疗、激光照射、直流电药物离子导入疗法、电针灸等）。对非手术疗法不能缓解者，可以选择手术治疗，而对保守治疗无效和手术失败者，可采用脊髓电刺激疗法。

（2）感觉过敏：采用脱敏疗法。皮肤感觉过敏是神经再生的常见现象。感觉过敏的脱敏治疗包括两方面：一是教育患者使用敏感区。告诉患者如果不使用敏感区，其他功能训练就无法进行，这种敏感是神经再生过程中的必然现象和过程。二是在敏感区逐渐增加刺激，具体方法：①漩涡浴：开始用慢速，逐渐再加做环形按摩。若有肿胀，可加快，15~30min。②按摩：先在皮肤上涂按摩油，由远端向近端进行按摩。③用各种不同质地不同材料的物品刺激，如毛巾、毛毯、毛刷、沙子、米粒、小玻璃珠等。④叩击方法，如用叩诊锤、铅笔、橡皮头叩击敏感区以增加耐受力。

（3）感觉减退：在促进神经再生的治疗基础上，采用感觉重建方法治疗。将不同物体放在患者手中而不靠视力帮助，进行感觉训练。开始时让患者识别不同形状、大小的木块，然后用不同织物来识别和练习，最后用一些常用的家庭器皿，如肥皂盒、钥匙、别针、汤匙、铅笔等来练习。

6. 心理护理　周围神经疾病患者的心理康复目的，是要患者早期进入承认阶段，也就是早期得到平衡，适应承受或确认自己的失能状态，建立康复的自信心，再配合治疗，才能取得事半功倍的效果。

五、常见周围神经病损康复护理

（一）急性炎症性脱髓鞘性多发性神经病

急性炎症性脱髓鞘性多发性神经病是吉兰-巴雷综合征（Gillain-Barre syndrome，GBS）的最典型和常见的类型。本病病因尚不完全明确，可能与感染有关，异常免疫机制参与急性（或亚急性）特发性多发性神经病。它是一种节段脱髓鞘疾患，主要累及神经根，尤其是前根，也可累及其他周围神经与神经节，引起急性或亚急性瘫痪。半数以上患者发病前 2~4 周有上呼吸道或消化道感染史，继而出现手指、足趾麻木或无力，1 天内迅速出现双下肢无力，然后上升，双侧呈对称性，3~4d 进展为站立及步行困难。大多数患者主诉无力渐进性加重伴某些感觉障碍，需 1~12 个月才能完全临床恢复，有的病例遗留无力或瘫痪，极少留有感觉障碍。10%~30% 的患者出现呼吸肌麻痹，危及生命。

1. **运动功能康复**　GBS 患者可出现四肢完全性麻痹。急性期由于肢体麻痹使关节活动受限，周围皮肤、皮下组织、肌肉等粘连导致关节疼痛，肌肉短缩。根据患者麻痹程度进行全身各关节的被动运动，维持和扩大关节的活动范围，预防以上并发症。肌力的训练要根据麻痹肌肉的肌力决定增强肌力的模式。麻痹肢体对过劳性无力特别敏感，只有当受累肌肉的肌力发展到超过其拮抗肌的水平时，才能逐渐进行肌力训练，否则可导致进一步受损。多采用步态再训练，包括 5 个步骤：①斜板站立；②站立台站立；③平行杠中行走；④佩戴辅具行走；⑤无帮助下行走。

2. **感觉功能康复**　尽管本病常出现感觉异常，偶尔产生运动失调性步态，但因大部分患者均保持充分的保护性感觉，所以并不需要保护性的支具，感觉功能康复见恢复期感觉训练。

3. **呼吸道康复护理**　急性期内，严重的患者可出现呼吸肌麻痹，患者通常住监护病房行气管切开呼吸机辅助呼吸，应及时做好呼吸道的管理。加强口腔护理，及时给予雾化吸入，并按时吸痰，按时翻身叩背。按时通风换气，并进行室内空气消毒。如患者病情稳定，脱离呼吸机时，要教会患者做深呼吸，按时做咳嗽运动防止肺感染。

4. **并发症的预防**　患者易出现疼痛、感觉减退、坠积性肺炎、下肢深静脉血栓、失用综合征等并发症，可遵医嘱使用镇痛药物治疗，指导患者不要用无感觉的部位去接触危险物品，如烟头等；加强被动活动，加强翻身拍背，在早期下地负重，抬高下肢等，以减少坠积性肺炎、下肢深静脉血栓、失用综合征等并发症的发生。

（二）腕管综合征

正中神经在腕横韧带下受压，产生腕管综合征，也可因外伤、遗传性或解制异常，代谢障碍所引起，或继发于类风湿关节炎。对于任何年轻或中年人主诉感觉异常者，均应考虑此病。康复措施适用于拒绝手术或病程慢而重的病例。目标在于克服拇指外展无力、疼痛和感觉丧失。

1. **上肌无力的代偿**　严重无力者要用对掌支具，将拇指置于外展位，以便使拇指掌面能与其他各指接触。

2. **感觉丧失与疼痛**　可使用 TENS 表面电极于疼痛区域，使疼痛缓解；如患者已产生反射性交感神经营养不良，可进行手部按摩，冷热水交替浴及腕、指关节助力与主动关节活动范围练习。

（三）糖尿病周围神经病变

糖尿病常伴有各种形式的神经损伤，多发于有糖尿病病史 10 年以上的患者，并逐渐加重。神经病损多为对称性，累及运动和感觉。应提醒糖尿病患者早期即防止神经损伤。一旦病损明显，常表现足无力和麻木、吞咽困难、皮肤干燥、大小便异常或阳痿。糖尿病性神经损伤还可使反射减弱、手足肌肉萎缩。

1. **严格控制血糖**　合理饮食、体育疗法、联合降糖药，胰岛素治疗，均可以防止、延缓、并在一定程度上逆转临床症状和改善神经传导速度。注意防止低血糖发生。

2. **无力症的护理**　糖尿病性单神经炎，可与其他神经外伤相同处理，如桡神经瘫。

3. **感觉缺失的护理**　多数无须特殊治疗。典型表现是足底发干，皮肤皲裂、感染，最终截肢。护士应指导患者自我护理，如剪趾甲、保持足底潮湿，避免外伤，不要穿过紧的鞋子，每天观察足部皮肤的颜色、温度等情况。

4. **自主神经功能障碍的护理**　如产生神经性大小便障碍，可采用截瘫患者常用的方法进行训练。

（四）臂丛神经损伤

臂丛神经损伤并不少见，临床上根据受伤部位的高低可分类：上臂型／前臂型损伤、全臂型损伤。康复治疗时应根据损伤类型而采用适当的方法。

1. **上臂型损伤**　采用外展支架保护患肢，同时按摩患肢各肌群、被动活动患肢各关节，也可选用温热疗法、电疗法。在受累肌肉出现主动收缩时，应根据肌力选用助力运动、主动运动及抗阻运动，必要时可手术治疗。

2. **前臂型损伤**　使用支具使腕关节保持在功能位，协助患者做患侧腕关节及掌指、指间关节被动运动。

3. **全臂型损伤**　协助患者做患肢各关节的被动运动，如患肢功能不能恢复，应训练健肢的代偿功能。

（五）桡神经损伤

在臂丛的各周围神经中，桡神经最易遭受外伤。不同的受损部位，会产生不同临床表现的桡神经麻痹。高位的损伤，产生完全的桡神经麻痹，上肢各伸肌皆瘫痪；肱三头肌以下损伤时，伸肘力量尚保存；肱桡肌以下损伤时，部分旋后能力保留；前臂区损伤时，各伸指肌瘫痪；腕骨区损伤时，只出现手背区感觉障碍。桡神经损伤后，因伸腕、伸指肌瘫痪而出现"垂腕"，指关节屈曲及拇指不能外展，可使用支具使腕背伸30°、指关节伸展、拇外展、以避免肌腱收缩并进行受累关节的被动运动，避免关节强直。

（六）正中神经损伤

在上臂部正中神经受损时，可出现"猿手"畸形，拇指不能对掌、桡侧三个半指感觉障碍。损伤平面位于腕关节时，出现拇指不能对掌，大鱼际肌萎缩及桡侧三个半指感觉障碍。康复治疗时，视病情不同选择被动运动、主动运动及其他理疗方法。为矫正"猿手"畸形，防治肌腱挛缩，可运用支具使受累关节处于功能位。

（七）尺神经损伤

为防止小指、环指和掌指关节过伸畸形，可使用关节折曲板，使掌指关节屈曲至45°，也可佩戴弹簧手夹板，使蚓状肌处于良好位置，屈曲的手指处于伸展状态。

（八）坐骨神经损伤

康复护理时，可配用支具（如足托）或矫形鞋，以防止膝、踝关节挛缩，及足内、外翻畸形。

（九）腓总神经损伤

腓总神经损伤在下肢神经损伤中最多见。损伤后常表现为足与足趾不能背伸、足不能外展、足下垂、马蹄内翻足、足趾下垂、行走时呈"跨越步态"小腿前外侧及足背感觉障碍。康复时，可用足托或穿矫形鞋使踝保持90°位。如为神经断裂，应尽早手术缝合。对不能恢复者，可行足三关节融合术及肌腱移植术。

六、康复护理指导

1. **患者的再教育** ①首先必须让患者认识到仅依靠医生和治疗师，不能使受伤的肢体功能完全恢复，患者应积极主动地参与治疗；②早期在病情允许的情况下，进行肢体活动，以预防水肿、挛缩等并发症；③周围神经病损患者常有感觉丧失，因此失去了疼痛的保护机制，无感觉区容易被灼伤或撞伤，导致伤口愈合困难；④必须教育患者不要用无感觉的部位去接触危险的物体，如运转中的机器、搬运重物；⑤烧饭、吸烟时易被烫伤；⑥有感觉缺失的手要戴手套保护；⑦若坐骨神经或腓总神经损伤，应保护足底，特别是穿鞋时，防止足的磨损；⑧无感觉区易发生压迫溃疡，夹板或石膏固定时应注意皮肤是否发红或破损，若出现石膏、夹板的松脱、碎裂，应立即去就诊。

2. **恢复期训练指导原则** ①在运动功能恢复期，不使用代偿性训练，运动功能无法恢复时，再应用代偿功能，注意不能造成肢体畸形；②伴有感觉障碍时要防止皮肤损害，禁忌做过伸运动；③如果挛缩的肌肉和短缩的韧带有固定关节的作用，应保持原状；④作业训练应适度，不可过分疲劳。

3. **日常生活的康复指导内容** ①指导患者学会日常生活活动技能，肢体功能障碍较重者，应指导患者改变生活方式，如单手穿衣、进食等；②注意保护患肢，接触热水壶、热锅时，应戴手套，防止烫伤；③外出或日常活动时，应避免与他人碰撞肢体，必要时佩戴支具保持患肢功能位；④指导并鼓励患者在工作、生活中尽可能多用患肢，将康复训练贯穿于日常生活中，促进功能早日恢复。

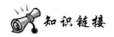
知识链接

痛性周围神经病的诊断和治疗共识

痛性周围神经病的治疗包括病因治疗和对症治疗。病因治疗应根据原发病进行相应的治疗,如糖尿病周围神经病应注意控制血糖,对酒精性周围神经病应戒酒,并补充B族维生素,对免疫相关的周围神经病应进行免疫抑制治疗等。

1. 饮食和生活方式的指导

戒酒、补充维生素等。

2. 药物治疗

应遵循个体化原则,疗效因人而异,疼痛只能部分得到缓解。医患应达成共识,以寻求有效的治疗及可忍受的不良反应。目前疼痛药物的疗程根据专家经验而来。一般可在疼痛稳定控制并有效治疗原发病后,每6个月评估患者疼痛基线,并酌情停止治疗或减量,部分患者需维持原来剂量。

(1) 单药治疗:从最小剂量开始,每3~7天逐渐增加1个剂量单位,逐渐增加剂量到获得满意疗效,判断的指标为:①疼痛显著缓解(缓解>50%);②可以忍受的不良反应(根据患者的判断而非医生的判断);③患者的活动和社会功能改善。

(2) 联合用药:当单药控制欠佳,增加剂量又出现无法耐受的不良反应时,可考虑换药或联合用药,并选用不同作用机制的药物。在换药或联合用药前应至少应达到4~6周的足量治疗时间。药物或非药物治疗都可作为备选。

(3) 药物选择:目前关于痛性周围神经病的治疗临床试验均基于糖尿病痛性周围神经病。常用的药物有:①抗惊厥剂:加巴喷丁、普瑞巴林、卡马西平、奥卡西平、丙戊酸钠、拉莫三嗪、托吡酯;②抗抑郁剂:三环类抗抑郁剂(阿米替林)、5-羟色胺和去甲肾上腺素再摄取抑制剂(度洛西汀和文拉法辛);③鸦片类镇静剂:盐酸曲马多、羟考酮、吗啡;④局部用药:局部辣椒素、局部利多卡因。对不同的痛性周围神经病的药物治疗参考欧洲神经病学会的推荐。

3. 其他治疗

(1) 物理疗法:温热疗法、寒冷疗法、水疗、光疗等。

(2) 经皮神经电刺激、脊髓刺激。

(3) 介入疗法:神经阻滞,微创治疗包括针刀疗法、射频疗法、脊髓电刺激、硬膜外腔镜等。

(4) 外科治疗:痛觉传导通路破坏术、痛觉抑制系统的刺激疗法、微血管减压术、伽马刀。

(5) 心理治疗:生物反馈和行为治疗。

(6) 中医中药和针灸疗法。

(吴 珍 饶静云)

第八章 肌肉骨关节疾病的康复护理

第一节 颈椎病的康复护理

> **学习目标**
> 1. 能叙述颈椎病的概念、颈椎的解剖生理特点，颈椎病的临床分型以及治疗要点。
> 2. 能在老师的指导下给患者制订急性期、恢复期的康复护理措施。
> 3. 能在老师的指导下独立给患者进行颈椎病主要功能障碍评估。

一、疾病概述

（一）相关概念

颈椎病是由于颈椎间盘退行性变及其继发病理改变累及周围组织结构（神经根、脊髓、椎动脉、交感神经等），出现一系列功能障碍的临床综合征。随着年龄增长加之不良的睡姿及工作姿势等因素，可逐渐出现椎间盘退变而导致颈椎病。我国颈椎病患病率为3.8%~17.5%，且呈明显的年轻化趋势。

（二）解剖生理

颈椎有7个椎体和6个椎间盘。第1~2颈椎构成寰枢关节，头的屈伸动作主要在寰枕关节，旋转主要在寰枢关节，颈部屈伸主要发生在下颈段。颈椎在脊柱骨中体积最小，运动最大，因而容易退变。

颈椎有横突孔，椎动脉通过C_6~C_1横突孔进入颅底，当颈椎不稳定或椎体侧方骨质增生时，可刺激椎动脉使其痉挛导致椎－基底动脉供血不足。颈椎体上缘侧后方有脊状突起称为钩突，与上一椎体下缘侧后方的斜坡构成钩椎关节，这一结构为颈椎特有。钩椎关节退行性变而增生时，可刺激后方的椎动脉或压迫后方的神经根。

颈椎之间的连接：①椎体间由椎间盘、两侧钩椎关节和两侧关节突关节相连。②椎间盘由软骨终板、髓核及纤维环构成，承受纵向压力的能力较强，但易于受反复的扭转应力而撕裂；由于软骨终板及髓核无血管、神经结构，故椎间盘损伤后难以自行修复。③颈段后纵韧带较宽且中部厚而坚实，颈椎间盘正后方突出者较少，但颈部后纵韧带较胸、腰段退变钙化多，可导致椎管前后径狭窄，脊髓受压；项韧带特别坚强，由颈部棘上韧带形成，能对抗颈椎前屈，项韧带退变钙化是颈痛的原因之一。

与颈部脊柱有关的神经结构较复杂，病变后临床表现呈多样化：①下颈段脊髓生理性膨大使椎管变得相对狭窄。②C_{1-4} 神经的前支组成颈丛，支配颈部肌肉、膈肌，及颈、枕、面部感觉。C_2 后支发出的枕大神经受到刺激时可出现枕下肌痛及同侧头皮感觉异常。③$C_5 \sim T_1$ 脊神经前支组成臂丛，其分支支配肩胛、肩、胸肌及上肢肌肉及皮肤。脊神经的皮肤主要支配分布区：上肢外侧为 C_5 支配区；拇指为 C_6 支配区；示、中指为 C_7 支配区；前臂内侧、环指、小指为 C_8 支配区；上臂内侧为 T_1 支配区。熟悉颈神经支配范围有助于判断颈肩痛时受损害神经的节段和部位。④颈交感神经支配范围极广，可随颈外动脉支配面部汗腺及血管；通过颈内动脉支配脑干、小脑、大脑颞叶、枕叶和内耳血管；颈部三个神经节共同发出节后纤维形成心脏支，以控制心率。故颈部交感神经受到刺激可表现出多器官、多系统症状和体征。

（三）分型

依据颈椎间盘退变累及脊髓、神经、血管等产生的病理，颈椎病有以下临床主要分型。

1. 神经根型 占颈椎病的 50%~60%。主要表现为颈部活动受限，颈、肩部疼痛并向患手前臂或手指放射，棘突、棘突旁或沿肩胛骨内缘有压痛点。

2. 脊髓型 占颈椎病的 10%~15%，主要表现为颈肩痛伴有四肢麻木、肌力减退或步态异常，严重者出现四肢瘫。一般缓慢起病后逐渐加重或时轻时重。检查可见患者颈部活动受限不明显，肢体远端常有不规则的感觉障碍、肌张力增高、腱反射亢进和病理反射。

3. 交感型 主要表现为头晕、头痛、头沉重感、偏头痛、眼花、耳鸣、心律失常、肢体或面部区域性麻木、出汗异常等一系列交感神经症状。患者主观症状多，客观体征少。

4. 椎动脉型 主要表现为转头时突发眩晕、天旋地转、恶心、呕吐，四肢无力、共济失调、甚至猝倒，但意识清醒。卧床休息数小时，多至数日症状可消失。症状严重者，或病程长久者，可出现脑干供血不足、进食呛咳、咽部异物感、说话吐字不清以及一过性耳聋、失明等症状。

（四）治疗要点

颈椎病治疗的基本原则应遵循先非手术治疗，待无效后再手术治疗这一原则。康复治疗方法包括：卧床休息、颈椎牵引、物理治疗（高频电疗、低频电疗、直流电及超声波、磁疗、红外线疗法等）、手法治疗（包括中医或西方手法，即推拿或关节松动术等）、针灸、药物疗法、运动疗法（牵伸运动、颈部肌力训练）。各型治疗要点如下。

1. 神经根型颈椎病 首选颈椎牵引，高频电疗疗效肯定，常用的方法是超短波及微波，手法治疗技术要求较高。恢复期可进行颈部悬吊训练，有效增加颈部肌力，特别是颈部局部稳定肌，是增加颈椎稳定性的有效方法。

2. 脊髓型颈椎病 电疗、磁疗、针灸、运动训练及二便功能训练等。颈椎牵引要慎重，避免颈椎动力学改变而加重病情。

3. 椎动脉型 牵引及颈部高频电疗效果良好，头晕严重的患者先给予扩张血管药物以缓解症状。急性期不宜牵引，以免因脑供血不足而加重症状。

4. 交感型颈椎病 可选择针灸、物理治疗等。可选择性使用颈段硬膜外腔封闭疗法，阻断感觉神经及交感神经在椎管内的刺激。手法治疗时注意避免交感神经受刺激而加重症状。

二、康复护理评估

（一）病史评估

患者一般资料、既往史、现病史（如发病的原因、症状和体征、病情的进展）；询问患者日常生活习惯，如工作性质、睡眠姿势、体育锻炼方式等。

（二）主要功能障碍评估

1. 身体功能评估 评估颈椎的活动范围、四肢肌力、感觉、疼痛、平衡及协调能力、ADL。颈椎活动范围评估包括前屈、后伸、侧屈、旋转及患者对这种变化的反应。四肢肌力评估采用Lovett肌力6级分级法；感觉功能评估主要通过神经系统查体来进行判断，包括浅感觉、深感觉和复合觉；疼痛与压痛点的评估采用VAS评分法；人体平衡可以分为静态平衡和动态平衡，可采用简易三级平衡测定法；协调能力包括人体完成平稳运动，按照一定的方向和节奏，采取适当的力量和速度，达到准确和控制良好运动能力的目标；ADL评估采用改良Barthel指数评分。

2. 各型颈椎病主要功能障碍 神经根型患者为上肢与手的麻木、无力，患肢上举、外展和后伸活动受限，严重者可影响ADL；脊髓型患者为四肢麻木、肌力减弱或步态异常，ADL受限，严重者可能截瘫、二便异常；交感型患者主要为情绪不稳定、焦虑、恐惧等心理表现，可影响ADL；椎动脉型影响生活，头晕严重者影响ADL。

3. 功能障碍专项评估

（1）颈部功能不良指数（neck disability index，NDI）：NDI是对颈椎患者功能水平的评测，具体测评项目为疼痛程度、自理情况、提重物、阅读、头痛、注意力、工作、驾车、睡眠和娱乐共10个项目，总分为0~50分，分数越高，功能越差。34分以上为功能完全丧失。它具有良好的重测信度，与VAS疼痛评分有高度相关性。

（2）日本骨科学会（Japanese orthopaedic association scores，JOA）：JOA对脊髓型

颈椎病的 17 分评定法（表 8-1-1）。

表 8-1-1　JOA 对脊髓型颈椎病的 17 分评定法

Ⅰ.上肢运动功能	1 分：轻微感觉丧失
0 分：不能用筷子或勺子吃饭	2 分：正常
1 分：能用勺子但不能用筷子吃饭	B.下肢（0~2 分，同上肢）
2 分：能不完全地用筷子吃饭	C.躯干（0~2 分，同上肢）
3 分：能用筷子吃饭，但缓慢	Ⅳ.膀胱功能
4 分：正常	0 分：完全性尿潴留
Ⅱ.下肢运动功能	1 分：严重排尿困难
0 分：不能行走	（1）膀胱排空不充分
1 分：走平地需要用拐杖或搀扶	（2）排尿费力
2 分：仅上、下楼梯时需要拐杖或搀扶	（3）排尿淋漓不尽
3 分：能不扶拐杖行走，但缓慢	2 分：轻度排尿障碍
4 分：正常	（1）尿频
Ⅲ.感觉	（2）排尿踌躇
A.上肢	3 分：正常
0 分：明显感觉丧失	

（三）辅助检查评估

1. **X 线片检查**　可显示颈椎生理前凸消失，椎间隙和椎间孔狭窄，椎体前、后缘骨质增生，钩椎关节、关节突关节增生。

2. **CT 检查**　可示椎间盘突出，颈椎管矢状径变小，黄韧带骨化，硬膜间隙脂肪消失，脊神经、脊髓受压。神经根型颈椎病一般首选 CT 检查。

3. **MRI 检查**　可示椎间盘突出、硬膜囊受压及椎管狭窄等。T_1 像示椎间盘向椎管内突入等。T_2 像示硬膜囊间隙消失，椎间盘呈低信号，脊髓受压或脊髓内出现高信号区。

（四）心理 – 社会评估

患者对该病的认识、心理状态，有无焦虑、抑郁等心理障碍；患者对康复的需求。家庭及社会对患者的支持程度。

三、康复护理原则及目标

（一）康复护理原则

提高患者对疾病的认识及康复治疗的重要性，增强治疗信心，掌握康复训练技巧，循序渐进，持之以恒。

（二）康复护理目标

1. **短期目标** 患者疼痛解除，颈部关节活动度改善，ADL提高，焦虑与抑郁情绪改善。

2. **长期目标** 患者在生活和工作中保持正确的姿势，掌握自我运动疗法及注意事项，预防疾病的复发。

四、康复护理措施

（一）急性期

1. **卧床休息** 可减轻颈椎负荷，有利于椎间关节的炎症消退，缓解疼痛。①仰卧位将枕头放置于颈后，使头部保持略后仰姿势；②侧卧位将枕头调到与肩同高水平，以维持颈椎的生理屈度，使颈部和肩胛带的肌肉放松，解除颈肌痉挛。同时指导患者床上进行踝泵运动等四肢主被动活动。

2. **颈部制动** 围领和颈托能够限制颈椎的活动，维持生理和结构上的稳定，减轻由于刺激神经和血管所引发的疼痛和痉挛。因颈部制动会使肌肉萎缩，并导致颈部肌无力和关节僵硬，故仅在颈椎病急性发作时和术后患者颈椎需要制动、固定时使用，使用时需注意颈领的高度是否合适，以保持颈椎处于中立位为宜，同时配合颈肌等长收缩训练。常用的有软围领、费城围领等，其中充气型颈托，除固定颈椎外，还有一定撑开牵张颈部的作用（图8-1-1）。

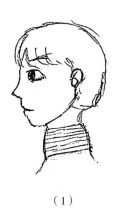 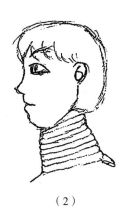

（1）　　　　　　　　　（2）

图8-1-1　充气型颈托
（1）充气前；（2）充气后

3. **颈椎牵引** 通过对颈椎牵伸的生物力学效应，解除颈部肌肉痉挛使肌肉放松，增大椎间隙和椎间孔，有利于椎间盘的回纳，解除神经根的刺激和压迫，伸张被扭曲的椎动脉，整复滑膜嵌顿及小关节错位，减轻炎症反应和疼痛。牵引时必须掌握好牵引角度、牵引时间和牵引重量三个要素，以达到牵引的最佳效果。常用颌枕带坐位牵引（图8-1-2），患者颈部自躯干纵轴向前倾10°~30°，避免过伸。年老体弱、颈椎不稳、脊髓型的患者要慎用。

椎动脉型患者前倾角度宜较小。常用的牵引重量可用自身体重的10%~20%，一般用6~7kg。每次牵引持续时间为20~30min。一般每日牵引1~2次，10~15d为一疗程。仰卧位牵引适合于坐位牵引疗效不显著、症状较重或体弱不耐久坐的患者。牵引时应防止颌枕带下滑压迫气管引起窒息，注意患者的舒适度，并要观察其面色、神态、呼吸、脉搏，以免发生意外。患者还可选择手法牵引，因为治疗师可以立即得知患者的感觉及反馈，以达到个性化治疗。

4. **心理护理** 首先安慰患者，耐心倾听其诉说，同时讲解颈椎病的相关知识、治疗效果及预后，指导患者正确地防护颈椎；其次指导患者应用松弛疗法如按摩、听音乐等放松心情，与患者建立良好的关系，使其积极治疗并掌握科学的手段防治疾病。

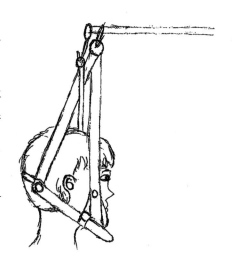

图8-1-2 坐位颌枕带牵引法

（二）恢复期

1. **颈肌等长收缩训练** 等长收缩可维持恢复颈部肌肉力量，这种训练对于佩戴支具或颈围的患者是非常重要的。以手掌的压力为手法阻力分别与头的一侧对抗5s，间隙5s，重复6次，每天2~3组，运动负荷以不增加患者颈部疼痛为标准。

2. **颈椎主动活动训练** 颈部活动度主要是增加关节活动度及牵伸颈部肌肉。方法：在坐位下行颈部前屈、后伸、左右侧屈、旋转等动作，注意动作缓慢、适度，常与康复训练中的徒手体操同时进行。

3. **运动治疗** 可增强颈肩背肌的肌力，使颈椎稳定，改善椎间各关节功能，增加颈椎活动范围。

（1）指导患者徒手医疗体操：①左顾右盼：两脚分开与肩同宽，两臂自然下垂，头颈慢慢向一侧转动，直至看到肩部，保持3~5s，还原再转向对侧，重复5~10次，要求动作缓慢，幅度要大，使肌肉、韧带等组织受到充分牵拉，自觉肩部酸胀感。②健侧牵伸：姿势同前，头颈向健侧缓慢侧屈，同时患侧手臂伸直用力下压，保持3~5s，这时患肢可能感到轻松或感到手臂部有发麻感，重复5~10次，如果是双手臂麻痛的患者，则不做。③夹脊牵颈：两脚分开与肩同宽，双臂叉腰，两臂用力向后，尽量使两肩胛骨靠近脊柱，同时挺胸、头稍低，后颈上拔静止用力，保持10s，然后还原，重复10余次，要求做到肩胛部出现酸痛，颈项部感到舒适。④抗阻后伸：双手托住颈枕部，用力向前向上提拔，同时头颈用力对抗双手，阻力向后靠，静止对抗3~5s，还原重复10次，要求做到颈项部感到发热、酸胀。⑤颈项环绕：两脚分开与肩同宽，双手叉腰，头颈放松，呼吸自然，缓慢转动颈部，幅度要大，顺时针、逆时针旋颈交替进行，重复10次。

（2）使用弹力带进行颈部力量、稳定性训练：①颈部周围稳定肌群训练，颈部和躯干处于中立位，利用弹力带在各个方向给头部施加阻力，颈部保持不动对抗弹力带的干扰，维持5~10s。②颈背部力量训练，颈部和躯干处于中立位，双手握弹力带保持一定张力，双臂向上举过头顶，此时将双肘向下拉，使双臂与地面平行，弹力带置于头后，维持30s，缓慢回到起始位。③颈肩部力量训练，颈部和躯干处于中立位，双手握弹力带，首先夹紧上臂并展开双手，随后张开双臂至最大范围，维持30s，缓慢回到中立位。注意运动的量和强度，运动时间每次30~40min，以舒适为宜。

4. **合适的睡枕**　符合人体颈椎生理弯曲，具有科学的高度和舒适的硬度，枕芯透气性好。枕头应承托颈椎全段，仰卧位时枕中央在受压状态下高度8~15cm，而枕两端应比中央高出约10cm。太软或太硬的枕头都不能承托颈部，一般以乳胶或木棉花枕头最为合适。

5. **良好的睡姿**　理想的睡眠姿势应使头部保持自然仰伸位，胸部及腰部保持曲度，双髋及双膝略呈屈曲状，如此可使全身肌肉、韧带及关节获得最大幅度的放松和休息。良好的睡姿以仰卧位为主，侧卧为辅，左右交替，侧卧时左右膝关节微屈对置，保持头与颈在一个水平上，以利于颈部肌肉放松。俯卧、半俯卧、半仰卧或上下身体扭转而睡，都属不良睡姿，应予纠正。

6. **正确的坐姿**　保持自然端坐，双脚自然平放于地面，椅子高度要适中，背椅应有承托，髋、膝、踝应呈90°，合理调整头与工作面或计算机高度与倾斜度；避免长时间跷二郎腿；不要斜依在床上看书，不宜长期仰头工作；工作中每隔1~2h应有目的地让头部向左右转动数次，转动时应轻柔缓慢，以达到该方向的最大运动范围为准。或行夹肩运动，两肩慢慢紧缩3~5s，而后双肩向上坚持3~5s，重复6~8次；注意颈部保暖，室温不宜太低，避免空调风对着颈部及后背吹。

五、出院康复指导

日常生活中要防止突然回头或颈部用力过猛，坐车时不要打瞌睡，以防急刹车时损伤颈椎，乘坐高速汽车戴颈围是很有必要的。注意颈部保暖，防止冷风直接侵袭，尤其是睡眠时应避免因冷刺激而发生的落枕。颈肩部软组织慢性劳损是发生颈椎病的病理基础，应及早彻底治疗颈部软组织劳损，防止发展为颈椎病。医疗体操应有医生确定动作的姿势和运动量，要坚持长期做操，以保证疗效。

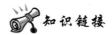

颈椎病术后早期康复功能训练参考方案

颈椎病术后早期、积极的康复训练可避免长时间的颈部制动导致颈部僵硬及疼痛感，提高疗效。患者全身麻醉清醒后即开始进行双上肢的主、被动握拳、伸掌训练和双下肢的屈髋、屈膝、踝关节功能训练，以保证负重与行走功能。

如患者肌力允许，术后第 1 天即可下床活动。先练习站立，然后在护士陪同下扶助行器行走；如因并发症或下肢力量差，则在床上进行四肢的主、被动活动，主要进行双下肢直腿抬高运动，以增强髂腰肌、股四头肌力量。

术后第 3 天开始颈部肌肉及灵活性训练。方法：①将双手放在前额部，颈部向前用力、双手向后用力与头部对抗，进行肌肉等长收缩训练；②双手十指交叉置于脑后，颈部向后用力、双手向前用力对抗；③左手掌放在左颞部，呼气时头部向左用力、左手向右用力与之对抗，然后换右侧；④进行颈椎前屈、后伸、侧屈功能训练，4 周内不进行颈部旋转训练。做各种对抗动作时坚持 5s，所有动作重复 5 次为一组，每日 3 组。进行此项训练结合患者临床实际症状，2 周内训练力量及活动度数不宜太大。

出院后继续以增加四肢及颈部肌肉力量、颈椎灵活性的训练为主。

（邓文清）

第二节 腰椎间盘突出症的康复护理

学习目标

1. 能够描述腰椎间盘突出症的概念。
2. 能够列举腰椎间盘突出症的治疗方法。
3. 能够列举腰椎间盘突出症主要功能障碍评估方法。
4. 能够演示常用肌力训练方法。
5. 能够阐述腰椎间盘突出症的康复护理和出院康复指导。

一、概述

（一）相关概念

腰椎间盘突出症（lumbar disc herniation，LDH）是指腰椎的纤维环破裂和髓核组织突出压迫和刺激相应水平的一侧和双侧坐骨神经所引起的一系列症状和体征。在腰椎间盘突出症的患者中，L_{4-5}、L_5~S_1 突出占 90% 以上，单侧多见，好发于 20~50 岁，男性多于女性，可能有外伤史。随着年龄的增加，椎间盘退行性变，髓核的退变主要表现为含水量的降低，并可因失水引起椎节失稳、松动等小范围的病理改变；纤维环的退变主要表现为坚韧程度的降低。纤维环失去弹性，发生腰椎间盘突出症的危险性增加。诱发因素有腹压增加、不良姿势、职业劳损、受寒、肥胖等，可致椎间隙压力增高，引起髓核突出。

（二）解剖生理

椎间盘主要由中心髓核和外部纤维软骨层构成，髓核主要由胶质基质组成，内含大量水分，坚韧而富有弹性，承受压力时被压缩，解除压力时复原，具有缓解震荡的作用，也可增加脊柱的运动幅度。纤维环主要由纤维软骨束构成内环部分，腰部纤维环前厚后薄，髓核易向后外侧脱出。随年龄增长，椎间盘退行性变，髓核蛋白多糖降解，聚合水减少，其抵抗压力的能力降低；纤维环胶原成分改变使其抵抗张力的能力减弱。二者共同作用使椎间盘降低或丧失吸收负荷、分散应力的力学功能，导致纤维环出现裂隙、断裂甚至破裂等一系列变化，最终导致髓核突出，压迫刺激脊髓、神经根，产生腰腿痛症状。由于这一病理变化导致椎间盘弹性和抗压力的能力下降。轻度、反复的挤压损伤使纤维环出现不同程度的撕裂，形成薄弱处，最终髓核从薄弱处突出。髓核的退变主要表现为含水量的降低，并可因失水引起椎节失稳、松动等小范围的病理改变；纤维环的退变主要表现为坚韧程度的降低。

根据病理分型，将腰椎间盘突出症分为退变型、膨出型、突出型、脱出后纵韧带下型、脱出后纵韧带后型和游离型。前三型为未破裂型，占73%；后三型为破裂型，约占27%。前四型非手术治疗可取得满意疗效，后两型应以手术治疗为主。根据突出物与椎管的关系可分为中央型、后外侧型、椎间孔内型（外侧型）、椎间孔外型（极外侧型）。前两型多见，占85%左右；后两型少见，多发生于$L_{3\sim4}$和$L_{4\sim5}$。

（三）治疗方法

根据临床分型和症状的严重程度，分为非手术治疗和手术治疗。

1. 非手术治疗

（1）适当卧床休息：腰椎间盘突出症的患者卧床休息可使疼痛症状明显缓解或逐步消失。卧床一般不超过1周，以免发生肌肉失用性萎缩和骨质疏松。下床活动时应佩戴腰围保护，增加腰部的稳定性。起床时用手臂支撑帮助起身，尽量避免弯腰，日常活动的量要循序渐进，在不加重腰腿痛症状的情况下，直至逐渐恢复正常活动。3个月内不做弯腰持物动作。

（2）药物：止痛药物缓解疼痛症状，肌肉松弛剂降低肌紧张和痉挛，营养神经的药物可改善神经根受压引起的麻木；一些外用的止痛擦剂或外用膏药对减轻因肌肉筋膜炎和肌肉劳损所引起的疼痛也有良好的效果；还可进行皮质激素硬膜外腔注射，将药物注射到硬膜外腔，阻断疼痛传导通路，改善血液循环，抗炎。

（3）腰椎牵引：急性期腰痛和患肢疼痛减轻后可行牵引治疗。

（4）物理因子治疗：常用的物理因子治疗有直流电药物离子导入、电脑中频、超短波、红外线、石蜡等疗法。

（5）手法治疗：中医推拿可改变突出物与神经根的位置，使神经根松解粘连，消炎止痛，缓解肌肉紧张。国外物理治疗师常用Mckenzie脊柱力学治疗法和Maitland脊柱关节松动术，其治疗作用主要是矫正姿势，恢复脊柱的力学平衡，缓解疼痛。

2. 手术治疗 保守治疗无效，可选微创疗法，椎间盘内热疗、经皮穿刺胶原酶髓核溶解术、臭氧髓核消融术、椎间盘射频消融术等。不适宜微创治疗，有明确手术指征的患者宜采取手术疗法，包括椎间盘切除术、人工椎间盘置换术、人工髓核置换术、脊柱融合术等。

二、康复护理评估

（一）病史评估

了解患者的职业、活动习惯、有无受伤史；发病的诱因、各项检查结果，既往的治疗经过及疗效；排除结核病史；了解有无其他部位的肿瘤；有无高血压、心脏病、糖尿病等病史。

（二）主要功能障碍评估

1. 疼痛 评估疼痛的部位、性质、持续的时间、是否与活动及体位有关。如评估病变部位棘突、棘突间隙及棘旁是否有压痛，周围软组织有无压痛，直腿抬高有无疼痛，腰椎过伸、过屈时有无疼痛。

2. 感觉功能障碍 检查痛觉和触觉，两侧对比并记录感觉障碍的类型与范围。神经系统检查：L_{3-4}椎间盘突出（L_4神经根受压）时，可有膝反射减退或消失，小腿内侧感觉减退。L_{4-5}椎间盘突出（L_5神经根）引起背部至大腿后部、小腿的前外侧、足中间和跨趾放射性疼痛和麻木。L_5~S_1椎间盘突出（S_1神经根）出现大腿和小腿后侧、足后外侧及足趾外侧的疼痛和麻木。椎间盘压迫本体感觉和触觉纤维可引起下肢麻木感。有少数患者因腰部交感神经根受到刺激，自觉下肢发凉、无汗或出现下肢水肿。中央型巨大椎间盘突出时出现鞍区麻木、排便和排尿困难。

3. 运动功能障碍 腰椎间盘突出症较重者，常伴有患侧下肢的肌肉萎缩，以跨趾背伸肌肌力减弱多见。腰部活动受限，尤以前屈受限明显。

（1）关节活动范围（range of motion，ROM）：采用量角器测量腰椎前屈、后伸、侧屈和旋转的活动范围，以腰椎前屈活动度的测量最为重要。

（2）肌力和耐力评定：肌力评定是对神经、肌肉功能状态的一种检查方法，能够评定神经、肌肉损害程度和范围。腰椎间盘突出症可伴有局部肌肉力量和耐力的减弱。护士检查下肢肌力时可应用徒手肌力检查Lovett 6级分级法。

（3）腰椎功能的量表评定：可采用日本骨科协会下腰痛评价表（表8-2-1）、Oswestry功能障碍指数、Roland-Morris功能障碍调查表等评定腰痛及改善情况。

4. ADL障碍 患者由于疼痛，运动功能、感觉功能障碍的存在，可导致ADL下降，如

表 8-2-1 日本骨科协会下腰痛评价表

项目	评 分		
1. 主观症状（9分）			
（1）下腰痛（3分）			
无	3		
偶有轻痛	2		
频发静止痛或偶发严重疼痛	1		
频发或持续性严重疼痛	0		
（2）腿痛或麻木（3分）			
无	3		
偶有轻度腿痛	2		
频发轻度腿痛或偶有重度腿痛	1		
频发或持续重度腿痛	0		
（3）步行能力（3分）			
正常	3		
能步行500m以上，可有痛、麻、肌弱	2		
步行<500m，有痛、麻、肌弱	1		
步行<100m，有痛、麻、肌弱	0		
2. 体征（6分）			
（1）直腿抬高（包括加强试验）（2分）			
正常	2		
30°~70°	1		
<30°	0		
（2）感觉障碍（2分）			
无	2		
轻度	1		
明显	0		
（3）运动障碍（MMT）（2分）			
正常（5级）	2		
稍弱（4级）	1		
明显弱（0~3级）	0		
3. ADL受限（14分）	重	轻	无
卧位翻身	0	1	2
站立	0	1	2
洗漱	0	1	2
身体前倾	0	1	2
坐（1h）	0	1	2
举物、持物	0	1	2
4. 膀胱功能（-6分）			
正常	0		
轻度失控	-3		
严重失控	-6		

注：①满分29分。<10分，差；10~15分，中度；16~24分，良好；25~29分，优。②治疗改善率 =（治疗后评分 - 治疗前评分）÷（满分 - 治疗前评分）×100%；≥75%，优；50%~74%，良；25%~49%，中；0~24%，差

步行、大小便、个人卫生以及家居独立、工作独立等障碍。常采用 Barthel 指数评定法或功能独立性评估。

5. **生存质量评定** 20% 的患者日常生活活动明显受限，其中 5% 的患者日常生活活动严重受限，不规律的反复发作的疼痛影响了患者的生活质量。可采用简明调查问卷-36（SF-36）评定患者的生存质量。

（三）辅助检查评估

1. **腰椎 X 线平片** 常有脊柱侧弯，能排除腰椎的各种感染、骨肿瘤、强直性脊柱炎、椎弓崩裂及脊椎滑脱等许多亦能引起腰腿痛的其他疾病。

2. **CT 检查** 可显示椎间盘突出的部位、大小、形态，椎管形态、椎体后缘骨刺、后纵韧带骨化、黄韧带增厚等。

3. **MRI** 可显示骨、椎间盘、脊髓、软组织影像，椎管内脊髓可以显示得更清楚，可见脊髓是否受压、是否变细、有无空洞或肿瘤等。

4. **肌电图** 肌电图和神经传导检查可以协助确定神经损伤的范围和程度。

（四）心理社会评估

1. **心理评估** 采用 Hamilton 焦虑量表、焦虑自评量表、贝克抑郁问卷、Hamilton 抑郁量表、抑郁自评量表评估患者有无抑郁症、焦虑等心理障碍，通过社会支持量表评估社会支持系统，充分了解患者的精神心理状态和需求。

2. **社会活动参与能力评估** 采用社会活动参与量表，对于患者的理解与交流、身体移动、生活自理、与人相处、生活活动、社会参与 6 个方面进行"无、轻、中、重、极重"的评估。

三、康复护理原则及目标

（一）康复护理原则

急性发作期卧床休息，症状改善后尽可能下床做简单的日常生活活动功能训练，运动方式因人而异，循序渐进，恢复脊柱的协调性与稳定性。

（二）康复护理目标

1. **近期目标** 缓解疼痛，降低肌肉痉挛，改善关节活动度，提高肌力。矫正姿势，改善功能，生活基本自理；患者获得腰椎间盘突出症的预防及功能锻炼的知识，患者无明显的并发症。

2. **长期目标** 长期坚持功能训练，防止复发。

四、康复护理措施

(一)急性期

1. **休息与制动** 腰椎间盘突出症疼痛急性期,应提供一个安静舒适的休息环境,让患者卧床休息,有利于减少椎间盘承受的压力,缓解腰肌痉挛,减轻疼痛,有利于突出的髓核回纳,促进损伤组织的修复和愈合。最好使用硬板床,并在木板上铺厚度适当、软硬适宜的褥子或也可选用设计合理、弹性适中的脊椎保健床垫。仰卧时,在双下肢下面垫一高度舒适的软枕,使双髋及双膝微屈,全身肌肉放松,减轻疼痛,侧卧时,使腰椎在同一水平线上,腰后可垫枕头,下肢保持稍屈髋、屈膝。同时要保证充足的卧床时间,使腰部肌肉得到最大限度的放松,卧床不宜超过 1 周。正确的睡眠姿势要求尽量接近脊柱站立时的生理弯曲,卧床期间要注意勤翻身,预防压疮。

2. **活动指导** 卧床期间患者可进行一些床上活动,如四肢关节的活动,直腿抬高训练,预防失用性萎缩。循序渐进地进行蹬足运动、五点支撑法、三点支撑法、飞燕式的腰背肌训练,可使腰部肌肉更加发达有力,脊椎骨的活动度增加,韧带的弹性和伸展性增强,即使在担负较大力量时,也不容易发生撕裂扭伤现象。练习深呼吸,预防肺部感染。起床时先转变为侧卧位,用肘部或手掌支撑后下地,上床时,坐在床边,双手放在身后支撑,慢慢躺下。早期恢复身体活动和适度锻炼是有益的,但不要急速地弯腰、旋转或后仰,尽量完成基本的日常生活活动。

3. **佩戴腰围** 护士指导患者选择宽度合适的腰围,指导正确的佩戴方法。佩戴腰围可以限制腰椎的运动,特别是协助腰背肌限制一些不必要的前屈动作,减轻腰部肌群受力,以保证损伤组织可以局部充分休息。在佩戴期间可根据患者的身体和疼痛情况,做一定强度的腰腹部肌力训练。腰围不应该长期使用,以免造成腰背部肌力下降和关节活动度降低,从而引起肌肉失用性萎缩,对腰围产生依赖性。如果腰部疼痛缓解,需要长时间坐立、负重时应佩戴腰围。

4. **预防并发症** 常见的并发症主要有马尾神经损伤、骨质疏松症、便秘、扭伤复发。临床试验显示屈曲运动可引发症状恶化,非专业人员的按摩不仅不能缓解疼痛,甚至造成马尾神经损伤,如果脊髓受压迫,造成排便、排尿障碍,需按神经源性膀胱、直肠的护理常规处理。患者卧床时间短,适当活动可以减少肌肉萎缩和钙的流失。由于不能久坐及行走,活动量减少,害怕如厕,可出现便秘,护士教会患者每日顺时针按摩腹部,多饮水,进食含钙、纤维素丰富的食物,促进肠蠕动,养成定时排便的习惯,必要时使用润滑剂辅助。康复训练不要过量,保持低强度的温和训练,循序渐进,防止复发。

(二)亚急性期与慢性期

1. **肌力训练** 疼痛缓解后开始增强腰背肌及腹肌的练习,以恢复脊柱的稳定性。长期慢性疼痛患者常有腰背及腹肌萎缩，必须加强肌力训练，防止再发，强力的腰椎屈伸及扭转躯干可引起椎间盘压力大幅度增加，应予限制。在增加肌力的同时还要加强腰椎柔韧性训练，可以牵引挛缩粘连的组织，恢复腰椎活动度，训练强度以不引起明显疼痛为宜。

（1）屈膝挺腰训练：仰卧位，屈膝，用腰部及下肢力量将臀部用力抬起，上身与大腿呈一条直线，保持5~8s，重复3~5次（图8-2-1）。

（2）上身拉伸训练：俯卧位，胸前用枕头撑起，双臂弯曲在胸旁两侧，双臂同时伸直将上身抬起，下身要贴紧床，保持5~8s，重复练习（图8-2-2）。

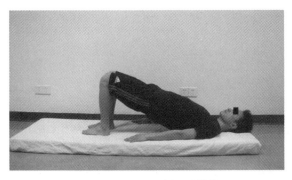

图8-2-1 屈膝挺腰训练

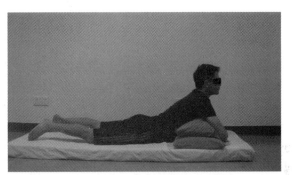

图8-2-2 上身拉伸训练

（3）四点跪姿：俯卧位，双手、双膝支撑身体，将一侧下肢与对侧上肢伸直抬离床面，保持身体平衡，保持5~8s，放松后对侧交替进行（图8-2-3）。

（4）俯卧抬腿训练：俯卧位，双上肢置于体侧，缓慢抬起一侧下肢，维持5~8s，放松后下肢交替练习（图8-2-4）。

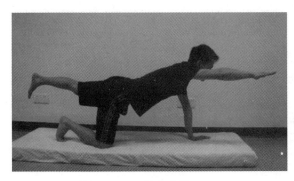

图8-2-3 四点跪姿

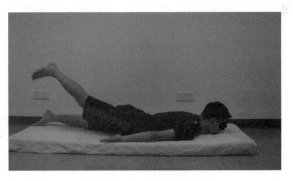

图8-2-4 俯卧抬腿训练

（5）猫式：跪位，双膝分开与肩同宽、双手掌支撑，使背部呈弓形弯曲向下，抬头，维持5~8s（图8-2-5）。

（6）仰卧前屈：仰卧位，双下肢屈髋屈膝，双手抱头，慢慢将肩部抬离床面，维持5~8s（图8-2-6）。

（7）五点支撑法：用头、双肘及双足跟为支撑点，使腰、臀部离床，腹部前凸如拱桥，维持5~10s，重复进行（图8-2-7）。

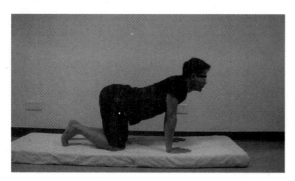

图 8-2-5　猫式

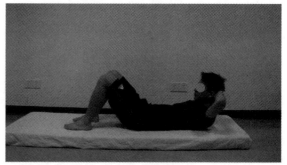

图 8-2-6　仰卧前屈

（8）三点支撑法：仰卧位，双臂放胸前，用头和双足跟支撑身体抬起腰背、臀部，维持5~10s，重复进行。腰椎间盘突出症患者做这两种动作锻炼比较困难，而且颈部容易受伤，不提倡使用（图8-2-8）。

（9）飞燕式：双臂后伸，头颈后仰，以腹部为支撑点，胸部和双腿同时抬起离床，如飞燕，维持5~10s，然后放松（图8-2-9）。年纪大的患者可采用改良飞燕式：俯卧位，双上肢置于身体两侧，缓慢抬高一侧下肢，然后交替抬高另一侧下肢；或者俯卧位，双臂后伸，腰部用力将肩部抬离床面（图8-2-10）。

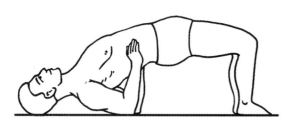

图 8-2-7　五点支撑法

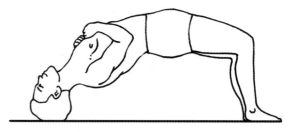

图 8-2-8　三点支撑法

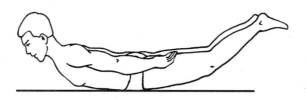

图 8-2-9　飞燕式

（10）后伸腿练习：双手扶住桌边或者床头，挺胸抬头，双腿伸直交替进行后伸摆动，摆动幅度应逐渐增大，每次3~5min，每天1~2次。

（11）伸腰练习：身体直立，双腿分开，双足等肩宽，双手上举或扶腰，同时后伸，逐渐增加幅度，使活动主要在腰部而不是在髋骶部。还原休息再做，重复8~10次，动作应缓慢，自然呼吸不要闭气，适应后可逐渐增加练习的次数。有眩晕者不宜做（图8-2-11）。

（12）悬腰训练：站立位，双手抓住肋木架，双臂伸直，双足离地，身体自由悬吊，身体用力，使臀部左右绕环交替进行（图8-2-12）。

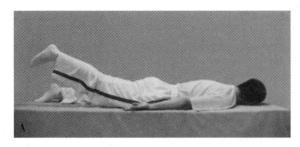
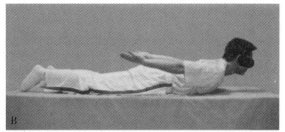

图 8-2-10 改良飞燕式
A. 抬高下肢； B. 抬高上半身

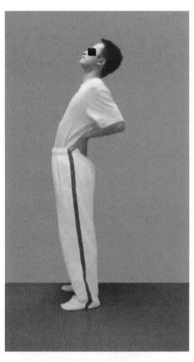
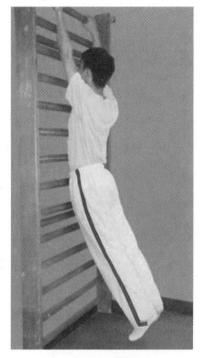

图 8-2-11 伸腰练习　　　图 8-2-12 悬腰训练

（13）前屈训练：身体直立，双足分开，与肩同宽，以髋关节为轴，双手叉腰或放在臀部，上身尽量前倾，也可自然下垂，使手向地面接近。做 1min 后还原，重复 3~5 次。

（14）侧弯训练：身体直立，双足分开，与肩同宽，双手叉腰，先向左侧弯曲，然后还原中立，再向右侧弯曲。重复进行并可逐步增大练习幅度，重复 6~8 次。

（15）蹬足练习：仰卧位，一侧腿屈髋、屈膝，足背勾紧，然后足跟用力向斜上方蹬出，蹬出后将大小腿肌肉收缩紧张一下，约 5s。双腿交替练习。每侧下肢做 20~30 次。

（16）弓步行走：右脚向前迈一大步，膝关节弯曲，角度大于 90°，左腿绷直，然后迈左腿成左弓步，双腿交替向前行走，挺胸抬头，上身直立，自然摆臂。每次练习 5~10min，每天 2 次。

（17）提髋练习：身体仰卧，放松。左髋及下肢尽可能向身体下方送出，与此同时，右髋及下肢尽量向上牵引，使髋骶关节进行大幅度的上下扭动，左右交替。

2. 正确的姿势 在生活和工作中要保持正常的腰椎生理前凸，椎间盘受力均匀，防止腰部肌肉劳损，延缓椎间盘退变（图 8-2-13）。

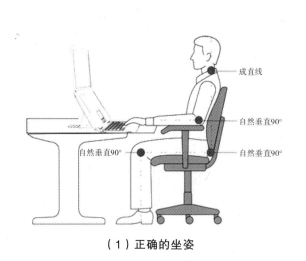

（1）正确的坐姿　　　　　　　（2）正确的驾驶姿势

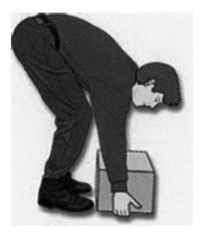 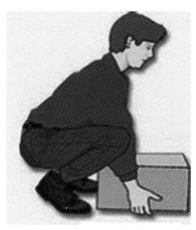

（3）不正确的搬物姿势　　　　（4）正确的搬物姿势

图 8-2-13　日常生活常用姿势

睡眠时应保持脊柱的生理弯曲，仰卧位时双腿分开，大腿下垫软枕，屈髋屈膝；侧卧位时双腿之间放置软枕，屈髋屈膝，呈迈步状；俯卧位时在腹部及踝部垫薄枕，使脊柱肌肉放松。站立时腰部伸直，收腹提臀，久站应该经常调整重心。伏案工作者需注意桌椅高度和距离，定时改变姿势，长时间使用电脑时，使膝与髋保持在同一水平，身体靠向椅背，同时在腰部放一靠枕。驾驶员的腰椎间盘突出症发生率较高，与脊柱受到振动及长时间固定在狭窄的座位有关，因此驾驶位应有一个设计合理的座椅，保持坐位正确，避免或减少震动。避免久坐，若需久坐时应以背垫支撑下背，并使用高背座椅，姿势要端正，适当进行原地活动或腰背部活动，缓解腰背肌肉疲劳。行走时抬头、挺胸、收腹，使腹肌有助于支持腰部。不穿高跟鞋，穿平底鞋。

在生活中要运用杠杆原理，采取省力的姿势。弯腰搬物时尽量一脚在前，另一脚稍微在后，屈髋屈膝下蹲，保持腰部直立，重物尽量靠近身体，避免直腿弯腰搬重物。从地面提重物时应该先蹲下拿到重物，然后慢慢起身，尽量做到不弯腰。工作中经常需要弯腰动作的，要定时做伸腰、扩胸运动，系宽的腰带。需转身去接或取物时，不要只扭转上半身，应尽量整个身体转过来。

3. 讲解疾病的相关知识 告知患者腰椎间盘突出症的临床表现、诱因、治疗过程，减轻患者的思想负担。告知患者使用镇痛药可能出现的副作用。指导患者腰部功能锻炼，逐渐增加运动量。肥胖者应减肥，从而减轻脊柱的负担。吸烟者戒烟，因为烟叶中某些化学物质可使血管收缩，管腔变窄，椎间盘缺血、缺氧，椎间盘退变加速，吸烟会引起咳嗽，严重的咳嗽又会引起椎间盘内压力升高，促进椎间盘退变，导致腰椎间盘突出症。避免潮湿和受寒，使用空调时，室温不要太低，空调的风口切忌对着腰部及后背，避免腰背肌肉及椎间盘周围组织的血运障碍。

4. 心理护理 护理人员要加强与患者的沟通，了解患者的病情和心理变化，说明治疗经过，及时告知各项检查结果，对患者提出的问题（如治疗效果、手术、疾病预后等）给予明确的解答，做好康复护理指导。对焦虑、抑郁的患者，允许其发泄心中的痛苦，多倾听内心的感受，识别患者的不良认知，多鼓励和疏导，纠正消极应对方式，使患者正确对待疾病。护士态度亲切诚恳，运用安慰、支持、鼓励的语言，争取亲友的支持与配合，可帮助患者树立战胜疾病的信心和勇气，使其保持平和的心态，积极乐观地面对现实。帮助建立病友间的良性交往，让康复期的患者向刚入院的同类患者讲述自己治愈疾病的感受和体验，减少患者的不安。同时及时调节情绪变化，满足他们的生理、心理需求，维持神经内分泌和神经免疫功能的平衡与协调，促进病情的好转。

五、出院康复指导

每日坚持腰背肌训练，以增加脊柱的内在稳定性。日常活动可选择游泳、太极拳、散步、广播操等活动，特别推荐游泳，因为游泳时腰椎间盘内压力最低，同时又可以锻炼腰腹肌和四肢肌力。运动前做好热身，不要参加剧烈的活动，突发腰痛，要停止活动，立即休息。饮食上摄取足够的维生素和钙质。避免穿高跟鞋，避免从事重体力工作。

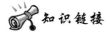

青少年腰椎间盘突出症的特点

青少年的椎间盘正处于发育阶段，尚未发生退变或退变较轻，纤维环完整，多是在较强大的暴力作用下才会导致椎间盘损伤而使纤维环破裂、髓核突出或脱出，因此外伤是引起青少年腰椎间盘突出症的最常见病因。青少年患者多为进行体育及艺术训练的学生，长期大运动量且不规范、不科学的训练是致病的重要因素。男性患者占多数，这与男性平时活动量大、从事危险活动相对较多有关，从另一方面也说明了外伤在青少年腰椎间盘突出症中的作用。另外，劳累也是此病的一个常见诱因，许多长期进行重体力劳动的年轻务工人员同样是多发群体。研究表明青少年腰椎间盘突出症还与脊柱先天性畸形及免疫因子异常有关，如先天性椎管狭窄、移行椎、椎体隐裂等。在此病理基础上轻微外伤可使失去约束力的纤维环及髓核组织后移，使异常软骨板撕裂，向椎管内突出，出现相应的硬脊膜囊和神经根的压迫症状。青少年腰椎间盘突出症的临床表现与成人略有不同，腰痛及下肢的坐骨神经痛为主要表现，是患者就诊的主要原因。但是疼痛程度相对较轻，客观体征更加明显，有症状轻、体征重的特点。这可能与青少年脊柱活动度大，更容易改变姿势来避免神经根受压，同时由于纤维环多较完整，髓核中的化学物质未对神经根造成炎性刺激有关。

（马　超　王颖敏）

第三节　骨折的康复护理

学习目标

1. 能够描述骨折的相关概念。
2. 能够列举骨折的解剖生理及治疗要点。
3. 能够列举骨折康复护理评估的内容及方法。
4. 能够描述骨折康复护理的原则及目标。
5. 能够正确实施骨折康复护理措施。

一、疾病概述

（一）相关概念

骨折是指骨的完整性破坏或连续性中断，主要的全身表现为休克，发热通常不超过38℃；局部一般表现有疼痛、肿胀瘀斑，专有体征包括畸形、反常活动、骨擦音或骨擦感。导致骨折发生的主要原因包括暴力作用、积累性劳损、骨骼疾病等。依据骨折是否与外界相通可分为：闭合型骨折、开放性骨折；依据骨折的程度和形态可分为不完全骨折、完全骨折；依据骨折复位后是否稳定可分为稳定性骨折、不稳定性骨折。

（二）解剖生理

骨骼是运动器官的支架部分，是由骨组织、骨膜和骨髓构成的具有一定形态的器官，含有丰富的血管、淋巴管及神经，具有修复、再生和改建功能。成人共有206块骨，骨通过关节相连组成骨架，决定人体形态，支撑体重，保护器官，具有运动功能和造血功能。

（三）治疗要点

骨折的治疗原则是将移位的骨折段恢复正常或接近正常的解剖关系，重建骨骼的支架作用。复位标准包括解剖复位和功能复位。复位方法包括闭合复位和切开复位。

1. **保守治疗** 手法复位，石膏外固定，小夹板固定，牵引固定和外固定器固定。
2. **手术治疗** 闭合、切开复位内固定术。

二、康复护理评估

（一）病史评估

1. **既往史** 重点了解与骨折愈合有关的因素，如患者有无骨质疏松、骨折、骨肿瘤病史或手术史，以及是否合并高血压、冠心病、糖尿病等慢性疾病。

2. **现病史** 评估患者的躯体、精神、言语和社会功能，其内容主要包括：①躯体方面：上肢，下肢（包括步态），关节，肌肉（含痉挛），脊柱与脊髓，协调与平衡，感觉与知觉（含疼痛、失用症、失认症），反射，日常生活活动能力，呼吸系统功能，循环系统功能，泌尿系统功能，性功能等。②精神方面：智力测验，性格测验，情绪测验，神经心理测验。③社会方面：社会活动能力，就业能力，生存质量等。

（二）主要功能障碍评估

1. **运动功能障碍** 骨折部位严重的疼痛和肿胀使患肢出现活动受限，骨折患者运动功能障碍的评定包括疼痛评定、肌力评定、关节活动度评定及患肢周径的测量等，以综合评定患者运动功能障碍的程度。疼痛评估常用的工具有数字分级评分法（numeric rating scale，NRS）、描述性疼痛量表（verbal rating scale，VRS）、视觉模拟评分量表（visual analogue scale，VAS）、Wong-Banker面部表情量表、行为疼痛评估量表等。关节活动度的评估包括主动关节活动度和被动关节活动度，常用测量工具为测角器。此外为更加全面精确地评定不同关节运动功能情况，还可以借助专业的评估工具，如肩关节功能活动度评估可选用Constant-Murley绝对值评分标准、肩关节功能评定标准、Neer肩关节功能评定系统等，膝关节功能的评定可选用膝关节AKS评分表、HSS膝关节评分等。

2. **感觉功能障碍** 骨折合并神经损伤的患者，往往出现感觉功能障碍。各种较重的脊髓损伤后均可立即发生损伤平面以下迟缓性瘫痪，有感觉丧失平面；脊髓半切征者有损伤平面以下同侧肢体深感觉和对侧肢体痛觉和温觉的消失。周围神经损伤后感觉消失区往往较实际损伤小，且感觉消失区的边缘存在感觉减退区。评定过程中应注意患者有无感觉障碍及感觉障碍的分布、性质和程度，具体评定方法详见康复评定相关章节。

3. ADL和社会参与能力障碍　主要表现为患者在进食、梳洗、更衣、转移、如厕等日常生活基本动作与技巧不能独立完成或完成困难，导致患者ADL障碍，临床常用Barthel Index量表（巴氏指数量表）进行患者ADL评定。加之疼痛等疾病和治疗因素的影响，患者社会参与能力下降。

4. 平衡能力障碍　下肢骨折后坐、站位的平衡功能下降，伤肢负重行走步态不稳，老年髋关节置换术后及下肢截肢患者，均存在不同程度的重心不稳，站立与步态行走平衡能力均有不同程度的下降。平衡能力评定包括平衡功能的静止和运动成分。临床上对平衡能力的评定方法主要有目测平衡法、简易平衡三级评定法及量表评定法（如Berg平衡量表、Semans平衡功能评定法）等。

5. 其他功能障碍　合并脑血管意外病史、脑外伤的骨折及脊椎骨折合并脊髓损伤的患者，还需进行认知功能、吞咽功能、呼吸功能及排泄功能的评估，评估方法详见康复评定相关章节。

（三）辅助检查评估

1. 影像学检查　如X线片、CT、MRI、B超等，X线片了解骨折的部位、类型和移位等，CT、MRI了解是否合并重要组织、脏器的损伤，心脏B超可了解心功能的状态，双下肢B超判断有无血栓。

2. 实验室检查　血常规、血生化、凝血功能，了解血红蛋白和血细胞比容，D-二聚体水平等。

（四）心理-社会评估

骨折患者会有不同程度的暂时或永久性功能障碍，导致生活自理能力和社会参与能力下降。如脊髓损伤至全瘫的患者，生活自理能力完全丧失；截肢致肢体残疾和缺陷的患者，自我形象紊乱，以上均可导致患者出现焦虑或抑郁等心理障碍，严重影响患者生活质量。因而应关注骨折患者的心理状态，及时进行心理评估，发现异常立即开展有效干预。常用的评估量表包括90项症状自评量表（SCL-90）、抑郁自评量表（SDS）、Hamilton焦虑量表（HAMA）和Hamilton抑郁量表（HDS）等。

三、康复护理的原则及目标

（一）康复护理的原则

康复护理的原则是复位、固定、功能锻炼。复位、固定是康复治疗的基础，功能锻炼是防止并发症和及早恢复患肢功能的重要保证，是康复治疗的核心。通过康复护理的实施，帮助患者最大限度地恢复关节活动范围和肌力，并在此基础上恢复日常生活活动能力和社会参与能力，提高患者的生活质量。

（二）康复护理的目标

1. **近期目标** 患者主诉疼痛、肿胀等症状减轻或消失；焦虑/恐惧程度减轻，配合治疗护理；掌握功能锻炼及相关健康预防知识。

2. **远期目标** 患者关节活动度和肌力最大限度恢复，康复治疗期间未发生相关的并发症，患者生活自理能力和社会参与能力提高。

四、康复护理措施

（一）急性期

骨折早期，一般为伤后至手术或石膏固定前的时期。由于肢体肿胀、疼痛，且骨折容易再移位，此期康复护理的目的是促进患肢血液循环，消除肿胀，防止肌萎缩。康复护理措施的实施主要包括以下几个方面。

1. **骨折急救** 严重骨折者经常合并其他组织和器官的损伤，首先处理休克、昏迷、呼吸困难、窒息或大出血等可能威胁生命的紧急情况。先检查患者意识、颈动脉搏动情况，发现心搏骤停时立即实施心肺复苏进行抢救。脊柱骨折脱位的急救处理有时在很大程度上关系着患者的预后，当患者发生脊柱骨折或脱位未合并脊髓损伤时，搬运不当可以引起脊髓损伤而造成严重后果。对于脊椎损伤的患者，搬运时应轴线翻身，避免患者脊柱发生任何形式的旋转活动。怀疑颈椎损伤时，应用颈托固定后再行搬运，头两侧放置限制物品，防止搬运过程中头部左右摇摆，引起或加重脊髓损伤。

2. **体位护理** 保持患肢功能体位，预防卧床患者足下垂，指导患者进行踝泵运动，早期足部不能活动时，可用被褥、枕头、硬板，或使用下肢支具、预防足下垂的装置，保持患足背屈位。抬高患肢高于心脏水平，促进静脉回流，预防水肿的进一步加重。同时还可采取低频脉冲加压冷疗系统进行冷敷，降低组织耗氧量，从而减轻局部炎症反应，达到消肿的目的。

3. **疼痛管理** 为患者实施积极的疼痛干预，保持病室环境安静舒适，减轻患者心理负担。建立良好的护患关系，以安慰和鼓励的态度支持患者，与患者进行沟通。避免引起疼痛加重的因素，如体位不当、固定过紧、伤肢的位置、角度异常、操作频繁等。护理操作动作轻柔，严禁粗暴搬动患肢。实施非药物干预措施，如患者教育、物理治疗（冷敷、按摩、热敷等）、心理疏导、音乐疗法、分散注意力等。遵医嘱为患者实施多模式、个体化的镇痛治疗。

4. **功能锻炼** 复位前骨折部上下关节暂不活动，而身体其他各关节均应进行功能锻炼。鼓励上肢骨折患者下床活动，同时进行前臂手部肌肉的等长收缩，下肢骨折患者可做股四头肌等长收缩运动，趾间足部关节的屈伸运动。指导踝关节运动功能正常的骨折患者规范进行踝泵运动，踝泵运动不仅适用于骨折早期肌力锻炼，同时还可促进血液循环，预防下肢深静脉血栓的形成。

5. 呼吸功能锻炼 长期卧床患者，尤其老年患者、多发骨折合并肋骨骨折及下肢骨折严重的患者易并发坠积性肺炎，可以通过呼吸训练（吸气吐气运动、功能性咳嗽训练、呼吸功能训练器训练）、背部叩击排痰训练、雾化吸入等集束化肺功能保护策略来预防。鼓励上肢骨折患者在前臂吊带妥善固定的前提下，早期下床活动。

6. 心理护理 创伤性骨折患者大多数都是由于意外事故导致，具有病情突发、病态紧急、伴有失血疼痛等特点，患者的心理变化通常急骤而复杂，承受痛苦较大。护理过程中应耐心倾听患者主诉，介绍疾病相关知识及成功案例，讲解情绪对疾病的影响，让患者始终处于最佳心理状态，以便能够积极配合手术治疗。鼓励家属关心支持患者，可让患者和家属参与护理计划，帮助患者建立有效的社会支持系统。帮助患者掌握应对技巧，提高自我护理能力，消除不良情绪。系统分阶段的全程健康教育指导对骨折患者焦虑、抑郁症状有明显的改善效果，显著消除或减轻患者焦虑、抑郁状态，能满足患者的健康教育需求。

（二）恢复期

恢复期一般指骨折术后至患者出院前，肿胀逐渐消退，局部疼痛缓解的一段时间。由于骨折端已复位固定，日趋稳定，在医护人员的帮助下，通过主动功能锻炼或借助功能康复器具逐步活动骨折处的上下关节。动作要缓慢轻柔，逐渐增加活动次数、动作幅度和力量。此期康复护理的目的主要是在促进患肢血液循环、消除肿胀、防止肌萎缩的基础上，科学地进行患肢功能锻炼，循序渐进地促进患肢肌力和关节活动度的恢复。

1. 疼痛与肿胀护理 术后功能锻炼带来的疼痛影响患者对计划的实施，在没有系统镇痛的情况下很难保证功能锻炼质量，做好疼痛管理让患者在无痛的条件下尽早实施康复锻炼具有重要意义。评估患者在静止和运动时的疼痛情况，根据疼痛原因、程度及规律积极进行镇痛管理，为患者制订个性化的镇痛方案。疼痛较轻者可鼓励患者听音乐或看电视分散注意力，也可用局部冷疗或抬高患肢来减轻水肿，疼痛严重时可遵医嘱早期预防。

2. 体位护理 上肢骨干骨折复位固定后悬吊于胸前，肘屈曲90°，前臂稍旋前，禁止上臂旋转动作；下肢骨干骨折复位固定后可用软枕垫高，保持膝关节中立位，防止旋转；髋关节置换术后，尽量避免患髋负重受压，可取仰卧位或健侧卧位，仰卧位时可将梯形枕放于双腿中间，保持患侧髋关节外展10°~20°，健侧卧位时梯形枕放于双腿中间，同时在双足之间放置软枕。康复仪器的使用及护理，如助行器、拐杖、颈托、CPM等。

3. 功能锻炼

（1）关节活动度训练：关节活动度训练包括主动及被动的关节牵伸运动，为提升训练效果可配合物理治疗及按摩等。一般制动3~4周可造成四肢关节不同程度不可逆的永久性僵硬，导致四肢关节的滑液分泌物减少，血液循环受阻，导致四肢关节僵硬。关节的活动锻炼可增加血液循环，恢复关节功能，提高日常生活活动能力，见表8-3-1。

表 8-3-1 骨折患者关节活动度训练方法

项目	训练方法
髋关节屈伸训练	取仰卧位，伸直双下肢，双腿放置梯形枕，操作者在患者的腘窝处，不用力，保护患肢，将小腿抬离床面，做伸膝屈膝动作，髋关节屈曲<90°，一般从30°开始，保持3~5s后放松，每次10个，每天2次
屈膝运动	①屈膝的流程：解除支具→屈膝至目标角度→维持10min→佩戴支具→冰敷20min。②屈膝的方法：90°内坐位垂腿，90°~105°坐位顶墙，100°以上坐位抱腿、仰卧垂腿。膝关节角度的计算：大腿的延长线与小腿之间的夹角。③伸膝练习：术后第1天开始。每天下午进行2次。持续1个月。伸膝练习的方法为：脚后跟垫枕头，膝关节下空出，肌肉完全放松，持续20min。膝关节后侧的酸胀感是正常现象。部分术前已经伸膝困难的患者应在上述基础上，于膝关节以上加2~3kg重物
踝关节最大角度练习	患者仰卧，操作者坐于床旁椅子。患肢置于操作者腿上，膝下垫枕以保持膝关节微屈，操作者一只手固定脚踝，另一只手握足，无痛范围内进行踝关节的反复上下屈伸活动。动作轻柔缓慢，每次20min，结束后在可耐受范围内做持续的屈和伸各5min。之后立即冰敷20min
屈肘练习	屈曲在90°以内：患侧充分放松，健侧手握住患侧腕关节，在疼痛可耐受的范围内逐渐增加屈肘角度。屈曲在90°以上：患侧充分放松，身体逐渐前倾，逐渐增加屈肘角度
伸肘练习	坐位，伸肘，握拳向上，将肘在自然或重物作用下缓慢伸直。至疼痛处停止，待组织适应后加大角度，10~15/min，1~2/d
肩部被动摆动练习	上体前倾至上身与地面平行，在三角巾和健侧手的保护下摆动手臂。先进行前后方向，待适应无痛后增加左右方向，最后增加环绕动作，每个方向每组20~30次

（2）肌力训练（表8-3-2）

4. 运动疗法 根据患者病情、体力和耐受程度制订运动疗法训练计划，应循序渐进，活动范围逐步增加，以患者能耐受为宜。研究表明对膝关节周围骨折的患者，术后早期应用持续被动活动仪，能有效防止关节僵硬，加快恢复膝关节活动度，改善关节功能。

（三）后遗症期

骨折已达到临床愈合标准，内外固定已拆除。功能锻炼的主要形式是加强患肢关节的主动活动，消除肢体肿胀和关节僵硬，并辅以各种物理和药物治疗，尽快恢复各关节正常活动范围和肌力。

1. 关节活动度锻炼 为避免关节僵硬的发生，鼓励骨折患者在早期科学合理的功能锻炼的基础上，在后遗症期持续进行患肢的主动及被动功能锻炼。在医护合作下共同为患者制订个性化的功能锻炼方案。

2. 肌力功能锻炼 骨折患者长期卧床，可出现失用性肌肉萎缩、肌力减退。足下垂是骨折合并瘫痪、骨折术后肢体障碍常见的并发症，严重影响患者的生活质量。预防失用性肌肉萎缩的有效方法是结合患者肌力循序渐进地进行科学的肌力功能锻炼。当肌力0~1级

表 8-3-2 骨折患者肌力训练方法

项目	方法
上肢肌力训练	①"张手握拳"练习：用力、缓慢、尽可能地张大手掌，保持2s，用力握拳保持2s，反复进行，在不增加疼痛的前提下尽量多练习，并主动活动腕； ②肱二头肌肌力练习：坐位或站立位，上臂不动，手握哑铃等重物屈肘，坚持至力竭放松，每组5~10次，每天2~4组； ③肱三头肌肌力练习：坐位，上体前倾，上臂紧贴体侧，手臂伸直，手握哑铃等重物向后伸直至与地面平行，坚持至力竭放松，每组5~10次，每天2~4组； ④三角肌等长收缩：患者平卧床上，肘下垫枕，患侧手握拳，屈肘90°，上臂紧贴体侧，在保持上肢位置不动的前提下，健侧手向下/向内/向上压患侧手，患手用力对抗健侧手，肘关节不能离开床面，每次10s，每组10~20次； ⑤耸肩练习：双臂自然下垂身体两侧，向上耸肩至最高位置保持5s，放松，此为1次，在不增加肩部疼痛的前提下，每次5min； ⑥前臂旋转练习：坐位，屈肘90°，手握哑铃，拳心向内，哑铃竖直，向内（拳心向下）、向外（拳心向上）缓慢用力旋转前臂。每组20~30次，每天2~3组
下肢肌力训练	①股四头肌收缩：取仰卧位，伸直双下肢，绷紧大腿前方肌肉，使膝关节伸直保持3~5s，后放松2s，每次10~20个，每天可进行多次。 ②腘绳肌收缩：取仰卧位，伸直双下肢，膝关节完全伸直后用力下压脚下所垫枕头，持续3~5s，后放松2s，每次10~20个，每天可进行多次。 ③直腿抬高训练：取仰卧位，伸直双下肢，大腿前方股四头肌收缩，踝关节尽量背伸，缓慢抬起整个下肢15°，保持3~5s，后放松2s，每次10~20个，每天可进行多次
腰背部肌训练	开始时臀部左右移动，接着做背伸动作，即进行桥式运动锻炼，使臀部离开床面，随着背肌力量的增加，臀部离开床面的高度逐渐增加。幅度由小到大，由五点支撑法到三点支撑法，以能忍受为准

可用按摩、低频脉冲电刺激，被动运动肢体的肌肉，等长收缩练习；当肌力2~3级时可以主动被动相结合循序渐进锻炼；当肌力为4级时，关节活动未稳时应以等长收缩练习为主，配合渐进性的抗阻力练习，可进行直腿抬高练习，也可徒手抗阻力练习。

3. **排泄康复护理** 颈胸腰椎骨折合并脊髓损伤患者的排泄功能障碍（排尿功能障碍、排便功能障碍）护理详见相关章节。

五、居家康复指导

骨折患者由于康复周期长，患者出院时大多未达到完全康复的状态，出院后常因照护不周、疾病护理知识缺乏而造成关节僵硬、肌肉萎缩及骨质疏松等失用综合征。提倡延续护理，对出院后患者进行延续护理服务后，患者能准确地在家进行功能锻炼，准确服药，改变不正确的生活方式，降低再住院率。

1. **健康指导** 养成良好的饮食及生活习惯，戒烟限酒，营养合理。告知预防感染的重要性。有规律地锻炼身体，适当负荷，根据骨折损伤及术后情况，酌情拄拐，不负重行走或部分负重行走，以满足日常生活。

2. 康复环境管理 通过家庭访视与电话访问了解患者的居家康复环境，有无造成患者再次受伤或不利于康复的危险因素，如地面过于光滑易致跌倒、过道周围物品摆放不合理易致患者绊倒等危险因素。及时提醒患者及照顾者注意，在不增加家庭经济负担的条件下改善康复环境的设施，合理摆放过道物品，为患者提供活动空间，为光滑的地面铺防滑垫、在坐便器周围装上扶手等，行走锻炼需人陪伴，尽量减少危险因素。

3. 功能锻炼指导 制订功能锻炼方案，继续强化肌肉力量练习，尽可能地保持和恢复关节的正常活动范围，使功能获得最大限度的恢复，提高自理能力。鼓励患者遵循早期、规范、循序渐进的原则，坚持不懈地完成功能锻炼计划，并对症加强适应生活的训练。参加轻微体育活动，如散步、打太极拳等。

4. 定期复查 遵医嘱定期复查，出现肿胀或疼痛加重时，或肢端感觉麻木、发凉等异常时及时复诊。

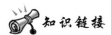

骨折与加速康复外科

加速康复外科（enhanced recovery after surgery，ERAS）指为使患者快速康复，在围手术期采用一系列经循证医学证据证实有效的优化处理措施，以减轻患者心理和生理的创伤应激反应，从而减少并发症，缩短住院时间，降低再入院风险及死亡风险，同时降低医疗费用。

近年来，ERAS理念在全球的应用已逐步拓展至骨科、心胸外科、妇产科、泌尿外科、普通外科等领域，均取得了良好效果。但目前ERAS理念在国内尚处于不断完善与发展的过程中，正在逐步形成中国特色的ERAS路径。近20年来，微创理念的普及、腔镜技术的广泛应用、循证医学模式的建立等，都为ERAS提供了临床应用的可能性与可行性。

ERAS的实施涵盖患者住院的整个过程。完善的术前准备使患者具有充分的心理准备和良好的生理条件，包括术前宣教、营养筛查、预防性应用抗菌药物及抗血栓治疗、个体化的血压和血糖控制及相应的管理方案等，呼吸系统管理及并发症防治，麻醉管理的优化，疼痛管理，减少手术应激，术后引流管的管理、切口管理、促进肠功能恢复、早期下床活动，科学合理的营养支持，完善出院随访机制等均是促进患者快速康复的重要措施。

ERAS理念的实施是一项系统工程，涉及诊疗活动的各个环节，提倡建立由外科医师、麻醉师、护士、理疗师、甚至心理专家共同参与的规范化的管理团队，制订明确、标准化的目标。既要遵循循证医学证据，也要尊重医院特别是患者的客观实际。同时，践行ERAS仍需坚持个体化原则，以使患者最大获益。

（芦凤娟）

第四节 截肢的康复护理

学习目标
1. 阐述截肢的概念。
2. 描述截肢康复护理评估的内容及方法。
3. 分析截肢的康复护理原则及目标。
4. 能运用恰当的护理措施对不同截肢患者实施康复护理。
5. 制订个性化出院指导。

一、疾病概述

（一）相关概念

截肢是指通过手术将失去生存能力、没有生理功能、威胁人体生命的部分或全部肢体切除，以挽救患者生命，并通过安装假肢和康复训练来改进肢体功能。其中包括截骨（将肢体截除）和关节离断（从关节处分离）两种。造成截肢的原因主要有严重的创伤、恶性肿瘤、严重感染、周围血管疾病、神经系统疾病、先天性畸形、发育异常、再植后肢体无功能等。关于截肢平面的名称主要依据解剖学进行区分，如上臂截肢（也称肘上截肢）、前臂截肢（也称肘下截肢）、大腿截肢（也称膝上截肢）、小腿截肢（也称膝下截肢）等。

（二）病理生理

截肢后幻肢痛是一种神经病理性疼痛。其病理机制尚不明确。与其他神经病理性疼痛的病因类似，外周和中枢神经的损伤可能是引发幻肢痛的重要原因。有研究者提出，外周神经切断部位的一系列变化首先引起截肢部位的神经损伤，进而导致中枢神经系统内部结构重组及化学变化，从而引发幻肢痛。

（三）治疗要点

截肢后的治疗要点主要包括：围手术期对症治疗，药物治疗，心理行为治疗，手术治疗，物理治疗，中医药治疗等。

二、康复护理评估

（一）病史评估

1. 既往史 评估造成截肢的原发病的状况，如肢体血液循环障碍是否依然存在、肢体肿瘤、感染的情况、是否合并其他严重外伤、糖尿病患者血糖控制情况等。评估患者的心肺功能是否适合佩戴假肢。

2. **现病史** 评估患者全身一般情况、术后伤口情况、截肢的日期和部位、是否安装假肢及其时间等。评估神经系统功能，了解患者是否有学习和记忆的能力学习使用假肢。

（二）残肢评估

1. **残肢外形** 与残端塑形用力不均有关，根据现在假肢全接触式接受腔的情况，使其尽可能与假肢接受腔达到全面接触，残端广泛负重，均匀受力避免局部受压。因此，提倡外形以圆柱形代替传统的圆锥形残端。

2. **残肢皮肤检查** 皮肤的颜色、亮度、厚度、感觉、松紧度、弹性等，观察有无感染、瘢痕、溃疡、窦道、水肿、是否有植皮等，这些皮肤问题均会影响假肢的佩戴。残端血运不佳、伤口愈合不良、假肢佩戴时局部受压时间过长或压力过大、局部瘢痕组织过多、伤口局部残留异物等原因所致残端窦道或溃疡。

3. **残肢长度** 残肢长度与假肢的选择、残肢对假肢的控制能力、对残肢的悬吊能力、稳定性步态和代偿功能等有着直接的影响。上臂残肢长度测量点从腋窝前缘至残肢末端；前臂残肢长度测量点从尺骨鹰嘴沿尺骨至残肢末端；大腿残肢长度测量点从坐骨结节沿大腿后侧至残肢末端；小腿残肢长度测量点从膝关节外侧关节间隙至残肢末端。

4. **残肢周径** 为了了解残端肿胀的程度，判断残肢是否定型及其与接受腔的适合程度，需要尽量每周测量残肢周径1次。上肢从腋窝每隔2.5cm测量一次，直到末端；小腿从膝关节外侧关节间隙每隔5cm测量1次，直到末端。残肢周径连续2周没有变化即可判定残肢已定型，这就是说残肢可以安装永久性假肢。

5. **关节活动度** 上肢包括肩关节和肘关节；下肢包括髋关节和膝关节。判定有无发生关节挛缩、关节活动度受限。特别是髋、膝关节如果发生关节活动度受限，对下肢假肢的代偿功能会产生不良影响。发生关节挛缩主要是因为术后残肢长期处于不合适体位、残肢关节没有进行功能训练、残肢关节没有合理固定、术后疼痛、瘢痕、肌肉挛缩、术后残肢原动肌和拮抗肌肌力不平衡等。

6. **肌力** 包括全身各肌群及残肢的肌力，上肢主要评估对假肢的控制能力；下肢主要评估维持站立和行走的主要肌群，如臀大肌、臀中肌、股四头肌等。如果主要肌群肌力小于3级，则不适宜安装假肢。

7. **疼痛** 对于幻肢痛，残肢痛患者可以运用相关量表评估疼痛程度、性质、原因等。疼痛严重者不宜佩戴假肢。早期可能与局部出血、感染、包扎过紧有关，后期主要是由于骨质增生、瘢痕形成、神经残端组织再生形成神经瘤等导致。出现幻肢痛通常是患者主观感觉已经切除的肢体仍然存在，存在不同程度、不同性质疼痛的幻觉现象，此幻肢发生的疼痛称为幻肢痛。一些研究显示75%的患者截肢后几天就可出现幻肢痛，有少数患者术后数月或数年才开始出现。截肢平面越高，幻肢痛发生率越高；上肢截肢幻肢痛发生率比下肢截肢高；6岁之前的儿童未见发生术后幻肢痛。

8. 残肢的畸形情况 与术中骨残端处理不当有关，观察残端有无骨突出、外形不良、有无关节挛缩畸形、残肢负重力线及残端与接受腔的匹配程度等。

（三）临时假肢评估

1. 临时假肢接受腔的适合程度 观察残肢与接受腔的松紧度，有无压迫、疼痛，是否紧密接触等。

2. 假肢悬吊能力情况 观察是否有上下窜动。对于下肢假肢的悬吊能力，可以通过站立位残肢负重与不负重状态下拍片，测量残端皮肤与接受腔底部的距离变化来判断，负重与不负重的距离变化应不超过2cm，否则视为悬吊能力不良。

3. 假肢对线 评定生理力线是否正常。下肢假肢的对线更加重要。对线不良将会造成异常步态或残肢部位出现压迫和疼痛，并观察患者站立位时有无身体向前或向后倾倒的感觉等。

4. 穿戴假肢后的残肢情况 如观察假肢接受腔的合适程度、皮肤有无红肿、硬结、破损、皮炎及残端是否存在接受腔接触不良、腔内负压引起的局部肿胀等。

5. 佩戴假肢后的步态 注意观察行走时的各种步态，分析其产生的原因并予以纠正。

（四）正式假肢评估

正式假肢评估包括假肢佩戴后残肢情况及日常生活活动能力等。对上肢假肢应观察其协助正常手动作的能力，而下肢假肢主要评估站立、上下楼梯、平地行走（前进与后退）、手杖或拐杖的使用情况等。

（五）心理-社会评估

评估患者的家庭、社会经济支持状况；评估患者心理上和精神上的创伤程度；评估患者截肢后功能丧失的程度，给工作、学习和生活带来哪些不便；评估患者对相关康复知识的掌握程度等。

三、康复护理原则及目标

（一）康复护理原则

康复护理以尽可能防止和减轻截肢对患者身体健康和心理活动造成的不良影响为原则。

（1）截肢后会影响患者的肢体活动及日常生活活动能力，尽快重建或代偿已经丧失的功能以减轻截肢对生理功能的不良影响。

（2）截肢后患者心理上受到极大创伤，从而产生严重的心理问题，康复护理中要重视心理康复以减轻患者心理活动的不良影响。

(二)康复护理目标

1. 短期目标 ①保持截肢部位良肢位摆放,消除残肢肿胀,避免关节挛缩;②让患者了解截肢的相关知识以及穿戴假肢需要的条件;③增强肢体肌力训练,穿戴假肢前,尽可能改善残肢关节活动度、增强残肢肌力,增强残肢皮肤弹性以及耐磨性,消除残端肿胀,增强全身体能,增强健肢及躯干的肌力;④穿戴假肢后,指导患者掌握穿戴假肢的正确方法以及日常维护和保养,假肢侧单腿站立,不使用辅具独立行走,能上下台阶、左右转身;⑤做好残端皮肤护理,防止残端感染。

2. 长期目标 ①帮助残肢发挥残存肢体的最佳代偿功能;②纠正不良步态,穿戴正式假肢后,提高正常步态步行能力,减少异常步态;③最大限度提高患者日常生活活动能力;④预防失用性肌肉萎缩,加强肌力训练。提高对突然的意外做出应急反应的能力,跌倒后能自行站立。

四、康复护理措施

(一)截肢术围手术期护理

1. 术前心理准备 介绍社会上截肢后成功的案例,详细说明手术方法及术后可能发生的后果,与患者一起讨论手术前后需要进行的功能训练以及假肢的安装方法,取得患者的理解和合作。手术前做好宣教工作,详细解释手术的必要性,使患者有充分的思想准备,引导患者接受和注视残端,使患者接受事实。

2. 术前皮肤准备 有开放性损伤伤口、窦道、感染病灶者加强换药处理控制感染,以防止术后残肢感染。对皮肤进行适当的牵伸,以增加术后残端皮肤的耐磨性,从而适应假肢的穿戴。

3. 术前患者训练 对下肢截肢患者,病情允许,可进行单足站立扶持拐训练,为术后早期康复训练做准备。为了更好地使用拐杖,可指导进行俯卧撑、健肢肌力训练,使健侧肢具有足够的肌力,同时教会患者扶拐行走的技术。对于上肢截肢者,如截肢侧为利手,需要进行"利手交换训练",将其利手改变到对侧。对健侧肢体及可能保留的患侧肢体进行肌力和关节活动度训练。

4. 治疗原发病和并发症 对于外伤患者,需要注意有无休克、出血、感染、循环血容量不足等临床表现,维持生命体征稳定。对于有肺部感染的患者加强呼吸功能训练。对于血管闭塞性疾病或糖尿病的患者需要积极治疗控制原发病,以避免术后残肢发生缺血坏死或感染。

5. 术后护理及假肢佩戴前期的康复护理 佩戴假肢前期是从截肢术后到患者接受永久性假肢这段时间,是患者情感和身体愈合的准备期。通过训练促进残肢定型,增强肌力,防止肌肉萎缩、关节僵硬和畸形,改善关节活动度,为安装假肢后发挥更好的代偿功能做准备。

（1）心理护理：术后1~7d的心理护理以非语言交流为主。护士要用礼貌、诚恳、自然、热情的态度，消除患者恐惧、悲观的心理。防止患者的自杀行为，除去床旁的锐器、绳子等，加强巡视。并指导家属不要在患者面前流泪、着急、埋怨。应从各个方面帮助患者，让患者感受到家的温暖，从而树立战胜疾病的信心。同时，我们在做好各项护理操作的同时，要合理地采用同情、劝导、启发和支持等交流方法，帮助患者走出自卑、焦虑的心境，对护理人员产生信任感。

（2）术后即可安装假肢：条件允许的情况下，在截肢术后手术台上即刻安装临时假肢，或者一般在截肢1周后，即可安装临时假肢，对残肢定型、早期离床进行功能训练、减少幻肢痛、防止肌肉萎缩和关节挛缩等有极大作用。

（3）保持合理的残肢功能位：原则是避免关节挛缩畸形。由于残端肌肉力量不平衡，导致患者会不自主地采取不良体位，非常容易导致关节屈曲挛缩。另外由于肢体失去平衡，会引起骨盆倾斜和脊柱侧弯。这些变形一旦固定，将对其假肢的设计、安装以及步态、步行能力带来非常严重的影响。因此，早期保持患肢的功能位避免出现错误体位显得特别重要。因此要求摆放功能位，例如：下肢功能位是髋膝关节伸展，如小腿截肢患者避免膝下垫枕头，大腿截肢患者避免在两腿中间夹枕头及残端垫枕时间每次小于2h等。如下肢截肢，卧位和站立位均应保持髋关节、膝关节伸直中立位摆放，避免膝下垫枕。每天训练趴着睡30~60min，2/d，避免髋关节挛缩（图8-4-1）。

残肢的皱缩和定型：为了促进及改善远端的静脉回流，减轻残肢肿胀，伤口拆线后即可使用弹力绷带包扎残端，利于残肢定型。大腿截肢用宽15cm的绷带，小腿和上臂截肢用宽10cm，长4.5m的绷带。为了使保持残端的圆柱形，包扎时须从残肢远端开始斜行向近端包扎，远端紧近端松，以不影响远端血液循环为宜。保持每4小时重新包扎1次，夜间也不能解除绷带（图8-4-2，8-4-3，8-4-4）。

（5）幻肢痛和幻肢觉：一些研究显示75%的患者截肢后几天就可出现幻肢痛，有少数患者术后数月或数年才开始出现。截肢平面越高，幻肢痛发生率越高；上肢截肢幻肢痛发生率比下肢截肢高；6岁之前的儿童未见发生术后幻肢痛。因此应加强心理护理，给予心理支持技术、放松技术等；早期安装临时假肢可以减少幻肢痛发生；可采用物理治疗、中医药治疗方法减轻疼痛；对顽固性疼痛，可行神经阻滞治疗、神经毁损手术治疗。

（6）残肢训练：重点在于关节活动度训练和增强肌力训练两方面。训练过程中应遵循尽早进行、循序渐进的原则。尽可能避免关节发生挛缩。

上臂截肢患者肩胛胸廓关节挛缩。大腿截肢患者容易发生髋关节屈曲、外展、外旋挛缩，严重影响行走和站立功能。小腿截肢患者常发生膝关节屈曲挛缩。因此，术后关节活动度训练应该有针对性地加强肩胛胸廓关节活动度训练，髋关节后伸、内收训练，膝关节伸直训练。采取主动运动和被动运动相结合的方法，训练过程中动作要温和避免手法粗暴，加力速度要缓慢，防止关节周围软组织损伤。肌力训练也应考虑以上因素，增加肩胛带肌、上肢残存各肌群、髋关节内收、内旋后伸肌群、膝关节伸肌群的肌力训练，防止关节挛缩和肌肉萎缩。

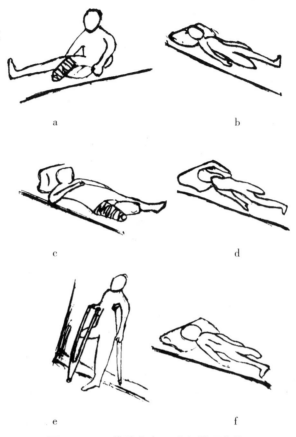

图 8-4-1　截肢患者正确与错误体位

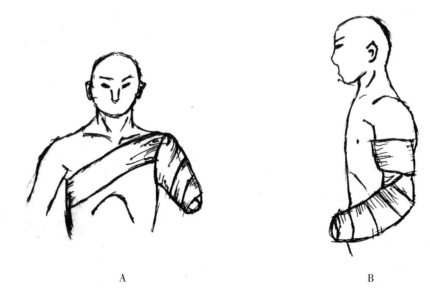

图 8-4-2　上臂及前臂截肢弹力绷带的包扎法
A. 上臂包扎法；B. 前臂包扎法

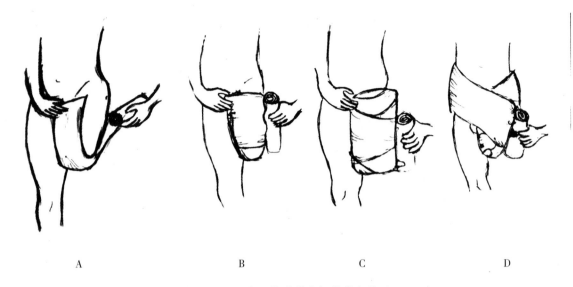

图 8-4-3　大腿截肢弹力绷带的包扎法

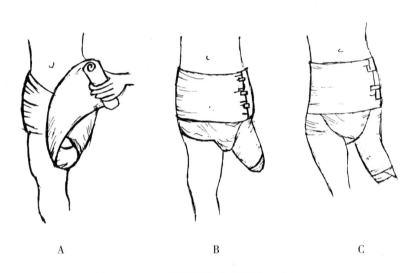

图 8-4-4　小腿截肢弹力绷带的包扎法

（7）躯干肌训练：应以腹背肌训练为主，并辅以躯干旋转、侧向移动及骨盆提举等动作。

（8）残端皮肤护理：残端皮肤应经常保持清洁干燥，每天使用皂液清洗，然后用软毛巾擦干，注意避免擦伤皮肤，预防水疱产生，防止细菌、真菌感染。每次佩戴假肢后训练尽可能少于 1h，训练后脱下假肢后检查残端皮肤情况，检查有无皮肤磨损、颜色变化、感觉改变等。训练后做好残端皮肤清洁，保持清洁干燥。

（9）残肢脱敏：通过残端在不同的表面进行负重摩擦、拍打等方法消除残端痛觉过敏，使残肢尽快适应外界的触摸和压力，为安装假肢做准备。

（10）平衡功能训练：下肢截肢患者，应进行坐位平衡、跪立位平衡、佩戴假肢后站立位平衡训练。

（11）ADL 训练：护士应指导患者利用健肢熟练掌握 ADL 的技能。利手截肢患者主要强调辅助手更换,尽可能发挥辅助手的作用,扩大其使用范围。非利手截肢者要维持和增强残肢肌力,维持动作的协调性与灵活性。双上肢截肢者可提供一副万能袖套(辅具),可以用它握持器具或刷牙、进餐、如厕、穿衣、修饰等。下肢截肢的作业训练困扰通过木工作业,脚踏式捣具进行练习;为掌握平衡,可通过木工作业,打乒乓球、投标枪进行训练;为保持髋或膝关节活动范围,可通过自行车式-砂轮机训练;为促进残肢定型,可进行肌力锻炼,踏松土,使用踩式捣具。拄拐杖步行,弥补残侧下肢的功能,同时进行健侧下肢锻炼。

(二)假肢佩戴后期的康复护理

1. **心理护理**　一周后患者对肢体残缺的心理承受能力增强,对身体的康复充满信心和希望。在功能锻炼过程中会出现急于求成的心理,或在锻炼中因为不能完成某个动作而烦躁、愤怒。这段时间应指导患者进行科学合理的功能锻炼,培养患者的毅力和不怕困难的勇气。护士应详细向患者介绍假肢的基本知识。让患者认识到"截肢不等于残废"。让患者充分了解以后的生活。出院后随访,鼓励患者多参加社会活动,体现个人价值。

2. **穿脱假肢的训练**　不同部位假肢以及不同类型的假肢有各自的基本操作技术,护士应根据不同假肢指导患者学习穿戴并学会自己操作。上肢假肢患者主要训练假肢的操控系统,熟练掌握后开始进行日常生活活动能力训练和利手交换功能训练。下肢假肢主要是纠正各种异常步态,如倾斜步态、外展步态、划圈步态等对于不同特殊路面的适应性步行训练、灵活性训练、倒地后站起、搬运物体训练等。

3. **站立位的平衡功能训练**　下肢截肢患者佩戴假肢后,让患者站立在平衡杆内,手扶双杠,反复练习重心转移,体会假肢承重的感觉以及利用假肢支撑体重的控制方法。然后练习离开平衡杆后假肢单腿负重平衡训练。取得较好的静态平衡后,需要进行动态平衡训练,如平衡板上训练、抛接球训练等。

4. **步行训练**　首先在平衡杆上训练,然后逐渐进行助行器、双拐、单拐、双手杖、单手杖步行训练,最终脱离拐杖自由行走。步行训练时必须注意患者安全,做好防跌倒知识宣教,避免发生意外。

五、出院康复指导

1. **保持适当体重**　现代假肢的接受腔的形状、容量要求精准,患者体重增减3kg就会引起接受腔过紧或过松,所以要保持适当体重。

2. **需要持续进行肌肉力量训练**　肌肉力量训练可以预防肌肉萎缩,避免残端周径变小导致残端与接受腔之间不匹配,残肢力量强大可以提高残肢的操控性。

3. **防止残肢肿胀和脂肪沉积**　脱掉假肢后,残肢要使用弹性绷带包扎,防止残肢肿胀、脂肪沉积,促进残端定型。

4. **保持假肢皮肤清洁干燥**　防止残肢皮肤发生红肿、溃疡、毛囊炎、皮炎、过敏等。

5. **假肢要定期保养** 脱下假肢后需检查接受腔的完整性,检查有无破损、裂缝,以免损伤皮肤。定期保养假肢包括连接部件和外装饰套等。

6. **注意安全** 合理安排训练和作息时间,避免劳累过度,既要积极进行康复训练,又不能急于求成,遵循循序渐进的原则,训练过程避免跌倒等意外发生。

> **知识链接**
>
> 幻肢痛是感觉已被切除的肢体仍然存在,并伴有不同性质和程度的疼痛。幻肢痛多出现在断肢的远端,且个体差异较大。疼痛特点复杂且性质多样,可以在术后早期、术后数月或更长时间出现,也有一部分患者不会发生幻肢痛。
>
> 幻肢痛的治疗方式有药物治疗、行为心理治疗、物理治疗、中医针灸治疗、重复经颅磁刺激、手术治疗等。

(陈碧英)

第五节 膝关节置换术后康复护理

学习目标

1. 能描述膝关节的解剖和生理功能。
2. 能说出膝关节置换术后康复护理原则及目标。
3. 能为膝关节置换术后不同阶段患者进行康复护理评估,并运用恰当的护理措施对不同阶段患者实施康复护理。

一、疾病概述

(一)相关概念

全膝关节置换就是用特殊精密器械,去除股骨髁、胫骨平台、髌骨表面毁损的软骨和骨赘,用钛或钴铬钼合金和高分子聚乙烯进行关节表面置换。手术的目的是解除膝关节疼痛,增加关节活动度,矫正畸形,改善功能,获得长期关节稳定性。

(二)解剖生理

膝关节是人体最大且构造最复杂,损伤机会亦较多的关节,由股骨内、外侧髁和胫骨内、外侧髁以及髌骨构成,半月板垫在胫骨内、外侧髁关节面上,有加深关节窝、缓冲震动和保护膝关节的作用。前后交叉韧带、胫腓侧副韧带、髌韧带和股二头肌、股四头肌,对维持膝关节的稳定性和正常功能起到重要的作用。

(三)适应证

严重的骨关节炎、类风湿关节炎、创伤性骨关节炎、血友病性关节炎、银屑病性关节炎、感染性关节炎后遗症、涉及关节面的肿瘤切除等。

(四)禁忌证

局部或其他部位尚有活动性感染,局部皮肤、软组织和血供条件很差,术后可能导致切口闭合困难或切口部软组织和皮肤坏死者、神经源性关节病、严重骨质疏松、关节周围肌肉麻痹,难以保持手术后关节稳定或难以完成关节主动活动者、全身情况或伴发疾病使人难以耐受置换手术者。

(五)治疗要点

1. **关节清理术** 使用关节镜切除关节边缘骨赘,清除关节腔内游离体,恢复关节稳定性。

2. **人工关节置换术** 去除股骨髁、胫骨平台、髌骨表面毁损的软骨和骨赘,用钛或钴铬钼合金和高分子聚乙烯进行关节表面置换,以解除膝关节疼痛,增加关节活动度,矫正畸形,改善功能,获得长期关节稳定性。

3. **辅助治疗** 运动增强股四头肌肌力,每天进行15min直腿抬高训练以增强肌力,保持膝关节的稳定性及减少股四头肌萎缩。患者适当休息,在日常活动中注意减少或避免膝关节的负重,如减少步行上下楼梯,上下楼梯时扶楼梯扶手,坐位站立时用手支撑扶手。

(六)并发症

1. **腓总神经损伤** 发生率为1%~5%,其症状多出现在术后前3d,主要表现为胫前肌和趾长伸肌功能障碍,引起的原因有手术操作技巧与局部受压。

2. **伤口愈合不良** 包括伤口边缘坏死、皮肤坏死、皮肤糜烂,窦道形成,切口裂开,血肿形成,发生率为2%~37%。原因有患者自身因素如服用激素、糖尿病等,手术切口选择不当、皮下潜行剥离过多等。

3. **骨折** 可发生在髌骨、胫骨干、股骨干、股骨髁或胫骨髁,可由于患者骨质疏松、手术操作不当、假体选择不合适等因素导致。

4. **下肢深静脉栓塞** 是人工全膝关节置换术后的常见并发症,以临床表现为依据的发生率为1~10%,如用较敏感的诊断技术,其发生率为40%~60%,其中的0.1%~0.4%发生致命性肺栓塞。

5. **关节不稳和假体松动** 关节不稳的发生率为7%~20%,假体松动的发生率为3%~5%,主要原因与手术操作和假体选择相关。

6. **关节僵硬** 包含关节伸屈范围达不到正常范围,或虽能进行90°—0°—10°活动,但不能完成某些日常生活动作。假体选择不当或髌股关节有问题,术后疼痛、感染、肿胀影响肢体康复锻炼等均可导致。

7. 感染 感染是一种严重的并发症，发生率为1%~1.5%，表现为疼痛，关节活动障碍，有时需再次手术，重行关节置换。

二、康复护理评估

（一）病史评估

1. **一般情况评估** 评估患者年龄、生命体征、疼痛、进食、营养、活动耐力、手术前后日常生活活动能力。

2. **专科评估** 评估手术方式及假体类型、四肢肌力、患肢伤口及肿胀情况、关节活动情况、术后并发症（感染、深静脉血栓、脱位、关节不稳等）。

3. **健康及用药史** 包括心肺肝肾的功能、营养状况、水和电解质平衡状况，是否有其他系统疾病如高血压、糖尿病等，有无长期服药史。

（二）主要功能障碍评估

1. **膝关节周围肌肉力量改变** 由于膝关节疼痛，患者保护性地减少患肢的活动和行走以减轻疼痛，导致膝关节周围肌肉失用性萎缩，导致肌肉力量下降。评估方法：股四头肌、股二头肌、腘肌肌力评定。

2. **膝关节活动范围改变** 正常膝关节的负重力线是通过关节内侧间隙，压力传导到胫骨平台，由于膝关节病变发生膝内、外翻畸形，则负重力线内移或外移，使关节面有效负重面积减少，关节骨缘增大，导致关节主动及被动活动范围逐步减少。评估方法：测量关节屈、伸、内旋、外旋的活动度。

3. **站立平衡及本体感觉能力改变** 由于膝关节疼痛导致下肢肌力下降，分布于关节囊、肌肉、肌腱周围的本体觉感受器传入冲动减少，本体感觉减退，患膝关节对新刺激做出知觉反应能力减慢，以上因素可导致患者关节不稳、关节运动控制能力下降，运动中身体对姿势的调整和平衡能力下降。评估方法：单腿站立（闭眼）、单腿站立下蹲。

4. **移动时疼痛增加** 由于膝关节腔内软骨磨损，骨赘增生，增加了关节负重面积，降低了单位面积的承受压力，膝关节在活动时摩擦加重，导致疼痛。评估方法：活动时进行疼痛评分：0~10数字疼痛量表、描述性疼痛量表、视觉模拟评分量表、面部表情量表、行为疼痛评估量表。

5. **行走、上下楼梯、驾驶等日常生活活动受限** 由于患肢疼痛、肌力下降、活动耐力下降、平衡能力下降等，导致患者ADL下降。评估方法：ADL量表评定。

（三）辅助检查评估

由于膝关节病变，可引起膝关节疼痛、功能活动改变、关节活动度下降及肌力下降、关节畸形及关节不稳，应用HSS膝关节评分量表可评估膝关节功能状态，CT检查评估膝关节骨性改变，MR检查评估关节内韧带功能状态。

（四）心理-社会评估

文化程度、患者康复意愿及配合程度、家庭的支持度、用物（助行器）的准备、经济情况、照护人员的配合、家居情况。

三、康复护理原则及目标

（一）康复护理原则

早期介入，循序渐进，个体化原则（年龄，并发症，疼痛和手术并发症等），早期关节持续被动运动，肌力训练贯穿于整个康复进程，注重平衡和本体感觉的训练，主动日常生活活动的训练，并发症的预防。

（二）康复护理目标

近期目标：减轻疼痛、能配合完成康复训练，掌握日常生活活动的方法，恢复身体移动能力，患者牢记禁忌。远期目标：患者恢复日常生活活动能力，增强肌力及柔韧性，膝关节功能逐渐恢复正常。患者掌握保护膝关节的方法，延长膝关节使用寿命。

四、康复护理措施

（一）术后第一阶段：急性治疗期（第1~7天）

1. **阶段目标** 通过康复锻炼达到以下目标：①无辅助下的转移；②无辅助利用适当器械在平地行走或上下台阶；③能够独立进行家庭训练计划；④主动屈曲≥80°（坐位）；伸直≤10°（仰卧位）。

2. **康复过程注意事项** ①避免长时间坐、站立、行走；②行走和关节活动度练习时严重疼痛。

3. **康复措施**

（1）体位摆放：卧位时用长枕或抬高垫整体抬高患肢，促进静脉回流，防止水肿，避免腘窝下垫枕，防止静脉回流受阻及膝关节挛缩（图8-5-1，8-5-2）。

（2）冷冻疗法：冰敷，每天2~4次，每次行膝关节活动度练习后使用。

（3）ADL训练：转移（床上坐起、从床到椅、床边站立）、行走、如厕、上下楼梯。

（4）利用适当工具辅助：如助行器，在能够忍受疼痛的范围内负重进行步态训练，每天3~4次，每次15~30min，训练次数及时间根据患者的疼痛及耐力情况调整。

（5）被动膝关节活动：根据患者主动屈膝情况选择开始活动的度数，以患者能耐受为度，被动屈膝活动从小度数开始，本阶段屈膝开始达到60°并逐渐增加，每天2次，每次20~30min。

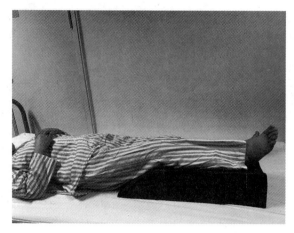
图 8-5-1　正确的体位摆放（见彩图 5）

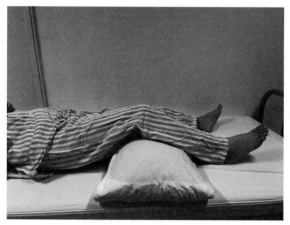
图 8-5-2　不正确的体位摆放

（6）肌肉力量练习：股四头肌、臀肌和腘绳肌等长收缩练习，直腿抬高、坐位屈髋；关节活动度练习：坐位进行屈膝，踝下垫毛巾卷被动伸膝，上楼梯。每天 3~4 次，每次 15~30min，训练次数及时间根据患者的疼痛及耐力情况调整。

4. 晋级标准　①当住院患者能够完成第一阶段所有目标时可出院回家；②当患者能够协调迈步、双腿负重时，可以将助行器换成手杖行走；③当主动关节活动度连续 2d 超过 90° 可停止被动膝关节活动。

（二）术后第二阶段（第 2~8 周）

1. 康复目标　膝关节活动度主动辅助屈膝 ≥ 105°；主动辅助伸膝 ≥ 0°；尽量减轻术后水肿；能迈上 10cm 高的台阶；能独立进行家庭训练计划；在有或无辅助工具下恢复正常步态；能独立进行日常生活活动。

2. 注意事项　①如果存在步态倾斜则避免无辅助行走；②避免长时间坐和行走；③避免在疼痛下进行治疗性训练及功能性活动；④在患肢恢复足够肌力或良好控制时才能在爬楼梯时双腿交替。

3. 康复措施

（1）采用冰冻疗法 / 抬高患肢 / 其他方式消肿。

（2）利用毛巾卷或俯卧位垂腿进行被动伸膝，每天 3~4 次，每次 10~15min。

（3）主动伸屈膝关节，每天 3~4 次，每次 10~15min。

（4）推髌骨（拆除伤口钉、缝线后以及切口稳定），每天 3~4 次，每次 5~10min。

（5）向前上台阶，台阶高度逐渐增加（5~10cm），每天 2 次，每次 5~10min。

（6）利用辅助工具进行步态训练：侧重主动屈伸膝、足跟蹬地，双腿交替行走和对称负重。每天 3~4 次，每次 15~30min，训练次数及时间根据患者的疼痛及耐力情况调整增减。

（7）进出澡盆 / 浴室进行 ADL 训练，上下车转移。

（8）本体感觉、平衡训练：双侧动态活动练习及单侧静态站立练习，每天 2~3 次，每次10~15min。

（9）伸、屈膝关节活动度训练：①屈膝：人工，足跟滑板，靠墙滑板；②ROM>90°时用短曲柄测力机（90mm）练习；③ROM>110°时用脚踏车测力机（170mm）练习。

4. 晋级标准　①膝关节屈曲>105°；②无股四头肌松弛；③有/无辅助工具下步态正常；④可迈上10cm高的台阶。

（三）术后第三阶段（第9~16周）

1. 康复目标　①膝关节ROM：主动辅助屈膝≥115°；②起立时双腿负重对称和相等；③独立进行日常活动，包括系鞋带和穿袜子；④上下楼梯练习：上楼梯台阶高15~20cm，下楼梯台阶高10~15cm；⑤股四头肌/腘绳肌力量、控制和柔韧性达到最大足以满足较高水平ADL的需求。

2. 注意事项　①如果存在步态倾斜或疼痛则避免上下楼梯练习；②得到医师许可方能进行跑、跳或多轴运动。

3. 康复措施

（1）髌骨移动/滑动，每天3~4次，每次5~10min。

（2）向前上台阶15~20cm，向前下台阶10~15cm，每天2次，每次10~15min。

（3）腘绳肌牵位练习，每天3~4次，每次10~15min。

（4）蹬腿/离心蹬腿/单侧蹬腿训练，每天3~4次，每次15~30min，训练次数及时间根据患者的疼痛及耐力情况调整增减。

（5）平衡/本体感觉训练：双腿和单腿动态活动，每天2~3次，每次10~15min。

（6）功能性静蹲：静蹲/靠墙蹲起，每天2次，每次5~10min。

（7）身体前倾的逆行踏车，脚踏测力机（170mm）练习。

4. 晋级标准　①患者达到全部目标和功能结果；②功能测验结果在该年龄的正常范围；③向前可逐渐迈上15~20cm高台阶，向前可逐渐走下10~15cm高台阶。

五、出院/居家康复指导

（1）回家后仍须继续按康复计划锻炼。应适当休息，避免太劳累。

（2）如发觉伤口无明显诱因疼痛增加或红肿等症状，应尽快征询医生的意见或回院复查。术后14d拆线。未拆线期间，勿沐浴，可擦浴，避免伤口受潮而感染。拆线后2d伤口无红肿热痛方可沐浴。伤口瘢痕，可外用润肤膏。

（3）保持理想体重，以减轻膝关节的负担。

（4）日常活动应避免膝关节的过度负担，以减少关节磨损的机会，如应多利用电梯尽量少上下楼梯、少登山、少久站、少提重物，如需提举较重的东西，可以用手推车代替手提方式，减轻膝关节的负荷。避免扭动膝关节、蹲下或坐矮椅子或盘腿而坐。

（5）按时服药，终身定时复诊。如因尿路感染、拔牙等就诊时，需告知主诊医生人工关节置换手术史。

（6）进行适当的功能锻炼，以增加膝关节的稳定性，防止腿部的肌肉萎缩。建议游泳和散步，既不增加膝关节的负重能力，又能让膝关节四周的肌肉和韧带得到锻炼。

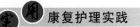

用加速康复外科理念促进膝关节置换患者康复

1. 加速康复外科主张：术前加强康复护理宣教，缓解患者紧张、焦虑情绪；术前超前镇痛和术后早期镇痛；提倡术后患者功能锻炼遵循早期、运动适量、强度到位的原则。

2. 加速康复外科的超前镇痛，主动为患者提供量化的疼痛干预，从而减少了疼痛应激，为患者创造了有利的术前基础条件，避免术前疼痛对术后康复效果的影响。

3. 加速康复外科降低了膝关节置换患者住院天数及住院费。术前及时的宣教、正确的评估、宽松的饮食管理、恰当的功能锻炼和心理指导使患者在积极的心理和应激状态下接受手术；术中温度的控制降低了机体的应激反应；术后早期的疼痛的管理、管路的拔除、抗凝药物的应用、饮食和康复锻炼指导有效降低了患者术后的不适感和术后并发症的发生率，为患者术后快速康复提供了有力保障。

（张细顺）

第六节　手外伤的康复护理

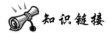

1. 能够描述手外伤的相关概念。
2. 能够列举手外伤康复护理的原则及目标。
3. 能够列举手外伤康复护理评估。
4. 能够演示手外伤各时期的康复指导。

一、疾病概述

（一）相关概念

手是人类非常重要的器官，长期暴露于外界环境，在生活和劳动中最易遭受创伤，其发病率约占创伤总数的1/3。而由于损伤及手术治疗等因素，往往会发生不同程度的肿胀、粘连、瘢痕、萎缩、关节僵硬、肌肉萎缩等并发症。

（二）解剖生理

手的骨骼由8块腕骨、5块掌骨和14块指骨构成，骨与骨之间形成桡腕关节、腕骨间关节、掌腕关节、掌骨间关节、掌指关节和手指间关节。手部肌肉包含外侧群（大鱼际）、内侧群（小鱼际）和中间群（掌心），其中外侧肌群有拇短展肌、拇短伸肌、拇对掌肌、拇收肌；内侧肌群有小指展肌、小指短屈肌、小指对掌肌；中间肌群有引状肌、骨间肌。它们受臂丛神经、腋神经、肌皮神经、正中神经、桡神经、尺神经支配。

（三）治疗要点

1. **保守治疗** 通过物理治疗可缓解，或不影响生活活动者。
2. **手术治疗** ①断端处理；②骨骼克氏针固定；③肌腱、血管、神经修复；④伤口缝合；⑤小夹板外固定或石膏外固定。

二、康复护理评估

（一）病史评估

1. **现病史** ①受伤原因；②医学诊断；③手术方式；④手术日期；⑤内、外固定的时长；⑥骨折者需评估X线片结果；⑦评估患者的身体、精神和社会功能，其内容包括，身体方面：上肢、关节、肌肉（含痉挛）、协调与平衡、感觉与知觉（含疼痛）、反射、日常生活活动能力；精神方面：智力、情绪、心理；社会方面：社会活动能力、就业能力、生存质量等。
2. **既往病史** ①重点了解与骨折愈合有关的因素，如患者有无骨质疏松、骨折、骨肿瘤病史或手术史；②是否合并高血压、冠心病、糖尿病等慢性疾病；③有无因先天性残疾或既往外伤致残史。

（二）主要功能障碍评估

1. **手部各关节活动范围评估** 包括主动关节活动度和被动关节活动度，常用测量工具为测角器。
2. **徒手肌力评估** 徒手肌力评估方法根据不同临床表现将肌力分为6级。
3. **神经支配区域及神经损伤的临床表现** 不同神经支配手部不同区域，一旦出现神经损伤，会出现不同临床表现，见表8-6-1。

表8-6-1 手部神经支配区域及神经损伤后临床表现

名称	支配区域	临床表现
正中神经	拇示中指+环指桡侧（三指半）	"猿手"畸形
尺神经	环指尺侧+小指（一指半）	"爪形手"
桡神经	虎口背侧	"垂腕"畸形

4. 感觉评估

（1）Semmes-Weinstein（S-W）单纤维感觉测定：是一种精细的触觉检查，测定从轻触到深压的感觉。可客观地将触觉障碍分为5级，以评定触觉的障碍程度和在康复过程中的变化。测定器由20根不同编号的尼龙丝组成，最细的是1.65号，最粗的是6.65号，号码代表折弯单丝所需的力，用10的对数取值。其中，2.83是上肢神经感觉功能正常与非正常的探测阈值，>6.65则认为深压觉也不能被识别，即感觉完全丧失。

评定标准分级：

5级　正常轻触觉：1.65~2.83

4级　轻触觉减退：3.22~3.61

3级　保护性感觉减退：4.31~4.56

2级　保护性感觉丧失：4.56~6.65

1级　感觉完全丧失：>6.65

（2）触觉识别评定：评定手的触觉识别常用Mobreg拾物试验。以指腹触摸物体，正常无须视觉帮助即可识别为何物以及物体的质地、温度等。

（3）两点分辨试验（2PD）：人体任何部位皮肤都有分辨两个点的能力，但不同的部位，两点之间的距离不一样，当两点之间的距离小到一定程度时便难以分辨两点。2PD试验是一种重要的检查方法，是对周围神经损伤修复后，感觉功能恢复的一种定量检查，这是对感觉客观有效的反映。正常标准：掌侧2PD为2~6mm，7~15mm为部分丧失，>15mm为完全丧失。根据美国手外科学会的标准，2PD的正常值与手功能的关系见表8-6-2。

表8-6-2　两点分辨试验（2PD）

两点间距分辨能力	临床意义	功能
2PD<6mm	正常	能做精细工作
2PD在6~10mm	尚可	可持小器具或物品
2PD在11~15mm	差	能持大器具
仅有一点感觉	保护性	持物不困难
无任何感觉	感觉缺失	不能持物

（三）辅助检查评估

（1）影像学检查：X线片了解骨折的部位、类型和愈合程度等。

（2）肌电图检查：了解患肢的肌力情况。

（3）徒手肌力检查：结合肌电图检查结果，了解患肢肌力情况。

（四）心理社会评估

（1）患者因外伤引起的血管、神经、肌腱损伤需要夹板、石膏绷带固定较长时间，使得患者存在不同程度的暂时或永久性功能障碍，需要评估其生活自理能力和社会参与能力。

（2）了解其文化程度，付费性质（自费、工伤、社保、保险），家庭支持情况，社会/家庭角色，社会适应性等，以便开展有效干预。

三、康复护理原则及目标

（一）康复护理原则

需遵循功能训练、全面康复、重返社会三项原则。

（二）康复护理目标

1. **近期目标** ①消除患肢残存肿胀，减轻患肢的疼痛，帮助创伤或病损组织愈合。②预防肌肉的失用性萎缩，避免关节挛缩或僵硬，软化患肢纤维瘢痕组织，增加患肢各关节活动度。③患者掌握功能锻炼及相关健康预防知识，防止受伤部位再损伤。④康复治疗期间不发生相关并发症。

2. **远期目标** ①通过感觉再教育，最大限度地恢复患者感觉功能。②使患者肢体最大限度恢复正常的肌力、耐力及患肢手功能协调和灵活性，提高患者日常生活活动能力和社会参与能力。

四、康复护理措施

（一）术前期

择期手术前，康复治疗的介入可为手术及术后康复创造良好条件。需进行关节活动范围练习及肌力练习，瘢痕及粘连组织的部分松解，尽可能纠正已存在的关节挛缩及肌肉萎缩，以免术后功能康复更加困难。

（二）早期（术后0~4周）

1. **术后2~3d开始** ①消除水肿：软枕抬高患肢。②肿胀期及其近端肌肉进行节律的动力性或静力性收缩及放松，对周围的静脉及淋巴管进行交替挤压与放松，利用"肌肉泵"促进静脉、淋巴回流。新近缝合的肌肉、肌腱保持静止。③理疗：红外线、微波、超短波、音频（低、中频）等疗法加强局部血液循环，增强血管壁通透性，加速渗透吸收。

2. **防止邻近关节的活动范围受限** 患肢未被限制的所有关节每天进行数次主动、助力或被动的方式做大幅度的关节运动。

3. **防止肌肉萎缩** 除新缝合的肌肉、肌腱必须保持静止外，患肢其余所有肌肉应尽早开始做等长或等张肌肉练习，适时进行抗阻练习。存在周围神经损伤时早期开始瘫痪肌肉的电刺激。

4. **尽早起床活动** 绝对卧床的患者行早期床上活动。

（三）中期（术后 5~8 周）

术后组织愈合、外固定去除开始，此期进行系统的关节活动范围练习、肌力练习、作业疗法和理疗，必要时使用支具，辅以理疗，如蜡疗、红外线、微波、超短波、音频（低、中频）等，使手功能获得最大的恢复。

（四）后期（术后 9~12 周）

此期手功能已获得较好恢复，但需继续进行必要的功能锻炼，以防功能再次减退。如需要再次手术，则术后各期康复重复依次进行。

（五）对于有感觉障碍的患者需进行感觉训练

1. 感觉过敏治疗 感觉过敏是手外伤后患者对损伤区或其附近的非痛性刺激常出现疼痛反应。皮肤感觉过敏是神经再生的常见现象。一旦出现感觉过敏，要教育患者减少恐惧心理，有意识地使用敏感区。在敏感区逐渐增加刺激。首先用棉花摩擦敏感区，每天 5 次，每次 1~2min。当患者适应后，改用棉布或质在较粗糙的毛巾摩擦敏感区，然后使用分级脱敏治疗。如先用漩涡水浴 – 做环形按摩 – 用毛巾针织物摩擦 – 触摸不同材料如碎粒、黄沙、米粒、圆珠等，逐渐增加患者耐受力。

2. 感觉减退康复治疗 康复治疗的目的，第一是教会患者使用代偿技术，安全地使用手，使用目视保护法，称为保护觉训练；第二是感觉再训练。

（1）保护觉训练：治疗师用针刺、冷、热、深压刺激等手段，让患者去体会每一种感觉的特点。然后，让患者按闭眼 – 睁眼 – 闭眼的过程反复训练。

（2）感觉再训练：手的感觉恢复顺序是：痛觉和温觉、30Hz 振动觉、移动性触觉、恒定性触觉、256Hz 振动觉、辨别觉。早期主要是触觉和定位、定向的训练，后期主要是辨别觉的训练。

（六）手部矫形器、支具的使用

目前支具在手外科术前、术后、术中的应用越来越广泛，是最合适的固定手段，能协助手功能的恢复，手术与支具的结合，为患者取得了更好疗效。目前支具已经广泛应用于骨折、关节脱位、关节畸形等方面。

1. 支具在手外伤后的应用范围 ①骨折、关节脱位复位术后；关节韧带等软组织损伤、神经肌腱损伤手术治疗后的固定。②骨、关节畸形、神经麻痹及肌腱损伤等矫形手术后的固定。③肢体软组织急性炎症、关节急性和慢性炎症时的固定。④骨、关节结核，急慢性骨髓炎、化脓性关节炎等。⑤烧烫伤及其他整形外科手术后的固定。

2. 康复支具的功能 康复支具的功能主要分为 8 类：预防和矫正畸形、预防进一步肌肉失衡、辅助或替代瘫痪肌、保护疼痛部分、帮助愈合、防止组织粘连、术前准备、减少瘢痕导致畸形。

3. 上肢（手）康复常用支具

（1）静力性支具：手休息位固定支具、手功能位固定支具、手指固定支具、拇指人字固定支具、槌状指矫正固定支具、狭窄性腱鞘炎支具等。

（2）动力性支具：尺神经损伤动力支具、正中神经损伤动力支具、桡神经损伤动力支具、伸指肌腱修复后动力支具、屈指肌腱修复后动力支具、手指固定动力支具、拇指对掌动力型支具等。

五、出院/居家康复指导

（1）日常生活中如何利用身边的物品进行手功能训练，在病情允许的前提下，可随时利用身边的物品进行训练，以增强手部肌肉的肌力和手的灵活性，帮助受伤的手尽快恢复功能。例如捏豆子、写字、翻书、拿勺子吃饭、捡硬币、拉拉链、拧瓶盖、系鞋带、折纸、挂衣服等。

（2）如何自我保护，避免伤后继发皮肤损伤，①注意保持与锐利、坚硬的物品之间的距离，防擦伤、割伤、碰伤。②洗手时，先用健手测试水温，以免烫伤。③防止患肢提拉重物自伤。④避免患侧手长时间抓握。⑤注意患手保暖，防冻伤。

（3）根据正确的方法继续行关节活动度训练，感觉训练，防止肌腱粘连，肌肉萎缩。必要时在康复师的指导下利用弹力带等辅具进行治疗训练。

（4）做到按出院医嘱按时复诊，遇到特殊情况或对出现的症状有疑惑时，立即咨询。

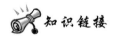

手外伤康复的现状与未来

1. 使用 Handtutor 智能运动反馈训练仪：协助进行手指及腕关节的被/主动活动的活动度、运动速度及康复趋势的定量评估。使用该仪器进行手功能的运动训练时需佩戴感应手套，可完成手部及腕关节的力量、耐力、精准、速度、活动度、协调性以及认知10大训练项目，并进行单指、多指、对指、对掌、抓握功能训练。

2. 中医手部按摩：可采用按压法与运动关节类手法，并予功法训练。术后2~7d给予未制动手指被动屈指练习，第22~28天予手法按摩，按摩手法主要采用揉、捏、搓、捋，力度由轻到重，按摩结束之后以关节为支点进行关节牵伸，形成缓慢与持续的被动性运动；术后30d拆除固定物，强化主动屈伸训练，并给予患者功法训练，如握力器训练、拾物实验、指训练等。

3. Kleinertsplint 动力支具：术后第1天戴于患手上，使腕关节屈曲45°，弹力牵引使关节屈曲65°，指间关节完全伸直；用胶带将橡皮筋的一端固定于指甲上，橡皮筋的另一端通过掌心的滑车后用别针固定在前臂屈侧的敷料上，通过橡皮条带动指间关节屈曲；保持牵引力的方向与患指关节活动轴成直角。术后2~4h早期进行主动伸、被动屈模式的可控性运动训练，可预防和减少肌腱粘连、关节挛缩和肌肉萎缩等并发症的发生。

4. **手腕CPM仪**：是针对手指和手腕关节活动度的关节被动训练仪，主要适用于创伤后掌指关节僵硬、肿胀、屈伸功能障碍等。术后早期、持续、无痛范围内进行被动活动，可以加快关节液的分泌和吸收，促进关节周围软组织的血液循环和损伤组织的修复，防止粘连和关节僵硬，消除手术和长期制动带来的并发症，加快关节活动度的恢复。

（彭爱萍）

第七节 软组织损伤的康复护理

学习目标
1. 能够描述软组织损伤的定义。
2. 能够列举软组织损伤的康复护理评估。
3. 能够列举软组织损伤的康复护理原则及目标。
4. 能正确实施软组织损伤康复护理措施及居家康复指导。

一、疾病概述

（一）相关概念

1. **软组织损伤的定义** 软组织损伤是指各种急性外伤或慢性劳损以及自身疾病等原因造成人体的皮肤、皮下浅深筋膜、肌肉、肌腱、腱鞘、韧带、关节囊、滑膜囊、椎间盘、周围神经血管等组织的损伤。临床表现为疼痛、肿胀、畸形、功能障碍。

2. **软组织损伤的分类** 按发生机制分为钝性创伤、穿透伤、剪切伤；按是否有伤口分为开放性损伤、闭合性损伤；按时间分为急性损伤和慢性损伤。本节主要讲述急性损伤。

3. **软组织损伤的发生机制**

（1）钝性创伤：包括直接暴力创伤和挤压伤。直接暴力创伤可引起明显的软组织破坏伴不同程度的皮肤损伤；挤压伤是暴力在一段相对长的时间内压在身体某部位致伤。

（2）穿透伤：包括低能量的刺戳伤、高能量的爆炸伤。

（3）剪切伤：当水平方向的力，特别是摩擦力作用于相对固定、移动度较少的平面和弹性平面之间时发生。包括严重的闭合性套脱伤和开放性套脱伤、张力性水疱等。

4. **急性开放性软组织损伤伤口分型**（表8-7-1）

5. **急性闭合性软组织损伤** 损伤分高能暴力损伤和一般暴力损伤。高能暴力损伤包括重撞击伤、挤压伤；一般暴力损伤包括轻撞击伤、运动损伤、日常扭挫伤等。

表 8-7-1　急性开放性软组织损伤伤口分型

类型	伤口	污染程度	软组织损伤
Ⅰ	<1cm	清洁	轻
Ⅱ	1~10cm	中度	中度，部分肌肉损伤
Ⅲ	（包括小伤口的农场内损伤、枪弹伤、高能量枪击伤或延误治疗开放伤）		
A	一般大于10cm	重	严重、有碾伤
B	一般大于10cm	重	软组织严重缺失
C	一般大于10cm	重	非常严重的软组织缺失，伴血管损伤

（二）解剖生理

1. **皮肤及皮下组织**　皮肤及皮下组织是人体的机械屏障，可防止细菌侵入和化学物质的渗入，其损伤或完整性受损容易引起感染及有害物质的入侵，对机体产生影响。

2. **筋膜**　筋膜主要维持肌肉的稳定性，支持和保护软组织包膜。筋膜富含血管，能提供丰富的组织基质，使损伤组织得以快速康复。损伤后可能成为炎症和感染的部位，并沿其扩散；筋膜系统可对创伤及缺血后肿胀产生强烈限制，引起级联反应，导致筋膜室综合征。

3. **肌肉**　肌肉占体重的40%~45%，由肌纤维构成，它的核心功能是产生力量。其损伤可导致肢体局部力量及负重能力降低或障碍，损伤后可出现不同程度的肌肉萎缩。

4. **肌腱**　肌腱作为缓冲装置，可吸收外力从而减少对肌肉的损伤，但其血供较差，损伤后自愈能力较差。

5. **腱鞘**　腱鞘是套在长腱周围的鞘管，多位于活动度较大的部位，如腕、踝、手指、足趾等。

6. **韧带**　韧带是骨骼之间连接的结构，具有保持关节的稳定性和重要的本体感觉功能。损伤时关节内有组织撕裂感或撕裂声，随后产生疼痛及关节不稳，不能完成正在进行的动作和走动，继而关节出现肿胀。

7. **周围神经**　周围神经包括运动神经、感觉神经和自主神经，损伤后会导致运动障碍、感觉障碍和自主神经功能障碍。

8. **血管**　血管是为组织输送和交换血液的通道。一旦受损，将会导致局部组织缺血缺氧，出现组织坏死。

（三）治疗要点

（1）如有休克首先治疗休克。

（2）如有出血，应立即止血。失血较多时，应及时输液、输血。出血不止时，应紧急手术止血。疼痛较重者，可给予镇痛药。有骨折时，应进行伤肢固定，骨折复位。

（3）有筋膜间隙综合征和挤压综合征者，应及时处理。

（4）闭合性挫伤的治疗。早期在肢体周围放置冰袋或做冷敷，待出血停止（一般在

24~48h后），改用热敷，促进局部瘀血吸收。必要时，予抗生素防治感染。若水肿严重，出现骨筋膜室综合征时，应早期切开减张，若软组织坏死严重，出现严重中毒症状、危及生命时应考虑截肢。

（5）开放性创伤，应尽早做外科清创处理，并注射破伤风抗毒素；及时清理坏死组织，促进肉芽生长、上皮修复。

二、康复护理评估

（一）病史评估

病史评估包括受伤原因，影响全身情况的因素，周围组织结构情况，导致伤口的器物，伤口污染情况和是否有异物，损伤机制，损伤能量，损伤时间，损伤部位、大小、范围和特性等。

（二）主要功能障碍评估

1. **疼痛评估**　见本书相关内容。

2. **肿胀**　软组织损伤后会出现肿胀的过程，一般伤后3~5d肿胀达到高峰，然后开始慢慢消退。但若软组织损伤严重，周围组织血液循环障碍，肿胀也会持续不退。肿胀程度以软组织损伤周围皮肤皮纹的改变来判断。Ⅰ°局部皮肤皮纹变浅；Ⅱ°局部皮肤皮纹消失；Ⅲ°局部皮肤皮纹消失，并出现张力性水疱。Ⅰ°肿胀最轻，Ⅲ°肿胀最严重。

3. **远端指（趾）动情况**　远端指（趾）动包括上肢的自主握拳伸指及下肢的足趾屈伸活动。

4. **血运**　血运包括损伤部位的皮肤颜色，正常皮肤颜色红润，皮肤苍白为缺血表现，瘀紫为静脉回流受阻；皮肤温度与健侧对比，肤温高提示有炎症，肤温低是血运差的表现；毛细血管充盈试验，当用手指或棉签按压伤肢指腹或指甲时，受压的指体由红润转为苍白色，松压后1~2s恢复原状为毛细血管充盈正常，如1s内恢复原状，且出现指体色泽暗紫则为静脉回流障碍，如充盈恢复原状时间>2s，或出现弹性降低，充盈现象消失则为动脉供血障碍；远端动脉搏动情况：上肢检查桡动脉，下肢检查足背动脉，如搏动减弱或消失提示近端动脉受压或损伤。

5. **感觉**　感觉包括局部及肢端。异常表现为麻木、感觉过敏、减弱或消失。

6. **关节活动度**　关节活动度包括受累关节和非受累关节的关节活动度评估，出现异常提示有关节损伤、粘连或僵硬。

7. **肢体周径**　肢体的周径有助于判定肢体肿胀、肌肉萎缩的程度。上臂在肩峰下15cm平面测量；前臂在尺骨鹰嘴下10cm平面测量；大腿可在髌骨上缘上15cm平面测量；小腿可在髌骨下缘下10cm平面测量。第一次测量时用标记笔做好标记，每次均在标记处进行测量，结果注意与健侧及不同时间数值对比。

8. **日常生活活动能力及劳动能力**　对上肢骨折患者重点评估生活能力和劳动能力，对下肢骨折患者着重评估步行、负重能力。

9. 潜在并发症

（1）休克：休克在软组织严重损伤并伴有血管损伤时发生。早期是失血性休克，严重感染时可出现感染性休克。

（2）骨筋膜室综合征：多见于小腿，前臂掌侧、手掌及足部也时有发生。主要表现是5"P"征，包括与创伤不成比例的剧痛或被动牵拉痛，苍白，无脉，感觉异常，肢体麻痹。

（3）挤压综合征：发生于严重挤压伤患者，病情凶险，危及生命。特征表现：休克，肌红蛋白尿，高钾血症，酸中毒，氮质血症，急性肾衰竭，局部缺血—再灌注损伤等。

（4）血管危象：发生在血管损伤吻合及组织修复重建术后，出现血管吻合口痉挛或栓塞，造成血流不通畅，表现为局部肌肉组织缺血或瘀血现象，严重时出现坏死。

（5）气性坏疽：多出现在肌肉组织严重创伤污染后创口未得到及时清创的情况下，及在农场内被泥土污染物刺伤深部肌肉的小创口损伤。由梭状芽胞杆菌感染伤口，出现烦躁、发热、中毒症状，伤肢沉重，呈"胀裂样"剧痛，可触及皮下捻发音，伤口肌肉组织"熟肉样"改变。病情凶险，发展迅猛，严重感染者往往需要截肢方能挽救生命。

（6）组织感染、坏死：由于污染或损伤严重，常见有不同程度的皮肤、组织感染，甚至坏死。

（7）皮肤移植并发症：包括移植失败、移植物挛缩、皮肤感觉异常等。

（8）皮瓣相关并发症：包括皮瓣坏死、伤口裂开、皮瓣水肿等。

三、康复护理原则及目标

（一）康复护理原则

（1）伤口及早清创处理，防治感染。合并有骨折者要进行恰当的复位固定。

（2）促进软组织炎症控制，肿胀消退。早期局部冰敷，用弹性绷带加压包扎，局部制动，必要时固定，抬高伤肢促进血液循环。

（3）在组织损伤处理后即开始功能锻炼。以消除肢体肿胀、促进伤口愈合，避免肌肉萎缩和关节粘连等，最终达到功能恢复。

（4）对血管吻合及组织修复重建术后，加强管理，促进成活。

（5）观察和防治软组织损伤后各种并发症发生。

（二）康复护理目标

1. 近期目标 抗炎、消肿、止痛，促进组织修复及伤口愈合，有效防治各种并发症。

2. 长期目标 恢复运动功能，恢复感觉功能，逐步恢复日常生活活动能力，提高患者康复质量，最终回归家庭，回归社会。

四、康复护理措施

（一）伤后 1~2 周

1. **伤口护理**　根据伤口情况进行必要的清创及缝合。清创尽可能在伤后 6~8h 内进行，及时彻底的清创是预防伤口感染、组织坏死的关键。每天进行伤口无菌换药，选择促进伤口愈合的中药制剂或新型敷料外敷，出现组织坏死及时扩创清除。注意观察伤口的血运、渗血、渗液情况，有无红、肿、热、痛的感染表现及组织坏死的发生。一般伤口 1~2 周愈合。

2. **肢体肿胀的处理**　遵循 PRICE［保护（protection），休息（rest），冰敷（ice），包扎（compress），患肢抬高（elevation）］治疗方案，给予受伤肢体足够的保护、适当的制动、冰敷可减少出血，减轻水肿，同时给予弹力带或弹力袜包扎患肢，促进静脉回流，抬高患肢，高于心脏水平，注意垫枕梯度，下肢垫枕必须过膝，避免损伤腓总神经。伤后 48h，出血停止，治疗重点是血肿及渗出液的吸收，可使用物理治疗、按摩、中药外敷等方法促进创伤恢复。

3. **固定制动**　一般的皮下组织损伤或部分肌肉撕裂伤不需要固定，愈合前避免剧烈运动即可。肌肉完全断裂伤需局部制动，石膏固定 1~2 周，上下关节可正常活动。肌腱、韧带断裂伤或伴有骨折的损伤需局部和邻近关节制动，固定 4~6 周。

4. **疼痛管理**　疼痛已被列为第五生命体征，关注患者的疼痛感受，根据疼痛评估情况进行干预。去除疼痛病因，实施三阶梯镇痛方案，规范应用镇痛药，注意观察药物的不良反应并给予正确处理。

5. **血管吻合和皮瓣移植术后的护理**　维持病室温度在 24℃~26℃，局部用 60W 烤灯、距离 40cm 高度，24h 持续保温。患者戒烟，室内人员禁止吸烟。注意观察肢体感觉、疼痛、肤温、肤色、肿胀、动脉搏动等情况，警惕吻合血管再断出血及血管危象。保持肢体正确位置，禁止患侧卧位，防止皮瓣受压或牵拉。

6. **伤口负压封闭引流的护理**　保持引流通畅，观察引流液的量、颜色、性质，预防伤口活动性出血。

7. **功能锻炼**　受伤部位的肌群进行等长收缩练习，如上肢的握拳伸指、下肢的股四头肌舒缩和踝泵运动等，及上下关节屈伸运动，促进静脉回流，每日 4 次，每次 15~20min，每一个动作持续 3s，锻炼以不引起疲劳为宜。若肌腱或关节韧带损伤，则受累关节需制动。

（二）伤后 2~4 周

1. **迟缓愈合伤口的护理**　感染伤口每天换药，及时清除坏死组织和脓性分泌物，保持肉芽组织新鲜、血运好，促进上皮组织修复。

2. **肌肉力量恢复性训练**　加强主动功能训练，并逐步增加用力的程度和幅度，过渡到负重训练。

3. **关节活动度训练** 2周后在支具保护下进行受累关节不负重的主动运动，并逐步增加关节活动范围，运动后继续维持固定。

4. **步态训练** 跟腱和膝、踝关节韧带损伤6周内不负重，但可扶拐杖不负重行走，注意做好防跌倒措施。具体步态训练方法详见相关章节。

（三）伤后4~6周

1. **关节主动运动训练** 去除外固定，增加关节功能和抗阻练习，由等长收缩训练过渡到等张收缩训练及等张抗阻训练。

2. **负重训练** 上肢提或举重物，从0.5~1kg开始，逐渐加力，注意循序渐进，切忌用力过猛。下肢扶拐杖脚掌着地行走，先是前脚掌着地负重1/4重力，逐渐过渡到1/2，直至全脚掌着地负重行走。

五、居家康复指导

（1）保持伤口清洁，伤口未愈合前避免沾水，必要时进行无菌换药。发现有红、肿、热、痛、渗血、渗液或坏死等现象要及时到医院就诊。

（2）局部瘀肿在伤后48h内禁止热敷、热疗及按摩。

（3）严重损伤后1~2周内，饮食宜选用清淡易消化、高蛋白、高维生素的食物，鼓励多吃蔬菜和水果，肉汤类以鱼、猪瘦肉等为主，忌酸辣刺激及肥腻滋补的食品。

（4）指导患者自我观察病情。包括受伤肢体的肿胀情况，远端皮肤有无发绀、发凉，有无疼痛和感觉异常等，及早发现潜在的并发症，并及时就诊。

（5）根据损伤情况进行针对性功能训练指导。功能训练还需遵循循序渐进的原则，运动范围由小到大，次数由少到多，时间由短到长，强度由弱到强，训练以不感到疲劳为度。忌锻炼急进，用力过猛，或由不专业的人员进行被动康复治疗，避免意外损伤。

（6）指导患者定期复诊。在没有完全康复前，必须根据医嘱进行门诊复诊。

知识链接

1. 对于创伤性伤口，去除了过多渗出液的湿润伤口环境有利于伤口的愈合，特别是有成纤维细胞迁移及血管长入伤口时。尽管痂皮可以阻止感染，但是无疑也会阻止表皮细胞再生。理想的敷料应该将湿润的环境限制在伤口中，并且保持邻近皮肤的干燥以避免浸渍。

2. 含碘消毒剂对于皮下组织都具有一定的毒性，故对于开放伤口应尽量避免使用。含碘消毒剂还影响骨的生长，亦避免使用于骨外露的部位。

3. 伤口负压治疗

（1）作用机制：①促进血液循环和/或血管生成。②细胞的机械牵拉作用，促进与伤口愈合有关的细胞因子和生长因子的分泌。③减轻水肿。

（2）禁忌证：①不能用于有活动性出血的伤口，不能覆盖大血管，不能用于服用抗凝药物或有凝血功能紊乱的患者。②如果患者出血不止，需立即停止负压吸引。

（冯周莲）

第八节　断肢（指）再植的康复护理

学习目标
1. 能够描述断肢（指）再植的相关概念。
2. 能够列举断肢（指）再植的康复护理原则及目标。
3. 能够演示断肢（指）再植的主要功能障碍评估。
4. 能够准确实施断肢（指）再植各时期的康复护理措施。

一、疾病概述

（一）相关概念

离断肢（指）体的远端和近端完全分离，无任何组织相连或有少量损伤组织相连通过清创-骨支架重建-血管吻合-神经肌腱修复-皮肤覆盖的方法，保持肢（指）体的连续性，恢复肢（指）体功能。

1. 完全离断　完全离断是指离断肢（指）体和人体完全分离，无任何组织相连。

2. 不完全离断　伤肢（指）的软组织大部分离断，相连的软组织少于该断面软组织的1/4。

（二）治疗要点

手术治疗：①断端处理；②骨骼克氏针固定；③肌腱、血管、神经修复；④伤口缝合；⑤小夹板外固定或石膏外固定。

二、康复护理评估

（一）病史评估

1. 现病史　①受伤原因；②医学诊断；③手术方式；④手术日期；⑤内、外固定的时长；⑥X线片结果；⑦评估患者的躯体、精神和社会功能，其内容包括：①躯体方面：上肢、关节、肌肉（含痉挛）、协调与平衡、感觉与知觉（含疼痛）、反射、日常生活活动能力；②精神方面：智力、情绪、心理；③社会方面：社会活动能力、就业能力、生存质量等。

2. **既往史** ①重点了解与骨折愈合有关的因素，如患者有无骨质疏松、骨折、骨肿瘤病史或手术史。②是否合并高血压、冠心病、糖尿病等慢性疾病。③有无因先天性残疾或既往外伤致残史。

（二）主要功能障碍评估

1. **外观和解剖** 通过视触诊及患者的动作，评估总体感觉，包括：肢（指）体完整性、受伤部位、患处局部皮肤温度、血运、出汗情况、肿胀程度、瘢痕松紧度、软组织粘连或关节僵硬的位置和角度以及各关节活动范围评估，如主动关节活动度（AROM）和被动关节活动度（PROM），常用测量工具为测角器。

2. **运动功能**

（1）手指功能：手指功能活动见表8-8-1，8-8-2。

表 8-8-1　示中环小指功能

示中环小指	掌指关节	运动功能比例	100%
		可屈曲角度	90°
		功能位（度）	30°
	近端指间关节	运动功能比例	80%
		可屈曲角度	120°
		功能位（度）	30°
	远端指间关节	运动功能比例	45%
		可屈曲角度	70°
		功能位（度）	20°

表 8-8-2　拇指功能

拇指	掌指关节	运动功能比例	10%
	指间关节		15%
	拇内收		20%
	拇外展		10%
	对掌		45%
	拇掌指关节	可屈曲角度	60°
		功能位（度）	20°
	拇指间关节	可屈曲角度	80°
		功能位（度）	20°

（2）手指肌腱功能：肌腱总主动活动度（TAM）=（远指间关节、近指间关节及掌指关节主动屈曲幅度总和）-（远指间关节、近指间关节及掌指关节主动伸展幅度总和）。正常

TAM=（80°+110°+70°）-（0°+0°+0°）≈ 260°，见表 8-8-3。

表 8-8-3 肌腱总主动活动度分级

功能分级	TAM 水平
正常	260°
良	>健侧的 75%
中	>健侧的 50%
差	<健侧的 50%

（3）握力：常用握力计测出等长收缩的肌力，然后运用公式算出：握力指数 = 健手握力（kg）/ 体重（kg）×100。正常握力指数应 >50 利手握力常比非利手大 5%~10%；女性握力占男性的 1/3~1/2）。

（4）捏力：分为指尖捏、三指捏和侧捏。可用捏力计测量，也可用袖带血压计捏充气的袖带测量，按 $1kg/cm^2=735.56mmHg$ 或 $1kg/cm^2=9.81N$ 换算。正常捏力（侧捏力）一般男性 7.5kg，女性 4.8kg。

（5）灵巧性：手的灵巧性与感觉、运动能力的健全有关，也与视觉等其他感觉的灵活性有关。可用九孔柱测验和 Mober 拾物测验来测定。原理是令受试者拾起指定的物品放于指定的位置，记录完成操作时间。

3. 感觉功能

（1）轻触 - 深压觉：是一种精细的触觉检查，可测定触觉障碍程度及恢复的变化。

（2）触觉：以指腹触摸物体，正常无须视觉帮助即可识别为何物以及物体的质地、温度等。

（3）两点分辨觉（TPD）：可测试皮肤分辨触点之间距离的敏感程度。正常标准：掌侧 TPD 为 2~6mm，7~15mm 为部分丧失，>15mm 为完全丧失。

（4）其他：痛觉等。

4. 手的整体功能 能较全面地评定手的功能，常用方法有：上肢功能试验、手功能试验和 ADL 试验。

（三）辅助检查评估

1. 影像学检查 X 线片了解骨折的部位、对位和愈合情况。

2. 肌电图检查 了解患肢的肌力情况。

3. 徒手肌力检查 结合肌电图检查结果，了解患者患肢肌力情况。

（四）心理社会评估

（1）患者因外伤引起的血管、神经、肌腱损伤需要夹板、石膏绷带外固定和 / 或克氏针内固定时间较长，使得患者存在不同程度的暂时或永久性功能障碍，应评估其生活自理能力和社会参与能力。

（2）了解其文化程度，付费性质（自费、工伤、社保、保险）、家庭支持、社会/家庭角色，社会适应性等，以便开展有效干预。

三、康复护理原则及目标

（一）康复护理原则

需遵循功能训练、全面康复、重返社会三项原则。

（二）康复护理目标

康复护理目标包括：①预防和减轻水肿，减轻患（肢）指的疼痛；②使高敏区脱敏，软化瘢痕，避免关节挛缩或僵硬和肌肉失用性萎缩；③感觉再教育、逐步发展运动和感觉功能，使患者肢体最大限度恢复正常的肌力、耐力及患肢手功能协调和灵活性，提高患者日常生活活动能力和社会参与能力；④康复治疗期间无相关并发症发生；⑤患者掌握功能锻炼及相关健康预防知识，防止受伤部位再损伤。

四、康复护理措施

（一）早期（术后0~4周）

1. **术后1周内** 给予抗痉挛、抗凝、抗感染治疗，保证再植肢（指）体的存活。此期一般康复不介入。

2. **术后2~4周** 配合临床预防感染、促进血液循环、维持修复血管通畅和加速修复组织的愈合，可采取以下方法。

（1）超短波：促进深部血管扩张、改善血液循环、防止小静脉血栓形成、抑制细菌生长、加速消肿、控制感染。对骨折端用细钢针固定者，应严格控制在无热量范围，以免发生灼伤。

（2）紫外线照射：用于术后伤口感染有渗液时，紫外线有杀菌作用，可控制表浅部位的感染，促进伤口愈合。

（3）运动疗法：对未制动的关节予以轻微的屈伸运动，同时要求其完成肩肘关节主动活动，避免因长期制动而影响其他关节的正常活动度。

（4）加强自我保护意识：保暖，受凉易引起血管痉挛；禁烟，尼古丁会降低血液含氧量，危及再植指的血液供应；抬高患肢，减轻水肿。

（二）中期（术后5~8周）

从解除手的制动后开始，目的是控制水肿，防止关节僵硬和肌腱粘连。

（1）主动运动，手指的屈伸和钩指、握拳等动作。动作应轻柔以免损伤已修复的组织。

（2）教会患者指体感觉丧失后的代偿技术，如皮肤感觉丧失可用视觉代偿。

（三）后期（术后9~12周）

此期骨折已愈合，肌肉、神经和血管愈合已牢固。可进行被动活动和抗阻力运动，康复的重点是继续减少水肿、软化瘢痕、关节主动活动范围练习，功能活动训练（日常生活活动等）和感觉再训练等。

1. **理疗** 理疗目的见表8-8-4，8-8-5。

表8-8-4 各种理疗的目的（1）

治疗目的		预防和治疗再植肢（指）体的并发症
选用方法	防止感染	紫外线；超短波；抗生素离子导入；胰蛋白酶电离子导入+微波/超短波；维生素C电离子导入+紫外线
	消除肿胀	超短波；透明质酸酶电离子导入；可见光疗法；臂神经血管丛或短裤区直流电疗法
	防止血管痉挛	超短波；针刺疗法；干扰电；颈交感神经节区普罗卡因电离子导入；罂粟碱电离子导入+超短波；毛冬青电离子导入；邻区钙离子导入

表8-8-5 各种理疗的目的（2）

治疗目的		恢复患肢功能
选用方法	改善因血液循环所致肌肉萎缩。防止关节强直	超声波；超短波与微波；按摩与被动运动；干扰电；漩涡浴
	软化瘢痕，减轻粘连，增加关节活动范围	超声波；音频治疗；碘、氯离子导入；按摩
	恢复肌力与主动功能	感应电；肌肉电刺激；脉冲中频电疗；按摩；主动与被动运动

2. **关节活动范围练习**

（1）主动运动：关节各方向主动运动，达到最大活动范围后再适度用力，使关节区感到紧张或轻度酸痛感。

（2）被动运动：被动牵伸引起关节有紧张感或酸痛感为度，切忌使用暴力，以免引起新的创伤。

（3）支具：静力和动力两种类型，目的是矫正和预防畸形、改善功能。

3. **肌力和耐力练习** 从轻到重分级抗阻练习，促进肌力恢复的原则是使肌肉尽最大能力收缩以引起适当的疲劳，适当休息，使肌肉在恢复及随后的超量运动中，恢复并发展其形态和功能。

4. **感觉再训练（训练4~8周）**

（1）触觉：当患肢（指）的动静态触觉均未恢复时，用橡皮以适当的压力触压或叩击患者掌侧皮肤，睁眼看训练的进行及停止过程，然后闭上眼用心体会刺激与停止时的差异，反复练习，每次10min，每日2次。当静态触觉有所恢复后，重点练习动态触觉。用橡皮以适当的压力轻轻划动，先睁眼看，然后闭上眼用心体会刺激与停止时的差异，反复练习。

每次10min,每日2次。

（2）温度觉：在2个小瓶内分别装入冷水和温水（45℃），用患指分别触摸，先睁眼看后闭眼,用心体会冷与热的差异。训练时注意控制温度,以免烫伤。

（3）综合训练：当触觉和温度觉有所恢复后方可进行。此期内外固定均已去除，患肢（指）已有相当的活动范围。准备螺钉、六角帽、钥匙、回形针、硬币、扣子、砂纸、硬纸板、小木块、笔帽、瓶盖、橡皮等放入衣兜中，让患者手伸入衣兜，仔细揣摩任一物品，辨认为何物后将物品取出对照。每次15min，每日2次。

5. **作业疗法** 训练手的灵活性、协调性，防止手内肌肉萎缩。在关节活动范围和肌力有一定恢复时，及时开始各种日常生活活动和功能活动练习。

6. **ADL训练** 包括刷牙、穿衣、洗脸、系扣子、用汤匙吃饭等。

7. **功能训练** 捏夹子、组装玩具、编织、剪纸等。

五、出院/居家康复指导

（1）注意患肢保暖，禁烟半年，防止血管收缩痉挛。

（2）一年内避免提拉重物。

（3）根据正确的方法继续行关节活动度训练，感觉训练，防止肌腱粘连、肌肉萎缩。

（4）做到按出院医嘱按时复诊，遇到特殊情况或对出现的症状有疑惑时，立即咨询。

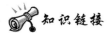

断指再植康复护理最新研究成果

镜像治疗：镜像治疗患者在完成常规康复治疗的基础上，进行镜像治疗。患者坐于桌前，桌上垂直固定放置一面镜子，双手分别置于镜子的两侧，健侧手和患侧手分别置于镜子反射的前面和后面。患者观察健侧手活动时在镜子里的成像，并将其观察到的成像想象成患侧手的运动，同时患侧手尽可能地做出与健侧手一致的动作。每天2次，每次20min，训练3个月（表8-8-6）。

表8-8-6 断指再植术后镜像治疗康复程序

时间	项目	强度、频次
术后当天	用软毛刷刷患者健手，建立初步视觉—触觉反馈	每天2次，每次15~20min
术后4周	开始触摸练习。健侧手指与再植指同时触摸不同质地、形状的物体，比较感觉	每天2次，每次15~20min
术后8周	开始技能练习。练习5个训练动作（用勺子舀起玻璃珠、九洞插板试验、挑棒游戏，在玻璃上套橡皮筋和整理扑克牌）。视觉控制在一个镜子	每一个技能持续2min。5个动作完成后，休息3min。重复5个动作，持续20min，每天2次

（彭爱萍）

第九章 风湿性疾病的康复护理

第一节 类风湿关节炎的康复护理

学习目标

1. 能准确描述类风湿关节炎的概念。
2. 能解释类风湿关节炎的病理生理。
3. 能列举类风湿关节炎的治疗要点。
4. 能阐述类风湿关节炎的康复护理评估内容。
5. 能准确评估病情，合理实施类风湿关节炎康复护理措施。

一、疾病概述

（一）相关概念

类风湿关节炎（rheumatoid arthritis，RA）是一种原因未明，以慢性进行性、对称性多关节及周围组织非化脓性炎症为主的全身性自身免疫性疾病。类风湿关节炎是最常见的炎性关节病，患病率占世界总人口的0.5~1%，女性患病率是男性的2~3倍，各个种族均有发病。类风湿关节炎致残率高，未经治疗两年内致残率达50%，3年内可达70%。

（二）病理生理

关节滑膜炎是类风湿关节炎的主要病理改变，是关节病变的基础；血管炎是其关节外损害的基础。类风湿关节炎是一种由多种细胞（包括巨噬细胞、T细胞、B细胞、成纤维细胞、软骨细胞和树突状细胞）参与发病的复杂疾病。疾病早期，天然免疫系统激活成纤维细胞样滑膜细胞、树突状细胞和巨噬细胞；发病时，树突状细胞移行到中枢淋巴器官呈递抗原并激活T细胞，后者激活B细胞，反复地激活天然免疫系统直接导致炎症发生；疾病后期，在T细胞和成纤维细胞样滑膜细胞的参与下，多种细胞通过核因子系统激活破骨细胞造成骨侵蚀。

(三）治疗要点

早期有效的治疗可以减少致残率，治疗的最终目标是病情缓解。通过治疗阻止关节破坏、减轻症状和体征，改善关节功能和生活质量。治疗方法主要在于早期诊断、早期使用改善病情的抗风湿药、用药剂量充足、联合治疗以及推荐使用新的治疗药物。美国风湿病学会（American college of rheumatology，ACR）推荐治疗流程见图9-1-1。

二、康复护理评估

（一）病史评估

（1）评估患者的一般情况，如年龄、性别、婚育史、职业等。
（2）评估患者的既往病史、家族史、过敏史及既往就医情况。
（3）评估患者有无发热、乏力、消瘦等全身症状及其他器官受累表现。
（4）评估患者阳性症状及体征的起始时间。

（二）主要功能障碍评估

1. **关节活动度受限**　早期因晨僵、关节疼痛，关节腔内积液或关节周围软组织炎症引起的关节肿胀而导致；后期因关节结构破坏、畸形所引起。通过测量关节运动时所通过的运动弧来评估关节活动范围障碍的程度。可通过量角器测量，将解剖学立位时的肢体定位为0度，记录测量开始位至终止位之间的范围。也可通过目测患者双关节活动度的对比，或者患者关节活动度与正常人活动度的对比来获得。

2. **晨僵**　晨僵指病变的关节在静止不动后出现较长时间僵硬、活动障碍，如胶粘着的感觉，在晨起时尤为明显，影响患者翻身、握拳等活动，通过适当活动后逐渐减轻或消失。晨僵是类风湿关节炎的突出表现，约95%患者会出现，可作为观察病情活动的指标，临床上通过询问或观察患者的晨僵时间来判断。在疾病活动期，类风湿关节炎晨僵时长达1h以上。

3. **关节痛**　关节在运动时出现疼痛，或在不运动时有按压痛。疼痛通过各种评分技术，如视觉模拟评分法（VAS）、口述分级评分法（VRS）及数字分级评分法（NRS）等来评定，详见相关章节。关节压痛通过触诊来发现，按压的力度以使甲床刚刚变白为宜，边按压边观察患者面部表情，并要求患者有疼痛要告知检查者。

4. **关节肿胀**　滑膜增生、关节积液均可引起关节周围软组织肿胀，通过视诊或触诊来发现，通过B超及MR结果判断是滑膜增生还是关节积液引起。

5. **关节畸形**　滑膜炎症及增生导致关节软骨破坏，关节间隙变窄，关节面粗糙不平，纤维组织增生，使关节功能明显受限，形成纤维性强直。待关节软骨破坏面大部分吸收后，软骨下骨大面积破骨与成长反应同时发生，在骨端间形成新骨，导致关节骨性强直。关节

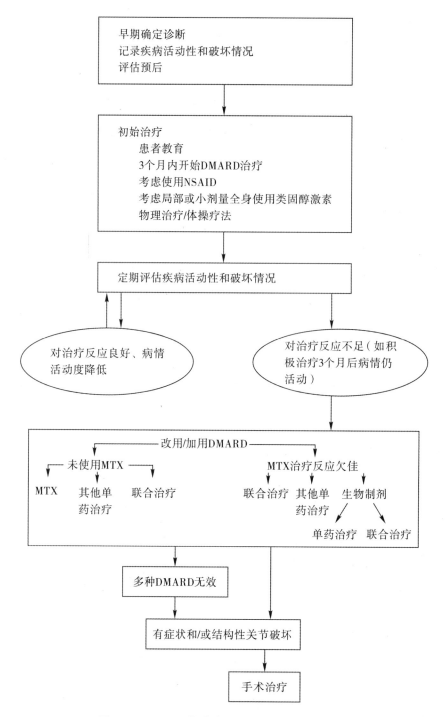

图 9-1-1 ACR 推荐类风湿关节炎治疗流程图

周围的肌肉、肌腱、韧带和筋膜也受到病变侵犯而粘连，甚至断裂，最后导致关节脱位或畸形位骨性强直。关节畸形通过视诊或影像学资料来判断"有"或"无"。

6. **关节功能障碍** 因关节疼痛、肿胀，结构破坏和畸形导致关节活动受限，从而影响生活自理能力和工作能力，通过观察及问诊可判断分级。美国风湿病学会将其按轻重程度分为以下四级（表 9-1-1）。

表 9-1-1 关节功能障碍分级表

关节功能障碍分级	可正常进行的活动	
Ⅰ级	①②③	①生活自理活动：包括穿衣、进食、沐浴、整理和上厕所；
Ⅱ级	①②	②职业活动：指工作、上学或持家；
Ⅲ级	①	③非职业活动：指娱乐或体育运动
Ⅳ级	均受限	

7. 感觉障碍 神经系统受损可涉及中枢神经、周围神经、自主神经和肌肉。神经受压迫时引起神经区疼痛，出现知觉异常，感到麻木刺痛。较典型的如手腕屈肌腱鞘炎压迫手的正中神经，引起的"腕管综合征"。

8. 摄食 - 吞咽功能障碍 当颞颌关节受累时，张口、咀嚼食物时感觉疼痛，C_1、C_2受累时颈前区疼痛，会影响吞咽功能。

9. 其他功能障碍 根据患者情况进行肌力评估和ADL的评估，评估方法详见相关章节。

（三）辅助检查评估

1. 血液检查 血常规、血沉、C反应蛋白、类风湿因子、免疫复合物和补体等。

2. 关节影像学检查 CT检查对骨皮的完整性和关节间隙比X线更准确，MR对滑膜炎诊断有帮助，X线检查晚期可作为金标准（表9-1-2）。

表 9-1-2 RA关节不同分期X线表现

分期	X线表现
Ⅰ期	关节周围软组织肿胀，关节端骨质疏松
Ⅱ期	关节面软骨破坏，关节间隙变窄及模糊
Ⅲ期	关节面骨质侵蚀性破坏（凿骨样损害）
Ⅳ期	关节面融合，纤维性或骨性强直，关节畸形或错位，病理性骨折

（四）心理 - 社会评估

类风湿关节炎作为一种慢性致残性疾病，患者长期承受病痛、工作能力丧失、额外医疗费用等造成的巨大精神压力和心理负担，多数患者存在不同程度的焦虑、抑郁等心理问题。有研究表明，类风湿关节炎疾病活动度越高，其炎症指标越高，免疫功能越低下，患者焦虑、抑郁的发生率越高。临床上可通过交谈法了解患者焦虑、抑郁的因素。通过评估量表测量患者的焦虑程度。

三、康复护理原则及目标

1. 康复护理原则 坚持治疗，镇痛，保护和维持受累关节的正常功能，减少和矫正畸形，促进关节功能最大化，预防系统并发症。

2. 康复护理目标 缓解疼痛、减轻晨僵、防止畸形、促进关节功能最大化、保护系统功能、促进心理康复。

四、康复护理措施

（一）急性期/活动期康复护理

此期以关节疼痛为主要临床表现，局部炎症及全身症状明显。护理重点是解除疼痛，消除炎症，树立信心，预防并发症。

1. 休息与制动 急性期以卧床休息为主，保持关节功能位，膝关节受累不宜膝下垫枕，预防屈曲畸形。床垫宜使用硬板床。

2. 适当关节活动训练 症状减轻时，进行四肢的主动运动和被动运动，能起到减轻关节疼痛、防止关节挛缩的作用，最大限度保持肌力和关节活动度。根据ADL评分，提供补偿性生活护理，注意安全，防止跌倒。

3. 理疗 可使用冷疗或低中频治疗仪，根据仪器说明书使用。

4. 心理护理 重视患者的感受，主动关心患者，鼓励患者表达自身感受；指导患者对疾病切勿悲观失望，帮助患者寻找合适的自我放松的方法，如深呼吸、听音乐等，学会自我调节。

5. 预防并发症 进行深呼吸功能锻炼，预防肺部感染；卧床患者定时翻身，按摩骨突处，预防压疮；进行踝泵运动，预防下肢深静脉血栓。

（二）恢复期/缓解期康复护理

根据关节功能障碍分级，进行相应的全身运动和局部运动，来保持和促进关节功能活动，增强肌力，防止畸形，对出现畸形的早期，进行畸形矫正，缓解局部肌痉挛。同时注重心理护理，让患者认识类风湿关节炎，了解该病的治疗及预后等相关知识，明确长期规范服药的重要性；介绍成功病例，或让同类患者现身交流，树立战胜疾病的信心。

1. 关节功能Ⅳ级 ①保护关节：避免关节受压和负重活动，休息时保持关节功能位；②关节功能训练：进行力所能及的主动运动，做小幅度关节屈伸活动；③肌力训练：尽量进行各肌群的主动伸缩运动，如提臀、伸颈、弯腰、深呼吸等运动，辅以被动肌肉按摩；④理疗：进行热敷、中药封包、熏蒸、红外线等热疗；⑤矫形：定时采取夹板短时固定，对髋膝肘等关节进行适度伸直矫形，期间注意防止夹板引起的压疮，可用泡沫敷料隔层保护。

2. 关节功能Ⅱ~Ⅲ级

（1）关节松动训练：每天进行全面关节体操2~3次，每个动作行5~10次，动作幅度及时间以身体不感觉到劳累和疼痛为宜。①指关节：握拳运动，使掌指关节及近末指关节尽量屈曲达90°；分指运动，伸直手指并使相邻的手指尽量分开和并拢交替；对指运动，同侧手拇指指尖与其他四指指尖分别相对合；伸指运动，选择平面的位置如桌面、墙面等，手指并拢伸直紧贴壁。②腕关节：屈腕，双手合掌，交替向对侧屈腕；旋腕，双手合掌进行指尖划圆，或夹持物品旋腕。③肘关节：屈伸肘，两臂向两侧平举，握拳曲肘尽量达肩高，屈肘时掌心向脸，伸肘时掌心向上；旋肘，两臂向前平举，握拳曲肘尽量达肩高，掌心对脸，伸肘时掌心向下。④肩关节：进行屈伸、外展、内收、内旋、外旋运动，分别进行滑轮拉绳练习、梳头、用手摸对侧耳朵，两手分别从同侧颈旁及另一侧手从同侧腋下向后伸，努力在背部相扣。⑤趾关节：屈曲和伸展，脚趾向下努力屈曲，伸肘脚趾尽量张开；取坐位，练习脚趾抓毛巾或抓笔运动。⑥踝关节：屈伸运动，取坐位或卧位，进行踝泵运动；旋转运动，取坐位，脚尖分别向内、向外划圆。⑦膝、髋关节：屈伸运动，原地踏步，下蹲训练；高抬腿训练，扶墙单脚站立，将另一侧腿抬高至膝关节和髋关节屈曲呈90°，两腿交替进行；取坐位，双足前后来回滚圆木训练。

（2）日常生活训练：①拿取物品：用手臂或肘关节来提取较重的物品，减少直接用手指来拿取；②使力方法：扩大接触面积，巧用工具或家居用品来协助用力，如用掌心代替指尖扭瓶盖，利用水龙头装置双手拧毛巾（图9-1-2）；③家居用品设置：各种物品把柄加长加粗方便患者拿取，使用加长把柄的梳子、勺子；物品放置平齐腰部水平方便拿取，避免拿取时需下蹲或抬高手臂；④穿衣指导：坐在椅子上进行，先穿患侧，再穿健侧，脱时相反；穿裤子时，先穿患腿，再穿健腿；然后用手抓住裤腰站起，将裤子上提；脱裤子时，先在坐位上松解皮带或腰带；站起时裤子自然落下；先脱健侧，再脱患侧。

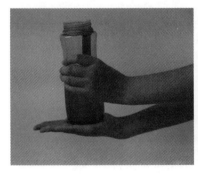 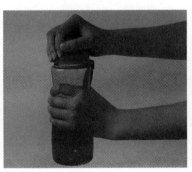 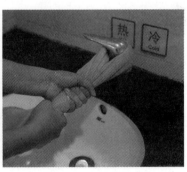

A   B   C

图9-1-2 扩大接触面积巧用力示例图（见彩图6、7、8）
A.拿水杯；B.拧杯盖；C.拧毛巾

（3）其他训练同关节功能Ⅳ级。

3. 关节功能Ⅰ级 ①加强运动疗法：每天2~3次关节体操，进行散步、打太极拳、骑自行车等活动；②矫正畸形：减少小关节负重，夹板固定矫形，关节功能位矫形；③针对性作业治疗：扣纽扣、捏面团、捡豆子、编绳或镶嵌图片等。

五、出院/居家康复指导

1. **复查** 按医生要求定期复查,类风湿关节炎患者因长期使用免疫抑制剂、生物制剂等药物,极易出现感染、高血压、胃肠道反应等,出现不适时,应及时就医。

2. **自我关节康复锻炼** 规律进行关节康复操训练,每天2~3次,循序渐进地加强关节活动范围,尽量达到关节范围活动最大化;在日常生活中可适当参加一些活动,如散步、打太极拳、踩单车等,活动强度以活动后不感觉到劳累为宜。

3. **关节保护指导** 避免寒冷、潮湿和过劳等诱发因素;避免长时间保持一种姿势,不用手指长时间提拿重物;桌子和座椅调节到合适的高度,不宜选择过矮及过软的椅子;衣服舒适保暖、轻巧和容易穿脱;选择内膛宽大、够深,带可调松紧尼龙粘贴扣的鞋子,不影响脚趾活动,材质要柔软透气,能适应脚的形态改变,鞋底能起到支撑局部脚型、防滑的作用。

4. **自我病情监测** 监测晨僵时长,疼痛关节的数目,有无高血压、感染等情况出现,关注肝肾功能、血常规、血沉和CRP指标。

5. **服药和饮食** 告知患者终生坚持服药的意义和重要性;指导按医嘱用药,如需加减药物,应征得医生同意;详细介绍各种药物的名称、剂量、用药时间和方法,教会观察药物的疗效和不良反应(类风湿关节炎常用药物见表9-1-3);进食清淡、低盐、低脂,易消化、富含蛋白质、维生素、钾钙丰富的食物。

表9-1-3 类风湿关节炎常用药物

分类	药名	主要副作用	注意事项
非甾体抗炎药	美洛昔康、塞来昔布、双氯芬酸、尼美舒利、吲哚美辛、萘普生、萘丁美酮、阿司匹林	胃肠道反应、肝肾损害、血液系统反应、过敏	饭后服用,定时监测肝肾功能、血常规,出现黑便、胃反酸嗳气及时就医
慢作用抗风湿药	氨甲蝶呤、硫唑嘌呤、环孢素、雷公藤多苷、来氟米特、羟氯喹(氯喹)、柳氮磺吡啶	胃肠道反应、肝肾毒性、骨髓抑制、过敏,氯喹类药物有视网膜毒性	饭后服用,定时监测肝肾功能、血常规,使用氯喹类药物需定期进行眼科检查
糖皮质激素	泼尼松、甲泼尼龙	感染、电解质紊乱、精神兴奋、血压血糖升高、骨质疏松、消化性溃疡	早上7—9点餐后服用,按医嘱服药,不可自行停药或减量;定时监测肝肾功能、电解质、血糖、血压,低脂低盐饮食,注意个人卫生,防感染
生物制剂	英夫利昔单抗、依那西普、阿达木单抗、托珠单抗、利妥昔单抗	过敏、诱发加重感染	按要求输注,输注时监测生命体征,观察有无过敏反应;用药前监测肝肾功能、血常规,排查结核、肿瘤

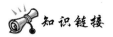

类风湿关节炎的相关研究进展

1. 既往大量研究已证实TNF-α、IL-6等促炎性细胞因子在RA发病过程中发挥了重要的作用，RA患者外周血清中TNF-α、IL-6水平高于健康人，且与疾病活动度呈正相关。而在有睡眠障碍的健康人群外周血中也检测出TNF-α、IL-6水平增加，提示睡眠障碍可激发血清中炎性细胞因子活性，导致一系列免疫应答和生物效应的发生。因此在今后的RA诊治过程中，应对RA患者睡眠障碍问题加以关注和重视，特别是在治疗阶段，针对RA伴发睡眠障碍时所引发的焦虑、抑郁、疲劳感加重等症状加以适当的干预措施，以更加精准地治疗疾病、提高治疗效果，帮助广大RA患者更好、更快地恢复身心健康。

2. 打太极拳对类风湿关节炎患者的生理与心理都有积极的影响。其不仅可减轻关节肿胀，提升肌力和耐力，还能提升患者感知的自身身体状况水平。

3. 近年来，随着诊治水平的显著提高，类风湿关节炎患者心血管疾病患病率增加50%，且成为其主要的死亡原因。类风湿关节炎患者的心血管疾病患病率与糖尿病患者相似。类风湿关节炎患者患心肌梗死的可能性较非类风湿关节炎患者升高2倍。

4. 自我效能感对类风湿关节炎患者的症状管理、身体活动、功能锻炼及生活质量等方面的积极作用已得到专家学者的广泛认同，如何将自我效能理论与干预措施相结合，继而帮助RA患者进行自我管理、改善生活质量，是众多学者所要致力的方向。

（杨　雯　李雪冰）

第二节　强直性脊柱炎的康复护理

学习目标

1. 能解释强直性脊柱炎的主要病理改变。
2. 能阐述强直性脊柱炎的康复护理评估内容及其评估方法。
3. 能根据疾病分期，准确制订患者所需的康复护理措施并予以执行。

一、疾病概述

（一）相关概念

强直性脊柱炎（ankylosing spondylitis，AS）是一种以中轴脊柱受累为主，可伴发关节外表现，严重者可发生脊柱畸形和关节强直的一种慢性自身炎症性疾病。AS是脊柱关节炎（spondyloarthritis，SpA）所包含的一种常见临床类型。患病率在各国报道不一，我国患病率为 0.3% 左右。本病男女之比为（2~3）:1，发病年龄通常在 13~31 岁，40 岁以后发病者少。病因未明，从流行病学调查发现，遗传和环境因素在本病的发病中发挥作用。

（二）病理生理

强直性脊柱炎的基本病理改变是肌腱端附着点炎，即关节囊、肌腱和韧带的骨附着点炎症，导致韧带骨赘形成、椎体方形变、椎骨终板破坏、跟腱炎和其他改变。

肌腱是肌腹两端的索状或膜状致密结缔组织，便于肌肉附着和固定。一块肌肉的肌腱分附在两块或两块以上的不同骨上，是由于肌腱的牵引作用才能使肌肉的收缩带动不同骨的运动。肌腱端炎是 AS 的一个病理标志，常见的附着点炎发生的部位包括中轴部位和外周部位，病变最初从骶髂关节逐渐发展到骨突关节炎及肋椎关节炎，脊柱的其他关节由下而上相继受累。附着点炎多见于活动性较差的关节，如骶髂关节和脊椎关节突关节。

（三）治疗要点

强直性脊柱炎尚无根治方法。但如能及时诊断及合理治疗，可以控制症状并改善预后。应通过非药物、药物和手术等综合治疗，缓解疼痛和僵硬，控制或减轻炎症，保持良好的姿势，防止脊柱或关节变形，必要时矫正畸形关节，以达到改善和提高患者生活质量的目的。

1. **非药物治疗** 包括健康教育、康复治疗（康复治疗方法包括物理治疗、职业治疗、心理治疗、康复护理等）。

2. **药物治疗** 常用治疗药物有非甾体抗炎药、生物制剂、柳氮磺吡啶等。

3. **外科治疗** 髋关节受累引起的关节间隙狭窄、强直和畸形是本病致残的主要原因。人工全髋关节置换术是最佳选择，置换术后绝大多数患者的关节痛得到控制，部分患者的功能恢复正常或接近正常，置入关节的寿命 90% 达 10 年以上。

二、康复护理评估

（一）病史评估

1. 患病及治疗经过

（1）评估患者关节疼痛、脊柱活动受限等阳性症状及体征出现的起始时间。

（2）评估患者的既往病史、家族史及既往就医情况。

2. 身体评估

（1）全身症状：评估有无发热、乏力、消瘦等全身症状及其他器官受累表现。

（2）关节情况：评估有无脊柱畸形，有无脊柱活动度及胸廓活动度的减低，关节疼痛及活动受限的起始时间，疼痛的部位、程度。

（3）外周关节：评估有无外周关节受累的表现，以膝、髋、踝和肩关节居多。

(二)主要功能障碍评估

1. 疼痛 主要以腰背部或骶髂部疼痛为主,晨起或久坐加重,活动后减轻。部分患者有臀部钝痛或骶髂部剧痛,咳嗽、打喷嚏、突然扭转腰部疼痛可加重。随病情进展由腰椎向胸、颈部脊椎发展,则出现相应部位疼痛。临床常用疼痛评估方法有数字分级评分法(NRS)、视觉模拟评分法(VAS)。

2. 脊柱活动受限 90% AS患者的疼痛和活动受限从骶髂关节开始,以后上行性发展至颈椎,典型表现为腰背痛、晨僵、腰椎各方向活动受限和胸廓活动度减少。腰椎和胸廓活动度降低,早期多为附着点炎引起,对NSAIDs反应良好,后期为脊柱强直所致,对治疗反应不大。随着病情的进展,关节疼痛减轻,而各脊柱段及关节活动受限和畸形,先是腰椎前凸消失,进而驼背畸形、颈椎活动受限,胸肋连接融合,胸廓变硬,呼吸靠膈肌运动。评估方法包括视诊、触诊、动诊、量诊。

(1)视诊:让患者脱去上衣,双足并拢站立,双手自然下垂。背面观察脊柱是否正中,有无侧弯畸形,背肌有无萎缩等。侧面观察脊柱的4个生理弯曲,常见异常表现:①脊柱后凸:即脊柱过度后弯,多发生于胸段,又称驼背。检查时可发现胸部塌陷,腹部向前凸出;②脊柱前凸:即脊柱过度向前弯曲,表现为腹部明显向前突出,臀部明显向后突出。多发生于腰椎部分,又称挺腰畸形。

(2)触诊:主要检查关节有无压痛、肿胀等。①骨盆按压试验:患者侧卧,检查者从另一侧按压骨盆,若引起骶髂关节疼痛则为阳性。②Patrick试验:又称下肢"4"字试验,患者仰卧,一侧膝屈曲并将足跟放置到对侧伸直的膝关节上,检查者用一只手下压屈曲的膝关节,另一只手压对侧骨盆,若对侧骶髂关节疼痛则为阳性。有膝或髋关节病变者不能完成该试验。

(3)动诊和量诊:脊柱主要运动是在颈椎和腰椎,包括前屈后伸、左右侧屈和左右旋转。Bath强直性脊柱炎计量指数(BASMI)是评估AS患者脊柱活动度的指数,反映轴向活动度的临床指标有颈椎活动度、枕墙距和耳壁距、脊柱侧弯、胸廓活动度、指地距、Schober试验、改良的Schober试验、踝间距。具体评估方法:①颈椎活动度:患者坐位,头部伸直,双眼平视,下颌内收,双手置于膝上。用量角器分别测量颈椎前屈、后伸、左右侧弯、左右旋转的角度。前屈和后伸角度正常为35°~45°,左右侧弯角度正常为45°,左右旋转角度正常为60°~80°。②枕墙距和耳壁距:直立位,足跟、臀、背贴墙,收颔,双眼平视,用量尺分别测量枕骨结节与墙之间的水平距离(正常为0cm)和耳屏与墙之间的距离(正常<15cm)。③脊柱侧弯:直立位,足跟、背、臀靠墙,膝伸直,手臂自然下垂伸直,评估者将量尺置于中指尖位置,指导患者分别向左和向右侧弯,测量中指尖移动的距离。正常≥10cm。④胸廓活动度:在第4肋间隙水平测量深吸气和深呼气时的胸围差,正常≥2.5cm。⑤指地距:双膝关节伸直站立位,双足并拢,身体尽量向前做弯腰动

作，测量指尖到地面的距离。正常人经过数次尝试后通常手指可触及地面，而腰椎活动受限患者指地距常大于0。⑥Schober试验：在双髂后上棘连线中点上方垂直距离10cm及下方5cm处分别做出标记，然后嘱患者保持双膝直立弯腰，测量脊柱最大前屈度。正常移动增加距离>5cm以上，脊柱受累者增加距离<4cm。⑦改良的Schober试验：在双髂后上棘连线的中点与其上方10cm处一点相连做一垂直线，测量前屈时两点的延伸距离，正常>5cm。⑧踝间距：两腿尽量分开，保持膝关节伸直和脚尖朝上，测量两侧内踝之间的距离。正常>100cm。

3. **心肺功能下降** AS可出现关节外表现，如复发性虹膜炎、心脏、肺部病变等，尤其病至晚期心肺受累，加之胸廓的变化，导致心肺功能下降。因此对病程长者应行多普勒超声、心电图以及呼吸和肺活量的检查。

（三）辅助检查评估

1. **实验室检查** 活动期患者可见红细胞沉降率增快，C反应蛋白增高，轻度贫血和免疫球蛋白轻度升高。类风湿因子多为阴性。AS患者HLA-B27阳性率达90%左右，但无诊断特异性，因为健康人也有阳性。HLA-B27阴性患者只要临床表现和影像学检查符合诊断标准，也不能排除AS的可能。

2. **影像学检查**

（1）骶髂关节：X线变化具有确定诊断的意义。AS最早的变化发生在骶髂关节，按X线片骶髂关节的病变程度分为5级：0级：正常，关节间隙正常，关节面光滑，骨纹与软骨下骨小梁结构清楚；Ⅰ级：有可疑异常，关节面欠清晰，可疑的轻微骨质硬化；Ⅱ级：有轻度异常，可见局限性侵蚀、硬化，但关节间隙正常；Ⅲ级：明显异常，为中度或进展性骶髂关节炎改变，伴有侵蚀、硬化，关节间隙增宽或狭窄或部分关节强直；Ⅳ级：严重异常，完全性关节强直。

（2）脊柱：脊柱的X线片表现有椎体骨质疏松和方形变，椎小关节模糊，椎旁韧带钙化以及骨桥形成。晚期广泛而严重的骨化性骨桥表现称为"竹节样脊柱"。

（四）心理－社会评估

生活质量被认为是AS的自然病程和药物疗效的重要指标，AS作为一种慢性、进展性、炎症性疾病，致残率高且累及全身多个系统，在疾病进展过程中，身体和心理的症状都逐渐加剧，严重影响患者的生活质量，其中心理社会因素在AS的发生、发展、治疗、转归的全过程中又起着非常重要的作用。国外研究显示，AS患者不良情绪如抑郁、焦虑的发生率很高且不稳定。国内也有大量的研究结果表明，我国AS患者中也普遍存在焦虑、抑郁等心理问题。

三、康复护理原则及目标

（一）康复护理原则

选择早期合理康复护理时间；制订动态康复护理计划；循序渐进、贯穿始终、综合康复护理与日常生活活动和健康教育相结合，鼓励患者及家属的主动参与和配合；积极预防并发症。

（二）康复护理目标

1. **短期目标** 缓解症状和体征，消除或尽可能最大限度地减轻症状，如背痛、晨僵和疲劳。矫正不良姿势，维持或改善肌力、体力及关节活动范围，最大限度恢复患者正常的生活、工作和社交能力。

2. **长期目标** 通过实施运动疗法为主等综合措施，最大限度地促进功能障碍的恢复，避免关节强直和畸形，提高患者生活质量，保持社交能力。

四、康复护理措施

（一）急性期/活动期

以关节疼痛为主要临床表现，局部炎症及全身症状明显。护理的目的是解除疼痛，消除炎症和预防功能障碍。

1. **合理休息** 急性期伴有发热、乏力等全身症状的患者应卧床休息，但卧床时间应适度，不可过长，过分的静止休息易造成关节僵硬、肌肉萎缩和体能下降，因此应动静合理安排。

2. **正确体位** 卧床休息时要注意保持良好体位，睡硬板床，多取仰卧位，保持脊柱的生理弯曲，避免促进屈曲畸形的体位。枕头要矮，一旦出现上胸或颈椎受累应停用枕头。

3. **物理治疗** 简称理疗。对减轻炎症、缓解疼痛、改善肌肉萎缩、促进局部血液循环均有较好效果。常用的理疗方法有：①局部冷疗；②水疗；③低中频电疗；④磁疗；⑤蜡疗等。

4. **运动疗法** 急性炎症明显时，各种活动均应在床上进行，尽量轻柔地帮助关节活动，能起到控制关节疼痛、减轻关节挛缩的作用，最大限度保持肌力和关节活动度。在不做运动时，应将有急性症状的关节置于功能位。

（二）慢性期/缓解期

慢性期康复护理主要以患者教育和规律的运动为基础，通过各种改善功能的运动疗法，包括姿势训练、关节活动度和肌力的维持与增强等运动训练，能有效地、有针对性地、循序渐进地恢复丧失的或改善减弱的运动功能，预防和改善肌肉萎缩、关节僵直，增加肺活量，改善心肺功能，维持骨密度和强度，减轻和防止骨质疏松的发生。

1. 坐、卧、站姿势 为了预防或减轻脊柱驼背畸形,避免坐软沙发,坐有硬板靠背的座椅。睡硬板床,尽量避免半卧位或侧卧位,多取仰卧位或俯卧位,如病变已侵犯颈、上胸,应去枕睡眠。矫正不良姿势,站立时应尽量保持挺胸、收腹和双眼平视前方的姿势。坐位时也应保持胸部直立。姿势训练:①站姿:双脚并拢站直,深吸气,提臀、挺胸、收腹,下巴微微向后缩,自觉颈椎两旁肌肉有收紧感,眼睛平视前方,维持10s后呼气。每日至少1次,每次5遍;②坐姿:坐在硬板凳上,双膝弯曲,双脚平踩地面,深吸气,挺胸、收腹,下巴微微向后缩,自觉颈椎两旁肌肉有收紧感,眼睛平视前方,维持10s呼气。每日至少1次,每次5遍。

2. 关节肌肉锻炼 AS的运动疗法在临床应用最广、最成熟的就是徒手体操训练,包括颈部运动、扩胸运动、腹肌运动、背肌运动、腰侧肌群运动等。徒手体操需每天锻炼2~3次,每个动作至少重复5次,坚持3个月以上。锻炼时动作要平稳缓慢,配合呼吸,姿势正确、用力恰当,以不引起或加重疼痛为宜。

具体锻炼方法:①颈部运动:可站立或坐位进行。头向左转或向右转,并注视同侧肩部,坚持10s,回位。头向上或向下看:头尽量向下看,下颌尽量向胸前靠,坚持10s,回位,头向后仰到最大限度,坚持10s,回位。②扩胸运动:选择房间有90°的墙角,双手分别撑在墙的两边,双肘和肩平行,一脚前一脚后成前弓后蹬,身体慢慢往墙角推,直到肩膀前侧绷紧,头向上仰,坚持10s,收脚站直,将双手并拢至胸前向两侧扩展,坚持10s。③腹肌运动:俯卧在垫上或床上,双手支撑起上半身,头部做向上、后仰的动作,维持10s后休息数秒钟。然后四肢支撑躯干,肘部不能弯曲,伸直。尽量低头至两臂之间,同时尽量高地拱背。之后抬头,背、腰尽量向下弯。④腰背肌运动:俯卧在垫上或床上,双手放在背后,头部向后上方仰,全段躯干做背伸动作,维持5~10s后休息数秒。⑤腰侧肌群运动:在垫上或床上将棉被叠成30~50cm高或用50~60cm的健身球,双腿跪下侧身睡在棉被或球上,将一只手作支撑,另一只手尽量向侧身方向弯曲,一条腿弯曲在垫上或床上,另一条腿尽量伸直,腰部有紧绷感,维持30s。用同样的方法做对侧。⑥髋、膝关节运动:可采取卧位、站位、坐位进行。髋关节行屈、伸、内收、外展、内旋、外旋训练,膝关节行屈、伸训练,踝关节行屈、伸、绕环训练。运动完毕后,进行下弯腰、向后弯腰、手臂侧弯等,以检验运动成效。

五、出院/居家康复指导

(一)用药指导

AS常用治疗药物有非甾体抗炎药(NSAIDs)、柳氮磺吡啶(SASP)、生物制剂等,应做好用药指导,注意观察副作用的发生。如非甾体抗炎药,久服可出现胃肠道不良反应,应指导患者在饭后服用,同时服用胃黏膜保护剂。让患者明白规律用药的重要性,做到按时按量服药，定期复查血常规及肝、肾功能，以及时监测药物不良反应。

（二）日常生活指导

1. 保持良好姿势 日常生活中要随时保持良好姿势，以免加重脊柱变形。站立时应尽量保持挺胸、收腹和双眼平视前方的姿势。坐位也应保持胸部直立，宜用直背硬椅，尽量避免坐矮、软的椅子和沙发。应睡硬板床，最好是仰卧位，避免蜷曲侧卧。枕头要矮，一旦出现上胸或颈椎受累，应停用枕头。此外，要减少或避免引起持续性疼痛的体力活，如长时间固定一个姿势、长时间的弯腰、搬运或提重物等。定期测量身高，保持身高记录是防止并发现早期脊柱弯曲的一个较好措施。

2. 参加适宜的活动 在日常生活中可适当参加一些活动，如游泳、柔软的体操、瑜伽、倒走、太极拳等。不要参加对关节有冲击性、爆发性、高负荷性质的运动，如篮球、跑步等。

3. 坚持进行康复运动治疗 在康复治疗师的指导下，坚持进行个体化的体育锻炼，每天要定时锻炼，以取得和维持脊柱关节的最好位置，加强椎旁肌肉力量和增加肺活量，对日常生活活动能力的恢复有很好的帮助。运动治疗应遵循循序渐进、量力而行的原则。在患者疼痛稍缓解时进行，以运动后疲劳感在 2h 内恢复为运动量标准。

4. 预防感染等并发症 胸廓活动度的降低、免疫抑制剂、生物制剂等药物的使用等因素，使 AS 患者极易面临感染的威胁。同时吸烟可加速炎症的进展，使肿瘤坏死因子 –α、白介素 –1、白介素 –6 等炎症介质增加，从而使病情加重。因此，应指导患者每日进行深呼吸及扩胸运动，严格戒烟，保证居住环境整洁通风，尽量避免出入人员密集的场所，以预防感染。如发生感染应及时积极治疗。

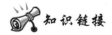

AS 的相关研究进展

1. AS 由于脊柱炎症或结构损伤导致的炎性腰背痛、晨僵及脊柱活动度受损等，不同程度地影响患者正常参加工作的能力及工作效率，不仅降低了患者的生活质量，也带来沉重的社会经济负担。在中国大陆，每位 AS 患者因疾病产生的年估算成本 2714.18 美元。

2. 建立 AS 病友俱乐部，为医患沟通提供了新平台，加深了医患间及患者间的交流，为患者全面地普及了健康知识及规范的关节功能康复知识，调动和提高了患者的治病主观能动性和依从性，同时也增加了患者自我管理的能力和战胜疾病的信心，提高了患者生活质量。

3. AS 合并髋关节受累的患者腰椎和股骨颈部位骨密度较正常人明显降低，高疾病活动度、炎症指标 ESR 及 CRP 水平升高是 AS 合并髋关节受累患者骨丢失的危险因素；AS 合并髋关节受累的患者骨质疏松发生率高，但骨密度检测率及抗骨质疏松治疗率极低。

（吴丹纯）

第十章　心肺疾病的康复护理

第一节　冠心病的康复护理

学习目标

1. 能够阐述冠心病的临床表现和治疗要点。
2. 能够列举冠心病的康复护理评估内容和方法。
3. 能够分析患者存在的护理问题，使用冠心病的康复护理措施进行护理。

一、疾病概述

（一）相关概念

冠心病即冠状动脉粥样硬化性心脏病（coronary heart disease，CHD），是由血脂增高等原因致使冠状动脉壁脂质沉积形成粥样硬化斑块，逐步发展为以血管狭窄乃至闭塞为特征的疾病。冠心病的病理生理核心是心肌血流的供求失去平衡，导致心肌缺氧和代谢障碍。目前，心血管疾病已成为全球最大的死亡原因，而冠心病是现代社会最常见的一种心脏疾病。

（二）临床表现

不同类型的冠心病具有不同的临床特点。冠心病的临床分型主要包括心绞痛、心肌梗死和急性冠状动脉综合征等。

1. 心绞痛　心绞痛是以发生于心前区、下颌部、左肩部、左背部或左手臂、剑突下或手部的疼痛和不适为特征的临床综合征。疼痛多呈缩窄性、烧灼性或压迫性，疼痛一般在3~5min消失，也可表现为胸闷和心前区不适感。心绞痛亦可发生于瓣膜性心脏病、肥厚性心肌病。冠状动脉正常但由于冠状动脉痉挛或血管内皮功能失调而导致心肌缺血的患者也可出现心绞痛。根据发作特征，心绞痛分为稳定型（劳力性）和不稳定型两类。稳定型的特征是发作诱因、程度、性质、缓解特征（去除诱因后症状缓解）恒定。不稳定型心绞痛主要包括初发心绞痛、恶化劳力性心绞痛、静息心绞痛伴心电图缺血改变和心肌梗死后早期心绞痛。心绞痛的分级方法如下。

Ⅰ级：日常体力活动（如散步、登梯等）不会引起心绞痛，但在情绪紧张、工作节奏加快或行走时间延长的情况下可发生心绞痛。

Ⅱ级：日常活动轻度受限，心绞痛发生于快步行走和登梯、爬坡、餐后活动、寒冷、刮风、情绪激动，或者发生于睡醒后数小时。心绞痛发生于行走超过2个街区的距离，或以平常的速度和状态登二层或以上楼梯时。

Ⅲ级：日常体力活动明显受限。心绞痛发生于在行走超过1~2个街区距离或以平常速度登一层楼梯时。

Ⅳ级：任何体力活动均可引起心绞痛，休息时亦可能出现心绞痛。

2. 心肌梗死 心肌梗死包括急性心肌梗死和陈旧性心肌梗死。

急性心肌梗死诊断必须具备下列三条中的两条：①缺血性胸痛的临床病史；②心电图动态演变，ST段抬高对诊断急性心肌梗死的特异性为91%，敏感性为46%；③心肌坏死的血清心肌标志物浓度的动态改变。

陈旧性心肌梗死是指急性心肌梗死后3个月。无急性心肌梗死病史的患者，需要有典型陈旧性心肌梗死的心电图表现。

3. 急性冠状动脉综合征 由于溶栓治疗和心脏介入治疗的进步，ACS的概念得到高度重视。该综合征包括不稳定型心绞痛、非Q波心肌梗死和Q波心肌梗死；根据发病时心电图ST段是否抬高可分为ST段抬高和ST段不抬高两类。诊断标准为：ST段抬高的ACS缺血性胸痛大于30min，含服硝酸甘油不缓解，心电图至少2个肢体导联或相邻2个以上的胸前导联，ST段抬高大于0.1mV。ST段不抬高的ACS的诊断：初发劳力性心绞痛或者恶化劳力性心绞痛，可有心肌缺血的客观证据：①胸痛伴ST段压低大于0.05mV，或出现与胸痛相关的T波变化，或倒置r波伪改善；②既往患急性心肌梗死，行PTCA（经皮冠状动脉腔内血管成形术）或冠状动脉旁路移植手术；③既往冠状动脉造影明确了冠心病的诊断；④血清肌钙蛋白增高。ST段不抬高的心肌梗死与不稳定型心绞痛的区别在于CK-MB增高是否大于或等于正常上限的2倍。

（三）治疗要点

冠心病的治疗包括：①生活习惯改变：戒烟限酒，低脂低盐饮食，适当体育锻炼，控制体重等；②药物治疗：抗血栓（抗血小板、抗凝），减轻心肌氧耗（β受体阻滞剂），缓解心绞痛（硝酸酯类），调脂稳定斑块（他汀类调脂药）；③血运重建治疗：包括介入治疗（血管内球囊扩张成形术和支架植入术）和外科冠状动脉旁路移植术。

药物治疗是所有治疗的基础，介入和外科手术治疗后也要坚持长期的标准药物治疗。

1. 药物治疗 药物治疗的目的是缓解症状，减少心绞痛的发作及心肌梗死；延缓冠状动脉粥样硬化病变的发展，并减少冠心病死亡。规范药物治疗可以有效地降低冠心病患者的死亡率和再缺血事件的发生，并改善患者的临床症状。而对于部分血管病变严重甚至完全阻塞的患者，在药物治疗的基础上，血管再建治疗可进一步降低患者的死亡率。

（1）硝酸酯类药物：硝酸酯类药物是心绞痛患者的常用药。心绞痛发作时可以舌下含服硝酸甘油或使用硝酸甘油气雾剂。

（2）抗血栓药物：包括抗血小板和抗凝药物。抗血小板药物主要有阿司匹林、氯吡格雷（波立维）、替格瑞洛等，可以抑制血小板聚集，避免血栓形成而堵塞血管。抗凝药物包括普通肝素、低分子肝素等。通常用于不稳定型心绞痛和心肌梗死的急性期，以及介入治疗术中。

（3）溶血栓药：溶血栓药主要有链激酶、尿激酶、组织型纤溶酶原激活剂等，可溶解冠状动脉闭塞处已形成的血栓，开通血管，恢复血流。急性ST段抬高型心肌梗死患者无法在120min内行介入治疗开通血管的，建议30min内使用溶血栓药。

（4）β受体阻滞剂：β受体阻滞剂既有抗心绞痛作用，又能预防心律失常。在无明显禁忌时，β受体阻滞剂是冠心病的一线用药，剂量应该以将心率降低到目标范围内为宜。β受体阻滞剂禁忌和慎用的情况有哮喘、慢性气管炎及外周血管疾病等。

（5）钙通道阻断剂：可用于稳定型心绞痛的治疗和冠状动脉痉挛引起的心绞痛，不主张使用短效钙通道阻断剂，如硝苯地平普通片。

（6）肾素-血管紧张素系统抑制剂：包括血管紧张素转化酶抑制剂（ACEI）、血管紧张素Ⅱ受体拮抗剂（ARB）以及醛固酮拮抗剂。如出现明显的干咳副作用，可改用血管紧张素Ⅱ受体拮抗剂，用药过程中要注意预防低血压。

（7）调脂治疗：调脂治疗适用于所有冠心病患者。在改变生活习惯的基础上给予他汀类药物。

2. 经皮冠状动脉介入治疗 经皮冠状动脉腔内成形术应用特制的带气囊导管，经外周动脉（股动脉或桡动脉）送到冠状动脉狭窄处，充盈气囊可扩张狭窄的管腔，改善血流，并在已扩开的狭窄处放置支架，预防再狭窄。还可结合血栓抽吸术、旋磨术。适用于药物控制不良的稳定型心绞痛、不稳定型心绞痛和心肌梗死患者。心肌梗死急性期首选急诊介入治疗，时间非常重要，越早越好。

3. 冠状动脉旁路移植术 冠状动脉旁路移植术通过恢复心肌血流的灌注，缓解胸痛和局部缺血、改善患者的生活质量，并可以延长患者的生命。适用于严重冠状动脉病变的患者，不能接受介入治疗或治疗后复发的患者，以及心肌梗死后心绞痛，或出现室壁瘤、二尖瓣关闭不全、室间隔穿孔等并发症时，在治疗并发症的同时，应该行冠状动脉搭桥术。手术的选择应该由心内、心外科医生与患者共同决策。

二、康复护理评估

（一）病史评估

评估患者的一般情况，现病史、既往史、家族史及吸烟史。评估患者心绞痛发生部位、性质、心绞痛发生的频率、诱因、持续时间、缓解方法，治疗心绞痛药物的疗效和副作用，以前治疗情况及运动状况。

（二）主要功能障碍评估

1. **循环功能** 冠心病患者往往减少体力活动，从而降低心血管系统适应性，导致循环功能降低。这种心血管功能衰退只有通过适当的运动训练才能解决。

2. **呼吸功能** 长期心血管功能障碍可导致肺循环功能障碍，使肺血管和肺泡气体交换的效率降低，吸氧能力下降，诱发或加重缺氧症状；呼吸功能训练是需要引起重视的环节。

3. **运动功能** 冠心病和缺乏运动均可导致机体有氧运动能力减退、肌肉萎缩和氧化代谢能力降低，从而限制了全身运动耐力。运动训练的适应性改变是提高运动功能的重要环节。

4. **代谢功能** 主要是脂质代谢和糖代谢障碍。血胆固醇和甘油三酯增高，高密度脂蛋白胆固醇降低。脂肪和能量物质摄入过多而缺乏运动是基本原因。缺乏运动还可导致胰岛素抵抗，除了引起糖代谢障碍外，还可促使形成高胰岛素血症和血脂升高。

（三）康复治疗危险程度评估

美国心脏病学会制订了冠心病危险分层标准，对于判断患者进行康复治疗的危险程度及监护要求有重要参考价值。

A级：状似健康人。运动无危险性。活动准则：除基础原则外，无其他限制，不需ECG和血压监测，不需要医学指导。

B级：有稳定性心脏病，参加剧烈运动的危险性较低，但高于A级。中等强度不增加危险性。活动准则：根据专职人员所制订的个人运动处方活动。在无运动处方时，只可以步行运动。运动监测（ECG和血压监测）：如果患者可以自我监控运动强度，则在按运动处方运动时由医务人员指导，在其他运动时由非医务人员指导。

C级：有稳定性心脏病，参加剧烈活动危险性低，但不能自我调节运动或不能理解医生所建议的运动水平。活动准则：根据专职人员所制订的个人运动处方，可在经过基本心肺复苏技术的非医务人员监护或家庭电子监护条件下运动。运动监测（ECG和血压监测）：在按运动处方运动时需要医务人员的指导，在其他运动时可由非医务人员指导，以帮助协调运动水平。

D级：运动时有中至高心脏并发症的患者。活动准则：必须由专业人员针对性制订运动处方。ECG和血压监测：在安全性确立之前在康复活动时连续监护。安全性必须在12次训练课以上才能确立。医学指导：在安全性确立之前应在所有康复活动中加以医学指导。

E级：活动受限的不稳定性心脏病。活动准则：不做任何健身性活动。应集中力量治疗疾病使其恢复D级以上。

（四）心理社会评估

一项国内3260例心血管患者的研究中，焦虑发生率为42.5%，抑郁发生率为7.1%，关注社会心理状态的评估和处理才能达到心血管患者全面的康复。国内的研究常用焦虑自评量表（SAS）和抑郁自评量表（SDS）对冠心病患者进行筛查评估。1974年Friedman和Rosenman提出行为类型分型评定的特征是：①A类型：工作主动、有进取心和雄心、有强烈的时间紧迫感（同一时间总是想做两件以上的事），但是往往缺乏耐心、易激惹、情绪易波动。此行为类型的应激反应较强烈，因此需要将应激处理作为康复的基本内容。②B类型：平易近人、耐心、充分利用业余时间放松自己、不受时间驱使、无过度竞争性。很多研究表明，冠心病患者常具有显著的A型性格，对其进行性格特征评估也是有必要的。

（五）辅助检查评估

1. 心电图运动试验　对于冠状动脉性心脏病的诊断来说，运动试验不是最敏感的无创性检查手段，但在监测疾病演变过程和判断治疗效果上，它的可靠性与价效比仍不能被其他的诊断方法所取代。

心电图运动试验的目的主要包括功能评价、制订运动方案、修改药物治疗方案、判断预后、提供心理上的支持和介入治疗的需要。心电图运动试验在患者出院时可评价其对运动的反应，做功能力及限制因素。在出院前进行运动试验是非常重要的，它为鼓励患者重新获得或提高活动能力以及重返工作岗位提供一种安全的基础。在心理上，它可以提高患者的自信，减少患者对日常生活的担忧。

（1）运动试验方法：常用的方法有运动平板法、功率自行车法和坐位踏阶试验。目前较为常用的是运动平板法和功率自行车法。

1）运动平板法：在我国尤以运动平板法作为首选。因为患者在平台上行走非常接近日常生活中的步行，涉及较多的下肢肌肉，有利于减轻腿部的疲劳，可避免由此导致的试验过早终止。缺点是设备昂贵。不适用于有平衡障碍的患者，且由于噪声和患者的运动，难以获得良好的心电图图像和准确的血压值。但通过降低设备的噪声和提高电子血压计的精度，这一问题已得到部分解决。

2）功率自行车法：该方法由于设备价格低且易于调校，因而普遍受到欢迎。该法的优点有：可用于平衡和视觉功能不良或下肢关节活动受限的患者；测试中由于上身运动较小，因而血压测量值较准，ECG记录亦较好。缺点是：局部的肌肉疲劳（如股四头肌）可导致实验过早终止，妨碍达到真正运动终点。

3）坐位踏阶试验：该方法则是最为便宜简单的应激试验方法。其缺点是下肢疲劳；踏阶需有良好的协调能力，但其适用于年老和身体非常虚弱的患者。

（2）运动实验人群：运动试验应在临床专科医生监督下进行，先要进行包括12导联ECG在内的全面的医学检查，排除有运动试验绝对禁忌证的患者：急性心肌梗死、不稳定型心绞痛、严重心律失常、急性心包炎、心内膜炎、严重主动脉缩窄、严重的左室功能障碍、急性肺栓塞、急性严重心脏外的疾病。运动试验相对禁忌证有：明显的动脉或肺动脉高压、心动过速或心动过缓、中度瓣膜或心肌性心脏病、电解质紊乱、肥厚型心肌病及精神病。

（3）运动试验程序：运动应从低负荷开始，使患者能充分地适应，然后分阶段逐渐增大负荷至患者的耐受极限，此即多阶段试验。每一阶段持续 2~3min，以使患者的反应达到稳定的状态。判断患者反应是否达到稳定状态的最简单指标就是其心率的波动为 3~4/min。在运动中和运动结束后 5~10min 的恢复期内，每分钟均测量如下指标：耗氧量（VO_2）、BP、RR、HR、心律（ECG）和自觉运动强度评分，见表 10-1-1，同时还要观察患者一般情况的变化。

表 10-1-1　Brog 自觉运动强度评定量表

Borg 分级	自觉运动强度	修订的 Borg 分级	自觉运动强度
—	—	0.0	不用力
—	—	0.5	非常非常弱
—	—	1.0	非常弱
—	—	1.5	—
—	—	2.0	弱
6	—	2.5	—
7	非常非常轻	3.0	中等强度
8	—	3.5	—
9	很轻	4.0	有点强
10	—	4.5	—
11	较轻	5.0	强
12	—	5.5	—
13	较强	6.0	—
14	—	6.5	—
15	强	7.0	非常强
16	—	7.5	—
17	很强	8.0	—
18	—	8.5	—
19	非常非常强	9.0	—
20	—	9.5	—
—	—	10.0	非常非常强
—	—	>10	达到极限

（4）试验方案

1）活动平板试验：最常用的是 Bruce 活动平板试验方案。该方案容易实施且耗时不长，但对于身体状况较差的患者，其开始时的运动强度明显过高，因而不适用。于是便在此基础上降低了初始运动的强度，使之适用于所有的心脏病患者，此即改良的 Bruce 活动平板试验方案，见表 10-1-2。

表 10-1-2 改良 Bruce 活动平板试验方案

阶段	速度（km/h）	坡度（%）	时间（min）	METs
1	2.7	0	3	2
2	2.7	5	3	3
3	4.0	10	3	5
4	5.5	12	3	7
5	6.8	14	3	10
6	8.0	16	3	13
7	8.8	18	3	16
8	9.6	20	3	19
9		22	3	22

注：坡度 1°=1.75%

2）功率自行车试验方案：功率自行车试验亦是分级试验，其中踏行的速率通常为50~60转/分，蹬踏的阻力则每3~6min递增。

3）坐位踏阶试验方案：不能耐受上述两种方法的老年患者可以进行该方案。整个试验过程患者在坐位下进行。试验中，患者坐于直背椅上，前面置一矮凳或几本书作为一个阶梯，两者间的距离以患者伸直下肢可踏于凳或书上为准。试验前，患者双足平放于地面，将一节拍器设定在120计数节拍上。当计数1时，让患者一侧脚弓踏于凳上；当计数2时，该脚放回地面；再计数1时，让患者另一侧脚弓踏于凳上；再计数2时，该脚放回地面如此交替反复。这样在1min内患者可踏凳60次。该试验分为四个阶段，前三个阶段的运动方法是一样的，只是矮凳的高度分别是15cm、30cm和45cm。第四阶段的矮凳高度仍为45cm，要求患者在伸脚踏凳时向前平伸同侧上肢。

（5）终止试验：在亚极量或出院前的运动试验中有下列情况之一应该立即终止。①出现了与本病有关的症状：如明显的疲劳、眩晕、晕厥、呼吸困难、心绞痛、发绀、面色苍白、血压过高或过低、ECG出现ST段偏移>1mm等。②运动达到了预定的极限运动水平：如达到了根据年龄预计的极限心率值（220-年龄）。这一运动终点确定法非常适合健康人，很多心脏病患者在达到这一极限前即已出现症状，因而达不到预计的运动水平。③达到预计亚极限运动水平。

（6）试验结果解释：根据运动试验的结果，可将患者进行功能分类。这种分类对于确定患者的治疗性运动的水平、判断其预后、帮助其进行娱乐和作业活动均是十分有用的，见表10-1-3。

（7）注意事项：①运动试验结果的解释均应以良好的生理、病理生理、运动学和临床知识为基础，且应考虑患者的年龄、性别、症状和危险因素。②要考虑试验的特异性和敏感性，注意排除假阳性和假阴性。导致运动试验出现假阳性和假阴性结果的因素很多。据报道，

表 10-1-3 给予 VO_{2max} 值的功能分类

功能分级	VO_{2max}	有氧运动能力
Ⅰ级	>20mL/(min·kg)	正常或轻度受损
Ⅱ级	16~20mL/(min·kg)	轻至中度受损
Ⅲ级	10~15mL/(min·kg)	中至重度受损
Ⅳ级	<10mL/(min·kg)	重度受损

运动试验的特异性对男性患者为80%~90%，对女性患者为70%，其敏感性为60%~80%。③患者在运动试验中达到的最大运动量并不表示其可在这一运动量下安全地进行运动。

2. **动态心电图** 动态心电图对急性心肌梗死患者的康复活动安排、随访和确定是否恢复工作都有很大的帮助。出院前做动态心电图监测，则可以了解不同活动状态时心率、心律和心肌缺血的动态变化，制订出院后的活动范围。出院后定期监测动态心电图，则可以更深入了解患者生活的一举一动对心脏的影响，及早发现恶性心律失常，及时给予处理。

3. **遥测心电图** 遥测心电图在急性心肌梗死患者的康复中也有广泛的用途，如：①作为急性心肌梗死监护病房的心电图监测；②康复活动的现场监护；③为某些症状的确诊提供资料；④确定日常生活活动、工作和劳动能力的允许范围；⑤运动试验中的心电监测。

三、康复护理原则及目标

1. **冠心病康复治疗近期目标** ①患者身体适应性恢复到足以重新进行一般的日常活动；②减轻心脏病的生理和心理影响；③降低患者心搏骤停或再发心肌梗死的危险及控制心脏病症状。

2. **冠心病康复治疗远期目标** ①确定诱发患者心脏病的危险因素并予以处理；②稳定甚至逆转患者动脉粥样硬化的过程；③提高患者心理社会能力。

四、康复护理措施

冠心病康复治疗是指综合采用主动积极的身体、心理、行为和社会活动的训练与再训练，帮助患者缓解症状，改善心血管功能，在生理、心理、社会、职业和娱乐等方面达到理想状态，提高生活质量。同时积极干预冠心病的危险因素，阻止或延缓疾病的发展过程，减少残疾和再发作的危险。为此，心脏康复的措施应该是全面的、综合的，同时又是高度个体化的。

（一）物理治疗

运动疗法是冠心病康复的核心部分，应在对患者功能进行完整评定的情况下，进行详尽而周密的安排。

1. **运动治疗原则**

（1）超负荷原则：即运动的量要大于患者平常的活动强度否则就达不到使其功能增强的效果。这可通过调整运动强度、时间和频率来达到。

（2）特异性原则：每种运动均产生特定的代谢性和生理适应性效果。以等长运动进行的力量训练可使肌力增强，但可能对耐力无影响。有氧训练则可导致耐力增强，而且这种训练包括了大肌群的运动，可改善心血管系统的功能容量。

（3）个体化原则：即每个患者的训练应根据其功能和需要而有所不同。

（4）可逆性原则：即训练产生的良好效果并非可永久保存，在停止运动训练2周后，其功能上的改善会开始减少。停止训练5周后，训练的效果则可能失去一半。因此，运动训练应持之以恒。

2. 运动疗法的基本程序

运动过程应包括准备活动、运动调整期及恢复期。

（1）准备活动：准备活动5~10min，通过一系列静态伸展运动和一定范围的活动，使肌肉、关节系统得到轻度刺激。缺乏柔韧性会增加外伤性并发症的危险。一般来说，准备性伸展活动范围包括上下肢及腰部的大肌肉肌群。运动调整期中使用的肌肉群应重点活动，一定范围内的活动应缓慢进行并逐渐增加关节的活动范围，静态伸展活动应动作到位，肌肉伸展时能体会到轻度牵拉的感觉。伸展需保持15~30s而且不应引发不适和疼痛。在静态伸展活动中，鼓励患者平静地呼吸，避免Valsalva动作而引发血压升高的反应。

（2）运动调整期：此期是体力锻炼的时期，运动强度将增加并维持一定水平以产生需要的变化。其中应该特别强调的五个因素是：频率、强度、形式、时间及进展速度。

频率：运动调整期的频率从每天数次到每周数次不等，它与康复总体目标有关，并根据患者的活动能力、运动的类型和强度、患者兴趣、传统治疗情况和最近的运动情况而修改。一般来说，运动刺激至少每周3次才能产生效果。然而，患者活动能力很低，每天2~3次，每次时间较短的运动方案，会更为有益。后者对大多数心肌梗死或者运动能力低于5METs的患者较为适用。心脏康复患者中大多数是成年人或者老年人，他们在接受康复治疗的同时还有家庭的、社会的及工作上的事务。此外，许多患者可能因为长年缺乏运动、肥胖并伴有骨关节炎等其他疾病，对于过于频繁、过量的运动方案依从性差并可增加危险性。因此，建议康复治疗开始时运动频率为每周3次，至少持续3~6个月。若此期后患者无外伤或其他并发症并对增加频率有兴趣，则可将运动频率增加至每周4~5次。

强度：运动强度反映了体力运动时耗费的绝对或相对力量。理想的运动强度应该设定在既能产生期望的效果，但又不因过高而出现临床症状、患者不适或厌倦的水平。运动强度并非是静止的，体力运动消耗每天都有强度的变化。这与每天的时间、环境因素、上次接受运动治疗距现在的时间有关。因此建议设置高于或低于计算或所希望的运动强度的10%范围作为运动强度的区间。值得注意的是，要准确计算出运动强度并非像人们想象得那么简单直接。比如，药物治疗对运动强度的影响，特别是β受体阻断药明显改变患者的功能储量。

形式：患者的适宜运动强度一旦确定，下一步的任务是将其转为特定的运动形式，这可以通过不同的运动形式来实现。比如患者最大功能储量10METs，选择的运动强度是70%，那么适宜的运动代谢当量水平为7METs。假定目标运动强度每一侧范围为10%，则适当的运动强度是6.3~7.7METs。达到此代谢当量水平的速度、坡度或负荷值可通过美国运动医学院公式得出。如使用活动平板来训练，其计算公式为：

代谢当量（METs）=１｛〔速度（m/min）×0.1] +〔坡度（用小数表示）× 速度（m/min）×1.8〕+ 3.5}/3.5

即得知要获得6.3~7.7METs训练强度可以通过运动速度为5.6km/h，坡度为5.5%~8.5%的活动平板来进行训练。

（3）恢复期（放松期）：运动调整期后随之而来的即为放松期。此期历时3~10min，取决于患者的兴趣、需要及调整期的运动强度。患者应进行低水平、节律性有氧运动，如散步，以使血压、心率恢复至运动前热身水平。在积极的有氧放松期后，还应进行一定范围静态伸展和轻柔的运动，特别是当某些肌群僵硬或者在一定范围内运动受限时。每次运动性训练应按具体的规程进行，开始时应有热身活动或准备活动，结束时应有整理活动。准备活动从低强度开始，逐渐增至所需要的强度，目的是增加全身关节对运动的适应性，开通各侧支循环通路，防止骨骼肌最大收缩前外周阻力的突然变化。整理活动则逐渐减低活动强度，使肢体中的血液重新分布到其他组织中去，避免静脉回流的突然下降，防止出现运动后低血压甚至晕厥。

（4）运动过量的表现：当有下列情况出现时，表明运动过量，应立即停止运动：疲劳和呼吸困难、胸痛、眩晕、恶心、呕吐、下肢疼痛或不适并不断加重，周围循环功能不良；心电图指征：ST段偏移>1mm，严重心律失常；患者要求停止运动。

（二）作业治疗

作业治疗的目的就是要帮助患者尽可能地恢复和保持他原来的生活方式（如工作、生活习惯、社交和娱乐）。患者患病后活动能力可能受到不同程度的限制，治疗师要帮助患者适应，对目前生活方式做适当的调整；个人的爱好和习惯也要根据患病后身体的功能状况做相应的调整，如种花、欣赏音乐、跳舞、运动、绘画、散步、旅游等。选择用力强度少、应激程度低、安全可行的活动，不增加心血管的负担。如从爱好庭院种花可以改为种盆景，可以从自己弹奏音乐改为欣赏音乐。长距离散步中间要休息，外出旅游一定要有人陪伴。

在作业治疗中，还值得注意的是指导并让患者掌握能量节约技术。能量节约技术涉及各种活动，如让患者坐在高脚凳上在厨房做饭或者熨烫衣服，在室内用推车运送物品取代用托盘或者徒手取物；沐浴椅可以减轻在站位沐浴时患者的心血管反应。过头顶的上肢活动易产生较强的心血管反应。洗澡时的水温、室温不宜高，时间不要长。鼓励患者在洗衣、铺床、购物等活动中得到帮助，但给予帮助的量要恰当，既要节约能量又要避免过度依赖，让患者在非应激状态下逐渐恢复活动能力。合理的时间安排是能量节约技术的主要方法之一，能使患者充分安排活动，而不引起疲劳和能量过度消耗。制订每周和每天合理的活动和休息时间表，定期进行调整，可以逐渐增强患者的活动耐力和精力。

（三）心理治疗

目前临床及前瞻性调查均已表明，40%~50%的心肌梗死患者有较高程度的焦虑和恐惧，在一年的随访中，大约1/5的患者仍然有焦虑的情况存在。出院后的前6个月内，抑郁症的发生率在20%~30%，有3%的患者尽管功能得到改善，但仍长期存在抑郁。一些证据显示患者的配偶所经历的心理痛苦比处于疾病恢复期的患者更为严重。那些接受了心理干预处理的患者比接受一般护理的患者能更好地应付康复过程遇到的问题并愿意配合各种治疗。

有研究显示，关注患者的心理健康，也能明显提高患者的心理适应性，缩短住院时间，降低发病率和病死率。有学者建议对于急性心脏病护理的心理模式已经扩展到提供长期的心理调节。

第一阶段：在调节开始阶段，焦虑为主要问题。在此期间，患者发病前的基础性格倾向，决定了其临床表现形式。例如，A型性格可能变得过度竞争或节制，或者可能由羞怯而变得害怕而不知所措。随着患者对康复过程的熟悉，对护理人员的信任以及得到社会的支持，可使这些过度的反应减弱。

第二阶段：在恢复期的第一个月内，身体康复过程具有代表性的做法是鼓励患者并安抚其焦虑的情绪。

第三阶段：如果患者的情况不能一直保持同等水平的改善，就容易产生抑郁、焦虑和悲观的情绪。

第四阶段：患者及他们的配偶的性格决定表现方式。疾病影响会微妙地塑造出个人和家庭应付疾病的方式。

（四）急性心肌梗死患者的康复

经典的心肌梗死后患者的急性期康复模式首先是由美国学者Wenger描述的。通常将心脏康复分为四个阶段：第一阶段为急性期，从患者入院到出院；第二阶段为恢复期，患者在家训练并且延续第一阶段的训练活动直到心肌梗死瘢痕形成；第三阶段为训练期，始于心肌梗死愈合后，本期特征是患者必须能安全地进行有氧训练；第四阶段为维持期，强调有规律的健身运动和减少危险因素。

第一阶段：急性期。急性心肌梗死后，早期运动非常重要，这个运动过程，通常应在职业治疗师或理疗师或护士监护下进行。其目的是在逐步训练中，使患者由卧床到能够登两层楼梯。患者一旦病情稳定，就应鼓励其下床坐在椅子上，通常是在第1或第2天；第2或第3天，可开始短距离行走；第4或第5天，开始进行家庭训练项目，爬楼梯并鼓励延长步行时间；在第5或第6天成功完成危险分层的低水平运动耐受性试验后，患者完成家庭康复程序的学习并出院。此期应引入与纠正危险因素有关的教育活动，特别是在急性住院期，许多患者已准备好了接受建议。心肌梗死后随活动产生的心率的上升值应保持在基线值 ±20/min 之内；收缩压的上升值应保持在基线值的 ±20mmHg 之内；若收缩压下降达 10mmHg 或者更多，则应对患者的运动进行重新评估并考虑停止运动。第一阶段的主要目标是使患者能做 4METs 的活动，此在出院回家后的大多数日常活动强度范围内。

第二阶段：恢复期。此期中，梗死部位的瘢痕逐渐形成。但如果过度用力，有可能导致心肌梗死区的撕裂、心律失常和猝死。因此，患者的运动强度应局限于已知的安全的靶心率。靶心率可经由第一阶段未出院前的低水平运动耐受试验来确定，该运动测试通常进行到心率达到最大心率的 70% 或 5METs 水平。对于 40 岁或更年长者而言，这通常代表 130/min 的最大心率或 5METs。对于 <40 岁者，则相当于 140/min 或 7METs。可用 Borg 自觉运动量表中的 7 级确定最大可耐受运动量。

第三阶段：训练期。该阶段开始于症状限制性的最高水平的运动耐受性检查之后。该测试所获得的最大心率值用于确定患者有氧训练中的最大运动强度。对低危患者，可安全地进行靶心率为 85% 最大心率的运动；对于有危及生命的心律失常者或胸痛者，应选用较低的靶心率。对于高危患者，运动中应进行监测。典型的心脏训练方案是每周 3 次，连续 6~8 周，每次训练均应包括牵伸、热身、运动和整理四个阶段。

第四阶段：维持期。运动效应是可逆的，患者停止运动后，其在第二阶段获得的锻炼效果可在几周内消失。因此，从一开始就应告诉患者要坚持锻炼。经过前面的训练后，患者功能往往达到稳定状态，此后，应进行维持性运动，使患者功能保持在这一水平。应注意根据患者的生活方式和兴趣安排实际的运动项目，以确保患者的依从性。一般而言，中等强度的运动应该是每次以靶心率运动 30min，每周 3 次，低强度运动则应每周进行 5 次。

（方　璐　申铁梅）

第二节　肺康复护理

学习目标

1. 能说出 COPD 的定义和康复护理评估内容。
2. 能阐述肺康复护理的原则及目标。
3. 能正确应用节能技术、排痰训练等康复护理措施。

一、疾病概述

肺有多种功能，如呼吸功能、内分泌功能、代谢功能等，但临床所指的肺功能一般是指肺的通气和换气功能，所以肺康复也叫呼吸康复。肺康复是对有症状、日常生活活动能力下降的慢性呼吸系统疾病患者采取的多学科的综合干预措施。肺康复护理的对象主要是指稳定期的慢性呼吸系统疾病患者和继发性呼吸功能障碍患者。慢性呼吸系统疾病包括慢性阻塞性肺疾病（chronic obstructive pulmonary disease，COPD）、支气管扩张症、囊性肺纤维化、支气管哮喘、间质性肺疾病、肺癌、肺减容手术前后等。继发性呼吸功能障碍是指由其他原因造成呼吸障碍的疾病，如周围神经病变、胸廓畸形、胸壁损伤、神经肌肉疾病（脑卒中、高位脊髓损伤、帕金森病、吉兰-巴雷综合征、打鼾、各种肌病如肌萎缩侧束硬化）、吸入性肺炎、使用呼吸机的患者、心肌损伤、社会心理异常等可能引起呼吸障碍的疾病或状态，也包括胸部外科手术及部分上腹部手术患者的术前、术后康复。由于大气污染及吸烟人数增加等因素，COPD近十多年有逐渐增加的趋势。近年在我国北部和中部地区的102 230成年人调查中发现，COPD成人患病率为3.17%，45岁以后随年龄增加而增加，死亡率也在逐年增加，美国每年有110 000人死于COPD，居该国主要死亡原因的第四位，且是唯一还在持续上升的死亡原因。

（一）相关概念

美国胸科医生学院委员会1974年将肺康复定义为"肺康复是一种医学实践的艺术，它是为患者个体量身定做的、多学科的计划，它通过正确的诊断、治疗、心理支持和教育使患者的疾病在生理病理学和精神病理学两者之间达到稳定或逆转，并且尝试使患者恢复到被他的障碍和全身状况所允许的最佳功能状态。"1999年重新定义肺康复的概念为"肺康复是为慢性呼吸损伤患者进行的，按照个体化原则设计的一个多学科的治疗计划，其目的是尽可能有效地促使患者躯体和社会功能及自主性得到改善。"慢性阻塞性肺疾病（COPD）是指具有气流阻塞特征的慢性支气管炎以及合并的肺气肿。气流阻塞进行性发展，但部分有可逆性，可伴有气道高反应性。临床表现为咳嗽、咳痰，劳力性呼吸困难，严重时可出现呼吸衰竭症状，X线检查示胸廓扩张，肋间隙增宽，肋骨平行，两肺野透亮度增加，膈降低且变平，肺血管纹理内带增粗紊乱，外带纤细、稀疏、变直。呼吸功能检查第一秒用力呼气量<60%用力肺活量，最大通气量<80%预计值，残气量>40%肺总量即可确诊阻塞性肺气肿。肺康复不仅仅是COPD的稳定期使用的治疗手段，在呼吸机辅助通气时或准备脱机时、肺减容手术的前后都是很重要的治疗手段。

（二）病理生理

慢性支气管炎并发肺气肿时可引起一系列病理生理改变。早期病变局限于细支气管，病变侵入大气道时，肺通气功能明显障碍，最大通气量降低。随着病情发展，肺泡持续扩大，回缩障碍，残气量及残气量占肺总量的百分比增加。肺气肿日益加重，肺泡周围毛细血管受挤压而退化，致使肺毛细血管减少，此时肺区虽有通气，但肺泡壁无血流灌注，导致生理死腔增大；也有部分肺区虽有血流灌注，但肺泡通气不良，不能参与气体交换。如此，产生通气与血流比例失调，使换气功能发生障碍。通气和换气功能障碍可引起缺氧和二氧化碳蓄积，发生不同程度的低氧血症和高碳酸血症，最终出现呼吸衰竭。

二、康复护理评估

（一）病史评估

对患者现病史、既往病史、目前治疗和用药、吸烟史、社会史、发病前状态、锻炼耐力、有无家庭治疗等详细情况进行评估。

（二）临床评估

1. 一般情况 评测患者生命体征，记录患者意识水平、嘴唇颜色和皮肤状况等，观察患者有无杵状指、颈静脉怒张、辅助呼吸肌肥大和缩唇呼气等情况。

2. 咳嗽及痰液评估 咳嗽的评估包括：咳嗽是自发的还是可控制性的、咳嗽的形式为持续性、突发性或偶尔咳嗽、咳嗽的声音为干咳还是有痰液的咳嗽、是否能咳出、是否需要吸痰、咳嗽的力量如何。痰液的评估包括颜色、黏稠度、气味、是否有血以及痰量，其中痰量可分为无痰、少量、中量和大量，也可表述为一口量或多口量。

3. 胸腔物理评估 观察患者胸廓有无畸形，如漏斗胸和桶状胸等。COPD患者胸廓外观可呈桶状，呼吸运动时胸廓整体活动度降低。详尽的评估应将胸廓分为上、中、下三区，通过视诊和触诊观察判断呼吸运动时各区胸廓的前后径和左右径的活动度及对称性。也可用软尺测量深吸气末和深呼气末时各区胸廓的周径变化来了解胸廓的活动度。支气管扩张患者早期可无体征，典型的体征为下胸部、背部固定而持久的局限性湿啰音，部分慢性患者可并发杵状指，出现肺气肿、肺心病等并发症。而脑卒中患者源于较多量的口腔和胃内容物的误吸导致吸入性肺炎，较严重的可发展为吸入性肺脓肿，出现空洞等肺坏死性病变，长期卧床的因咳痰不利表现为肺不张，常需结合肺部听诊和X线等进行综合评估分析。

4. 呼吸模式评估 评估呼吸模式需包括：呼吸频率、深度、规则性、对称性、胸腹协调性、辅助吸气肌的使用、肋间肌情况等。正常的呼吸频率为12~20/min，吸、呼时间比为1:2，呼吸规则、双侧对称，胸腹协调性好，不运用辅助吸气肌群，吸气时肋间肌无下陷情况。异常呼吸模式包括：呼吸停止、呼吸过慢、呼吸过速、深长呼吸、端坐呼吸、呼吸困难、陈施（潮式）呼吸等。

5. 呼吸困难评估 呼吸困难是患者主观上感觉呼吸费力、胸闷不适。患者主诉可为憋喘、胸闷、喘气费力等。按照日常生活活动能力评估呼吸困难的情况分为6个级别：0级，虽有不同程度肺气肿，但活动如常人，日常生活照常，活动时无气短；1级，一般劳动时出现气短；2级，平地步行无气短，速度较快或登楼、上坡时，同龄健康人不觉气短而自己已经有气短；3级，慢走不及百步即有气短。4级，讲话或穿衣等轻微动作时即有气短；5级，安静时出现气短、无法平卧。另外Borg自我辛苦程度评分（5~20或1~10）也是常用的呼吸困难评估方法。

6. **心肺运动耐力评估** 6min 步行试验是最常用的心肺耐力评估方法。该方法简便易行，只需要一条 30m 的走廊，除那些最严重的患者以外每天都可以进行步行，是评价运动能力的次极量水平的试验。6min 步行试验可以较好地反映日常生活体力活动水平。如果患者体能低下可采用 2min 或 3min 步行试验代替。如果患者体能较好，也可采用 12min 步行试验。

（三）辅助检查评估

1. **肺功能测试**

（1）用力肺活量：尽力吸气后缓慢而完全呼出的最大空气量，是最常用的指标之一，随病情严重性的增加而下降。

（2）第 1 秒用力呼气量（FEV1）：尽力吸气后尽最大能力快速呼气，第一秒所能呼出的气体量，其占用力肺活量比值与 COPD 的严重程度及预后有很好的相关关系。

2. **其他指标** 包括血气分析（$PaCO_2$，PaO_2，pH，SE）、SPO_2 和胸部 X-ray 等。

三、康复护理原则及目标

（一）康复护理原则

对准备进行肺康复的患者进行综合评价对于制订一个适当的、个体化的康复方案是必要的。肺康复护理的原则是综合多专业的方法，由康复护士确定患者的知识基础和学习需要，以及需要护理干预帮助的关键问题，制订针对性的康复护理方案，提高患者的 ADL、健康状况、认知功能、情绪和心情、营养状况、身体结构上的异常和生活质量。

（二）康复护理目标

通过肺康复护理，希望能够：①减少患者呼吸困难症状，减轻呼吸功能障碍，恢复患者参加体力活动和社会活动的能力；②预防和治疗肺部并发症；③辨认和治疗肺部疾病给患者带来的精神压力和抑郁；④教会患者如何发掘自己的最大潜力进行日常生活活动，促进活跃和独立的生活方式；⑤改善 COPD 患者和家庭的生活质量；⑥降低患者发病率和住院率。

肺康复护理的最终目标是通过肺康复护理技术改善肺的通气和换气功能，提高患者的运动耐力，改善患者的生活质量和健康水平。

四、康复护理措施

（一）重建腹式呼吸模式

1. **放松节能** 用以放松紧张的辅助呼吸肌群，减少呼吸肌耗氧量，缓解呼吸困难症状。

（1）前倾依靠位：患者坐于桌前或床前，桌上或床上置两床叠好的棉被或四个枕头，患者两臂置于棉被或枕上以固定肩带并放松肩带肌群，头靠于被上或枕上放松颈肌，前倾位还可降低腹肌张力，使腹肌在吸气时容易隆起，增加胃压，使膈肌更好收缩，从而有助于腹式呼吸模式的建立。

（2）椅后依靠位：患者坐于非常柔软舒适的有扶手的椅子或沙发上，头稍后靠于椅背或沙发背上，完全放松坐5~15min。

（3）前倾站位：自由站立、两手指互握置于身后并稍向下拉以固定肩带，同时身体稍前倾以放松腹肌，也可前倾站立、两手支撑于前方的低桌上以固定肩带，此体位不仅起到放松肩部和腹部肌群的作用，而且是腹式呼吸的有利体位。

2. 缩唇呼气法 增加呼气时的阻力，这种阻力可向内传至支气管，使支气管内保持一定压力，防止支气管及小支气管被增高的胸膜腔内压过早压瘪，增加肺泡内气体排出，减少肺内残气量，从而可以吸入更多的新鲜空气，缓解缺氧症状。其方法为经鼻腔吸气，呼气时将嘴缩紧，如吹口哨样，在4~6s内将气体缓慢呼出。

3. 诱导呼吸法 通过触觉诱导腹式呼吸，常用方法有：

（1）双手置上腹部法：患者仰卧位或坐位，双手置于上腹部（剑突下、脐上方）。吸气时腹部缓缓隆起，双手加压做对抗练习，呼气时腹部下陷，两手随之下沉，在呼气末，稍用力加压，以增加腹内压，使横膈进一步抬高，如此反复练习，可增膈肌活动。

（2）两手分置胸腹法：患者仰卧位或坐位，一手置于胸部（通常置于两乳间胸骨处）、一手置于上腹部，位置同双手置上腹部法，呼气时腹部的手随之下沉，并稍加压，吸气时腹部对抗此加压的手，使之缓缓隆起。呼吸过程中胸部的手基本不动。此法可用以纠正不正确的腹式呼吸方法。

（3）下胸季肋部布带束胸法：患者取坐位，用一宽布带交叉束于下胸季肋部，患者两手抓住布带两头，呼气时收紧布带（约束下胸廓，同时增高腹内压），吸气时对抗此加压的布带而扩展下胸部，同时徐徐放松束带，反复进行。

（4）抬臀呼气法：仰卧位，两足置于床架上，呼气时抬高臀部，利用腹内脏器的重量将膈肌向胸腔推压，迫使横膈上抬；吸气时还原，以增加潮气量。

（二）排痰训练

排痰训练包括体位引流，胸部叩击、震颤，有效咳嗽训练，主动循环式呼吸技术及理疗。目的是促进呼吸道分泌物排出，下降气流阻力，减少支气管、肺的感染。

1. 体位引流 主要利用重力促进各个肺段内积聚的分泌物排出，不同的病变部位采用不同的引流体位，目的是使此病变部位的肺段向主支气管垂直引流。引流频率视分泌物多少而定，分泌物少者，每天上午、下午各引流一次，痰量多者宜每天引流3~4次，餐前进行为宜，每次引流一个部位，时间5~10min，如有数个部位，则总时间不超过30~45min，以免疲劳。

2. **胸部叩击、震颤** 方法为治疗者手指并拢，掌心呈杯状，运用腕动力量在引流部位胸壁上双手轮流叩击拍打30~45s，患者可自由呼吸。叩击拍打后手按住胸壁部加压，治疗者整个上肢用力，此时嘱患者做深呼吸，在深呼气时做颤摩振动，连续做3~5次，再做叩击，如此重复2~3次，再嘱患者咳嗽以排痰。

3. **有效咳嗽训练** 咳嗽是呼吸系统的防御功能之一，COPD患者咳嗽机制受到损害，最大呼气流速下降，纤毛活动受损，痰液本身比较黏稠。因此更应当教会患者正确的咳嗽方法，以促进分泌物排出，减少反复感染的机会。第一步先进行深吸气，以达到必要吸气容量；第二步吸气后要有短暂闭气，以使气体在肺内得到最大分布，同时气管到肺泡的驱动压尽可能保持持久；第三步关闭声门，当气体分布达到最大范围后再紧闭声门，以进一步增强气道中的压力；第四步通过增加腹内压来增加胸膜腔内压，使呼气时产生高速气流；第五步声门开放，当肺泡内压力明显增高时，突然将声门打开，即可形成由肺内冲出的高速气流，促使分泌物移动，随咳嗽排出体外。

4. **主动循环式呼吸技术** 主动循环式呼吸技术（the active cycle of breathing techniques，ACBT）广泛用于哮喘、胸腹部术后、肺囊性纤维化、慢性支气管炎、COPD等的康复治疗，其目的是松动和清除过多的支气管分泌物。主动循环式呼吸技术是由呼吸控制（腹式呼吸）、胸廓扩张运动（深呼吸、局部呼吸）、用力呼气技术（哈气）按一定次序组成的排痰技术。其中，呼吸控制要求患者放松体位，保持上胸部和颈肩部放松，以正常潮气量和呼吸频率呼吸。患者经鼻吸气，再缓慢呼气。护士用手感觉并引导患者腹式呼吸。胸廓扩张运动要求患者连续每次做不超过3~4个深呼吸，以免头晕。患者主动用鼻深吸气后稍屏气数秒，然后用口缩唇慢呼气。治疗师双手置于胸廓两侧，感觉并引导胸廓活动。胸廓扩张运动可以和胸壁叩击、振动、摇动技术联合运用于排痰。用力呼气技术是指在正常吸气后，口与声门保持张开，用力呼气，如同在用力地发出无声的"哈"音，以清除气道内痰液。

5. **理疗** 如超短波治疗，超声雾化治疗等有助于消炎、抗痉挛、利于排痰保护黏液痰和纤毛功能。超短波治疗的方法是应用无热量或微热量，每日一次，15~20次一疗程。超声雾化治疗每次20~30min，每日一次，7~10次一疗程。

（三）气道管理

围手术期气道管理是加速康复外科（enhanced recovery after surgery，ERAS）的重要组成部分，包括术前、术中和术后危险因素及防治，尤其是在胸外科，可以有效减少并发症、缩短住院时间、降低再入院率及死亡风险、改善患者预后，减少医疗费用。而COPD患者动脉血气特点是低氧合并二氧化碳蓄积，患者在急性加重期常常发生需要器械通气的情况。此时若患者意识状态尚可，可首先选用无创通气技术，但需注意患者的咳痰能力及痰液的性状。脑卒中等患者一次性大量误吸或感染严重，分泌物多，不能排出者，应立即气管插管，给予清理呼吸道，以防肺不张；分泌物较干、黏稠者可予气管插管内注水和使用祛痰剂。无心功能障碍的患者应保证每日液体量，以防肺部分泌物黏稠。

家庭器械通气是肺康复气道管理重要内容之一。患者及家属应学会简单报警处理、管路的连接和断开，呼吸机工作参数应在医疗单位已经调节号，患者及家属只负责开机和关机，学会根据病情需要连接呼吸机，如患者活动后出现呼吸困难时，或患者出现呼吸频率增快、口唇出现发绀时等。管路一般用肥皂水清洗干净后，以1:1000的苯扎溴铵（新洁尔灭）浸泡30min，再以清水冲净后晾干。呼吸机湿化装置的消毒与管路相同，湿化用水应以消毒蒸馏水为宜。带有气管切开套管的患者，家属应学会对切开部位伤口每日用生理盐水消毒，以防感染。气囊的充气应保持在最低水平，24h内至少放松气囊一次，以免造成气道损伤，形成气管内狭窄。若气道分泌物增多，说明可能合并感染，应通知医生。若分泌物黏稠，是湿化不足，应增加湿化温度，或加用雾化治疗。定时拍背震动肺部和辅助排痰措施是减少气道阻塞的最好方法。

（四）日常生活指导

1. **节能技术** 活动前先做好计划安排，工作节拍快慢适度，轻重工作交替进行，活动中间休息，以尽量节省体力，避免不必要的耗氧。这样可以减轻或避免呼吸困难。原则如下：①事先准备好日常家务杂事或活动所需的物品或资料，并放在一处。②把特定工作所需的物品放在紧靠活动开始就要用的地方。③尽量坐位，并使工作场合利于减少不必要的伸手或弯腰。④移动物品时用双手，搬动笨重物体时用推车。⑤工作中尽量只左右活动，避免不必要的前后活动。⑥活动要缓慢而连贯地进行。⑦工作时要经常休息，至少每小时10min，轻重工作要交替进行。⑧工作中，缩唇并缓慢呼气。

2. **营养** 营养支持在慢性呼吸系统疾病预防和康复方面的重要性日益受到重视。营养不良对呼吸系统最显著的影响是减少维持正常通气的动力。患者营养不良时，使呼吸肌储备力量下降及呼吸肌容易产生疲劳，导致肺通气功能降低，同时还可严重损害患者的免疫功能。营养状态是COPD患者症状、残疾及预后的重要决定因子，包括肥胖及消瘦两个方面。消瘦原因包括不充分的食物摄入，食物产热作用，休息时能量消耗增加等。大约25%的COPD患者有体重指数下降，而体重指数下降是COPD患者死亡的独立危险因素。改善营养状态在肺康复中可增强呼吸肌力量，最大限度改善患者的整体健康状态。对于消瘦的患者来说，应当增加热卡的摄入，每天摄入的热卡应是休息时能量消耗的1.7倍，其中蛋白质应当每天至少摄入1.7g/kg体重。如果患者病情较重，进食时出现呼吸困难，应强调少量多次进食。尘肺病患者发生营养不良主要与胃肠功能紊乱、摄入不足、应激反应有关，应分别对症予以护理。

3. **心理行为矫正** 对于COPD患者，焦虑、沮丧、不能正确对待疾病可进一步加重患者的残障程度,因此心理及行为干预是非常必要的,指导患者学会放松肌肉,减压及控制惊慌可有助于减轻呼吸困难及焦虑,另外家人、朋友的支持也必不可少。肺癌患者因患癌症和治疗带来的痛苦,以及面对肿瘤的随时复发都会使患者承受着由此带来的恐惧和心理压力。在肺癌患者术后的整个康复过程中,应该对他们的心理状态进行系统的管理,以改善患者术后的抑郁和心理压力状况。

4. 有氧训练指导 根据患者的病情、体力、康复目标、运动习惯、监护条件及训练场地的环境和条件等,指导患者选择如步行、爬山、太极拳、八段锦和健身跑等有氧训练的方式并管理患者的运动处方,提高患者心肺耐力。

(四)健康教育

健康教育除了让患者了解肺部疾病、营养知识和如何应对慢性肺部疾病心理问题等,还应包括以下内容。

1. 氧气的正确及安全使用 长期低流量吸氧(小于5L/min)可提高患者生活质量,使COPD患者的生存率提高2倍。在氧气使用过程中主要应防止火灾及爆炸,在吸氧过程中应禁止吸烟。

2. 感冒的预防 COPD患者易患感冒,继发细菌感染后使支气管炎症状加重。可采用防感冒按摩,冷水洗脸,食醋熏蒸,增强体质等方法来预防感冒。

3. 戒烟 烟是呼吸道最大的敌人,各个年龄段及各期的COPD患者均应戒烟。戒烟有助于减少呼吸道黏液的分泌,降低感染的危险性,减轻支气管壁的炎症,使支气管扩张剂发挥更有效的作用。

> **知识链接**
>
> 2周~1个月:血液循环稳定,走路稳而轻,肺功能改善30%。
>
> 1~9个月:咳嗽、疲劳、气短等症状减轻;气管和支气管的黏膜上出现新的纤毛;身体能量储备提高;体重可增加2~3kg。
>
> 1年内:冠状动脉硬化危险减至吸烟者的一半。
>
> 5年内:比一般吸烟者的肺癌死亡率下降,由1.37%降至0.72%。
>
> 10年内:肺癌的发生率降至非吸烟者的水平。
>
> 15年内:冠状动脉硬化的危险与不吸烟者相同。

(方 璐)

第十一章 重症康复护理

学习目标

1. 能阐述重症康复及重症康复护理的概念，能复述重症康复的介入及停止时机。
2. 能够完成重症康复护理的主要评估。
3. 能够制订并独立执行重症康复护理措施：促醒护理、人工气道的护理及营养支持、深静脉血栓的预防、大小便障碍护理。
4. 可以复述重症康复病房的建立原则、工作模式及管理。

第一节 重症康复及重症康复护理概述

一、概述

重症康复是指对危重症患者在疾病早期所开展的重症监护环境下的多学科团队协作的康复治疗，在为患者提供24h密切医疗监测和照护的同时，充分对患者进行全面的综合评估所开展的康复训练，以期获得患者最大化的功能康复。重症康复训练最早可从ICU介入，也可根据医院条件建立以康复为主导的重症患者的强化康复护理单元，但它又不同于对重症患者的重症医学救治，重症康复除了改善个体结构和功能外，更关注患者的活动与参与能力，考虑患者的个人、家庭和职业等背景性因素，为其制订个性化的康复服务，促进患者功能水平的康复，使其重返家庭和社会。

重症康复的对象不仅仅局限于神经系统损伤的患者，还包括骨骼肌肉系统、心血管系统、呼吸系统疾病、术后和创伤并发症、肿瘤及器官移植后出现一个或多个器官衰竭，如脑外伤、脑卒中、脊髓损伤、骨关节手术等患者。

随着重症康复的发展，对重症康复护理也提出了重大的挑战。而重症康复护理是指在保证重症患者的生命安全、充分评估下，为其提供的常规护理基础上的康复专科的护理干预，增强重症患者临床护理的效果，促进其各种功能障碍及日常生活活动能力的恢复。由于患者病情相对较重，护士的工作量大，因此重症康复的护士要同时拥有ICU护士及传统康复护士的双重工作能力，配备的护士需要工作责任心强，工作能力强，有爱伤观念，具有敏锐的病情观察能力，能及时预先处理病情变化，收集患者病情变化信息，进行真实、动态的评估，为患者的诊治、康复训练提供依据；同时还能运用康复护理技能及理论为患者进行早期康复护理。

二、重症康复的介入时机

（1）血流动力学及呼吸功能稳定后，立即开始。

（2）入住重症医学科 24~48h 后，符合以下标准：心率 >40/min 或 <120/min；收缩压（SBP）≥ 90 或 ≤ 180mmHg，或/和舒张压（DBP）≤ 110mmHg，平均动脉压（MBP）≥ 65mmHg 或 ≤ 110mmHg；呼吸频率 ≤ 25/min；血氧饱和度 ≥ 90%，机械通气吸入氧浓度（FiO_2）≤ 60%，呼末正压（PEEP）≤ 10cmH$_2$O；使用小剂量血管活性药物支持，多巴胺 ≤ 10mg/（kg·min）或去甲肾上腺素/肾上腺素 ≤ 0.1mg/（kg·min），即可实施康复介入。

（3）生命体征稳定的患者，可逐渐过渡到每天选择适当时间做离床、坐位、站位、躯干控制、移动活动、耐力训练及适宜的物理治疗等。

三、重症康复的暂停时机

生命体征明显波动，有可能进一步恶化危及生命时宜暂停康复治疗，具体指标如下。

1. **心率** 心率不低于年龄最高心率预计值的 70%；静息心率的基础上下降 >20%；心率 <40/min 或 >130/min；出现新的心律失常、急性心肌梗死、急性心衰。

2. **血压** SBP>180mmHg 或 DBP>110mmHg 或有直立性低血压，MAP<65mmHg；新使用血管活性药或使用血管活性药物剂量增加。

3. **呼吸频率** 呼吸频率 <5/min 或 >30/min 或出现呼吸困难，SpO_2<88%，FiO_2 ≥ 60%，PEEP ≥ 10cmH$_2$O。

4. **人机对抗** 镇静或昏迷，患者明显躁动，需要加强镇静剂量，RASS>2 分。

5. **其他** 如患者不能耐受活动方案；患者拒绝活动；存在其他预后不良的因素或有明显胸闷痛、气急、眩晕、显著乏力等不适症状；或有未经处理的不稳定性骨折等，亦应暂时中止康复技术操作。

重症康复的实施需要多学科团队协作进行的综合康复治疗。重症康复的团队成员，包括重症医生、康复医生、相关临床医生、重症康复护士、康复治疗师（物理治疗师、作业治疗师、言语吞咽治疗师、假肢矫形师）、呼吸治疗师、营养师以及心理治疗师等，在整个重症康复实施过程中进行沟通治疗。重症康复的评估要求实时开展，反复核对，在治疗时密切关注患者状态，根据患者功能水平变化，及时更新目标、调整治疗方案，保证重症康复训练及康复护理的安全性、有效性。

（周君桂）

第二节 重症康复护理的评估

一、病史评估

评估患者的原发疾病、既往疾病、已患有的慢性疾病、家族史等病史及其治疗经过，评估本次疾病的发病经过及治疗过程，此外还应评估本次疾病发病时间，通常，重症患者的康复黄金期为发病后3个月，因此在发病后3个月内积极进行康复对提高患者的功能及生活质量效果最明显。按照我国分级诊疗的原则，患者发病急性期在三级综合医院进行救治，早期康复应在生命体征及颅内状态平稳后立即开始，患者进入疾病康复期可以转介到二级医院或专科康复医院进行康复。

二、主要功能障碍评估

（一）意识状态评估

根据患者的觉醒程度及临床表现将意识障碍分为嗜睡、昏睡及昏迷（浅昏迷、中度昏迷、深度昏迷）状态。格拉斯哥昏迷量表（GCS）是最早、最广泛应用于意识障碍程度评价的量表。临床上也可以通过脑干诱发电位、脑电图及其他检查方法来直接或间接评估患者的意识状态。植物持续状态是一种持续的"觉醒而无意识"状态，它是不同于昏迷的特殊类型的意识障碍，其主要特征为貌似清醒、无意识地睁眼活动、有睡眠-觉醒周期，有反射活动，但无认知功能，持续1个月以上。

（二）认知障碍的评估

针对颅脑病变或神经损伤后认知障碍，可应用简易精神状态检查、蒙特利尔认知评估量表进行筛查。进一步认知功能检查和康复，可待急性期过后进行认知障碍详细的评测和针对性的康复。对于神经损伤后的偏侧忽略也有删除测试、画钟测试等方法进行评估。

（三）呼吸功能评估

包括气道功能评估及肺功能评估等。气道评估包括人工气道的类型、人工气道是否合适，气道廓清能力包括咳嗽分级、痰液分级，是否能有效清除气道分泌物及异物；肺功能评估包括血气分析、指脉氧测试、呼吸模式、呼吸频率，是否有呼吸困难，是否有痰鸣音及哮鸣音等；肺部影像学：胸部X线和CT等。

（四）吞咽功能评估

吞咽障碍是脑卒中、颅脑损伤等患者的常见症状，吞咽障碍导致的误吸、肺部感染、窒息以及脱水、营养不良，是神经重症患者严重的并发症，尤其对于神经重症留置气管切开的患者，经口鼻腔分泌物及食道反流的胃液食物隐性误吸发生率高，往往没有明显的误吸症状。神志清楚的患者视频X线透视吞咽检查（VFS）仍是吞咽障碍诊断的金标准，饮水试验、黏度容积比测试及纤维内窥镜吞咽功能检查（FEES）也是较常用的临床筛查方法。意识障碍的患者可使用染料试验对患者进行吞咽障碍或误吸筛查。

（五）运动功能评估

重症康复患者多存在不同程度的运动障碍，主要表现为与脑损伤部位相关的神经源性瘫痪。临床将运动障碍的分期简单分为弛缓期（软瘫）和痉挛期（硬瘫），目前广泛应用Brunnstrom（1966）瘫痪分期（6期）：1期轻瘫期（肢体无主动活动）；2期联合反应期（出现痉挛，微弱的伸屈肌共同运动）；3期共同运动期（痉挛明显，共同运动模式）；4期部分分离运动期（出现选择性主动肌肉活动）；5期分离运动期（痉挛减轻，大部分肌肉活动均为选择性）；6期协调运动期（分离运动为主）。脑损伤的患者根据病情轻重多数难以恢复到正常运动期，往往最终停留在某一时期。

运动障碍的恢复过程是一种肌张力和运动模式不断衍变的质变过程。运动功能评估宜用Brunnstrom、Fugl-Meyer评估法，临床常用量表包括改良Ashworth量表评估患者的肌张力，肌力评定推荐徒手肌力测试（MRC），采用关节活动测量仪进行主被动关节活动度评定。运动诱发电位和感觉诱发电位是近年来推荐的评定肢体运动功能较为精准的方法，同时脑电图可用于运动皮质神经活动的检测。

（六）言语功能评估

多数重症康复患者因颅脑神经功能障碍，常伴有失语症，因病情需要进行气管切开也影响患者进行言语交流。失语症的主要临床分类包括：Broca失语（运动性失语）、Wernicke失语（感觉性失语）、传导性失语、经皮质性运动性失语、经皮质性感觉性失语、经皮质混合性失语、完全性失语、命名性失语和皮质下失语综合征。临床上常用的失语症评估量表：中国康复研究中心汉语标准失语症检查、西方失语症成套测验等，通常失语症的评定及训练由言语治疗师进行。

（七）营养状态评估

重症患者因疾病因素、手术治疗、发热、人工气道或各种引流管的使用等造成机体消耗大，对营养需求增加，同时吞咽功能障碍常常合并营养不良，针对重症患者的营养状况，常用的评估量表为营养风险筛查2002（NRS 2002）评估表，还可用的简单营养评价指标包括肱三头肌皮脂厚度、平均上臂肌围和平均上臂周径，实验室检查指标包括血浆蛋白、肌酐-身高指数、尿羟脯氨酸指数、氮平衡、机体免疫功能检测。此外，还需评估患者的进食方式，经口或经管饲，管饲的管道类型：鼻胃管、胃造口管或鼻肠管，食物的种类：自制饮食、部分营养素或全营养素，管饲的方式：间断管饲、持续营养泵泵入营养素，患者是否有呕吐、腹泻、胃食道反流和误吸等。

（八）深静脉血栓风险的评估

深静脉血栓（deep vein thrombosis，DVT）是血液在深静脉内不正常凝结引起的静脉回流障碍性疾病，常发生于下肢，其主要原因是静脉壁损伤、血流缓慢和血液高凝状态。DVT的主要不良后果是肺动脉栓塞（pulmonary embolism，PE）和血栓形成后综合征（post thrombotic syndrome，PTS），严重的患者甚至可以导致死亡。尤其重症康复病房的患者疾病早期大多在ICU进行前期救治，由于疾病导致的血流动力学变化，各种血管介入的治疗及诊断对血管的损伤、脱水治疗、制动等原因使患者容易并发DVT。DVT风险预测的量表较多，需根据患者的特点进行量表的选择，临床可使用的血栓形成的风险评估量表有：Wells评分、Autar评分、RAP评分、Caprini评分等。表11-2-1为Autar深静脉血栓危险因素评估表。评分越高说明血栓风险越高。

除了量表，还需结合患者的个体情况及各项检查化验指标进行诊断。静脉造影是DVT诊断的"金标准"，对DVT的检查方法还包括：血浆D二聚体测定、彩色多普勒超声探查、螺旋CT静脉造影、放射性核素血管扫描检查等。

表11-2-1 Autar深静脉血栓危险因素评估表

评分内容 计分标准	年龄 （岁）	体质指数 （kg/m）	活动能力	特殊风险	创伤风险	手术	内科疾病
0	10~30	16~19					
1	31~40	20~25	借助辅助物活动	服用避孕药20~35年	头部创伤、胸部创伤	小手术<30min	溃疡引起的结肠炎
2	41~50	26~30	需要人协助	服用避孕药35年以上	头胸部创伤、脊柱创伤	大手术	贫血症
3	51~60	31~40	坐椅子；不能自行活动	怀孕或产褥期	骨盆创伤	急症大手术、骨盆手术、胸部手术、腹部手术	慢性心脏病
4	60岁以上	41及以上	完全卧床		下肢创伤	整形（腰部以下）、脊柱损伤	心肌梗死
5							恶性肿瘤
6							静脉曲张
7							曾患深静脉血栓或脑血管损伤
得分							
	总得分						

（九）膀胱功能评定

膀胱功能障碍常表现为泌尿系统的储尿或排尿功能障碍，临床症状为尿潴留和/或尿失禁。如不及时处理，尿潴留患者可能会发生膀胱过度膨胀伴充溢性尿失禁、尿路感染，严重的可威胁上尿路安全，导致输尿管反流甚至肾功能障碍，胸6以上脊髓损伤的患者还常伴发自主反射障碍，严重者危及生命。尿失禁常易伴有失禁性皮炎等并发症，也会影响患者的生活质量。

重症患者膀胱功能评定内容包括：

1. **临床评定** 了解病史，患者的临床症状、会阴部皮肤感觉及球海绵体反射检查，可以进行排尿日记记录并分析。

2. **实验室检查** 尿常规、尿微生物培养等。

3. **辅助检查评定** 泌尿系B超、膀胱尿道造影、影像尿动力学检查。

4. **康复护理专科评定** 残余尿量测定、简易膀胱容量压力测定，评定患者膀胱容量与压力的对应关系，逼尿肌的稳定状态及漏尿点压力。

（十）肠道功能评定

重症康复病房的患者排便障碍常表现为大便失禁、便秘等。对肠道功能的专科评定包括大便的次数、量、颜色、性状等，大便形态的评估可以使用布里斯托大便分类法，见表11-2-2。还包括患者的喂养状况、食物及药物的影响，听诊腹部肠鸣音有无异常，腹部有无压痛、有无强直，按压左下腹是否有条索状硬块；视诊观察肛门外括约肌的形态，做Valsalva动作，如大笑、打喷嚏、咳嗽时能否控制大便的排出、是否有便意、有无排便的紧急感；还可进行直肠指诊对肛周皮肤感觉、肛门是否收缩、有无痔疮，有无粪便梗阻等进

表11-2-2 布里斯托大便分类

分类	形态	说明
一型（坚果便）		质地硬，部分像石头或羊粪状，有一定的形态，如圆形、不规则型等，易松散成块状
二型（干硬便）		质地较干硬，多个颗粒黏在一起，呈香肠状
三型（香肠便）		呈香肠状，表面布满裂纹
四型（香蕉便）		质地较软，表面光滑，易排出，呈蛇状、香蕉状
五型（块状便）		质地较软的半固体，小块排出，边缘呈不平滑状
六型（糊糊便）		无固定外形的粥状、芝麻糊状
七型（水样便）		水状，有的含粪渣，完全不含固态物

行评估。

结肠镜或肛门镜等内镜检查可明确肠道有无解剖结构的异常或病变;传统肌电图检查可了解支配直肠的肌肉的各运动有无失神经;盐水灌肠控制实验定量评估盐水灌肠后直肠对液体的控制;肛门测压可了解肛门直肠的压力及结肠移行性运动的情况,可区分是神经源性还是肌源性疾病。目前,肛门直肠测压和胃肠通过测定是国内常用且有效的检查手段,但需要患者体位配合,也需要消化科、放射科等多学科协作,因此检查往往受到限制,目前临床仅在病情有需要时做。直肠动力学检查尚处于研究阶段,其实际价值和对康复治疗的相关性还有待进一步的探索。

(十一)其他功能评估

包括日常生活活动能力评估、心理社会功能评估、居家照顾评估等,在之前的章节均有介绍,此处不再详述。

(周君桂)

第三节 重症康复护理措施

早期重症康复的患者大部分病情仍较危重,留置气管切开套管,需要生命监护仪监测血压、心律、呼吸、血氧饱和度,需要管饲营养支持,留置尿管精确记录出入量等,康复护理的特点是在疾病的治疗同时,以基础护理为主,辅助康复护理技术帮助患者改善和维持残存的功能,预防和治疗并发症,因此,康复护理的执行者24h在患者的身边,兼顾康复护理评估及康复护理技术的制订及实施,同时不断评价效果调整方案,在重症患者的康复中起到至关重要的作用,也是重症康复治疗团队中的重要组成部分,本章节介绍的护理措施主要为重症康复护理措施,对于运动功能、言语功能、认知功能及心理康复护理措施等,在重症康复护理中仍较为重要,可以参照之前的相关章节,本章节不再赘述。

一、促醒护理

重型颅脑创伤者长期昏迷发生率为0.52%~7.33%,主要与损伤严重程度、手术时机、是否早期启动康复治疗、颅内血肿、年龄、脑干反射消失、缺氧、低血压、颅内压增高或脑灌注压下降等因素有关。早期康复护理促醒措施介入能有效改善昏迷患者结局。

1. **听觉刺激** 进行各项护理操作时将患者视为正常人,呼唤患者姓名并以鼓励、询问的语言方式进行交流;播放患者喜爱的音乐、广播节目。

2. **触觉刺激** 对患者的四肢和躯干进行拍打、按摩;家属探视时按照头部、胸部、手臂、腹部、腿部的顺序依次进行亲情抚触。

3. 运动刺激 良肢位摆放，每2h为患者进行翻身拍背，病情稳定时推荐维持坐姿，在康复治疗师的指导下进行肢体功能锻炼。

二、人工气道的护理

重症康复患者的人工气道护理包括人工气道的建立、气道评估、氧疗、维护和撤除、呼吸支持治疗及人工气道并发症的防治等。气道管理的主要目的是预防和纠正患者缺氧、痰液引流和防止误吸等。呼吸中枢功能正常、气道通畅、呼吸功能正常的患者可以通过自主呼吸或采用鼻导管或面罩吸氧等预防缺氧。咳嗽功能正常的患者可以通过鼓励咳嗽或辅助排痰措施来促进痰液排出。人工气道的建立使原有的上气道的功能完全丧失，因此，人工气道的管理是重症康复患者基础治疗及护理的重点。

（一）气管切开的指征

重症脑血管疾病患者因各种原因常伴有呼吸功能障碍，如不能早期诊断和及时治疗，很容易发展为呼吸衰竭，甚至死亡。因此，保持患者呼吸道通畅，及时行气管切开术是抢救的关键。气管切开的指征有：①严重的声门以上水肿且伴有面颈部环形焦痂者；②严重的支气管黏液漏者；③合并ARDS需要机械通气者；④合并严重脑外伤或脑水肿者；⑤气管插管留置时间超过24h者。行气管切开术，可立即解除梗阻，便于药物滴入及气管灌洗，但气管切开术亦增加气道及肺感染机会，只要做到正规操作，加强术后护理，加强预防措施，是可以避免的。

（二）人工气道的评估

人工气道建立并给予必要的呼吸支持措施后，患者呼吸、通气、氧合状况改善，缺氧得以缓解。必须严密监测人工气道固定是否妥善、是否保持通畅、气囊压力情况等。

（1）定期评估人工气道的固定状态并随时进行调整以确保妥善固定。无论是气管插管还是气管切开导管，都有移位甚至脱出的风险。随着患者体位的改变，人工气道的位置也会改变，气管插管在口腔内也可能打折或扭曲，如果不能得到及时调整可能会出现导管脱出和位置异常，威胁患者生命。

（2）定期评估人工气道是否通畅。人工气道的内壁常常因气道湿化不足、黏附痰液造成气道狭窄甚至阻塞，也可因气道内肉芽增生、气管塌陷造成气道不通畅。呼吸时可以听到人工气道口因气流流速明显增快、增强的气流声，甚至可以听到哨音。吸痰时吸痰管进入不畅和痰液黏稠具有重要提示作用。必要时可行纤维支气管镜检查证实。通过定期的评估并调整气道湿化和痰液引流措施可以有效避免气道痰痂形成。建议使用异丙托溴铵0.5mg，希地奈德1mg，2~3/d雾化吸入，同时可以静脉注射盐酸溴索30mg，2~3/d，以利于祛痰。需要注意的是在自主呼吸较弱或肌力不足时可能不会表现出严重呼吸困难的典型临床表现，而直接造成窒息，导致严重后果。

（3）定期监测人工气道的气囊压力。对建立人工气道但无须机械通气的患者不应向气囊内打气。只有机械通气患者才需要向气囊内打气以密闭呼吸通路。气囊压力过低会出现漏气和误吸，而过高的气囊压力则可导致气管壁受压，严重时发生缺血、坏死和穿孔，也可诱发气道痉挛导致呼吸困难。一般气囊压力应控制在 25~30cmH$_2$O（1cmH$_2$O=0.098kPa）。需要过高的气囊压力才能保持气道不漏气往往提示人工气道位置的异常，如气管插管过浅或部分脱出，气管切开管开口和气道成角等。通过监测气囊压力可以早期发现上述异常并予以纠正。调整为不出现漏气的最低压力是每日评估的目标。

（三）人工气道分泌物的管理

为规范我国成人患者气道分泌物的吸引操作，中华医学会呼吸病学分会呼吸治疗学组结合近年来国内外的进展，制订了如下共识。

1. **吸痰适应证** 吸痰操作能导致患者气道黏膜机械性损伤和肺容积降低，因此不必要的吸引应尽量避免。当患者出现氧饱和度下降、压力控制模式下潮气量下降或容量控制模式下气道峰压升高、呼气末二氧化碳升高等临床症状恶化，怀疑是气道分泌物增多引起时；人工气道出现可见的痰液；双肺听诊出现大量的湿啰音，怀疑是气道分泌物增多所致时；呼吸机监测面板上出现锯齿样的流速和/或压力波形，排除管路积水和/或抖动等引起时，才进行吸引。因此，不宜定时吸痰，应实施按需吸痰。

2. **吸痰管的选择** 吸痰管是气道分泌物吸引的主要用品之一，不同样式的吸痰管所产生的效果亦不相同。有侧孔的吸痰管在吸痰时不容易被分泌物阻塞，其效果优于无侧孔的吸痰管，并且侧孔越大效果越好。吸痰管的管径越大，吸痰负压在气道内的衰减就越小，吸痰效果也就越好，但吸痰过程中所造成的肺塌陷也越严重。当吸痰管的管径超过人工气道内径的 50% 时，将显著降低气道内压力和呼气末肺容积。也就是说选择吸痰管时，其管径不宜超过人工气道内径的 50%，有侧孔的吸痰管吸痰效果优于无侧孔的。

3. **吸痰负压的选择** 吸痰的负压越大，吸痰效果越好，但所造成的肺塌陷、气道损伤也越严重。大多数文献报道的吸痰时负压应控制在 –80~–120mmHg，痰液黏稠者可适当增加负压。

4. **吸痰前后患者给氧** 在吸痰操作前后短时给患者吸入高浓度的氧，可减少吸痰过程中氧合降低以及由低氧导致的相关并发症；仅在吸痰前给患者短时吸入高浓度的氧，可使吸痰过程中低氧风险降低 32%；吸痰前后均给氧，可使低氧风险降低 49%，联合肺复张可使低氧风险降低 55%。最常用的高浓度氧是 100% 的纯氧，维持 30~60s。肺复张操作可通过简易呼吸器或呼吸机实现。在急性呼吸窘迫综合征/急性肺损伤患者中，采用呼吸机做肺复张操作可减少吸痰过程中氧合降低的程度和肺塌陷的发生。

5. **气道湿化** 这是保证痰液顺利排出最基本的条件，因此需及时评估痰液黏稠度，在适度湿化痰液状态下还需使用排痰仪震动排痰，意识障碍或给予镇静治疗的患者可以使用人工气囊肺通气状态下配合手法震动挤压排痰，确保痰液的顺利排出。吸痰前注入生理盐水可使患者的氧合降低，不宜常规使用。

6. 推荐使用封闭式吸痰方法 吸痰过程中，封闭式吸痰可降低肺塌陷和低氧的程度，降低吸痰所致心律失常的发生率。封闭式吸痰可缩短机械通气时间，但对VAP的发生率无影响。封闭式吸痰管无须每日更换，当出现可见污染时应及时更换。封闭式吸痰管每次使用后应及时冲洗，最长可7d更换。

7. 吸痰时间 吸痰时间越长，吸痰导致的肺塌陷和低氧也越严重。吸痰时间宜限制在15s以内。

8. 口腔吸引 持续口腔吸引可减少VAP的发生率、延迟VAP的发生时间。在翻身前给予口腔吸引，亦可减少VAP的发生率。

9. 经鼻吸痰 在尚未建立人工气道而咳嗽能力差、痰液较多的患者中，经鼻吸引可降低插管率、减少窒息的发生率。经鼻吸引困难时或出血风险较大的患者，可建立并通过口咽通气道行气管内吸痰。

10. 声门下吸引 声门下吸引可有效地清除积聚在气囊上方的分泌物，降低VAP的发生率、延迟VAP的发生时间，减少抗生素的使用，缩短机械通气时间。

11. 支气管镜吸痰 使用支气管镜在可视的条件下吸痰，能较好地避免气道损伤，且能在气道检查的同时进行气道内分泌物吸引，尤其是对常规吸痰不畅的患者临床效果更好。由于支气管镜吸痰费用较贵，操作复杂，限制了在吸痰中的应用。

12. 吸痰注意事项 首先要避免对血压和颅内压的影响，气道内吸引导致的刺激可以导致血压和颅内压的明显升高，加重继发性脑损伤。在高颅压和血压不稳定的情况下，强烈的气道刺激可能导致灾难性后果。为了尽可能减少对气道的刺激，气道内吸引时应该按需操作，操作前给予充分氧合。操作过程中要监测生命体征的改变。如果出现较大的生命体征波动则应停止。在充分镇静和镇痛的情况下进行痰液吸引。在颅内压和血压等相对稳定后，可以逐渐减少镇静和镇痛等。

（四）肺部感染的预防措施

从气道管理的角度，误吸和痰液引流不畅是导致肺部感染的重要因素。应该制订个体化的肺部感染预防策略。由于意识障碍导致的咳嗽能力下降和上气道自我保护能力丧失，口鼻腔分泌物和消化道反流物积聚在口腔很容易进入下呼吸道造成感染。对于留置人工气道的患者，这些分泌物和反流物会沿着人工气道进入下呼吸道。人工气道的气囊可以减少分泌物的向下流入而不能完全阻断。应用带有气囊上吸引功能的导管可以更有效避免误吸。

（五）落实隔离措施，预防交叉感染

重症康复病房的患者大部分来自医院的各专科及综合重症监护病房，随着现代医学的

发展，各医院相继建立重症监护病房（ICU），为危重患者的抢救和治疗提供了良好的条件。然而ICU患者是医院感染的易感人群，对ICU交叉感染的预防，是医院质量管理的一个重要问题，也是保证危重患者护理治疗工作的顺利进行，提高抢救成功率和治愈率的重要措施。交叉感染即外源性感染，病原体来自其他患者、医护人员或外环境等，是医院感染较严重的一种。交叉感染的发生或流行必须同时具备感染源、传播途径、易感患者3个基本条件。因此，在重症康复病房里也要重视隔离措施的落实，避免交叉感染。首先要做好医院感染相关要求的宣教，控制病房的人员，减少探视的人员。另外，所有治疗及康复的仪器注意单人单用，前后消毒。最后要监测耐药菌，严格执行耐药菌管理的规定。

（六）肺功能康复护理措施

为了能够充分引流气道及肺内分泌物，在对吸入气体进行适当温化和湿化的前提下，应该制订个体化的目标导向的肺部综合物理治疗。具体包括定时更换体位、拍背和辅助排痰装置等。不推荐常规使用抗生素预防肺部感染。

（1）长期卧床患者在病情许可时应保持床头抬高至少30°，预防坠积性肺炎及尿路感染，改善肺通气。

（2）配合物理治疗师做好排痰工作，定时翻身扣背，必要时胸部叩击和体位引流、指导清醒患者有效咳嗽训练和咳痰、缩唇呼吸。同时做好良肢位的摆放，预防肺部感染。

（3）指导患者有效的呼吸训练、咳嗽训练，详见呼吸功能康复章节。

（4）配合物理治疗师帮助重症患者行电动起立床站立、紫外线、超短波等物理治疗。

（5）定时予昏迷患者行被动运动，指导清醒患者行主动运动及日常生活活动能力训练。

（6）精神和心理的康复。

（七）人工气道并发症的防治

人工气道即维持患者生命的基础治疗措施，也对患者生命构成潜在风险。人工气道建立和维护过程中可能出现多种并发症，给患者造成伤害甚至危及生命。气管插管最常见的并发症是导管误入食管造成窒息，这是严重的问题，必须及时发现，立即纠正。气管插管的并发症还包括插管过深进入一侧支气管造成肺不张。

气管插管过程中还可能发生心搏骤停，必须提前做好抢救准备。气管切开操作过程中可能发生出血、气胸、皮下和纵隔气肿等并发症。后期（48h以后）可能出现切口感染、出血、气道阻塞、气管食管瘘等并发症。导管移位、脱出、意外拔管也是可能造成患者窒息的不良事件。

（八）气管套管堵管训练

气管切开患者，在拔管前通常需要试堵管。试堵管的目的在于观察患者是否可以过渡为口鼻呼吸，顺利拔除气管套管。

1. 评估 试堵管前应先对患者进行评估，评估患者气管切开套管安全拔管的相关因素，全面掌握患者的病情，如姓名、年龄、性别、诊断、手术情况、气管切开的时间、原因，以及颅神经受损程度，意识状况，术后恢复情况，自主呼吸情况，咳嗽反射及吞咽反射是否存在，患者清理呼吸道能力；痰量、颜色；有无肺部感染；患者的血氧饱和度及氧分压；进食情况等。

选择适当的拔管时机以增加患者的安全系数，过早拔除气管内置套管可能因患者不能有效排出呼吸道分泌物而再次行气管切开，造成拔管失败，长期留置气管切开套管又可能造成患者出现严重的并发症而危及患者生命。许多文献显示，更换金属气管套管后进行堵管会提高拔管的成功率。

2. **试堵管的方法** 选择合适的堵管器具，试堵管前做好患者的堵管宣教，告知患者堵管时有呼吸困难或不适要及时停止堵管。堵管前应先吸净气管套管内的痰液，然后再行试堵管。堵管后指导患者自行经口鼻呼吸，并观察有无出现呼吸困难的情况。间断堵管或半堵管 24~48h 后再持续堵管或完全堵管 24~48h 后拔管。

3. **气管套管存在的拔管困难及拔管指征** 气管切开术后，通常在影响气道通畅的原发病治愈后，即应能顺利地拔除套管，但由于某些因素的影响，在原发病治愈后而不能顺利地拔除套管者即称为拔管困难。临床上常见的气管套管拔管困难有：①炎症未彻底控制者。②气管切口部有肉芽增生。③套管过大。④套管压迫气管前壁致套管上部的气管前壁向后陷，使气管套管上部气管变狭窄。⑤气管前壁缺损或气管软骨环内陷等。

当病情稳定后，气管切开时间的延长，会增加感染的机会，不利于患者正常呼吸、发音、吞咽等功能的恢复，相对延长了拔管的时间，更增加了医疗的费用，更严重的是可能会危及患者的生命。许多报道认为，除了常规临床治疗，对重度颅脑损伤气管切开术后患者应用康复治疗，更有效地解除患者拔管的困难，让患者尽快顺利拔管。但关于气管套管拔管指征方面的报道较少，有些研究者表示，一般拔管指征包括：①患者意识清楚或意识重度障碍转为轻度障碍时，或意识清楚，脱机后自主呼吸稳定；②吞咽反射存在，咳嗽反射恢复，咳嗽有力，能自主有效地清理呼吸道，痰量由多而变得明显减少，痰色白，稀薄易咳出；③体温 <37.5 ℃，无肺部感染，或肺部感染情况明显改善；④缺氧症状解除，血氧饱和度 95% 以上，血氧分压 70mmHg 以上；⑤鼻饲管已拔除；⑥试堵管 2~3d，最长时间为 7d，无缺氧症状，昼夜呼吸平稳，自主有效排痰能力恢复。肺部听诊无痰鸣音。

三、营养支持护理

有指南指出：对于诊断为创伤性颅脑损伤、脑卒中（出血性或者缺血性）、脊髓损伤等危重症期的患者，建议早期使用肠内营养，如果胃内残留量大于 500mL/6h，建议使用延迟肠内营养，如果持续胃潴留，建议早期使用幽门后喂养及胃肠动力药物。对于休克尚未得到控制，同时血流动力学以及组织灌注目标尚未达标的患者，建议延迟肠内营养，但是只要休克可以通过液体输注以及血管加压药物/正性肌力药物的使用而得到控制，尽早开始低剂量肠内营养。对于未得到控制的、威胁生命的低氧血症/高碳酸血症或者酸中毒，建议使用延迟肠内营养，但是对于稳定的低氧血症，代偿性或者可以接受的高碳酸血症/酸中毒，建议早期使用肠内营养。不建议因为同时使用神经肌肉阻滞剂，而延迟肠内营养。

重症康复患者常存在意识障碍、吞咽功能障碍、急性应激反应、激素分泌及内脏功能失衡等代谢紊乱，如果不及时进行营养管理，患者可因营养不良导致免疫功能下降、感染、脏器功能障碍甚至死亡。制订个体化的营养康复护理方案是维持患者营养均衡的关键环节。①入院8h内参考营养风险筛查2002（NRS 2002）评估表并结合患者的临床指标、疾病状态、胃肠道功能和误吸风险等进行综合营养评估和过程动态评价。②肠道功能允许时，建议入院24~48h进行肠内营养，首日速度20~50mL/h，次日根据胃排空情况，增至80~100mL/h。在考虑耐受及监测再喂养综合征的前提下争取48~72h达到能量与蛋白质目标值的80%，当肠内营养不能满足60%的总能量和蛋白量需求或者存在重度营养风险时，建议在7~10d后给予补充性肠外营养。③能量供应一般达到25~30kcal/（kg·d），危重患者早期可采取允许性低热量方式（15~20kcal/kg）；按照1.2~2.0g/（kg·d）补充蛋白质，碳水化合物功能比<60%，脂肪功能比>25%，同时增加膳食纤维、电解质、维生素及微量元素的摄入。④推荐无禁忌证情况下持续抬高床头30°~45°，进食时调整至90°坐位。

肠内营养为早期重症康复的患者经胃肠道提供代谢需要的营养物质及其他各种营养素的营养支持方式，通常是通过鼻胃/鼻空肠导管或胃/肠造口途径为主的肠内营养支持。目的是安全有效地提供完全和充足的营养素，以达到维持机体代谢所需的目的，保证口服药的按时服用。肠内营养的禁忌证为：①消化道出血需禁食的患者；②肠梗阻、肠胀气需胃肠减压的患者；③肠道术后早期或者肠瘘的患者。

肠内营养的防误吸注意事项及处理：

（1）保持口咽、呼吸道清洁。护士应告知或者帮助患者采用生理盐水做好口腔护理，每天3~4次。及时清除口腔内的分泌物，以防止口咽细菌、微粒物质和胃内酸性物质误入呼吸道而引起吸入性肺炎，从而降低反流误吸发生的可能性。

（2）注重鼻饲的护理，防止反流。一般而言，气管切开后鼻饲过程中应密切观察患者的胃肠恢复情况，饮食既可根据其口味而定，也可选用适宜且患者能接受的鼻饲营养液，分类缓慢注入，输注过程中饮食温度适宜，并保证输注温度在35℃~37℃，防止患者产生腹胀、腹泻、呕吐等胃肠功能紊乱症状。在鼻饲后应保持床头抬高30°~40°，保持体位30~60min，不仅可利于食物消化，促进胃排空，还可防止体位过低导致的食物反流。

（3）选择合适的肠内营养喂养方式及管饲的位置，原则上持续营养泵匀速注入食物误吸风险相对低，管道开口留置的位置在空肠或十二指肠误吸风险相对低。

四、DVT 的康复护理及预防

急性下肢 DVT 主要表现为患肢的突然肿胀、疼痛等，体检患肢呈凹陷性水肿、软组织张力增高、皮肤温度增高，在小腿后侧和/或大腿内侧、股三角区及患侧腘窝有压痛。部分患者发病后 1~2 周，患肢可出现浅静脉显露或扩张。在对患者进行查体时，如血栓位于小腿肌肉静脉丛时，可出现 Neuhof 征阳性（患肢伸直，足被动背屈时，引起小腿后侧肌群疼痛）和 Homans 征阳性（压迫小腿后侧肌群，引起局部疼痛）。重症康复患者如因意识认知或言语、感觉功能障碍无法识别或表示疼痛，可根据其他症状进行评估。当患者确诊为 DVT，需立即将患肢制动、抬高，促进血液回流，停止对患肢进行按摩运动等，防止血栓脱落。遵医嘱给予抗凝溶栓治疗，在治疗同时，观察患者的患肢症状是否缓解，监控血浆 D- 二聚体值的变化，是否有皮下瘀斑、消化道出血等不良反应。

合理预防 DVT 可减少重症康复患者 DVT 的发生，改善不良预后，降低总治疗费用。目前 DVT 预防的方法主要分为机械性预防和药物性预防。机械性预防方法主要包括压力梯度长袜（GCS）、间歇充置（IPC）和静脉足泵（VFP）等。

对于卧床患者早期床上活动如踝泵运动可增加下肢血流速度，降低下肢 DVT 的发生。很多 ICU 转介的重症康复患者常无法进行早期充分的活动，因此对于意识清楚无下肢运动功能障碍的患者应指导患者尽早离床活动，如无法离床可指导床上运动，针对功能障碍的肢体也需根据肌力及肌张力的评估进行被动或主动助力训练。机械预防方法可以增加静脉血流和/或减少腿部静脉血流的淤滞。有文献已证实，机械预防方法对骨科、脊髓损伤、神经内外科等患者有效，可以减少 DVT 的发生。机械预防方法最突出的优点是不增加出血的风险，对于存在高出血风险的患者具有很大的优势。

五、排尿障碍康复护理

重症病房的患者在早期救治因抗休克、血管活性药物的使用及补液的效果观察，或颅脑损伤后脑水肿的脱水治疗，需要留置尿管并记录 24h 尿量，有的病情需要甚至记录每小时尿量。当患者病情稳定，无须再观察尿量时，应尽早评估尿管留置的必要性，尽早拔除尿管，当患者第一次排尿后测残余尿量，并根据残余尿量给予间歇导尿，如患者拔除尿管后未能自主排尿，也无须重新留置尿管，而是按时间歇导尿（每日 5~6 次），当出现自主排尿后再根据残余尿量减少间歇导尿的次数，直至残余尿量少于 100mL，或达到平衡膀胱，即自排尿量与残余尿量之比为 3：1，停止导尿。重症康复患者大部分昏迷，因神经功能受损，即使可反射性尿失禁的患者也可能偶尔出现尿潴留，患者无法表达或感知，护士需要针对患者的临床表现或生命体征的变化及体征来判断是否出现尿潴留，现在大部分医院都配备了膀胱扫描仪，可以通过膀胱扫描仪进行诊断，也可以直接通过导尿引流出尿液。

重症康复期患者排尿障碍处理流程见下图（图 11-3-1）。

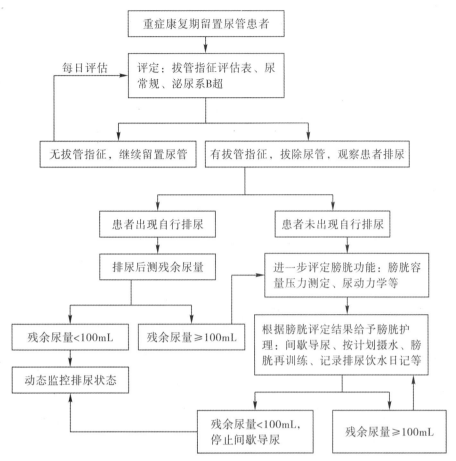

图 11-3-1　重症康复期患者排尿障碍处理流程图

所有可能影响储尿和/或排尿神经调节过程的神经系统病变（包括中枢性、外周性），均可能影响膀胱和/或尿道功能。病因隐匿者，应尽力寻找神经病变的原因。颅脑损伤或脑卒中、颅脑手术后所导致的排尿功能障碍其原因可能为逼尿肌的休克或肌体应激状态括约肌紧张，大部分患者在病情相对稳定时可恢复到反射性排尿，即尿液自控或失禁。但脊髓损伤的患者神经源膀胱发病机制及临床表现相对较为复杂，且随着病程的延长处于变化中，其膀胱处理最重要的原则是保护上尿路的安全，即防止因逼尿肌无抑制性收缩或逼尿肌括约肌收缩失调造成膀胱内压高，引起输尿管逆流导致肾脏受损，甚至肾衰竭。因此针对脊髓损伤患者的排尿功能康复护理基于不断地根据排尿状况进行评估，尤其根据影像尿动力学的结果进行护理并不断调整护理方案，具体措施参见神经源膀胱护理章节。

六、肠道功能障碍康复护理

患者神经功能受损也可导致神经源性肠道，表现为失禁、便秘或两者共存。神经源性肠道又因不同的神经损伤病因分为反射性肠道与无反射性肠道，上运动神经源损伤性肠道功能障碍多表现为反射性肠道，如颅脑损伤、脑卒中、脊髓排便中枢以上的神经损伤，表现的排便障碍为反射性大便失禁，排便次数多。而脊髓排便中枢以下的外周神经损伤多表现为便秘、满溢性大便失禁。

患者急性期需绝对卧床休息；肢体活动障碍或瘫痪，因制动体位，自主活动受限及减少，胃肠蠕动减弱，腹压下降，而致排便能力下降。且患者大多有不同程度的瘫痪致使不便如厕；患者又不习惯或者羞于床于排便，为了尽量减少陪护人员的心理负担，常常忍住便意导致便秘。而重症患者大多以卧床为主、运动量少、食物品种单一，缺乏足够的水分及纤维素，肠蠕动减慢均可能导致便秘，而水电解质紊乱也可能导致肠麻痹，因此重症康复期患者大多表现为大便潴留、便秘。此类患者的肠道康复训练措施如下。

1. **水分管理** 每日摄入1800~2000mL水，可以间断鼻饲水，以保证粪便水分，促进排便，可以用汤及牛奶、果汁代替部分水分。

2. **饮食管理** 成人患者，每天摄入膳食纤维应为20~35g，为了防止误吸及保障营养的供给，重症患者大部分使用全营养素通过输注泵持续经管道泵入消化道，全营养素中已配有足够的纤维素，无须另外再添加。但部分患者如脑干脑卒中或脑外伤导致脑干功能受损，患者的吞咽功能障碍可能持续很长时间甚至可能终生需要管饲，为了便于患者的居家照顾，病情稳定的患者，护士需指导家属配置食物间断管饲，可指导家属如何配置含足够的纤维素的食物，如建议每日果汁制作时绞碎尽量不去皮、改主食为糙米或红米，因所含的纤维成分比白米高出4倍，开始时可将少量的红米混合白米一起煮，以后逐渐增加红米份量。搅拌的食物中含高纤维的蔬菜如粟米、豌豆、豆根及绿叶的蔬菜。

3. **排便体位及定时排便** 每日早餐后半小时摇高床头让患者呈半坐立姿势排便，利用胃结肠反射肠蠕动启动排便，每日行电动站立架站立40min，使大便借助重力作用易于排出。

4. **直肠指刺激法** 戴着手套用已润滑的手指，插入直肠至3~4cm，等待肛门内括约肌放松后轻轻转动手指6~8圈（<15s），保持与直肠壁接触，每日5~10min，可以重复刺激直肠（≤5个来回的刺激），直到肠排空。

5. **钩指法排出肛门内口硬便** 在直肠指检触及肛门内口有硬便，就戴着手套用已润滑的手指将硬便钩散钩出。钩指法与直肠指刺激法的注意事项是脊髓病变T_6或以上，可能会因为刺激肠道壁导致自主神经反射异常，症状为一阵阵剧烈的头痛，竖毛，监测血压急升，如有任何直肠出血或自主神经反射异常的症状时，立即停止该程序，并告知医生进行处理。另外注意动作轻柔及修短指甲，使用润滑剂防止直肠黏膜或肛门括约肌受损。

6. **腹部环形按摩及增加运动量** 每日三餐后进行腹部顺时针环形按摩，每次10~15min，促进肠蠕动及辅助大便排出。增加运动量如神志清楚的患者肢体主动运动、翻身转移训练；意识不清或认知障碍的患者被动运动等。

7. **软化大便药物** 大便如为布里斯托第一至第三型，报告医生，给予软化大便药物如麻仁软胶囊、杜秘克等。

8. **直肠刺激剂** 直肠刺激剂可刺激直肠黏膜和软化大便，适用于结肠传输正常、便秘主要位于终端的状况，如开塞露、直肠栓剂等，将直肠刺激剂插入粪便和直肠壁之间才有最佳的效果。

9. **建立排便及饮食日记** 内容包括每日排便时间、量、大便布里斯托分型、排便所需时间，排便是否使用辅助直肠刺激剂、软化大便的药物、直肠指刺激、直肠药物栓剂刺激、腹部按摩等；每日的进食及饮水等。通过排便及饮食日记观察排便训练的效果及患者的遵医行为，同时也有持续评估的作用。

（周君桂）

第四节 重症康复护理技术

一、促醒康复护理技术

详见本书第六章第十一节。

二、重症康复患者十二指肠置管技术

（一）定义与目的

1. **定义** 将鼻-十二指肠管或鼻-空肠管，通过胃部，使管道末端置于幽门后的十二指肠或者空肠处，致使营养物直接进入十二指肠或空肠内的一种肠内营养支持方法。

2. **目的** 保证营养及口服药物的供给、减少误吸的发生、减少患者胃肠道不耐受情况。

（二）应用范围

（1）不耐受经胃营养的重症患者。

（2）有反流和误吸高风险的重症患者。

（三）禁忌证

消化道出血不适宜肠内营养的患者。

（四）注意事项及防范处理

1. **管道盘曲** 防范处理：拔出导丝，再重新置入，若盘曲将有很大阻力或无法通过即表示管道盘曲，边退管边进导丝，直到顺畅为止。

2. **置管难以通过幽门** 防范处理：①促胃动力药：静脉推注10mg胃复安；②多导丝法（胃腔较大，易盘曲）；③注水/气法：促进幽门打开，检查有否打折；④调整体位：床头抬高30°，右侧卧位/坐位；⑤联合静置：固定在胃或十二指肠D1/D2，护理翻身+胃肠蠕动可使管子蠕动到更深位置，此法用于幽门水肿、难以通过屈氏韧带等患者。

（五）护理结局

（1）保证患者营养及口服药的摄入。

（2）安全实现肠内营养供给，减少胃肠道不耐受。

（3）降低误吸的发生率。

（六）操作流程及要点说明

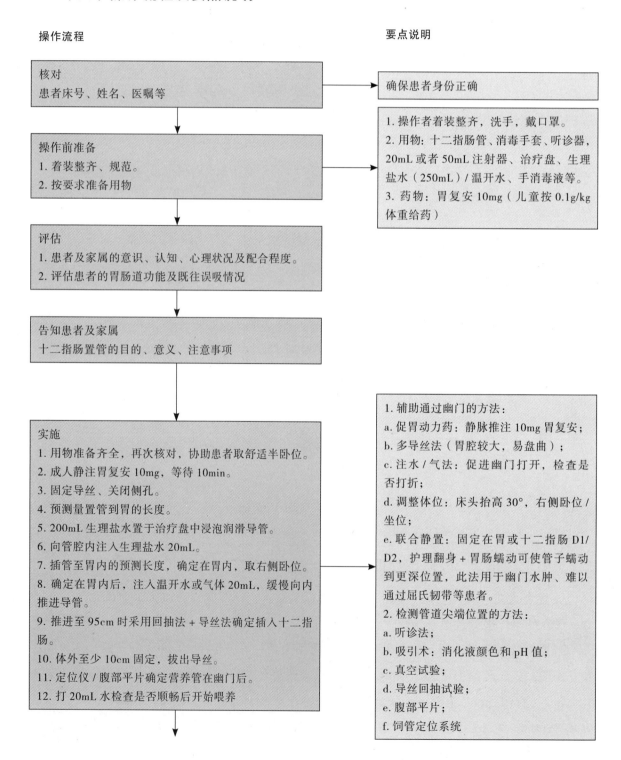

操作流程	要点说明
核对 患者床号、姓名、医嘱等	确保患者身份正确
操作前准备 1. 着装整齐、规范。 2. 按要求准备用物	1. 操作者着装整齐，洗手，戴口罩。 2. 用物：十二指肠管、消毒手套、听诊器，20mL 或者 50mL 注射器、治疗盘、生理盐水（250mL）/ 温开水、手消毒液等。 3. 药物：胃复安 10mg（儿童按 0.1g/kg 体重给药）
评估 1. 患者及家属的意识、认知、心理状况及配合程度。 2. 评估患者的胃肠道功能及既往误吸情况	
告知患者及家属 十二指肠置管的目的、意义、注意事项	
实施 1. 用物准备齐全，再次核对，协助患者取舒适半卧位。 2. 成人静注胃复安 10mg，等待 10min。 3. 固定导丝、关闭侧孔。 4. 预测量置管到胃的长度。 5. 200mL 生理盐水置于治疗盘中浸泡润滑导管。 6. 向管腔内注入生理盐水 20mL。 7. 插管至胃内的预测长度，确定在胃内，取右侧卧位。 8. 确定在胃内后，注入温开水或气体 20mL，缓慢向内推进导管。 9. 推进至 95cm 时采用回抽法 + 导丝法确定插入十二指肠。 10. 体外至少 10cm 固定，拔出导丝。 11. 定位仪 / 腹部平片确定营养管在幽门后。 12. 打 20mL 水检查是否顺畅后开始喂养	1. 辅助通过幽门的方法： a. 促胃动力药：静脉推注 10mg 胃复安； b. 多导丝法（胃腔较大，易盘曲）； c. 注水 / 气法：促进幽门打开，检查是否打折； d. 调整体位：床头抬高 30°，右侧卧位 / 坐位； e. 联合静置：固定在胃或十二指肠 D1/D2，护理翻身 + 胃肠蠕动可使管子蠕动到更深位置，此法用于幽门水肿、难以通过屈氏韧带等患者。 2. 检测管道尖端位置的方法： a. 听诊法； b. 吸引术：消化液颜色和 pH 值 c. 真空试验； d. 导丝回抽试验； e. 腹部平片； f. 饲管定位系统

记录与宣教		1. 每次喂养前查看刻度，判断管道是否在合适位置，如有脱管现象，应通知医生或负责护士进行调整，不应在没有导丝支撑情况下盲目插入，否则易引起折管
1. 护理记录单上记录置管长度，管道末端的定位。 2. 向患者及家属宣教十二指肠的喂养知识。 3. 宣教管道护理的注意事项	→	2. 喂养/用药前后均需使用20mL温开水进行 冲洗：润滑内腔、预防堵管（感受阻力）；每4小时额外进行一次管道冲洗。 3. 建议使用专用的肠内营养液，营养液与药液应分开供给

三、重症康复患者肠内喂养技术

（一）定义与目的

1. 定义 为早期重症康复患者经胃肠道提供代谢需要的营养物质及其他各种营养素的营养支持方式，通常是通过鼻胃/鼻空肠导管或胃/肠造口途径为主的肠内营养支持。

2. 目的 提供完全和充足的营养素，以达到维持机体代谢所需的目的，保证口服药的按时服用。

（二）应用范围

能经口进食超过3d的入住强化康复单元的早期重症康复患者。

（三）禁忌证

（1）消化道出血需禁食的患者。

（2）肠梗阻、肠胀气需胃肠减压的患者。

（3）肠道术后早期或者肠瘘的患者。

（四）注意事项及防范处理

1. 误吸 防范处理：①正确全面评估患者的胃肠道功能，尤其是胃容纳能力；②选择合适的肠内营养喂养方式；③加强防误吸宣教。

2. 胃肠道不耐受 防范处理：①营养液或食物温度控制在37℃~40℃；②速度及浓度应逐步增加，一开始采取低浓度、低剂量、低速度的输注方法；③食物的添加应循序渐进，量也应由少到多。

3. 管道堵塞或者非计划行拔管 防范处理：①鼻饲前应温开水冲管，肠管应每隔2~4小时冲管一次，防堵塞；②翻身或者转移时应妥善安置管道，固定稳妥，躁动的患者必要时给予约束。

（五）护理结局

（1）保证营养物质及药物的摄入，未发生误吸。

（2）胃肠道耐受，无腹泻、腹胀发生。

（六）操作流程及要点说明

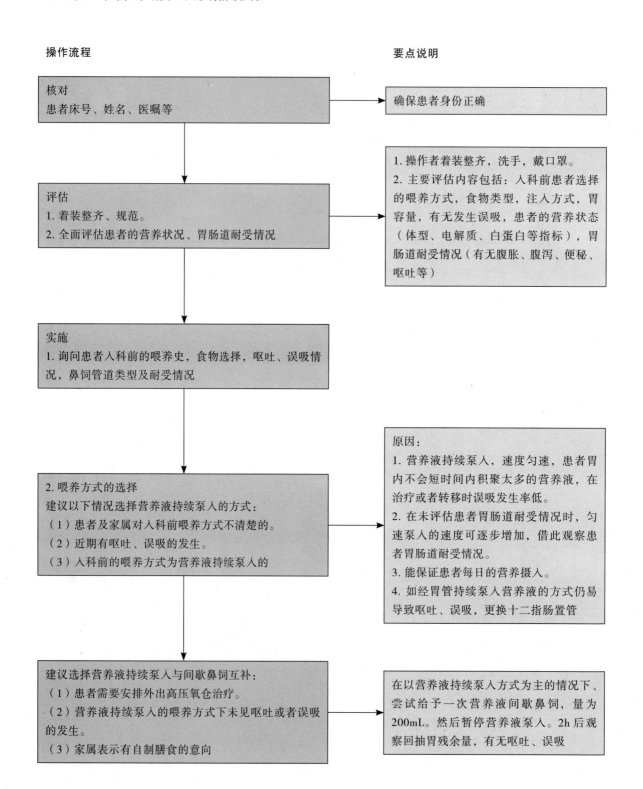

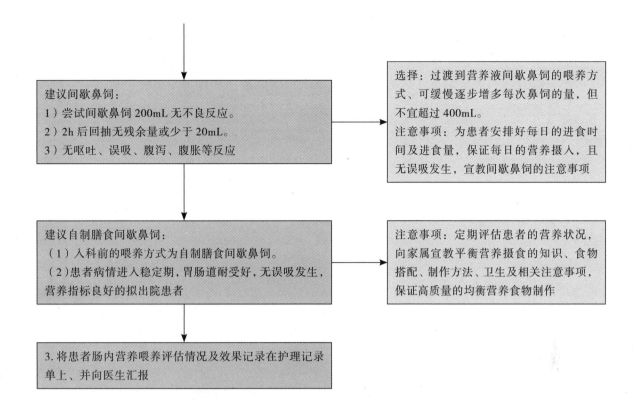

四、染料试验技术操作流程

(一)定义与目的

1. **定义** 通过对留置有气管套管的重症康复患者经口喂食一定量的带有染料的制剂,从而对其有无误吸(显性误吸及隐形误吸)的风险进行判断的一种专科护理测试方法,通常选择绿色的染料制剂。

2. **目的** 对留置有气管套管的重症康复患者有无误吸的发生进行筛选,评估患者有无误吸的风险,也可初步评估患者的吞咽动作。

(二)应用范围

(1)留置塑料气管套管的重症康复患者。
(2)留置金属气管套管的重症康复患者。

(三)禁忌证

(1)经口或经鼻气管插管的、仍需呼吸机辅助呼吸的患者。
(2)颅内高压、病情仍不稳定的患者。
(3)口腔或气道严重损伤的患者。

(四)注意事项及防范处理

1. **染料制剂从口角流出** 防范处理:①试验前对清醒患者做好解释工作,对昏迷患者行大声呼唤、痛刺激促醒；②取半卧位或者坐位；③每次经口注入的染料制剂量不宜过大，根据患者情况先从 1~2mL 开始；④给予患者清晰的做吞咽动作的口令，如"吞""咽"。

2. **试验过程中频繁刺激性的呛咳** 防范处理：①试验前清理干净患者口鼻腔、气道及声门下的分泌物；②带有声门下吸引的患者应保证声门下吸引通畅，在初次试验时应为气囊充气；③无声门下吸引的塑料气管套管或者金属气管套管患者发生频繁刺激呛咳时，应立即停止继续经口喂食染料制剂，且帮助清理已经误吸的染料制剂，此种现象可判断为染料试验阳性。

（五）护理结局

（1）判断患者有无误吸风险及误吸类型。

（2）判断患者有无吞咽动作，初步评估患者的吞咽情况。

（六）操作流程及要点说明

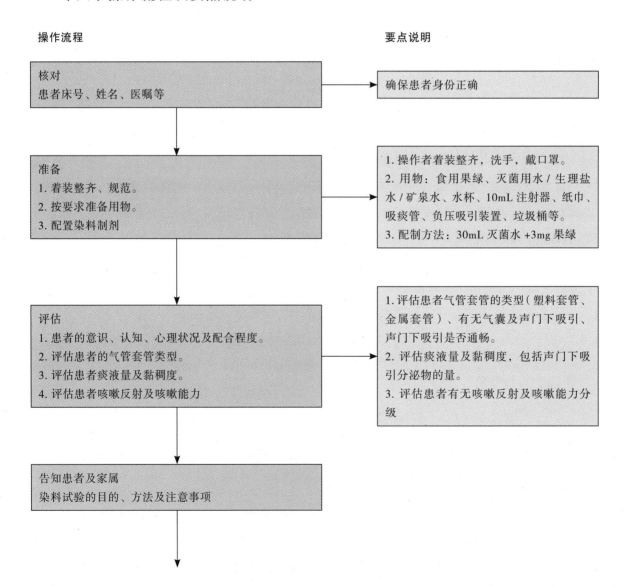

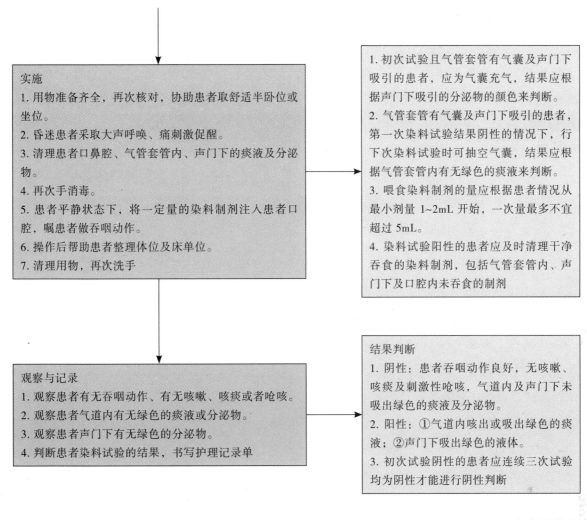

（周君桂）

第五节　重症康复病房的护理管理

一、重症康复病房设施的准备

（一）病房位置的设定

该病房收治的患者为暂时病情已稳定的危重症患者，患者需要康复技术早期介入的综合性治疗方案，大部分患者仍需要药物治疗，且随时有病情变化，与传统的康复技师到其他重症监护病房做治疗不同，还需要随时对患者进行抢救及病情的处理，因此为了便于医生和护士快速到达病房，将病区设置在离医生办公室、护士工作站最近的病房，并有患者及医务人员两个通道，病区设立独立卫生间以训练患者如厕及二便。

（二）病房内基础设施的设定

根据病区收治危重患者百分比情况设置床位数，病床既要适用于抢救也要适用于患者康复所需，还要考虑到躁动患者的安全，建议病床为电动三摇床，可通过电脑控制各种精确角度来调整床头或床位的位置，有利于患者进行起立床站立训练、体位排痰；床头摇高便于患者进食、吞咽训练、体位训练，床尾摇高便于患者抬高下肢、防坐位下滑，整床上抬下降便于患者行坐位训练及防跌倒、也便于抢救，配床上桌便于患者自己就餐、ADL训练及作业治疗。每个病床有围帘，既保护患者隐私，也方便患者休息。为了防止交叉感染，每个床位配备一台小治疗车，放置心电监护仪、微量泵、营养注射泵、患者专用的血压计、听诊器、手消毒液、体温计等。

（三）设备的配备及管理

现代化的监护设备和高尖端生命支持装置在重症病房的应用，不仅有利于患者的病情观察，还能节约人力资源，提高临床诊治水平。重症康复病房是在康复科病房内建立一个以重症治疗与早期康复治疗相结合的病房；因此，除了配备康复设备如电动起立床、各种物理治疗仪及震动排痰仪等，还要充分考虑到患者急救所需。需根据患者疾病的特点结合ICU的设备要求，配备各种抢救器材如除颤仪、急救车、屈颈灯、气管切开包、心电监护仪、微量泵、输液泵、营养注入泵等，以便于患者及时得到救治，每个病床头配中心吸引吸氧装置、独立照明顶灯并随时处于备用状态。设定专门的设备房间，由专人负责管理，每周检查设备的备用状态，及时充电，设备房配备除湿机及空调，防止南方的潮湿气候对设备的危害，工作人员均要进行仪器设备的操作、保养培训及考核。

二、重症康复病房患者的准入及转出标准

目前国内康复科重症康复病房没有明确的收治准入标准，有专家曾报道主要收治对象为患有颅脑外伤、多发伤、脊髓损伤、脑卒中等病情相对平稳但仍需加强病情观察及治疗护理，大多处于昏迷状态、留置气管套管及需要心电监护的患者等。此外，康复科普通病区患者发生病情变化需要行紧急抢救监护的患者也随时转入重症康复病房，当患者病情稳定或气管切开患者拔除气管套管三天无异常可以转至普通病房，与医院的综合ICU建立双向转诊，病情危重的患者经处理生命体征仍不稳定或需持续生命支持即转至综合ICU。双向转诊制使患者在疾病的急重期也能得到早期康复介入，也让患者在有需要时能及时得到综合医院各专科的技术力量支持，保障医疗资源的合理使用，也加强了各专科之间的合作和联系。

三、重症康复病房的护理管理模式

1. 护士的配备 重症康复病房护理人员配备要结合ICU与康复病房的特点，重症康复

病房护士建议在康复科工作5年以上，具有责任组长管理经验，本科以上学历，经过康复及重症监护双重培训，取得生命支持合格证书，工作能力得到康复医生、治疗师的认可。

2. **护士的培训** 入重症康复病房岗前培训包括重症护理技能培训为期1个月；神经内、外科ICU各1周；外科ICU 2周，康复护理技能培训2周，内容包括：吞咽功能的筛查、良肢位摆放、二便功能评定及训练、持续植物状态的促醒护理、体位排痰、呼吸训练等。由于目前还未有重症康复病房的护理人员的准入制报道，因此，我国康复科也仍属于摸索阶段。

3. **护士工作模式** 护士长直接管理该病房，每天对入住的患者查房1次，如有患者抢救，随时参加抢救。工作模式为"责任制大包干"，三级管理模式：设置护理组长，负责管理整个病房，指导其他护士工作，并进行质量控制；根据病房数设置责任护士，每人负责4~5名患者，责任护士对自己分管的患者做好各种急救、治疗、基础护理、康复护理、康复指导、书写护理记录单。鉴于重症康复病房的患者生活基本不能自理，建议设置一定数量的护士助理，不负责患者的治疗，在责任护士的带领下只负责患者的转运及生活护理（床上更单、鼻饲、翻身、吸痰、洗头、擦浴、口腔护理等）。

四、康复护理工作重点

1. **做好基础护理是前提** 入住重症康复病房的患者大部分昏迷，且伴有肢体活动、吞咽、言语等功能障碍，生活完全不能自理，患者基础护理工作量大，包括床上翻身、体位摆放、压疮的预防、鼻饲、吸痰、叩背排痰、床上擦浴、口腔护理、眼部护理等，做好患者的基础护理，满足患者日常生活所需，并且通过预见性的采取护理措施预防患者并发症的发生，才能保证患者每天常规的治疗及康复训练。为了减少院内及交叉感染，建议重症康复病房实行无陪人管理，基础护理完全依赖护士完成，护士的配备要充分考虑到24h的护理连续性及劳动强度，既要保证患者都能得到全面的连续的高质量的护理，还要保证护士的人力充足，不能超强度工作，以免影响患者的护理质量，更不要因为节约成本聘请非护理专业的陪护人员，因为护士不仅要护理患者，还要通过专业知识预见性地为患者做好并发症如肺部感染、压疮、尿路感染、吸入性肺炎等的预防及患者出现紧急情况如抽搐、高热、心搏骤停等的及时处理，因此，只有接受专业培训的护士才是基础护理质量的保证。

2. **安全护理是根本** 随着人们对疾病康复的需求日益增加，康复科的疾病谱也发生了变化，入住重症康复病房的病种也将逐渐增加，除了传统收治的颅脑外伤、脑卒中、脊髓损伤，还包括全身多发伤、多脏器功能衰竭、心肺复苏术后等，病种增加对医疗护理提出了更高的要求，因此重症康复护士需要不断积累相关患者的临床护理经验，及时处理病情复杂多变带来的潜在风险，确保患者的安全。部分脑卒中后认知精神障碍、额叶损伤的患者出现认知障碍或精神症状，有的脑外伤后出现烦躁不安有自残、伤人、毁物、哭闹等表现，有的患者出现意外拔除气管套管、胃管、尿管等，出现了不安全事件，不仅延缓了患者的康复进程，给患者带来痛苦，还可能给医院和科室带来纠纷。护理过程中始终要把患者的安全放在第一位，确保医疗、康复工作的顺利进行。

3. 病情观察及紧急情况处理尤为重要　重症康复病房收治的患者大部分属于急危重症及疑难病例，患者的病情复杂、变化快，抢救次数多，医生的处置和医嘱也多，要求康复护士在非常忙碌的状态下要熟悉每个患者的病情特点，并密切观察病情变化，还要熟悉各种急救技术、急救设备及急救药品，善于分析患者的潜在风险并有针对性地进行预处理。此外重症康复病房的护士还要熟悉急救流程及各种康复治疗设备在使用过程中出现问题的应急预案，如电动起立床能减少肺部瘀血，减少痰液聚集，改善通气功能，减少肺部感染、尿路感染等并发症，是最常见的物理治疗方法，但电动起立床在使用过程中仍然有直立性低血压风险，也需要紧急处理。

4. 将康复护理的专业技能介入到危重患者的护理中　重症康复病房的护理工作要突出康复护理的特点，在对护士的培训过程中一方面是危重患者的护理，另一重要的方面是康复护理知识，使护理具有康复专科特色，使用康复护理技能对该病房的患者进行早期康复介入。重症患者常并发严重的肌无力，身体不活动、床上休息或制动是导致肌无力的重要原因。研究表明，卧床者肌力每日降低1%~1.5%。康复护士对每一名患者应进行有条理且全面的评估，包括神经肌肉功能、皮肤的完整性、生命体征、精神状态、治疗用药、对氧气和/或机械通气的需求等，及时与医生、治疗室制订个体化的康复计划。对于神志清楚的患者，在病情允许的情况下每天指导健侧肢体的主动运动，鼓励患者做肌肉等长收缩，在翻身时鼓励患者做桥式运动，护士辅助其翻身，扶患者在床边坐，做踢腿动作等，降低肌力下降的发生率及严重程度，为患者的进一步运动功能康复做准备。早期康复护理介入还包括这几方面：①体位护理，对无颅内压低的患者采取常规30°抬高床头，既增加了肺通气量，也防止患者误吸及食物反流；为患者每1~2小时进行翻身及肢体摆放，既避免压疮发生，让患者舒适，也通过良肢位摆放减少患者关节挛缩变形及异常模式的出现；②对气管切开的患者每1~2小时体位排痰训练配合叩背排痰，当患者痰少改为每日试堵管及经口腔咳痰训练，促使患者早日拔除气管套管；③对四肢瘫的患者开展床头逐渐抬高训练、挤压肺部促进排痰及呼吸训练、排尿及排便训练；④对昏迷的患者，护士在护理过程中均会使用促醒技术，如对患者进行疼痛刺激、声音刺激、光刺激及味觉刺激促使患者早日恢复知觉；⑤新入院的脑卒中及脑外伤患者，护士为患者行吞水试验，对吞咽障碍进行筛查，避免了误咽窒息等不安全事件。康复护理技能其实还有很多，并不需要安排特定的时间来做，而是在培训时将这种康复意识灌输到每个护士的护理工作中，使每个护士将这些康复护理技术作为常规贯穿于工作中。对危重患者进行早期康复护理能看到显著的效果，这使每个护士感觉自己是康复团队中不可缺少的成员，有强烈的成就感，因此对疾病早期介入康复护理是非常值得推荐的。

五、康复护理需处理好几个问题

1. **处理好护患矛盾** 传统的康复护理是患者及家属共同参与的护理教育模式,但是重症康复病房集中对患者进行护理且只允许家属每日探望1h,因患者及家属认知和专业知识的局限性,可能会与病区管理产生矛盾。需要与家属多沟通,对家属做好充分的教育及解释,并在病区贴上温馨提示,将规章制度、患者每日的训练、护理项目及时间表均写在提示中,取得家属的配合,安装门禁系统,只在探视时开放,医务人员走另一条通道,但在探视时,责任护士和经管医生主动向家属介绍患者的病情进展。

2. **处理好专科护理有自己的局限性的问题** 有文献表明作为康复专科医师,必须有能力和水平承担收治重症患者的风险,但不能试图"取代"其他临床专科的作用。康复护理也一样,对于重症患者康复护理介入,康复护士有自己的专业特长和技能,但也有局限性,如在重症患者的其他护理方面如辅助呼吸护理、重症患者血糖的持续监测及心肺功能的监护和急救护理等方面,康复护士在遇到问题时一定要及时请相关科室的护理专家进行会诊,充分利用综合医院的资源,加强合作,才能将重症病房的康复护理做得更好。

3. **处理好护士和治疗师的工作分工,加强合作** 在重症康复病房中,既有康复治疗师的强化训练如神经促通术、被动运动、斜床站立、针灸、各种物理因子治疗,也有康复护理的强化介入,治疗师和康复护士既要分工也要合作,国内少数神经科、骨科或重症病房配备康复器械和仪器,让不具备治疗师资格的护士为患者做"康复",这样既违反了国家规定,也使患者没有得到真正的系统有效的康复,康复专业治疗师具有资质也经过专业教育,更加行之有效,康复护理在专科护理方面也大有可为,所以护士和治疗师都将自己的专业做好,进行合作才能真正使患者受益。

现代临床康复医学强调重症患者救治早期就应进入康复程序,包括急救的各个环节和措施,其意义远大于恢复期康复。国内外文献证明对重症患者的早期、及时、合理的干预,对预防并发症和继发性残疾、改善预后及缩短病程都具有重要意义。随着医院ICU及其专科化的发展,如何能使危重患者早期得到合理的康复处理,将是决定患者功能恢复水平的重要条件。重症康复病房护理专科人员的培训和继续教育及护理管理人才的培养还处于初级阶段,仍需要不断探索。

(周君桂)

第十二章 加速康复外科护理

学习目标

1. 能够阐述加速康复外科的定义，加速康复外科国内外发展现状。
2. 能够列举加速康复外科护理术前、术中、术后主要护理要点。
3. 能合理使用加速康复理念指导临床护理工作。

第一节 概述

一、概念

加速康复外科（enhanced recovery after surgery，ERAS）是指以循证医学证据为基础，以减少手术患者生理及心理的创伤应激反应为目的，通过外科、麻醉、护理、营养等多学科协作，对围手术期处理的临床路径予以优化，从而减少围手术期应激反应及术后并发症，缩短住院时间，促进患者康复。它是一系列有效措施组合产生的结果。

二、发展现状

（一）国外发展现状

ERAS理念最早由丹麦哥本哈根大学的Kehlet教授于1997年提出，其将其定义为"fast track surgery"。2001年几名外科医生在伦敦成立ERAS学术小组。2005年欧洲临床营养和代谢委员会提出了相关概念和临床路径，定义为"enhanced recovery after surgery"，即ERAS。2010年欧洲成立了ERAS协会，该协会为国际性、多学科的非营利组织学术协会，旨在通过研究和教育提高围手术期护理，加强ERAS在全球的实施。截至2017年，已诞生结肠外科、胰十二指肠、选择性直肠/盆腔手术、根治性膀胱手术、胃切除术等12项协会指南，其中还有3项正在修订（表12-1-1）。现今ERAS不仅广泛应用于择期手术：如结肠癌、乳腺癌，同样在急症的骨科、普外科等得到广泛的应用。ERAS护理也随之发展起来，在国外，有专门的ERAS护理课程，护士需经过专业培训和辅导，病房有专门的ERAS专科护士。

ERAS护理已在患者围手术期管理、康复、术后随访等方面起到重要的作用。

表 12-1-1 ERAS 协会修订指南

主题	发行年份	主题	发行年份
结肠切除术	2012	减肥手术	2016
直肠切除术	2012	肝切除术	2016
胰十二指肠切除术	2012	头颈癌手术	2016
胆囊切除手	2013	乳癌重建术	2017
胃切除术	2014	髋关节、膝关节置换术	修订中
麻醉	2015	胸部非心脏手术	修订中
妇科手术（第一、二部分）	2015		

（二）国内发展现状

我国 ERAS 发展较晚。2007 年，黎介寿院士将 ERAS 理念引入我国，原南京军区总医院率先开始了对 ERAS 的应用和探索。自 2009 年开始，我国连续举办了 7 届"胃肠肿瘤加速康复外科新理念学习班"，并将这一理念向全国外科同道推行。从此，ERAS 在肝胆外科、妇科、骨科、麻醉科等科室有了很好的应用和推广。2015 年，我国 ERAS 得到了快速发展。现今，ERAS 正受到越来越多的关注和重视。但 ERAS 在国内的临床应用仍存在很多阻力，如难以突破传统模式、推广困难、护士缺乏 ERAS 护理和管理经验、多学科合作模式尚未形成等。

三、临床应用价值

1. **直接效果** 首先患者是最大受益者。ERAS 理念以患者为中心，由外科医生、护士、麻醉师等组成协作团队，并需要患者参与，共同制订促进患者康复的措施。有研究显示：ERAS 可以有效提高患者满意度、对疾病的认识程度及依从性等。

2. **经济价值** 加拿大的一项研究结果显示：使用 ERAS 后，不仅患者住院时间明显缩短，并发症降低 11%，而且患者再入院率也降低 6%，每个患者可节约医疗成本 2800~5900 美元。

3. **长远优势** 现在对于 ERAS 理念下的快速出院、麻醉后快速苏醒等所带来的长期益处和中期益处的研究都较少。一项对 4500 例人工髋关节置换术患者的研究表明：患者 2 年死亡率显著降低。一项对 900 多名结直肠癌患者的研究表明：患者术前和术后对 ERAS 的依从性均为 70% 以上，术中的死亡率降低 42%。对于癌症患者，ERAS 可减少手术并发症，不仅减少了医疗费用，也可以防止因并发症而导致的化疗延迟，从而提高了长期生存率。有研究显示，ERAS 有助于提高结直肠癌患者的术后 5 年存活率。ERAS 可将减少并发症和降低医疗费用有效地结合起来。

四、护士在 ERAS 中的作用

ERAS 护理的内容包含患者围手术期照护的所有内容，是一种多学科合作模式。ERAS 团队通常包括外科医生、麻醉师、护理人员、营养师、康复治疗师等。通常外科医生担任医疗总负责人，负责整个项目的实施与监督。ERAS 项目经理通常由护士担任，负责促进项目的实施，进而促进临床实践的改变。此外 ERAS 项目通常有一位协调员（欧洲通常由护士兼任，美国由医生助理担任，我国也由护士兼任）负责管理临床实践问题。

ERAS 的开展，使护士工作重点放在患者教育和信息提供方面。ERAS 缩短患者住院时间，对于患者的治疗、护理时间减少，但是护士的工作负担未发生变化。因为护士不仅要对患者进行术前评估、与患者交流，同时需要进行信息提供、心理支持、出院护理以及院外护理支持。由此可见护士在传统护理模式向 ERAS 护理转变中起着重要作用，是 ERAS 顺利开展及成功实现的关键。

五、发展前景

ERAS 是未来外科发展的方向，将是医学发展史上的一次巨大的变革。随着 ERAS 模式优势的体现以及研究的不断深入，ERAS 还将被应用于更多的医学领域。国外已设立 ERAS 考试课程、专科继续教育课程，并有 ERAS 的专科护士，形成较好的多学科合作模式。我国 ERAS 发展较晚，虽诞生部分外科手术的 ERAS 指南和共识，但 ERAS 在临床的应用仍存在很多阻力。我国仍需加强 ERAS 理念宣传力度、探索多学科合作模式、加强 ERAS 专业知识培训，同时需要获得更多国家和行政部门的支持。未来更多的外科护士需要掌握 ERAS 理念和护理方式，并向专业化发展，同时也面临很多挑战。医院管理部门也应重视 ERAS 理念的引入和发展，加强医护人员的培训。

（张　瑜　熊代兰）

第二节　加速康复外科护理措施

一、概述

ERAS 护理贯穿患者整个治疗过程，需多部门护理同仁合作完成。比如：对于择期手术患者，戒烟、戒酒等术前宣教可能是由门诊护士执行；术中体温管理则需要由手术室护士执行；术后疼痛管理、早期下床活动、进食管理则需由外科病房护士执行（表 12-2-1）。ERAS 护理的核心原则是：在保证患者安全的基础上，通过一系列围手术期措施降低不良应激反应，加速患者康复。

表 12-2-1 ERAS 流程概述表

	术前	术中	术后
外科医生	术前营养支持治疗 术前戒烟、戒酒 合适肠道准备方式	优化手术方式 各种管道留置决策 预防性使用抗生素	术后疼痛管理 早期拔除管道 术后输液管理
麻醉医生	术前访视 术前碳水化合物摄入 术前禁食、禁饮 术后恶心、呕吐的预防	麻醉方法的选择 麻醉深度的监测 气道管理和肺保护性通气策略 术中输液和循环的管理	阿片类镇痛药物的使用
护士	术前信息采集 术前宣教 肠道准备	抗生素药物使用 术中的体温管理	术后输液管理 术后疼痛护理 术后管道护理 恶心、呕吐的预防和护理 早期运动指导 术后饮食指导 出院随访

本表是一个典型的患者就诊流程表，指在患者不同阶段，不同专业学科的合作内容。

二、ERAS 护理措施

（一）术前部分

1. **术前宣教** 针对不同的患者，采取不同的宣教模式。重点介绍麻醉、手术、术后处理等围手术期的经过，便于患者配合术后康复及早期出院计划，特别是让患者了解自己在此计划中发挥的重要作用。术前对患者进行宣教，可减少其恐惧感，不仅有利于 ERAS 措施的实施，也可减少因恐惧、焦虑而产生的心理应激。护理人员需要评估宣教效果、患者依从性、心理状态等，并针对性地进行强化宣教和心理疏导等。

2. **术前戒烟、戒酒** 吸烟与术后并发症的发生率和病死率的增加具有相关性。研究表明，戒烟至少 2 周方可减少术后并发症发生。戒酒 2 周可明显改善血小板功能，缩短出血时间，一般推荐术前戒酒 4 周。

3. **术前营养支持护理** 营养支持的目的是通过改善机体代谢和组织功能，提高对手术创伤的耐受，尽可能减少术后并发症，降低病死率。临床常用营养筛查工具是营养风险筛查 2002。当合并以下任一情况应视为存在严重营养风险：6 个月内体重下降 >10%；体质量指数（body mass index，BMI）<18.5kg/m^2；血清白蛋白 <30g/L，应首选肠内营养支持。患者若有营养不良的情况，应进行营养纠正，再进入 ERAS 治疗流程。护理人员的职责是配合营养师进行营养评估和饮食指导，并对患者的营养状况进行反馈。

4. **术前肠道准备** 术前机械性肠道准备对于患者是应激因素，特别对于老年患者，可导致脱水及电解质紊乱，不推荐常规使用机械性肠道准备。有文献指出：机械性肠道准备仅适用于需要术中结肠镜检查或严重便秘的患者。针对左半结肠及直肠手术，根据情况可选择短程的肠道准备。

5. 术前禁食、禁饮 有研究表明，缩短术前禁食时间，有利于减少患者饥饿、口渴、烦躁、紧张等不良反应，有助于减少术后胰岛素抵抗，缓解分解代谢，甚至可以缩短术后住院时间。结肠外科 ERAS 指南指出：结直肠择期手术患者术前禁食时间为 6h，禁水 2h。非消化道手术患者，为减少胰岛素抵抗和术后不适，建议术前 6~8h 禁食，2h 禁水，术前 2h 可以进食不含酒精、含少许糖的液体，如清水、茶、咖啡、果汁等。护理人员应协同医生、营养师对患者术前进行饮食指导。

（二）术中部分

1. 预防性抗生素的使用 预防性使用抗生素有助于降低手术感染的风险。护理人员应按医嘱在皮肤切开前 30min 至 1h 输注完毕，如果手术时间 >3h 或术中出血量 >1000mL，应按医嘱重复使用 1 次。

2. 术中体温管理 术中及术后早期给予保温处理，具有减少术中出血、术后感染、心脏并发症以及降低分解代谢的作用。体温护理目标是维持患者体温不低于 36℃。术中输液可置于可调控恒温箱中保温，给予适宜的手术室温，可使用加温毯、输液加温装置等。注意使用加温装置的安全，防止烫伤等不良事件发生。

（三）术后部分

1. 术后疼痛管理 推荐采用多模式镇痛（multimodal analgesia，MMA）方案，目标是：①有效的疼痛控制，疼痛评分 ≤ 3 分；②较低的镇痛相关不良反应发生；③加速患者术后早期的肠功能恢复，确保术后早期经口摄食及早期下床活动。

（1）疼痛评估工具：主要分为主观及客观两类。主观评估工具指以患者为主体的疼痛强度评估工具。疼痛数字分级评分法（numerical rating scale，NRS）具有较高信度和效度，易于记录，是临床应用较广泛的工具。此法由 0~10 共 11 个数字组成，患者用 0~10 这 11 个数字描述疼痛强度，数字越大疼痛越严重。0：无痛，1~3：轻度疼痛（疼痛不影响睡眠），4~6：中度疼痛，7~9：重度疼痛（不能入睡或者睡眠中痛醒），10：剧痛。询问患者疼痛的程度，并做记录，或者让患者自己画出一个最能代表自身疼痛程度的数字。

客观评估工具指以医务人员为主体的工具，常用功能活动评分法（functional activity score，FAS），评估在深呼吸、咳嗽、翻身、下床活动或进行物理治疗时，疼痛对功能活动的影响。评分标准：A.未受限，功能活动未因疼痛受限；B.轻中度受限，功能活动因疼痛受限，但能完成；C.重度受限，功能活动因疼痛而严重受限，不能完成。

（2）疼痛评估频次：护士应结合具体情况，把握合适的评估频率，利于术后疼痛管理中资源和时间的利用。建议将疼痛作为第五项生命体征进行测量，即常规术后 3d 内，所有疼痛评估与体温、脉搏、呼吸等其他生命体征测量同步，每日至少4次。术后第4天及以后每日至少评估一次直至出院，并做好相应记录。特殊情况如爆发痛、静脉给药后15~30min、口服止痛药物后1h重新评估疼痛，直至NRS ≤ 3分、FAS ≤ B。

（3）疼痛的干预：疼痛评分为1~3分时，由护士采用非药物治疗方法进行干预，疼痛评分为4~6分时，遵医嘱使用止痛药物。疼痛为7~10分时，医生需考虑是否需要调整止痛方案。

（4）疼痛护理注意事项：注意观察镇痛过程中的不良反应，是否存在呼吸抑制、恶心、呕吐、尿潴留、皮肤瘙痒、肺不张、肺部感染等并发症，及时干预。

2. 术后恶心、呕吐的预防和护理　术后恶心、呕吐的风险因素包括：年龄（<50岁）、女性、非吸烟者、晕动病以及术后给予阿片类药物。术后可对高危因素患者遵医嘱使用5-HT$_3$受体拮抗剂或抗组胺等药物预防呕吐。

3. 术后饮食管理

（1）饮食管理的重要性：择期腹部手术后尽早恢复经口进食、饮水及早期口服辅助营养可促进肠道运动功能恢复，有助于维护肠黏膜功能，防止菌群失调和异位，还可以降低术后感染发生率及缩短术后住院时间。

（2）进食时机：患者麻醉清醒6h后可少量饮水。不同疾病进食时间有所差异：直肠或盆腔手术患者术后4h即可进食流质食物，术后6h小肠可恢复正常蠕动，第2天可进普食；结肠及胃切除术后1d开始进食少量水，根据患者自身情况逐步从流质过渡到半流质，并逐渐加量；胰腺手术患者则根据患者耐受情况术后3~4d逐渐恢复经口进食。

（3）食物选择：术后1~2d清流质（以清水和碳水化合物电解质饮料为主）及流质（食物呈液体，易吞咽、消化，无刺激，如营养素、米汤等），之后每2~3天逐渐过渡为半流质饮食（易咀嚼、吞咽和消化的食物，如鸡蛋羹、米粥等），软食（碎、烂、软的食物，如软饭、面条），普通饮食（基本所有食物都可以吃）。不建议早期选择牛奶、油腻及辛辣食物。建议进食高热量、高蛋白膳食，以纠正负氮平衡，如鸡蛋、鱼肉、虾、瘦肉、豆类等。注意适量补充维生素和矿物质。观察患者是否出现进食后的腹痛、腹胀、呕吐等不适症状。

4. 术后早期下床活动

（1）术后早期下床活动的意义：早期下床活动可促进呼吸、胃肠、肌肉骨骼等多系统功能恢复，有利于预防肺部感染、深静脉血栓、压疮等并发症发生。

（2）活动时机：推荐术后清醒即可半卧位或适当在床上活动，无须去枕平卧6h；术后第1天即可下床活动，建立每日活动目标，逐日增加活动量。

（3）护理重点：①呼吸功能训练：可指导患者深呼吸、有效咳嗽及进行呼吸肌训练；②肢体功能训练及下床活动：指导患者早期在床上进行肢体主、被动运动，术后第1天可下床活动，活动范围可从床到床旁到病房内，逐渐增加活动范围，以患者的主观疲劳度为标准。术后进行心肺康复及床上及床旁运动指导，可以有效防止术后肺炎、肌肉萎缩及深静脉血栓等并发症的发生。

5. **术后输液管理** 采用以个体化目标导向为基础的限制性补液策略是减少围手术期液体过负荷、心肺过负荷的最佳方法。必要时使用血管活性药物维持血管张力，而不是单纯地输液扩容，常规术后补液量1500~2000mL/d，并随着进食恢复逐步减少。如果能正常进食肠内营养液，可停止补液。

6. **术后管道护理**

（1）管道留置的原则：减轻置管负担，早期拔除引流管或不放置引流管。

（2）尿管：尿管一般建议24h拔除，行经腹低位直肠前切除的患者可留置导尿管2d。

（3）鼻胃管：择期腹部手术不推荐常规留置鼻胃管，可降低术后肺不张及肺炎的发生率。研究表明非胃肠道手术中，小肠动力的恢复在术后1h。手术清醒后即可拔除胃管。

（4）引流管：酌情放置并尽早拔除引流管。如出现引流液浑浊、颜色及量的异常等，给予观察，待恢复正常后拔除引流管。

7. **术后随访** 加强患者出院后的随访工作，建立明确的再入院"绿色通道"。随访一般都由护士进行，建议出院后24~48h内进行第一次电话随访及指导，术后7~10d应回门诊进行随访、拆线、告知病理结果等。一般而言，ERAS随访至少应持续到术后30d。随访内容主要包括术后疼痛、营养、伤口恢复情况及术后康复问题。随访形式可以是电话、邮件、微信、短信等多媒体方式，我国目前主要以电话随访为主。

三、注意事项

（1）ERAS的有效实施有赖于多学科合作模式的有效开展。

（2）ERAS虽然普遍开展，但护理缺乏指南指导及标准验证，有研究表明ERAS实施障碍的因素是医护间措施不一致、护士教育不足以及资源缺乏等。ERAS效果评价标准存在局限性，不能全面深入地预测远期效果。

（3）患者出院后的康复问题仍然存在。

（张 瑜 熊代兰）

第十三章 慢性伤口康复护理

第一节 压力性损伤的康复护理

学习目标

1. 能准确识别各期压力性损伤。
2. 能归纳压力性损伤的危险因素和好发部位。
3. 能准确使用风险评估量表，并进行完整的评估。
4. 能够制订压疮康复护理措施并正确实施。

一、疾病概述

（一）相关概念

压力性损伤又称压疮，与长期卧床有关，以前一直称为褥疮，同时随着人们对其病理生理及与力学关系的认识不断深入，褥疮这一术语正在被压力性损伤所替代。美国压力性损伤顾问小组在2016年芝加哥会议中发布了最新的压力性损伤定义：是发生在皮肤和/或潜在皮下软组织的局限性损伤，通常发生在骨隆突处或与医疗及其他设备有关的损伤。这种损伤表现为表皮完整或有开放性溃疡，伴有疼痛感。高强度和长时间的压力或压力联合剪切力可导致压力性损伤出现。皮下软组织对压力和剪切力的耐受性受环境、营养、灌注、并发症和软组织的条件的影响。

从全球范围来看，压力性损伤的发生率与15年前比较并没有明显的下降，预防和护理在护理领域仍是难题。国外研究结果显示，综合性医院压力性损伤的发生率为1.9%~9%；脊髓损伤患者压力性损伤的发生率为0.4%~38%，每年因脊髓损伤所致压力性损伤的发生率为10.2%~31%；神经疾病患者的压力性损伤发生率为30%~60%。我国暂未有全国流行病学调查研究，现有研究显示发生率较低，在0.29%~0.94%。压力性损伤的发生不仅降低患者的生活质量而且压力性损伤的治疗与护理消耗了巨大的医药资源。澳大利亚每年用于治疗压力性损伤的费用超过285万美元，压力性损伤是排在癌症、心血管疾病之后的第三位耗费最多的疾病。我国尚无确切的数据报道压力性损伤发生率与压力性损伤治疗护理相关的医疗费用。

（二）压力性损伤的危险因素

压力性损伤的发生是多种因素引起的复杂病理过程，主要包括外在因素、内在因素和诱导因素。压力性损伤的外在因素主要有压力、剪切力、摩擦力与潮湿刺激。压力和剪切力并存时，压力性损伤发生的危险会更大。内在因素包括年龄因素、运动性因素、营养因素、组织灌注等。

（三）压力性损伤好发部位

压力性损伤好发于机体缺乏脂肪组织保护、无肌肉包裹或肌层较薄的骨突部分及受压部位以及与医疗器械接触的部位，而且会随患者的卧位不同、受压点不同而有所不同。美国长期定期的大型调查最新结果显示：最常发生的部位是骶骨（28.3%），其次是足跟（23.6%）、臀部（17.2%）；排除Ⅰ期后，顺序是骶骨（30.8%）、臀部（19.2%）、足跟（18.3%）。医疗器械相关压力性损伤发生部位与使用器械类型相关，相关研究表明不同部位发生率：耳部（35%）、下肢（11%）、足跟（8%）、其他（46%）。不同体位下压力性损伤的好发部位见表13-1-1。

表13-1-1 不同体位下压力性损伤的好发部位

卧位	与体位相关的压力性损伤好发部位
仰卧位	枕骨粗隆、肩胛部、肘部、脊椎体隆突处、骶尾部、足跟
侧卧位	耳部、肩峰、肘部、髋部、膝关节内外侧、内外踝
俯卧位	耳部、颊部、肩部、女性乳房、男性生殖器、髂嵴、膝部、脚趾
坐位	坐骨结节

（四）治疗要点

（1）基础疾病的治疗。

（2）营养支持。

（3）压疮预防措施的综合实施。

（4）健康教育。

二、康复护理评估

（一）风险评估

采用压力性损伤危险因素评估量表（risk assessment sale，RAS）对患者的状况进行客观评估是压力性损伤预防关键性的一步，目的是使临床护理人员早期筛选患者是否存在发生压力性损伤的危险，特别是对压力性损伤发生的高危人群的压力性损伤预防起到积极作用。

自20世纪60年代起，国外不断研制出了多种压力性损伤危险因素评估工具，目前国内临床上最常用的有Norton评估表、Braden评估表、Braden Q评估表和Waterlow评估表。

1. Norton评估表 Norton评估表是在1962年研究如何预防老年患者压力性损伤研究时

研发的,是一个特别适用于评估老年患者的压力性损伤危险因素预测的工具。Norton 评估表是美国卫生保健与研究组织推荐使用的评估压力性损伤的预测工具 Norton,评估表评估 5 个方面的压力性损伤危险因素:身体状况、精神状况、活动能力、移动能力和失禁情况。每项分为 4 个等级,即 1~4 分,得分范围在 5~20 分,得分越低,发生压力性损伤的危险性越高。得分在 12~14 分表示中度危险,而 12 分以下则表示高度危险。由于 Norton 评估表欠缺患者的营养评估,因此,在临床使用时,必须另外增加患者的营养评估,Norton 评估表中文版见表 13-1-2。

表 13-1-2 Norton 评估表中文版

身体状况		精神状况		活动能力		移动能力		失禁	
良好	4	灵活	4	能走动	4	完全自主	4	无	4
尚好	3	冷漠	3	需协助	3	有些限制	3	偶尔	3
瘦弱	2	混乱	2	坐轮椅	2	非常受限	2	经常	2
非常差	1	麻木	1	卧床	1	难以动弹	1	双重失禁	1

Norton 危险评估指引	
身体状况:	
良好	身体状况稳定,看起来很健康,营养状况很好
尚好	身体一般状况稳定,看起来健康
瘦弱	身体状况不稳定,看起来还算健康
非常差	身体状况很差,看起来真的生病了
精神状况:	
灵活	对人、事、地点方向感非常清楚,对周围事物敏感
冷漠	对人、事、地点认知只有 2~3 项清楚,反应迟钝、被动
混乱	语言反应接近消失,不理解别人语言,无法遵医嘱睁眼与伸舌,痛觉反应存在,偶有烦躁或喊叫,与环境失去接触能力,思维活动缺失
麻木	意识丧失,无自主运动,对周围事物及声光刺激无反应
活动能力:	
能走动	户外和室内行走自如
需协助	短距离行走需要帮助
坐轮椅	行走严重受限或无法站立,不能承受身体重量或必须依赖轮椅
卧床	不能下床
移动能力:	
完全自主	不需要协助就能完成较大的和经常的体位改变
有些限制	能经常独立地做微小的四肢或身体移动
非常受限	做微小身体或肢体位置的改变,但不能经常或独立做明显的移动
难以动弹	如果没有协助,身体或四肢不能做任何甚至微小的位置改变
失禁情况:	
无	指大小便完全自控或小便失禁已留置尿管
偶尔	在过去 24h 内有 1~2 次大小便失禁之后使用尿套或尿管
经常	在过去 24h 内有 3~6 次小便失禁或腹泻
双重失禁	无法控制大小便,24h 内有 7~10 次失禁发生

注:评估表总分为 20 分,得分 12~14 分表示中度危险,小于 12 分表示高度危险

2. Braden 评估表 Braden 评估表的评估内容包括感觉、潮湿、活动、移动、营养、摩擦力和剪切力六个部分，每项 1~4 分，总分 6~23 分，得分越低，发生压力性损伤的危险性越高。18 分是发生压力性损伤危险的临界值，15~18 分提示轻度危险，13~14 分提示中度危险，10~12 分提示高度危险，9 分以下提示极度危险。Braden 评估表的修订版在英国和我国使用较为广泛，对压力性损伤的高危人群具有较好的预测效果，Braden 评估表中文版见表 13-1-3。

3. Braden Q 评估表 Braden Q 评估表是针对儿科患者而在 Braden 评估表基础之上改进而来。有 7 个条目，除了 Braden 评估表中提到的 6 个条目外还有"组织灌注和氧合"。总分 28 分，得分越低，压力性损伤风险越大。22~25 分提示轻度危险，17~21 分提示中度危险，<16 分提示高度危险，Braden Q 评估表中文版见表 13-1-4。

4. Waterlow 评估表 Waterlow 评估表评估内容包括体形、体重与身高、危险区域的皮肤类型、性别和年龄、组织营养不良、控便能力、运动能力、饮食、神经性障碍等。得分越高，表示发生压力性损伤的危险性越高。10~14 分提示轻度危险，15~19 分提示高度危险，大于 19 分提示极度危险。此评估表评价内容较多，临床应用比较困难，但敏感度较高，Waterlow 评估表中文版见表 13-1-5。

（二）压力性损伤分期

2016 年压力性损伤专家共识将其分为 4 个分期和 2 各阶段：1 期、2 期、3 期、4 期；不可分期、深部组织损伤。具体描述如下。

1. 1 期压力性损伤 局部皮肤完好，皮肤发红，用手指压皮肤，移开手指后，皮肤不变白，深色皮肤人群表现可能不同，可能指压前后看不出皮肤颜色差异。在观察到皮肤出现改变前，指压变白红斑或者感觉、皮温、硬度的改变可能更先出现。需要强调的是，这一期的颜色改变为皮肤变红，不包括紫色或栗色变化，因为出现紫色或栗色提示可能存在深部组织损伤，而不是 1 期压力性损伤。1 期压力性损伤见图 13-1-1，13-1-2。

2. 2 期压力性损伤 2 期压力性损伤时皮肤的损伤已经达到真皮层，此时伤口表面是有活性的、呈粉色或红色，是湿润的，另外也可表现为完整的或破损的浆液性水泡，即水泡为黄色清亮液体，而不是红色血性液体，若水泡内为红色血性液体，则为深部组织损伤压力性损伤。2 期压力性损伤看不见脂肪及更深部组织的暴露。这一阶段，我们是看不到肉芽组织、腐肉、坚硬的痂皮的。

值得注意的是，2 期压力性损伤要与皮肤潮湿导致的皮肤损伤区分，比如失禁性皮炎，皱褶处皮炎，以及使用医疗黏胶导致的皮肤损伤或者其他创伤伤口（皮肤撕脱伤，烧烫伤，擦伤）。2 期压力性损伤见图 13-1-3，13-1-4。

3. 3 期压力性损伤 3 期压力性损伤，损伤程度进一步加深，此时全层皮肤缺失，常常可见脂肪、肉芽组织，或是看见腐肉或焦痂。身体不同位置的组织损伤的深度存在差异；

表 13-1-3　Braden 评估表中文版

感觉	完全受损（1分）	非常受损（2分）	轻微受损（3分）	无受损（4分）
对压力导致的不适感觉的能力	由于知觉减退或服用镇静剂而对疼痛刺激无反应或者是大部分接触床的表面只有很小感觉疼痛的能力	仅仅对疼痛有反应，除了呻吟或烦躁外不能表达不适，或者是身体的1/2由于感觉障碍而限制了感觉疼痛或不适的能力	对言语指挥有反应，但不是总能表达不适或需要翻身或者1~2个肢体有些感觉障碍从而感觉疼痛或不适的能力受限	对言语指挥反应良好，无感觉障碍，感觉或表达疼痛不适的能力没有受限
湿度	持续潮湿（1分）	经常潮湿（2分）	偶尔潮湿（3分）	很少潮湿（4分）
皮肤潮湿的程度	皮肤持续暴露在汗液或尿液等制造的潮湿中，患者每次翻身或移动时都能发现潮湿	皮肤经常但不是始终潮湿，至少每次移动时必须换床单	皮肤偶尔潮湿，每天需额外更换一次床单	皮肤一般是干爽的，只需常规换床单
运动量	卧床（1分）	坐位（2分）	偶尔行走（3分）	经常行走（4分）
身体的活动程度	限制卧床	行走能力严重受限或不存在，不能负荷自身重量和/或必须依赖椅子或轮椅	白天可短距离行走伴或不伴辅助，每次在床上或椅子上移动需耗费大半力气	醒着的时候每天至少可以在室外行走两次，室内每2小时活动一次
控制力	完全不自主（1分）	非常受限（2分）	轻微受限（3分）	不受限（4分）
改变和控制身体姿势的能力	没有辅助身体或肢体甚至不能够轻微地改变位置	可以偶尔轻微改变身体或肢体位置，但不能独立、经常或明显改变	可以独立、经常、轻微改变身体或肢体位置	没有辅助可以经常进行大的改变
营养	非常缺乏（1分）	可能缺乏（2分）	充足（3分）	营养丰富（4分）
日常进食方式	从未吃过完整的一餐，每餐很少吃完1/3的食物，每天吃两餐，而且缺少蛋白质(肉或奶制品)，摄入液体量少，没有补充每日规定量以外的液体；或者是肠外营养和/或主要进清流食或超过5d是静脉输液	很少吃完一餐，通常每餐只能吃完1/2的食物，蛋白质摄入仅仅是每日三餐中的肉或奶制品，偶尔进行每日规定量外的补充；或者少于最适量的液体食物或管饲	能吃完半数餐次以上，每日吃四餐含肉或奶制品的食物，偶尔会拒吃一餐，但通常会接受补充食物；或者管饲或胃肠外营养提供大多数的营养需要	吃完每餐食物，从不拒吃任一餐，通常每日吃四餐或更多次含肉或奶制品的食物，偶尔在两餐之间吃点食物，不需要额外补充营养
摩擦力和剪切力	有问题1（分）	潜在的问题（2分）	无明显问题（3分）	
	移动时需要中等到大量的辅助，不能抬起身体避免在床单上滑动，常常需要人帮助才能复位。大脑麻痹、挛缩、激动不安导致不断的摩擦	可以虚弱地移动或需要小的辅助，移动时皮肤在某种程度上与床单、椅子、约束物或其他物品发生滑动，大部分时间可以在床上、椅子上保持相对较好的姿势，但偶尔也会滑下来	可以独自在床上或椅子上移动，肌肉的力量足以在移动时可以完全抬起身体，在任何时候都可在床上或椅子上保持良好姿势	

注：15~18 分提示轻度危险，13~14 分提示中度危险，10~12 分提示高度危险，9 分以下提示极度危险

表 13-1-4　Braden Q 评估表中文版

移动	完全不能移动（1分）	非常受限（2分）	轻度受限（3分）	不受限（4分）
	患儿完全不能自主改变身体或四肢的位置	偶尔能轻微改变身体或四肢的位置	可经常移动且独立进行改变身体或四肢位置	可独立进行主要的体位改变，能随意改变
活动	卧床（1分）	坐椅子（2分）	偶尔步行（3分）	室外步行（4分）
身体活动的程度	被限制在床上	步行严重受限或不能步行，不能耐受自身的体重和/或必须借助椅子或轮椅活动	白天偶尔步行但距离很能短，大部分时间在床上或椅子上	室外步行每日至少2次，室内步行至少每2小时一次（在白天清醒期间）
感知	完全受限（1分）	非常受限（2分）	轻微受限（3分）	无损害（4分）
对压力致疼痛的反应能力	由于意识水平下降或用镇静药后对疼痛刺激无反应	对疼痛有反应，只能有呻吟、烦躁不安的表示，不能用语言表达不舒适或痛觉能力受限大于1/2体表面积	对指令性语言有反应，但不能总是用语言表达不舒适或有1~2个肢体感受疼痛能力受损	对指令性语言有反应，无感觉受损
潮湿	持续潮湿（1分）	非常潮湿（2分）	有时潮湿（3分）	很少潮湿（4分）
	由于小便或出汗，皮肤几乎一直处于潮湿状态	皮肤频繁受潮，床单至少每8小时更换1次	要求每12小时更换一次床单	皮肤通常是干燥的，按常规更换床单
营养	非常差（1分）	不足（2分）	充足（3分）	很好（4分）
日常进食方式	禁食和/或清流质饮食或静脉输液5d以上；或白蛋白<25mg/L或从未吃完一餐；罕见吃完大部分所供食物；蛋白质摄入每天2份肉；没有口入补充液体	流质或管饲/TPN提供年龄所需要的热量和矿物质不足；或白蛋白<30mg/L；或罕见吃完一餐；或仅吃完所供食物的1/2；蛋白质摄入每天3份肉；偶尔吃一次加餐	管饲或TPN提供年龄所需要的充足热量和矿物质；或摄入大多数食物的1/2以上；或每日摄入4份肉类；偶尔拒绝一餐，但常常会加餐	食欲正常摄入年龄所需的充足热量；能吃完每餐的大部分；从不少吃一餐，每天肉类≥4份；偶尔加餐，不总是要加餐
摩擦力和剪切力	明显有问题（1分）	存在问题（2分）	潜在问题（3分）	无问题（4分）
	需要中度或极大的协助才能移动身体，且无法将身体完全抬起，卧床或坐椅子时常会下滑，需极大协助才能调整姿势，或肢体痉挛或烦躁不安，患者皮肤时常受到摩擦	在帮助下才能移动身体，不能完全抬起身体使其在床单表面滑动。在床上或椅子上经常出现下滑。需要最大限度的帮助才能变换体位	在移动过程中，皮肤可能在床单、椅子、约束带等设备上出现一些滑动，大多数的时候，能在床或椅子上维持相当好的姿势，但偶尔会滑下来	能独立坐床或椅子，改变体位时能完全抬起，在床上或椅子里的所有时间内都能保持良好的体位
组织灌注或氧合作用	非常受限（1分）	受限（2分）	充足（3分）	很好（4分）
	低血压（舒张压<50mmHg，新生儿<40mmHg或不能耐受生理性体位改变）	血压正常，氧饱和度<95%；血红蛋白<10mg/L；毛细血管再充盈时间>2s；血清pH<7.40	血压正常，氧饱和度<95%；血红蛋白<10mg/L；毛细血管再充盈时间>2s；血清pH正常	血压正常，氧饱和度>95%；血红蛋白正常；毛细血管再充盈时间>2s

表13-1-5　Waterlow评估表中文版

体形、体重与身高	危险区域的皮肤类型	性别和年龄	组织营养不良
中等　　　　　　　　0	健康　　　　　　　　0	男　　　　　　　1	恶病质　　　　　　　　8
超过中等　　　　　　1	Tissue paper　　　　1	女　　　　　　　2	心衰　　　　　　　　　5
肥胖　　　　　　　　2	干燥　　　　　　　　1	14~49　　　　　1	外周血管病　　　　　　5
低于中等　　　　　　3	水肿　　　　　　　　1	50~64　　　　　2	贫血　　　　　　　　　2
（参照亚洲人标准体重表）	潮湿　　　　　　　　1	65~74　　　　　3	抽烟　　　　　　　　　1
	颜色差　　　　　　　2	75~80　　　　　4	
	裂开/红斑　　　　　3	81+　　　　　　5	
控便能力	运动能力	饮食	神经性障碍
完全自控　　　　　　0	完全　　　　　　　　0	中等　　　　　　0	糖尿病/多发性硬化/脑血管意
偶失禁　　　　　　　1	烦躁不安　　　　　　1	差　　　　　　　1	外/运动/感觉神经障碍　4~6
尿失禁/大便失禁　　　2	冷漠的　　　　　　　2	鼻饲　　　　　　2	
大小便失禁　　　　　3	限制的　　　　　　　3	流质　　　　　　2	
	迟钝　　　　　　　　4	禁食　　　　　　3	
	固定　　　　　　　　5	厌食　　　　　　3	
		大手术/创伤	
		腰以下/脊椎的　　5	
		大手术或创伤　　5	
		手术时间≥2h　　5	
		药物治疗	
		使用类固醇、细胞毒性药、大剂量消炎药　4	

总评分　　10~14分轻度危险，15~19分高度危险，大于20分极度危险

Waterlow评估指引

体形体重与身	中等	体重在标准体重的±10%
	超过中等	体重超过标准体重的10%~20%
	肥胖	体重超过标准体重的20%
	低于中等	体重比标准体重少于10%~20%为消瘦，少于20%以上为明显消瘦
皮肤类型	健康	皮肤颜色、湿度，弹性等正常
	菲薄	皮肤紧张发亮，或由于皮下脂肪减少、肌肉萎缩，皮肤变薄
	干燥	无汗时皮肤异常干燥
	水肿	皮下组织的细胞内及组织间隙内液体积聚过多

续表 13-1-5

体形、体重与身高	危险区域的皮肤类型	性别和年龄	组织营养不良
组织营养不良			
恶病质	极度消瘦		
心衰	指伴有临床症状的心功能不全，通常伴有肺循环和/或体循环瘀血		
外周血管病	外周脏以外的血管病变		
贫血	外周血血红蛋白量低于正常值下限，成年男性<12g/dL，女性<11g/dL		
抽烟	定义为每天吸烟一支且持续1年或以上		
控便能力			
完全自控	指大小便完全自控		
偶失禁	指大小便基本自控，或尿失禁已留置尿管		
尿/大便失禁	指尿或大便失禁，偶尔有尿失禁和/或大便失禁		
大小便混合失禁	大小便混合失禁		
运动能力			
完全	意识清楚，身体活动自如，自主体位		
烦躁不安	意识有模糊，躁动不安，不自主活动增加		
冷漠的	意识淡漠，活动减少		
限制的	患者不能随意调整体位/运动功能障碍		
迟钝	存在感觉，自主变换体位或被动变换体位		
固定	由于强迫体位或运动能力减弱或者要求变换体位		
饮食食欲			
中等	消化功能，进餐次数、摄入食物种类和量正常		
差	食欲差，进餐时间、进食物种类和量减少		
鼻饲	将导管经鼻腔插入胃内，从管内注入流质食物、营养液、水和药物		
流质	一切食物呈流体，易吞咽、消化、无刺激		
禁食	长期禁食超过2d以上		
厌食	无食欲或其他原因患者（拒绝）进食		
神经性障碍			
糖尿病	一种常见的代谢内分泌病，分为原发性或继发两类		
多发性硬化	一种青壮年发病的中枢神经系统炎性脱髓鞘病变，引起肢体无力或瘫痪		
脑血管意外	指由各种原因引起的脑血管疾病变，导致脑功能缺损的一组疾病总称		
运动障碍	可分为瘫痪，僵便，不随意运动及共济失调等		
感觉障碍	指机体对各种形式的刺激无感知、感知减退或异常的一组综合征		
大手术/创伤	所有外科/脊椎手术时间>2h，评估有效时间未超过24h内		
药物治疗			
大剂量类固醇	包括糖皮质激素、盐皮质激素、性激素		
细胞毒性药	在细胞分裂时能够选择杀死细胞的药物，如环磷酰胺、氨甲蝶呤等		

脂肪丰富的区域会发展成深部伤口。这一阶段的压力性损伤不会有筋膜，肌肉，肌腱，韧带，骨头的暴露。3期压力性损伤见图13-1-5，13-1-6。值得注意的是，在一些缺乏脂肪组织的部位，或是极度消瘦的患者，可能看上去很浅的伤口，实际上已经达到了3期或更深的程度。

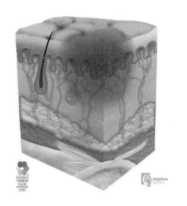

图13-1-1 1期解剖图

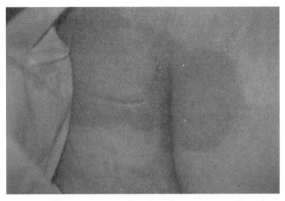

图13-1-2 1期压力性损伤照片

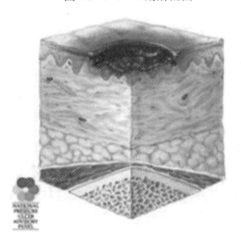

图13-1-3 2期压力性损伤解剖图

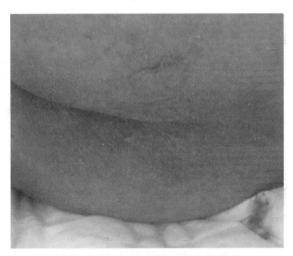

图13-1-4 2期压力性损伤照片

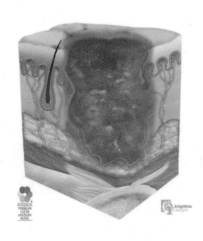

图13-1-5 3期压力性损伤解剖图

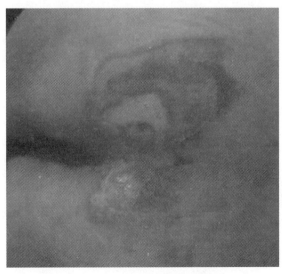

图13-1-6 3期压力性损伤照片

4. 4期压力性损伤 4期压力性损伤，出现全层皮肤和组织缺失，可看见甚至可以直接摸到筋膜、肌肉、肌腱、韧带或骨头，可见腐肉和/或焦痂，常常会出现伤口边缘向内部卷曲，皮肤与伤口分离出现袋状形状。不同解剖位置的组织损伤的深度存在差异。如果腐肉或焦痂完全掩盖伤口表面，无法判断组织缺损的深度，则为不可分期压力性损伤。4期压力性损伤见图 13-1-7，13-1-8。

5. 不可分期 不可分期压力性损伤，由于被腐肉或焦痂掩盖，我们肉眼无法判断组织缺失的具体深度，只有通过清创去除足够的腐肉或焦痂，才能判断损伤分期。需要提醒的是，四肢缺血部位或足跟的稳定型焦痂（表现为焦痂干燥，紧密黏附在创面上，焦痂完整，没有红斑和波动感），此时的焦痂可作为"天然屏障"，不应去除。不可分期压力性损伤见图 13-1-9，13-1-10。

6. 深部组织损伤 局部皮肤可是完整的，也可是破损的，指压后不变白，皮肤呈深红色、栗色或紫色（与1期压力性损伤的淡红色不同），或者伤口表面呈黑色（与1期压力性损

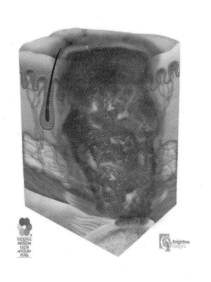

图 13-1-7 4期压力性损伤解剖图

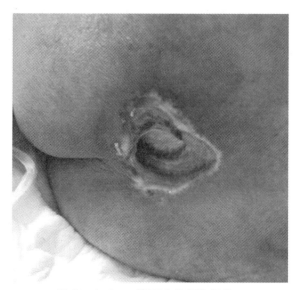

图 13-1-8 4期压力性损伤照片

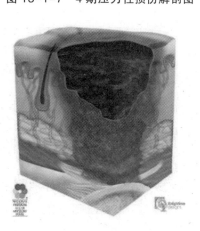

图 13-1-9 不可分期压力性损伤解剖图（见彩图9）

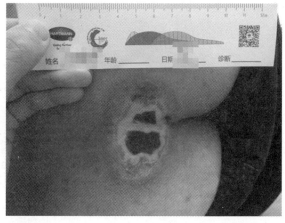

图 13-1-10 不可分期压力性损伤照片（见彩图10）

伤的粉色或红色表面区分），出现充血水疱（与2期压力性损伤的浆液性水疱区分）。同1期压力性损伤，疼痛和温度变化通常先于颜色改变出现。深色皮肤的患者皮肤颜色表现可能不同。深部组织损伤是由于强烈和/或长期的压力和剪切力作用于骨骼和肌肉交界面所导致的。深部组织压力性损伤见图13-1-11，13-1-12。

（三）伤口评估

1. 整体评估

（1）基础情况：评估患者皮肤损伤的内在因素或外在因素。评估患者的年龄、营养及局部血供情况，患者的活动能力、移动能力及感觉是否存在障碍，损伤局部是否存在压力或剪切力或摩擦力或潮湿刺激。

（2）伤口持续时间：在伤口处理过程中，经过2~4周正规伤口处理，伤口如果没有任何进展，则要评估是否存在影响伤口愈合的因素。

（3）影响伤口愈合的因素：全身性因素包括年龄、营养状况、血液循环系统功能、神经系统疾病，其他潜在性疾病如糖尿病、自身免疫性疾病及患者的心理状态和全身用药情况等。

局部性因素：包括伤口的位置、大小和深度、伤口存在感染、伤口内有异物、伤口干燥或过于潮湿、伤口内组织水肿、伤口表面血纤维蛋白覆盖、伤口及周围皮肤受摩擦、牵拉及压迫等。

2. 局部评估　伤口局部评估包括伤口所在的位置、分期、伤口大小、有无潜行、窦道、伤口基底组织、伤口渗出液、伤口边缘及周围皮肤状况、伤口有无感染、疼痛。

3. 愈合趋势评估　压力性损伤愈合评分表是1997年由美国压力性损伤咨询委员会设计的，用来帮助临床医生常规评价2~4期压力性损伤的愈合过程。从分值的动态变化可以评估压力性损伤趋于好转或恶化，分值越高表明压力性损伤程度越重。压力性损伤愈合计分量表包括3个项目：伤口面积（长乘以宽）、24h渗液量和伤口床组织类型。分值是0~17分，

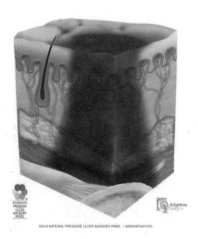

图13-1-11　深部组织压力性损伤解剖图

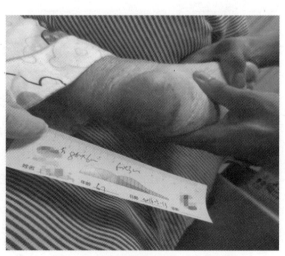

图13-1-12　深部组织压力性损伤照片

17分表示压力性损伤很严重,分数下降表明伤口正在愈合中,0分表示伤口愈合。分数上升表明伤口恶化,分数无改变表明治疗无效。伤口面积0~24cm²(1~10分);24h渗液量分为无、少量、中量、大量4个等级(0~3分);伤口床组织类型分为闭合(即完整皮肤)、上皮组织、肉芽组织、腐肉、坏死组织5个等级(0~4分),见表13-1-6。

表13-1-6 压力性损伤愈合评分表

计分项目	计分内容	得分标准
伤口面积(cm²)	0	0
	<0.3	1
	0.3~0.6	2
	0.7~1.0	3
	1.1~2.0	4
	2.1~3.0	5
	3.1~4.0	6
	4.1~8.0	7
	8.1~12.0	8
	12.1~24	9
	>24	10
24h渗液量(mL)	干燥无渗液	0
	<5mL 为少量	1
	5~10mL 为中量	2
	>10mL 为大量	3
伤口床组织类型	闭合	0
	表浅并有上皮组织生长	1
	清洁并有肉芽组织生长	2
	有腐肉但无坏死组织	3
	有坏死组织	4

三、康复护理措施

(一)压力性损伤预防措施

通过压力性损伤危险因素评估后,可筛选出压力性损伤的高危人群和高危项目,对压力性损伤高危人群和高危项目进行预防干预,能有效预防临床患者的压力性损伤发生。除压力性损伤危险因素评估外,主要的预防措施有体位与体位变换、选择合适的支撑面、皮肤护理、营养支持、健康教育以及预防性使用敷料等其他新兴压力性损伤预防措施,其中体位与体位变换是康复护理的关键。

1. **体位与体位变换技巧**

(1) 体位

最佳体位：卧位患者在患者病情允许的情况下，建议选择侧卧30°或俯卧位，避免选择90°侧卧位。此外，患者床头摇高不应超过30°。对于已经存在压力性损伤的患者，避免压力性损伤处再次受压。采取其他体位时应该缩短翻身时间。坐位患者选择体位时应充分考虑患者活动能力，确保患者能够自由活动。轮椅或座椅应该选择靠背可以往后调节、有扶手、有脚踏的产品，以最大限度地减轻摩擦力和剪切力。存在压力性损伤高危风险的患者应该限制处于坐位的时间，且确保双脚要落地。

常见体位摆放要点及注意事项：

1) 平卧位：维持头部、颈部与脊柱呈一条直线，脸可以偏向一边，保持呼吸道通畅和预防误吸。双手自然放松放于身体两侧，保持肩关节稍微外展，肘伸直，掌心朝上（前壁外旋姿势），手心可让患者环状握小毛巾（保持手指微弯与拇指外展的姿势），避免手指过度弯曲挛缩。大腿自然伸直，可使用长枕，避免髋关节过度外旋。小腿下垫上长形针头来放松腹肌，枕头不可以放置于腘窝处，防止腘静脉或腘动脉循环受阻或压迫神经。长期卧床的患者可使用足托板或软枕，将双足踝关节尽可能与小腿维持90°功能位，预防足下垂（图13-1-13）。

2) 30°侧卧位：利用软枕放置在背部并支撑上肢，让身体离开床面30°。两腿间放置软枕，并屈曲下肢，避免大腿粗隆、膝盖和脚踝过度受压。胸前可抱枕头。床头可按需摇高，最高不超过30°（图13-1-14，图13-1-15）。

3) 俯卧位：患者面向床，头侧向一边的姿势。可松弛背肌，并预防髋及膝关节挛缩。个别患者因长期坐轮椅或无法站立，容易造成屈肌挛缩，建议每天可采取俯卧位30min，可以避免挛缩同时预防压力性损伤。将软枕至于胸前、大腿及小腿下方，防止胸部受压，并使大腿伸直，膝关节弯曲；让上肢呈现外展与外旋姿势，手握毛巾卷，在胫前垫枕头悬空双足（图13-1-16）。

(2) 体位变换技巧

翻身频率：合理的体位变化频率是压力性损伤预防最重要的措施之一。每个患者都是一个独立的个体，因此应针对每个患者不同的情况制订个性化的频率。制订计划时，应综合考虑患者个人的病情及治疗措施、组织耐受性、移动和活动能力、皮肤情况、患者舒适度以及医院或科室可供选择的支撑面等。一般的患者翻身间隔时间为2h变换一次体位，但

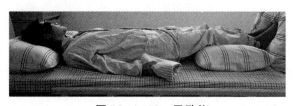

图13-1-13 平卧位

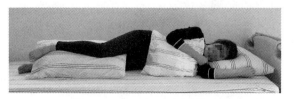

图13-1-14 30°侧卧位

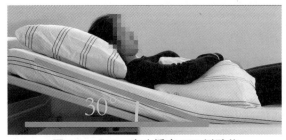

图 13-1-15　床头摇高 30°侧卧位

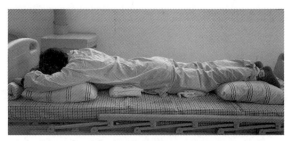

图 13-1-16　30°俯卧位（见彩图 11）

长期卧床患者可通过评估其皮肤及全身情况来调整翻身的间隔时间：2h 翻身时如皮肤出现可见性充血反应在 15min 内能消退则认为皮肤可以承受 2h 的压力，如 15min 内皮肤发红不消退，翻身时间应缩短至 1h。对于限制轮椅的患者，至少每 1 小时变换体位 1 次，感觉与活动能力较差的患者，原则上必须每隔 15 分钟更换一次体位。

翻身技巧：①站立时双脚分开，尽可能靠近患者，以节省力气，同时也能预防患者坠床。②随时保持腰背挺直，避免肌肉或背部拉伤。③以将患者向右翻身为例，将患者左手放在其胸前，左脚弯曲，照顾者一手放在左侧骨盆后方，一手放在左边肩胛骨后方来施力。注意不可以拉扯患者的手来翻身，以免造成肩部损伤。④翻身摆好体位后，拉上床栏，以确保患者安全。⑤为防止翻身过程中导致臀裂，翻身时不可用力拉扯臀部皮肤（图 13-1-17）。

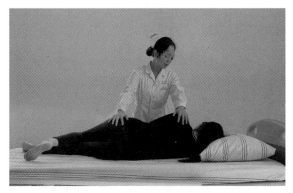

图 13-1-17　翻身技巧

轮椅减压技巧：①撑起身体抬臀运动：对于截瘫患者，可指导其使用双上臂的力量，每隔 15~20 分钟撑起身体将臀部抬离椅面，维持 1min 为佳。②背后倾斜以减轻坐骨结节压力。③轮椅上两侧轮流减压法：指导患者现将重心倾向一侧，30min 后再倾向另一侧。④轮椅上身体前倾减压法：将身体尽可能向大腿处前倾，维持 15~20min 可以减轻坐骨粗隆的压力。

2. 支撑面　支撑面是一种用于重新分配压力的特殊设备，可用于管理组织负荷、皮肤微环境以及其他治疗功能。目前临床使用的支撑面根据作用部位分为两种，一种是局部支撑面，另一种是全身性的支撑面。选择支撑面时，应充分评估患者情况及医院自身的设备条件。

局部支撑面在临床使用较广泛，如轮椅坐垫、手术中使用的局部减压垫等，主要用于患者局部的某个或某几个骨突处的减压，常使用在枕部、肘部、骶尾部、足跟部。各种不同的局部支撑面材质也不同，常见的有泡沫或海绵减压垫、啫喱垫。以往临床经常使用的气垫圈、充气或充水手套已不建议使用。气垫圈会导致患者局部循环障碍加重压力性损伤；充气或充水手套会导致局部皮肤的潮湿。因此，气垫圈、充气或充水手套不仅不能降低压力性损伤的发生，甚至可能会导致局部压力性损伤的发生。

全身性支撑面主要是临床使用的记忆泡沫床垫、气垫床和水床,包括各种柔软的静压垫和动压垫。目前电动气垫床应用较多,水床应用不多。多房性电动充气床垫使小房交替充气、放气,变换承受压力的部位,使每一部位的受压时间不超过几分钟。空气缓慢释放床(空气漂浮)是空气通过床表面的纤维织物缓慢渗出,使患者漂浮于床上。空气射流床使暖热空气通过覆盖有纤维聚酯膜的颗粒状陶瓷串珠,产生类似于流波的串珠运动,变换受压量的大小(图13-1-18)。

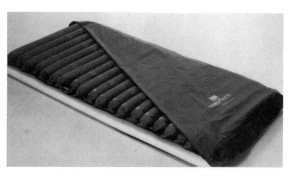

图13-1-18　普通气垫床

3. 预防性使用敷料　大量国内外随机对照研究表明,在骨突处预防性使用聚氨酯泡沫敷料可以有效降低压力性损伤发生率,尤其适用于医疗器械压力性损伤的预防。选择敷料时,应优先选择能有效管理皮肤微环境、易于粘贴和移除,方便观察以及大小合适的敷料。敷料只是压力性损伤预防的辅助手段,不能代替体位及体位变换等其他预防措施,护士应至少每日评估一次粘贴敷料的局部皮肤。当敷料出现磨损、移位、过度湿润等情况时,应及时更换。

4. 皮肤护理　皮肤护理对于压力性损伤高危人群非常重要。每日定时检查全身的皮肤状况,尤其是骨突受压处皮肤,避免水肿部位的皮肤受压。保持皮肤清洁和干燥,有条件的患者推荐使用pH平衡液清洁皮肤。然而当患者皮肤过于干燥时,可适当给予不含香精的温和的皮肤润肤霜。持久排汗,如自主神经紊乱的患者,可使用吸收性强的材料改善患者湿度,避免使用爽身粉,因为粉聚集在皮肤皱襞,可以引起额外的皮肤损伤。及时更换潮湿的衣服与床单、清洁皮肤,保持患者皮肤的清洁干爽,以减轻局部皮肤的摩擦力。当患者发生大小便失禁时,注意保护局部的皮肤免受粪水的刺激。

5. 营养支持　营养不良是压力性损伤发生的危险因素之一,因此,改善患者的营养状况对预防压力性损伤的发生十分重要,而临床研究也表明,合适的热量和蛋白摄入可以预防压力性损伤的发生。在对患者实施营养干预之前,应先使用量表评估患者的营养状况。根据评估结果为患者制订合适的能量、蛋白质、碳水化合物、维生素和微量元素的摄入计划。必要时,请营养师会诊,全面评估患者的营养状况,制订合理的饮食。对于不能经口进食的患者,给予鼻饲注入各种营养物质,以保证患者的营养需要。同时,监测患者的摄入与排出,以保持机体营养的动态平衡。

6. 新兴预防措施 随着压力性损伤预防研究的不断更新，临床上出现了多种压力性损伤预防的新措施，其中以肌肉电刺激以及纤维织物等措施效果明确。与传统的棉质或棉-聚酯混纺织物相比，选择如丝绸般质地的纺织物可以达到减少局部摩擦力和剪切力的效果。

（二）压力性损伤伤口处理措施

1. 1期压力性损伤

（1）局部可以不用任何敷料。避免再受压，观察局部发红皮肤颜色消退状况，对于深色皮肤的患者观察局部的皮肤颜色与周围皮肤颜色的差异。

（2）减小局部摩擦力，局部皮肤可给予透明薄膜或薄的水胶体敷料或赛肤润，观察局部皮肤颜色的变化。水胶体敷料和赛肤润可改善局部皮肤的缺血、缺氧状况。

2. 2期压力性损伤

（1）水泡：直径小于2cm的小水泡，可以让其自行吸收，局部粘贴透明薄膜保护皮肤；直径大于2cm的水泡，局部消毒后，在水泡的最下端用5号小针头穿刺并抽吸出液体，表面覆盖透明薄膜，观察渗液情况，如果水泡内再次出现较多液体，可在薄膜外消毒后直接穿刺抽液，薄膜3~7d更换一次。如果水泡破溃，暴露出红色创面，按浅层溃疡原则处理伤口。

（2）浅层溃疡：由于2期压力性损伤创面通常是无腐肉的红色或粉红色基底的开放性浅层溃疡，可根据渗液情况使用合适的敷料。渗液较少时，可用薄的水胶体敷料，根据渗液2~3d更换一次；渗液中等或较多，可用厚的水胶体敷料或泡沫敷料，3~5d更换一次。

3. 3期、4期压力性损伤

（1）清除坏死组织：3期、4期压力性损伤的创面通常覆盖较多坏死组织，因此，首先要进行伤口创面清创处理。评估患者的全身和局部情况后，决定使用何种清创方法。①当伤口内坏死组织比较松软时，可采用外科清创的方法；②当伤口坏死组织比较致密，且与正常组织混合时，首先进行自溶性清创，待坏死组织松软后再配合外科清创的方法；③当黑色焦痂覆盖伤口时，可在焦痂外做一些小切口，再使用自溶性清创的方法进行清创；④当伤口内有较深潜行或窦道时，可采用机械性冲洗的方法清除部分坏死组织；⑤当坏死组织非常致密，采用其他方法无法清除时，可考虑使用化学性清创方法。

（2）控制感染：当伤口存在感染症状时，全身使用抗菌药物或局部使用杀菌剂前先行伤口分泌物或组织的细菌培养和药敏试验，根据培养和药敏结果选择合适的抗菌药物治疗。感染性伤口可选择合适的伤口清洗液，伤口可使用杀菌敷料。

（3）伤口渗液处理：根据伤口愈合不同时期渗液的特点，进行伤口渗液的管理，可选择恰当的敷料，也可使用负压治疗，主要目的是达到伤口液体平衡，细胞不发生脱水，也不会肿胀。①当黑色焦痂覆盖时，通常伤口很少渗液或没有渗出，此时需要给伤口补充一定的水分才能溶解焦痂，因此，可使用水分较多的敷料，如水凝胶或离子持续交换型敷料；②当伤口有较多黄色坏死组织覆盖时，伤口的渗液由少到多，可使用既具有吸收能力又具有清创作用的敷料来进行吸收渗液和清创,如可选择水胶体、藻酸盐、美盐等敷料;③当伤口较多红色肉芽组织生长时,渗液较多,因此可选用吸收能力强的敷料以吸收伤口内过多的渗液,如藻酸类敷料、水性纤维敷料、泡沫塑料类敷料等;④当伤口内肉芽组织填满伤口,部分上皮组织生长时,伤口渗液逐渐减少,可使用水胶体或薄的泡沫敷料以促进伤口愈合。

(4)伤口潜行和窦道的处理:在伤口评估时,如果发现伤口内有潜行或窦道,一定要仔细评估潜行的范围及窦道的深度,在肛门附近的伤口要检查是否有瘘管的存在。根据潜行和窦道深度及渗出情况选择合适的敷料填充或引流,填充敷料要接触到潜行或窦道的基底部,但填充时不要太紧而对伤口产生压力。常用的引流和填充的敷料有优拓、美盐、爱康肤、藻酸盐等。

(5)关节处伤口处理:压力性损伤的伤口好发于关节部位,如肘关节处、踝关节处、髋关节处。由于关节处皮下组织比较少,因此,关节处的伤口往往是全皮层损伤,经常可见关节面暴露,由于关节活动多,伤口难以愈合。保护好关节面是护理关节处伤口的关键,除了进行局部的减压外,还应保护关节面湿润的环境,避免关节面破坏后骨直接暴露。必要时,伤口清洁后进行手术治疗以保护关节。

(6)足跟部伤口的处理:由于足跟部组织的特殊性,往往伤口的颜色不够鲜红而误以为是伤口内坏死组织。位于足跟的压力性损伤在处理过程中要注意保护伤口,避免清创,伤口以清洁干燥为主,注意减压。

5. 无法分期 当伤口因覆盖焦痂或坏死组织无法进行界定时,应先清除伤口内焦痂和坏死组织,再确定分期,再按照对应分期措施处理。

6. 深部组织损伤

(1)解除局部皮肤的压力与剪切力,减少局部的摩擦力。同时,密切观察局部皮肤的颜色变化,有无水泡、焦痂形成。

(2)伤口处理:局部皮肤完整时可给予赛肤润外涂,避免大力按摩。如出现血泡,可按2期压力性损伤水泡处理;如果局部形成薄的焦痂,可按焦痂伤口处理。如发生较多坏死组织,则进行伤口清创,按3期、4期压力性损伤处理。

(三)压力性损伤的物理治疗

压力性损伤的物理治疗包括操作治疗、运动治疗与物理因子治疗。

1. 操作治疗 操作治疗包括肢体按摩、瘢痕按摩及淋巴引流手法等各种徒手治疗:其中肢体按摩能促进血液循环,增加代谢物质的排除以及供给养分至伤口,帮助其愈合;瘢痕按摩可以减少伤口粘连,帮助瘢痕组织新生,处理使伤口愈合外,还能使新生瘢痕组织平顺、柔软;淋巴引流则可以减轻肢体因为长期不活动而造成的淋巴水肿现象。

2. 运动治疗 运动治疗则包含了定时翻身和改变适当体位,同时进行关节运动,维持关节活动度，避免关节痉挛，还能帮助肢体的血液循环，增加伤口的养分供给，促进伤口愈合。肢体的关节运动是利用向心端的肌肉活动带动血液流动，给予伤口局部良好的血流，可以提供养分及氧气至伤口，也可以促进伤口排出代谢物质，促进伤口愈合。此外，关节活动可以避免因长时间不动而造成的关节挛缩，减轻患者的不适反应。如果患者本身仍有自主活动能力，最基本的运动包括：脚踝辅助运动与手部辅助运动。若患者肢体无力，可以帮助患者做被动运动，同时配合关节伸展运动一起进行。

3. **物理因子治疗** 利用物理因子治疗，可以减轻患者伤口产生的疼痛，促进伤口愈合，包括：水疗、电刺激、超声波、低能激光、红外线、紫外线等仪器治疗。

四、出院／居家康复指导

对长期卧床患者、脊髓损伤患者及老年人特别是老年卧床患者等压力性损伤的高危人群进行及时、准确的评估是预防压力性损伤的必要条件，根据评估结果制订合理的护理计划，采取有效的预防措施，患者及家属的参与非常重要。因此，对患者及家属的教育是预防长期卧床患者及其他压力性损伤高危人群发生压力性损伤的关键，尤其是社区的居家患者。

（一）指导患者家属定时改变体位

翻身是最为简单且有效的预防措施，采取合理的翻身间隔时间以提高护理质量并节约医疗卫生资源。指导患者间隔一定的时间改变体位，教育正确的翻身，避免发生拖拉等动作，以减轻局部的压力和摩擦力。指导坐轮椅的患者隔30min臀部抬离轮椅约30s。

（二）根据病情使用合适的支撑面

根据病情及评估情况，指导患者选择合适的支撑面，如局部的减压垫或全身减压的气垫床，并教会患者及家属正确使用。

（三）保护皮肤，避免盲目局部按摩

指导患者及家属观察皮肤情况，尤其是骨突处受压的皮肤状况。每日清洁皮肤，保持清洁干爽，如有潮湿刺激，及时清洁与更换。指导失禁患者正确使用失禁用品，避免皮肤受粪水刺激。同时，指导患者及家属不要盲目行局部皮肤按摩，尤其是水肿部位及红肿皮肤，以免损伤皮肤。

（四）增加营养

让患者和家属理解营养对于压力性损伤预防的重要性。指导患者合理饮食，指导长期鼻饲患者家属为鼻饲患者注入营养，并说明注入时的注意事项。

（五）发现问题，及时就诊

指导患者及家属，一旦发现皮肤出现问题，要及时就诊。

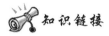

医疗器械相关压力性损伤

医疗器械相关压力性损伤指使用医疗器械导致的损伤，损伤的性状和类型与使用的医疗器械相一致，其分期适用于美国压力性损伤顾问小组分期系统。黏膜压力性损伤是指黏膜损伤处既往有使用医疗器械的病史，不适用于分期系统。

（胡爱玲　黄　蕾）

第二节　糖尿病足的康复护理

学习目标

1. 能掌握糖尿病足的 Wagner 分级法。
2. 能归纳糖尿病足的高危人群及危险因素。
3. 能阐述糖尿病足的常用辅助检查评估方法。
4. 能够制订各级糖尿病足的康复护理措施并正确实施。
5. 能够为患者制订个性化的出院/居家康复指导。

一、疾病概述

（一）相关概念

糖尿病（diabetes mellitus，DM）是由遗传和环境因素相互作用而引起的一组以慢性高血糖为特征的代谢异常综合征。糖尿病足指与下肢远端神经异常和不同程度的周围血管病变相关的足部（踝关节或踝关节以下）感染、溃疡和/或深层组织破坏。根据病因可分为神经性、缺血性和混合性 3 类。据世界卫生组织估计，全球目前有超过 1.5 亿糖尿病患者，伴有糖尿病足的病例占 47%。美国每年的非创伤性截肢中，一半以上是糖尿病足所导致的。85% 的截肢起源于溃疡。降低足溃疡的发病，就可以降低截肢率。糖尿病已成为继肿瘤、心血管病之后第三大威胁人类生命的疾病。

（二）病理生理

糖尿病足通常是由多种因素共同作用的结果。糖尿病足的病理生理是复杂的，其中糖尿病足的周围神经和血管病变是最基础的病变，其他病变多为继发。糖尿病足溃疡形成后，创面小动脉周围的炎性细胞聚集，基质蛋白酶升高，基质蛋白酶抑制剂降低，转化生长因子等生长因子降低，延迟伤口愈合。

（三）糖尿病足分型

1. 神经性溃疡 因神经系统病变引发局部感觉功能丧失，各种外伤因素致使足部溃疡形成。神经性溃疡通常溃疡位置在足底等受压的部位，患者无明显的疼痛，常伴有足部畸形、胼胝的存在，患肢血运良好，足背动脉搏动存在。

2. 缺血性溃疡 下肢及足部血管病变导致局部缺血，从而导致组织坏死进一步出现及溃疡形成。单纯缺血性足病而无神经性病变较少见。缺血性溃疡通常溃疡位置在足趾或足边缘等处，足部动脉搏动减弱或消失。

3. 神经缺血性溃疡 由于神经系统及血管病变共同影响而引发的溃疡形成，最为常见。

（四）治疗要点

糖尿病足早期诊断和合理治疗非常重要。治疗的目的是控制病变发展，延缓动脉粥样硬化加重；减轻危险因素对疾病的影响；减轻患者痛苦，保全肢体功能，增加肢体存在率；减少死亡率，改善生活质量。糖尿病足部溃疡的治疗原则包括以下6个方面：改善循环、控制血糖、抗感染、局部清创换药、营养神经、支持治疗。

二、康复护理评估

（一）糖尿病足高危人群及危险因素

常见的糖尿病足高危因素包括：糖尿病病程超过10年；血糖或血压控制不佳；吸烟；男性；老年人，尤其是独居者；穿不合适的鞋、袜、足部卫生保健差；合并血管、肾脏、眼底或神经病变，足部感觉异常；有足部溃疡史或截肢史；足部畸形；下肢皮肤干燥、皲裂；失明或视力减退，不能观察自己足部。

（二）糖尿病足分级

目前临床上使用最广泛的糖尿病足分级方法为瓦格纳（Wagner）分级法，Wagner分级法（表13-2-1）是糖尿病足的经典分级方法，根据溃疡的深度及坏疽的范围分级，将糖尿病足分为0~5级（图13-2-1~图13-2-6）。这种分级方法很好地描述了糖尿病足的范围和程度，但缺点是没有体现糖尿病足的自然病程，无法区分糖尿病足是由缺血造成的还是由感染造成的，这一区别决定了治疗和预后的不同。

（三）辅助检查评估

1. 10g尼龙单丝及棉絮检查 主要用于评估患者是否存在保护性感觉，通过用尼龙单

表 13-2-1　Wagner 分级法

分级	病情描述
0 级	皮肤完整无开放性损伤，可有骨骼畸形
1 级	表皮损伤未涉及皮下组织
2 级	全层皮肤损害涉及皮下组织，可有骨骼、肌腱暴露
3 级	全皮层皮肤损伤，伴有脓肿或骨髓炎
4 级	足部分坏疽（足趾或足前段）
5 级	全部足坏疽

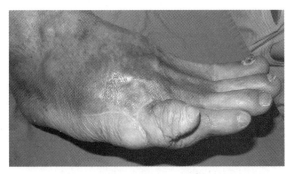

图 13-2-1　0 级

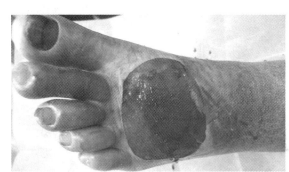

图 13-2-2　1 级

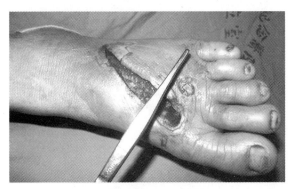

图 13-2-3　2 级

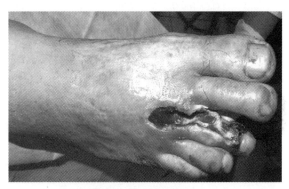

图 13-2-4　3 级

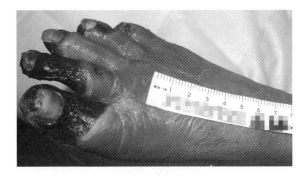

图 13-2-5　4 级

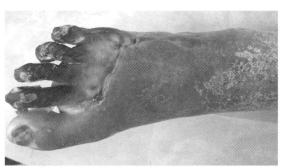

图 13-2-6　5 级

丝或棉絮对糖尿病患者足部检查以确定足部末梢神经受损情况，足部感觉丧失被认为是溃疡形成的危险状态。

2. 下肢血管检查

（1）动脉搏动：下肢及足部供血情况判断的简单方法是通过触摸足背动脉/胫后动脉/腘动脉搏动来确定，足背动脉搏动减弱或消失，往往提示患者有严重的周围血管病变，容易发生足溃疡。

（2）踝肱指数：使用多普勒超声探测计测量踝动脉收缩压，与同侧上肢肱动脉收缩压的比值即踝肱指数，判断动脉通畅程度以及狭窄或阻塞部位：1.0~1.4 为正常；<0.9 为轻度缺血，会有间歇性跛行；0.5~0.7 为中度缺血，会有休息痛；<0.5 为重度缺血，可能发生足坏死；如果 ABI>1.4，应高度怀疑有下肢动脉钙化。

（3）经皮氧分压测定：通过测定皮肤组织中氧含量来反映组织血流灌注情况，是一种无创的检查方法，可直接反映血氧供应情况。正常值为 >40mmHg，<30mmHg 提示周围血氧不足，易发生溃疡或溃疡难以愈合；<20mmHg 则提示缺血严重，溃疡几乎没有愈合的可能。

（4）下肢血管彩色多普勒超声检查：是一种无创的检查，可以发现血管的形态和血流动力学的异常。

（5）磁共振血管造影可以发现血管狭窄，敏感性和特异性较高，且不需造影剂，肾功能受损的患者可以使用。

（6）下肢动脉血管造影检查：是下肢血管检查的"金标准"，能准确反映血管病变情况和部位，但是是有创检查，主要是用于血管外科重建手术的评估选择，对有肾功能损害的患者不适用。有肾功能损害的患者可选用磁共振进行检查。

3. X 线检查　判断骨关节情况。

三、康复护理原则及目标

糖尿病足的康复护理目标是保全肢体、延长生命、提高生活质量。糖尿病足康复护理至关重要的是清创时机，清创时机影响伤口愈合及糖尿病足的转归。

四、康复护理措施

（一）0 级糖尿病足

预防为主，做好足部护理。

（二）1 级糖尿病足

（1）创面水疱未破而渗液少者，使用纸质水胶体、水胶体敷料或超薄泡沫敷料，根据渗液情况 3~5d 更换一次。

（2）创面渗液较多时，使用藻酸盐或亲水纤维覆盖创面，根据渗液情况 3~5d 更换一次。

（三）2级糖尿病足

1. **彻底清创，选择合适敷料**　充分彻底清创后，伤口未感染时根据伤口渗液情况选择优拓、美盐、藻酸盐、藻酸钙或亲水性纤维等敷料，若合并感染局部杀菌首选银离子敷料。

2. **骨骼、肌腱外露处理**　若渗液过少可使用水凝胶保护，预防其脱水干性坏死。

（四）3级糖尿病足

1. **痂下积脓或局部脓肿的处理**　应及早切开排脓，充分引流；若多个间隙感染行多处切开对口引流，将脓肿的每个间隔全部打开，确保引流通畅，避免因脓肿压迫局部动脉而导致循环障碍，最终引起远端足趾及全足坏死。脂质水胶体敷料对口引流，外层用加厚棉垫覆盖，绷带缠绕固定，固定时注意不要加压，以免影响远端血液循环，术后24h换药。

2. **彻底清除坏死组织**　采取保守锐性清创和自溶性清创相结合的方法尽快清除坏死组织，充分清洗或冲洗创腔，然后根据渗液和伤口情况选择抗菌敷料，根据渗液情况更换。

3. **伤口进入组织修复期的处理**　若血糖正常、炎症控制，可停止使用抗菌敷料。根据伤口的大小、基底和渗出情况，选择合适的敷料。骨骼、肌腱外露时，若渗液较少可用水凝胶，预防干性坏死，保护足部及脚趾功能基本恢复正常；若渗液过多可不用特殊敷料保护。

4. **骨髓炎的处理**　行足部X线片检查或骨扫描，以排除骨髓炎的可能。合并骨髓炎的患者最佳方法是切除受感染骨，并全身联合使用抗生素2~4周。

（五）4级糖尿病足

1. **脓肿及坏死组织处理**　基本方法同3级。炎症控制后，坏死趾、蹠骨与周边正常组织边界清楚并分离，可转介外科医生手术去除死骨。截骨时必须截至断端周围有正常软组织，断面要整齐，不要残留碎骨，才能确保创面有肉芽组织生长并包裹。截骨完毕，用碘伏纱条填塞止血并抗炎，用加厚棉垫覆盖，绷带固定。截骨24h后换药。

2. **小动脉栓塞导致趾、蹠骨坏死的处理**　如果没有合并感染，可以不用处理，等待死骨与周边正常组织边界分离清楚后用上述方法去除；若合并感染形成脓肿同样要切开引流。

3. **大动脉栓塞而出现的趾、蹠骨坏死的处理**　控制感染的同时，等待血管重建。预防病情恶化，尽量减少截肢，降低截肢平面。

（六）5级糖尿病足

因有全足坏疽，绝大多数需截肢手术，应做好术前准备，截肢前也不可放松治疗，预防病情的进一步恶化。发生全足坏死，有大动脉栓塞时，使用银离子敷料，开放式敷料包扎，控制感染，勿加压，控制血糖，做好全身支持治疗，等待血管重建后截肢。

五、出院/居家康复指导

(一) 控制血糖，戒烟，定期复诊

听从医生、护士及营养师的指导，按规定用药及饮食治疗，定时监测血糖，将血糖控制在正常或基本正常的水平。每月去足病护理门诊就诊一次，每年专科检查脚部一次。

(二) 让患者充分了解溃疡发生的诱因

糖尿病病程长、没有掌握糖尿病相关知识及依从性差使血糖控制不良，年龄大、男性、肥胖、酗酒、吸烟，合并有眼底及肾脏病变，鞋袜不合适或长时间行走导致足底压力过大、局部茧子形成，足部变形、脚癣、毛囊炎，不适当的足部护理，足部表皮反复小损伤后易受感染、顽固性溃疡、坏疽等。

(三) 足部护理

（1）每天洗脚，温水（<40℃），不使用刺激性洗涤剂清洗，<5min。

（2）干毛巾擦干，尤其是趾间，可使用一条浅色系毛巾，方便观察。

（3）干皮肤涂润肤霜，避免在趾间，不宜用爽身粉。

（4）洗脚后仔细检查有无皮肤病变，及时就诊。

（5）不要自行处理或修剪病变处，不要用鸡眼膏去鸡眼。

（6）不要赤足走路。

（7）不要用热水袋或电热毯等热源温暖足部，可用厚毛巾袜。

（8）每日做小腿和足部运动。

（9）不到公共浴室修脚，不随意处理脚底的足茧，避免交叉感染。

(四) 选择合适的鞋袜

1. 正确选择（图13-2-7，13-2-8）

（1）购买鞋的时间最好是下午至傍晚。

（2）若双脚大小不一样，买鞋时以较大的一只为准。

（3）买鞋时要测量脚的准确尺码，以免购买的鞋过大或过小。

（4）选择鞋面的质地要柔软并且透气性能要好，形状选择圆头、厚软底、鞋口是系鞋带或尼龙拉扣。禁忌尖头及高跟鞋。

（5）要穿密闭鞋头，不穿凉鞋、拖鞋外出行走。

（6）穿棉质袜子。

（7）选择浅色的袜子。

（8）选择低弹性的袜子。

（9）不要穿破洞或反复修补后的袜子。

（10）冬天可穿厚袜子，每日更换。

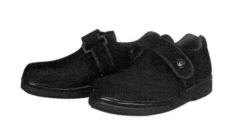
图 13-2-7　特制糖尿病足鞋（见彩图 12）

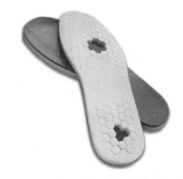
图 13-2-8　特制糖尿病足鞋垫（见彩图 13）

2. 注意事项

（1）首次穿新鞋的时间不宜过久。

（2）穿新鞋后要仔细观察双足是否有水疱、红肿甚至破损，如有，说明此鞋不合适。

（3）每次穿鞋前要仔细检查鞋底有无异物。

（4）鞋内面若开线或不平整需整理完毕才能继续穿。

（5）不能赤脚穿鞋、走路。

（五）减轻足底受压

（1）限制站立和行走的时间，急性期的患者应以卧床为主，抬高患肢。

（2）指导患者减轻体重。

（3）正确使用拐杖、助行器、轮椅等全接触性或其他支具。

（4）使用个体化的定制鞋垫、定制鞋，减轻局部受压。

（黄　蕾　佘云凤）

第三节　下肢血管性溃疡的康复护理

学习目标

1. 简述下肢血管性溃疡的病因病理。
2. 能描述下肢血管性溃疡的临床表现。
3. 能评估下肢血管性溃疡的症状体征。
4. 能正确鉴别下肢动脉性溃疡与静脉性溃疡。
5. 能合理选择下肢血管性溃疡的治疗方法。
6. 能合理安排下肢血管性溃疡患者的康复治疗。

一、下肢静脉性溃疡的康复护理

（一）疾病概述

1. 相关概念 下肢静脉性溃疡（venous leg ulcer，VLU），又称淤滞性溃疡，静脉曲张性溃疡，是指由于慢性静脉功能不全导致的慢性皮肤和皮下组织病变。VLU是最常见的下肢溃疡。在中国，下肢静脉疾病的患病率为8.89%，即近1亿患者。每年新发病率为0.5%~3.0%，其中下肢静脉性溃疡占1.5%。2011年，由国际静脉联盟组织的流行病学调查显示，在50岁左右的下肢不适人群中，慢性静脉疾病的发生率为63.9%。

2. 解剖生理

（1）下肢静脉系统：静脉的功能是将身体各部位的血液输送回流至心脏，起始于毛细血管，由小到大逐级汇合，最终回流至心脏。静脉管壁薄而柔软，弹性小；静脉壁上有瓣膜，尤其是在下肢静脉中较为发达。静脉瓣膜单向开放，防止血液倒流，使血液向心脏回流（图13-3-1）。

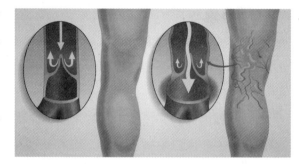

图13-3-1 静脉瓣膜示意图

下肢静脉系统包括浅静脉和深静脉，两者之间由穿静脉连接，穿静脉单向流动，保证静脉血从浅静脉向深静脉回流。

（2）下肢静脉回流的机制：下肢静脉血液的向心性回流，需要一定的驱动力和辅助装置，包括：①下肢运动时肌肉的挤压作用，通常称为"肌肉泵"（图13-3-2），其中腓肠肌泵是最有效的动力；②心脏的收缩；③穿静脉与后毛细血管残存压力；④胸腔和腹腔随呼吸而产生的压力变化。

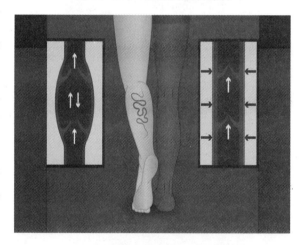

图13-3-2 肌肉泵功能示意图

因上述原因产生的静脉内压力差，以及静脉瓣膜的单向开放功能，保证静脉血液的向心性回流。

（3）慢性静脉功能不全的病因：慢性静脉功能不全是由于静脉血液反流，引起静脉高压，主要原因包括瓣膜功能异常，静脉回流受阻，腓肠肌泵功能受损等。①静脉瓣膜功能异常：可能由于先天性静脉或瓣膜软弱，后天性如血栓、静脉曲张、创伤等原因导致瓣膜结构的破坏，长期站立、重体力劳动、妊娠、慢性咳嗽、便秘等因素导致的瓣膜承受过度的压力，关闭不全，都可能导致静脉瓣膜功能受损，引起血液反流。②静脉回流受阻：如下肢深静脉血栓后遗症、布加氏综合征、下腔静脉血栓阻塞综合征等可导致下肢静脉回流受阻,静脉内压力升高。③腓肠肌泵功能缺失:有效的肌泵取决于正常的腓肠肌运动,因各种原因导致的下肢肌肉失去活动能力、小腿肌肉功能的减退,都会影响非常肌泵的正常功能。

如果浅静脉瓣膜受影响,将导致血液回流到浅静脉系统,引致浅层静脉血管充血肿胀,导致静脉血压高,形成静脉曲张。当深静脉瓣膜受到影响,腓肠肌肉泵产生的持续压力,可能会使瓣膜变得无能。这种情况被称为静脉高压(venous hypertension)或静脉功能不全(venous insufficiency)。

(4)下肢静脉性溃疡的病因病理:静脉功能不全而导致静脉性溃疡的机制还不是很清楚,一般认为是静脉高压导致的慢性皮肤和皮下组织营养代谢障碍。

在静脉系统内,因持续性高流体静力压而导致毛细血管壁及静脉血管壁薄弱,血管通透性增加,令血清及液体渗漏至周围组织,引致静脉血液停滞及小腿肿胀。初期只是足部及足踝部肿胀,但若不及时治理,则会因高静脉压而导致瓣膜损坏加剧而使整个小腿肿胀。水肿会增加组织细胞与毛细血管的距离,阻碍氧气输送而致组织缺氧,形成溃疡。

(二)康复护理评估

1. 病史评估

(1)一般情况评估:①年龄、职业;②疾病史:静脉曲张、DVT及静脉手术史;心血管疾病史、糖尿病、关节疾病等;用药史;③活动能力:下肢肌力、步态是否正常;④营养状况:如过度肥胖;⑤知识水平及依从性:关于静脉性溃疡的形成及预防等;⑥心理社会状况:经济状况、家庭支持、社交活动、个人卫生、运动情况等。

(2)下肢检查:①水肿情况:有无水肿及程度;②周围皮肤状况:浸渍、色素沉着、湿疹、皮肤萎缩、脂硬性皮炎等(图13-3-3);③动脉搏动:是否正常;④疼痛;⑤患肢有无浅静脉曲张、有无已愈合的溃疡;⑥下肢沉重感。

(3)溃疡史:①溃疡首发时间;②溃疡部位、数量和持续时间;③溃疡形成原因:是否有创伤;是否有静脉曲张史或静脉血栓史。④有无下肢溃疡家族史;⑤采取过的治疗措施;⑥溃疡是否复发,复发是否在同一部位。

(4)溃疡伤口评估(图13-3-4):①部位:好发于下肢1/3,胫前或内踝区域,又称"足靴区";②形状:不规则;③基底:表浅,肉芽组织居多,坏死组织较少;④渗液:中到大量浆液性稀薄渗液;⑤周围皮肤:色素沉着、湿疹等;⑥疼痛:一般较少;⑦动脉搏动:正常。

(5)下肢静脉性溃疡分级

功能不全的CEAP分级:根据临床体征(C)、病因学分类(E)、解剖学分布(A)和病理生理功能异常(P)对下肢慢性静脉疾病进行分级,具体见表13-3-1。

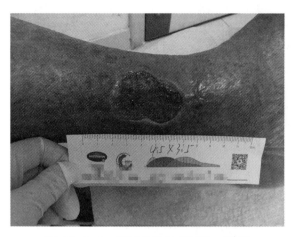
图 13-3-3　周围皮肤色素沉着、湿疹

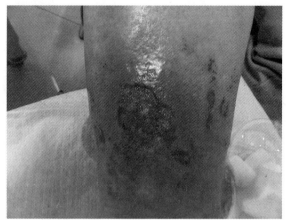
图 13-3-4　下肢静脉性溃疡伤口

表 13-3-1　CEAP 分级

分级	表现
C（临床体征）	
C0	无肉眼可见或可触及的静脉疾病征象
C1	网状静脉曲张
C2	静脉曲张，>3mm
C3	静脉曲张，伴水肿
C4A	皮肤改变：色素沉着、湿疹
C4B	皮肤改变：脂性硬皮病、皮肤萎缩斑
C5	已愈合的溃疡
C6	活动性溃疡
E（病因学分类）	先天性（c），原发性（p），继发性（s），非特定病因（n）
A（解剖学分布）	浅静脉（s），深静脉（d），穿静脉（p），非特定解剖位置（n）
P（病理生理功能异常）	反流（r），阻塞（o），反流+阻塞（r, o）

2. 辅助检查评估

（1）大隐静脉瓣膜功能试验（trendelenburg 试验）和深静脉通畅试验（perthes 试验）：提示瓣膜功能不全和深静脉不通畅。

（2）彩色多普勒超声：可以了解静脉管壁、管腔、瓣膜及血流的方向等，准确判断深静脉是否通畅和深静脉瓣膜功能情况。也可以判断动脉血流是否正常。

（3）踝/肱指数（ankle brachial pressure index，ABI）：同侧踝动脉-肱动脉血压比值，可判断下肢动脉通畅程度。ABI 1.0~1.4 为正常值；ABI<0.9 即为异常，可考虑轻度缺血；ABI<0.7 会有明显缺血的表现；ABI<0.5 提示重度缺血；ABI<0.3 为濒危肢体。

（4）静脉血管造影（venography）：是在静脉血管注入显影剂，然后用放射线检查血流是否通畅及有无血栓形成。

（5）其他：如静脉光电容积描记是可以检测有无静脉反流的无创检查方法。

（三）治疗原则及目标

1. 急性期治疗

（1）有创治疗：硬化剂治疗，或手术治疗（曲张静脉剥脱术、交通静脉结扎术、静脉转流手术、静脉壁外瓣膜修复成形术、大隐静脉腔内射频闭合术和TriVex刨吸术等），降低静脉压；对溃疡的治疗，可进行清创、植皮术、胫骨周围筋膜减压等。

（2）压力绷带治疗：消除水肿，促进溃疡愈合。

2. 维持期治疗　使用弹力袜维持治疗效果，预防水肿及溃疡复发；可给予消除水肿及静脉活性药物辅助治疗。

（四）康复护理措施

1. 急性期

（1）伤口护理：静脉性溃疡的特点是伤口较浅，有不健康肉芽组织，溃疡形状不规则，渗液量多，而部位多在下肢1/3，故多为污染伤口。

1）渗液管理：①压力绷带可促进静脉血液回流至心脏，减少渗液量，减轻水肿，故此为常用方法；②其他敷料，包括泡沫敷料、亲水性纤维敷料、藻酸盐等均可处理中量至多量的渗液。亲水性纤维敷料垂直吸收，可保护周围皮肤，避免浸渍（图13-3-5，13-3-6）。③保护伤口周围皮肤：伤口周围皮肤浸渍时可使用皮肤保护膜等隔离渗液；伤口周围湿疹或皮炎，可使用湿疹膏、氧化锌软膏、卤米松软膏等处理。

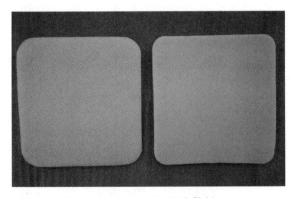

图13-3-5　泡沫敷料

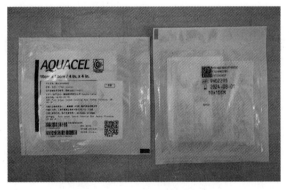

图13-3-6　亲水性纤维敷料

2）感染：因溃疡是在下肢部位，故容易导致感染或严重污染而影响伤口愈合。慢性静脉性溃疡的感染有时并不明显，但若渗液突然明显增加，伤口扩大，肉芽组织颜色不健康及疼痛增加，可能发生了感染，故需综合治疗。通过彻底清洗或清创，银离子或含碘敷料的应用减少伤口局部的生物负荷，必要时配合全身抗生素治疗。

3）其他封闭性或半渗透性敷料则适用于即将愈合的伤口或初期细小的静脉性溃疡，因其渗液量较少。

（2）压力治疗：压力治疗是治疗静脉性溃疡最有效的方法，可以促进静脉回流，减轻或预防水肿，促进下肢静脉性溃疡愈合，提高患者生活质量。

1）压力治疗的原理：压力治疗作用于静脉和淋巴系统，改善静脉和淋巴回流，减轻水肿；对抗重力影响，促进下肢血液正常向心性流动，减少静脉血反流，降低静脉高压；细化表浅静脉，加快血液回流速度（图13-3-7）。

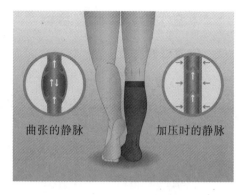

图 13-3-7 压力治疗的原理示意图

2）压力治疗的目的：减轻水肿，减少小腿肿胀至最小尺寸，尽可能加速溃疡愈合。

3）压力治疗的适应证和禁忌证

压力治疗的适应证：静脉疾病如慢性静脉功能不全、下肢静脉性溃疡、血栓性浅静脉炎等，以及作为硬化剂及手术治疗的辅助手段；非静脉疾病如淋巴水肿、创伤后水肿等。

压力治疗的禁忌证：严重周围动脉阻塞性疾病，ABI<0.5；严重周围神经病变；充血性心衰；化脓性静脉炎；股青肿；对压力材料不耐受等。

4）压力治疗的方式：包括压力绷带（图13-3-8），压力袜及间歇性气体力学压力治疗仪（图13-3-9）。急性期需要使用较强压力减轻水肿，促进溃疡愈合，可通过短延展或复层绷带系统达到治疗目的；维持期需要轻-中度压力，预防水肿和溃疡复发，可通过压力袜达到治疗目的。

短延展绷带的压力只能伸展少许，故此形成一坚实的管腔围在小腿外面，它的作用主要是靠腓肠肌的收缩动作。当患者行走时，因为坚实管腔的阻碍，腓肠肌不能向外扩张，因此收缩力转而压向静脉，从而增加静脉血液回流入心脏。但当患者休息时，腓肠肌不活动便失去此效用。

间歇空气压迫装置可以改善组织氧供，加速静脉回流，减轻水肿，促进溃疡愈合。适用于小腿肌肉泵功能受损（活动障碍、踝关节活动受限）的患者；由于疼痛不能耐受压力绷带治疗的患者；动脉性疾病，不适合血管重建，禁忌使用压力绷带或压力袜的患者及水肿控制困难者。

5）压力绷带的实施：在正确评估患者的基础上，选择合适的压力治疗方法。不论选择哪种绷带，均需依照厂商的指引及使用棉垫来保护小腿及皮肤，否则容易导致并发症的发生，如压力性损伤。根据患者腿部周径大小选择合适宽度的绷带；打绷带时一定要保持踝关节处于90°功能位，以确保行走时踝关节的活动能力；绷带缠绕时需要贴紧腿部，根据腿部形状走形，从而保持压力均衡；遵循从远心端到近心端压力递减的原则；绷带沿着腿部形状走形，空窗部位需要采用正确的手法进行覆盖；两卷绷带时第二卷反向缠绕，可以使压力分布更加均匀。绷带加起来的足踝压力达到40mmHg才能起到治疗效果（图13-3-10）。

2. 维持期 主要是使用压力袜，预防水肿及溃疡的复发。因此在使用压力袜前要先消

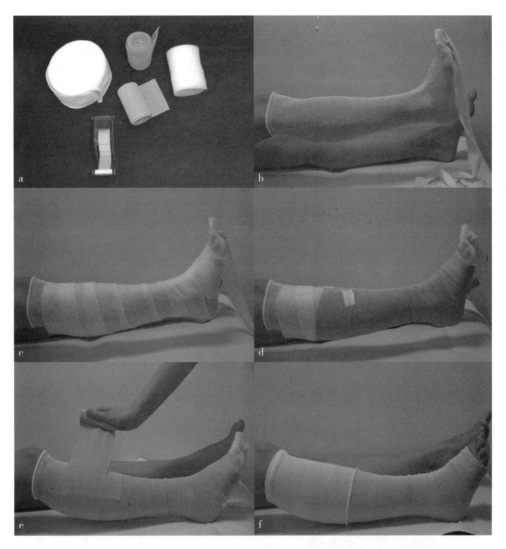

图 13-3-8 压力绷带

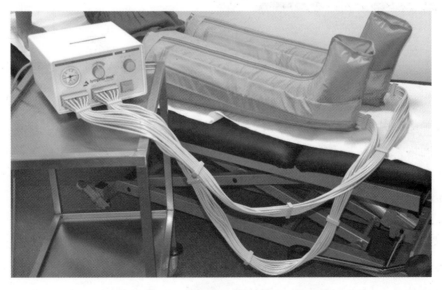

图 13-3-9 间歇性气体力学压力治疗仪

除下肢水肿。

（1）压力袜的分级：压力袜可以提供渐进式压力于小腿，各国有不同的分类。美式标准的压力袜可以分为四级（表13-3-2）。

表13-3-2 美式标准的压力袜分级

级别	压力度	足踝压力	描述
1级	轻度	20~30mmHg	适合于静脉曲张病者，容易穿着但不足以抵挡静脉性高血压
2级	中度	30~40mmHg	适合于严重的静脉曲张，可用作治疗及预防静脉性溃疡
3级	强度	40~50mmHg	可用作治疗静脉性溃疡
4级	加强度	50~60mmHg	可用作治疗严重的静脉性溃疡

（2）压力袜的测量（图13-3-11）：所有患者均需要测量下肢尺寸以购买适合的压力袜。应该在无水肿情况下测量，一般最好是早上平卧位时进行测量，此时下肢水肿消退，测量比较准确。需测量足踝最窄周径；腓肠肌最长周径；足的长度（由大足趾最尖端部位至足跟）；小腿长度（由足跟至膝下）；若压力袜长及大腿，则患者需站立，测量由足跟至腹股沟长度，并且测量大腿最长周径。如果患者出现明显疼痛或过紧感，需脱掉袜子重新测量。

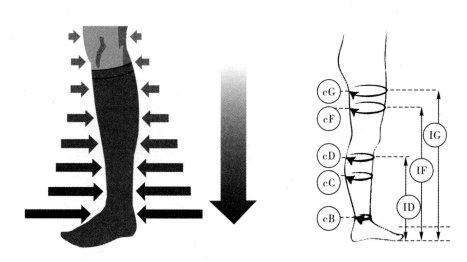

图13-3-10 压力递减　　　　图13-3-11 压力袜的测量

（3）压力袜的实施：评估患者确认有慢性静脉功能不全后可以使用，使用前先消肿；根据测量结果选择合适的压力袜。压力袜的穿着及除去均需依照厂家指引以避免并发症发生；穿着时间因人而异，一般来说早上起来时穿着，之后才下床，直至晚上睡觉时除去；一般来说，压力袜需要3~6个月更换，但若有破损，则应立即更换；定期做ABI测量及由医护人员评估是否需要减低或加强压力度，患者不可自行改变压力度。

（五）康复指导及健康教育

下肢静脉性溃疡因复发率高，而外科手术也没有很好的治疗方案，压力疗法是现今处理静脉性溃疡的黄金定律，但需要长期治疗，故患者教育在治疗上占重要地位。患者应该充分认识到以下内容。

（1）压力疗法是保守性治疗静脉疾病的最佳方法，可以预防静脉性溃疡的复发及减轻水肿的情况，但需要长期坚持治疗。

（2）患者要知道走路锻炼的重要性（而不是站立或者久坐），只有活动腓肠肌收缩运动，才能有效促进静脉回流；不活动时，需要抬高下肢，高于心脏水平。

（3）正确的鞋袜穿戴，保护下肢，避免损伤。

（4）减肥，减少对下肢的负荷。

（5）皮肤护理的重要性。

（6）正确识别动脉功能损害的征兆或临床表现。

（7）压力治疗材料的正确清洗与保管。

（8）活动指导：①步行运动：可通过正常散步，每天2次，每次30min，以增强腓肠肌泵功能。②爬行运动：爬行运动属于水平运动，不仅利于下肢静脉向心脏回流，降低静脉压，而且对上肢、腿、脊柱、腰、心脏功能都有帮助。③踝泵运动：主动/被动踝泵运动，每天3~4次，每次5~10min。④下肢运动操：基本动作包括抬腿运动（取直立位，然后双腿依次抬起、放下，每侧10次）；屈腿运动（取直立位，然后双手扶膝下蹲、起立，共10次）；摆腿运动（仰卧位，双腿伸直，抬起右腿约45°，将其上下、左右摆动各5次，然后换左腿做同样动作）以及蹬腿运动（仰卧位，抬起右腿，屈膝，用力向前蹬，反复10次，然后换左腿做同样动作）等。可早、晚各做1遍，运动时采取深吸气、自然呼气的方式，这样有助于静脉回流。⑤运动要在压力治疗的基础上进行。

二、下肢动脉性溃疡的康复护理

（一）疾病概述

1. **相关概念**　下肢动脉性溃疡是由于下肢皮肤及组织在静息状态下动脉供血不能满足基础代谢需要产生的组织损害。美国40~70岁人群中发病率为19%~32%，80岁以上则高达40%。合并糖尿病患者的发病率会明显提高。下肢和足部慢性溃疡约有15%由单纯动脉缺血引起，18%由动脉和静脉混合性病因引起。

2. **解剖生理**　引起下肢肢体缺血的主要原因是动脉粥样硬化，其他少见病因包括血栓闭塞性脉管炎（Burger病）、动脉栓塞、镰状细胞病等。动脉粥样硬化是一种动脉血管病变，是由于脂肪沉积于动脉血管内壁，引致血管腔狭窄，血管壁弹性消失。当动脉硬化斑块导致管腔狭窄初期，动脉可以通过增加管径来维持血流。狭窄达到50%以上时，动脉将无法进一步扩张以维持正常的动脉灌注，当狭窄加重时，会导致血流受阻，引起远端组织缺血坏死。

下肢动脉疾病的危险因素有：吸烟、糖尿病、高血压、高血脂、高龄、高同型半胱氨酸血症、慢性肾脏疾病等。

（二）康复护理评估

1. 病史评估

（1）一般情况评估：①病史：如外科手术、内科疾病（如高血压、糖尿病等）、用药史等；②吸烟史；③身体状况：活动性、下肢活动能力；④心理社会状况：适应能力、经济状况、家庭支持、社交活动等；⑤衣物：有无穿着紧身鞋袜；⑥营养状况：如过胖；⑦知识水平：关于动脉性溃疡的形成及预防等。

（2）下肢评估：①足部冰冷；②下肢毛发消失、萎缩、皮肤光亮；③肌肉萎缩；④足背动脉微弱或消失；⑤随着动脉缺血加重，皮肤颜色可依次发生以下变化：苍白、网状青斑、暗紫色、黑色；足趾可能有缺血坏死；⑥趾甲变厚；⑦Dependent rubor：患者平卧，下肢抬高约30°或高于心脏位置，下肢颜色会变苍白，当下肢向下垂时，颜色转变为红色。⑧疼痛评估：疼痛剧烈，患肢下垂可稍缓解，存在间歇性跛行或静息痛。

（3）溃疡伤口评估（图13-3-12）：①部位：肢体末梢，如足趾、足跟等部位；②基底：坏死组织分界清楚，基底为灰色不健康的肉芽，渗液少；③疼痛：剧烈；④肢体情况：动脉（足背、胫后）搏动微弱或消失，下肢冰冷，毛发消失，趾甲变厚；⑤ABI<0.8。

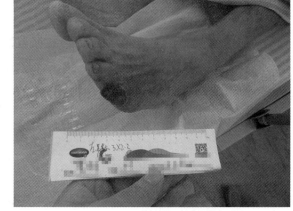

图13-3-12 下肢动脉性溃疡伤口

2. 辅助检查

包括：①脉搏：检查足背动脉、胫后动脉、腘动脉及股动脉；②测量ABI：请参阅下肢静脉性溃疡测量方法（见本章相关内容）；③彩色多普勒超声：可以判断动脉血流是否正常；④下肢血管造影：利用一条导管放进动脉系统内，然后注入造影剂来将动脉血管分布情况显示出来，并可显示血管狭窄及阻塞部位。

（三）治疗原则

（1）及早诊治血管性问题。

（2）治疗潜在的相关疾病。

（3）外科疗法：血管成形术，血管分流术，支架置入术、球囊扩张截肢手术等。

（四）康复护理措施

1. 伤口护理

干性坏疽：保持伤口干燥，待坏死部分自行脱落。若需要行截肢，则先行血管手术，使血流通畅后再截肢。

湿性坏疽：显示有感染的坏死组织，此为紧急情况，需要做外科清创及抗生素治疗。

若失败则需要立即做截肢手术，否则可能引致脓毒血症。

2. 健康教育

（1）要穿着合适鞋袜，保护足部，避免足部受压及损伤，做好足部的保暖。

（2）指导患者戒烟，避免吸入二手烟。

（3）控制高血糖、高血压、高血脂。

（4）避免双足浸冷水或热水，防止损伤。

（5）避免坐下时交叉下肢，以免影响血液循环。

（6）每天检查双足，若有新溃疡，应及时就诊。

（7）若疼痛加剧或伤口周围红肿，应立即就医，服用抗生素。因感染会加速新陈代谢，增加伤口附近组织的氧气及营养的需求，而加剧缺氧状况。

（8）温和的运动，有助于侧支血液供应，从而改善组织灌注。

（刘 媛）

第四节 烧烫伤康复护理

学习目标

1. 列举烧烫伤病房及患者衣裤用具管理要求。
2. 能正确完成各烧烫伤部位的体位摆放、瘢痕皮肤清洁护理技术、压力用品的使用指导技术、系列病房康复延续训练。

一、概述

烧烫伤是指热力导致的皮肤和其他组织的损伤。烧烫伤不仅可使皮肤全层受到损害，而且还会伤及肌肉、骨骼和内脏，并可引起神经、内分泌、呼吸、排泄系统的一系列生理改变。随着工业化社会的高速发展、各种突发事件，自然灾害等原因造成的各类烧烫伤事件激增。伴随我国烧烫伤救治水平的不断提高，被成功救治的烧烫伤患者越来越多，由于人们过度关注临床的救治和保住患者的生命，促进创面愈合作为目标而忽略早期康复护理的重要性。据了解，发达国家早已把烧烫伤康复护理同早期救治工作同步进行作为常规，视为同等重要，因而普及和推广烧烫伤康复护理势在必行。

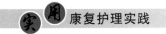

二、烧烫伤护理评估

（一）一般情况评估

患者的年龄、性别、婚姻状况、职业、生命体征、精神状况、睡眠、饮食、文化程度、既往史及过敏史等。

（二）心理社会评估

评估烧烫伤后对患者造成的心理压力，如恐惧死亡感；担心残疾、顾虑容貌和外表形象的改变；担心影响生活、工作或社交。评估患者及家属的家庭收入、对治疗费用的经济支付能力、患者及家庭对疾病恢复的期望值；陪护照顾能力等。

（三）康复护理评估

（1）通过视诊评估患者的精神状况、损伤部位、烧烫伤面积、颜面部损伤程度、五官及肢体有无缺失、挛缩畸形、残余创面及渗出液、敷料包扎及渗漏情况、全身皮肤及瘢痕处的清洁程度、瘢痕产生部位及瘢痕色泽、患者体位、有无使用压力及矫形用品、有无使用辅具、体位摆放正确与否、有无留置各种导管和异物等。

（2）通过检查评估患者四肢关节活动范围、肌力及耐力、瘢痕色泽、厚度、柔软性及毛细血管分布情况；患者能否完成床上活动、体位转移、洗澡、控制排便、用厕处理，穿脱上衣、穿脱裤子、穿脱鞋袜、洗脸刷牙、修饰、进食、倒水服药、自备餐饮、叠晒衣物、室内整理、开关使用、家电使用、坐站平衡、行走能力、上下楼梯、外出购物、社交活动等日常生活及简单的家务活动能力等。

（3）通过询问评估患者是否存在瘢痕疼痛、瘙痒、紧绷感及异常感受的耐受程度；患者能否正确掌握体位摆放及日常生活自理完成情况；患者是否能正确掌握自我功能训练的方法；患者及其家属对烧烫伤相关知识、瘢痕增生病理过程的了解程度；家庭对患者的关注程度、患者对各项治疗护理工作的依从性、对整体康复计划的了解、对饮食和住院环境的要求等。

三、烧烫伤康复期护理目标

（一）近期目标

患者能尽快适应住院环境；身体清洁、能掌握烧烫伤相关康复知识、自我护理及功能锻炼方法；能执行正确的体位摆放；能掌握压力用品穿戴及相关辅具的使用和保养；能借助辅具利用残存的功能或完成日常生活的自理；对于常见并发症能积极防范；能正确面对烧烫伤后的现实，能主动积极配合康复治疗和护理。

（二）出院目标

患者的各项功能障碍得到逐渐恢复。能从躺到坐起，从坐起到站立，从站立到行走，日常生活逐步自理。

（三）终极目标

实现伤前良好的家庭和社会回归。通过康复护理，使患者尽可能回归到伤前的生活状态：①拥有独立完成日常生活的能力和相应的学习、工作能力；②更好的外观；③良好的创伤后心理适应。

四、烧烫伤临床康复护理

（一）病室管理

1. 病室的要求 烧烫伤病室要求有充足的光线，病室色调可适当采用浅蓝色、浅绿色和奶白色等；病室内的温度一般保持在18℃~22℃为宜，相对湿度保持在60%~80%。白天较理想的声音强度在35~40dB，若在50~60dB时则比较吵闹并让人感到不适。为控制噪声要求工作人员要做到说话轻、走路轻、操作轻、关门轻。病室应定期开窗通风，每次30min。冬天通风时注意保暖。病室设施齐全，物品摆放整齐，布局合理。墙面、床面、台面、地面无尘，定时清扫整理。每日两次进行紫外线消毒，每次时间不少于30min；病室台面、床架、床栏和床头柜等物体表面及地面应每日用500mg/L的含氯消毒剂进行擦拭、拖地消毒，有条件的医疗机构可安装空气消毒净化机。

2. 床上用品的要求 烧烫伤患者使用的被服和衣物应采用柔软的纯棉制品。为避免患者瘢痕皮屑和创面渗液弄脏被单，建议在病床上铺垫消毒后的中单，慎用不透气的胶单。如果患者创面渗液多，应垫加厚的纱布垫。直接接触患者创面的床上用品均要经过高压蒸汽灭菌后方可使用，如有污染随时更换。房间应备用一定数量的各类垫枕如头部枕、颈部枕、腋窝枕、手枕、髋部枕、膝下枕、下肢垫枕、踝部枕和各类支架供烧烫伤患者摆放体位。

3. 卫生间要求 烧烫伤患者使用的卫生间通常容易被人忽视。卫生间空间应比普通病房卫生间大，能满足轮椅进出与从轮椅转移至马桶距离之间的要求，马桶两侧应安装扶手。有条件的医院可安装浴缸，供烧烫伤患者浸浴冲洗瘢痕痂皮和创面分泌物。卫生间常规配置冲凉椅、助行器供行走不便的患者使用。卫生间应装配报警设施，以便患者洗浴时不慎跌倒和发生意外能及时呼叫工作人员。卫生间所有设施和墙体、地面应每日进行消毒处理，以预防感染。

（二）患者衣裤用具的管理

烧烫伤患者衣裤要采用优质柔软的纯棉面料制作，裁剪要宽松，上衣袖子从肩部至袖口的外侧中线裁剪开，为方便患者扣纽扣，建议上衣用稍大一些的纽扣（图13-4-1）；裤子从两侧腰外侧至裤脚口外侧裁剪开，用数条软布带按一定的距离对称缝上，裤腰采用松紧带方便患者提拉（图13-4-2）；烧烫伤患者应穿有绑带或松紧鞋口的鞋。进行站立行走时严禁穿拖鞋。女性烧烫伤患者在康复期建议不要穿戴胸罩，洗浴毛巾要求选择优质纯棉面料，每日用开水浸泡后在太阳下晾晒，以减少患者皮肤及创面的感染机会。

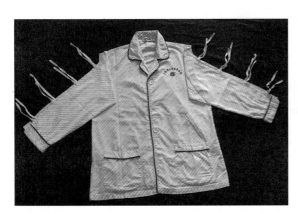

图13-4-1 患者上衣

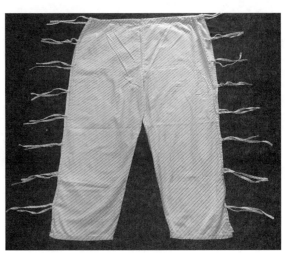

图13-4-2 患者裤子

（三）残余创面的护理

为加速创面修复，应尽早让患者坐起或站立，以减少创面受压。患者尚不能坐起的，则尽量避免患者平卧，可采取左右交替侧卧，每小时翻身；侧卧时用软枕支撑身体；创面出现小水疱尽量保留，若水疱已破，疱皮皱缩，应将其剪去。出现大水疱可用无菌注射器抽出疱液或在水疱低位剪口引流，疱皮尽量保留。如果患者创面出现死皮，特别是五官烧烫伤分泌物较多的患者，可指导患者在37℃~40℃的温水中进行浸泡，护士或者家属戴上无菌手套，将中性的沐浴露涂抹患者全身，剃除毛发后，轻轻搓洗死皮；特别是眼部、耳部、口鼻部的死皮，也可用棉签来回揉搓凹面瘢痕内的污渍，边冲边洗，用无菌剪刀和镊子尽可能祛除体表的污秽及死皮（图13-4-3）。针对残余创面较多的患者根据医嘱予以换药处理。

（四）瘢痕瘙痒护理

创面愈合后瘢痕组织出现瘙痒，对于瘢痕的瘙痒机制目前尚不明确，国内外也无较好的药物进行治疗，很多外用药物涂抹后仅达到暂时的缓解，并未产生良好的疗效。一

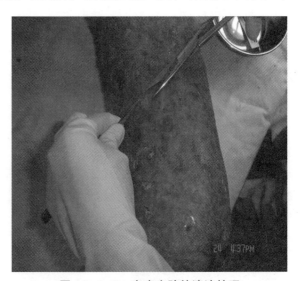

图13-4-3 瘢痕皮肤的清洁护理

般情况下可采用降低室温、温水冲浴或局部冰敷、拍打患处等方法缓解症状,尽量避免一切不利因素的刺激,如尘埃、吸烟、晒太阳、出汗、激烈运动等。同时嘱咐患者注意皮肤清洁和保养,穿棉质宽松的衣裤。采用超声波、音频电疗等理疗仪软化瘢痕达到缓解目的。采用涂抹润肤液局部按摩、外用瘢痕胶贴后穿戴压力用品进行局部加压使瘢痕充血减少,减轻痛痒。还可指导患者根据自身兴趣如看电视、聊天、上网、看书、散步等转移注意力以缓解症状。

(五)瘢痕美容护理

面部及暴露在外的皮肤烧烫伤创面愈合后,会遗留瘢痕,出现不同程度的增生、色素沉着,导致皮肤外观严重受损,患者心理遭受严重打击。

1. 瘢痕皮肤美容护理的适应证 ①浅Ⅱ度创面愈合后,预防及消除或减轻色素沉着;②深Ⅱ度创面愈合后,预防瘢痕增生;③烧烫伤后增生性瘢痕,促进瘢痕软化;④游离植皮术后,防止皮片挛缩,促进皮片软化。

2. 瘢痕皮肤护理方法 ①因烧烫伤后皮肤较细嫩,对日光极敏感,应避免日光、紫外线直接照射,外出时应戴帽或穿长袖衣,以遮盖皮肤;②用手将瘢痕软膏涂抹在瘢痕部位进行按摩,每日2次,每次5~10min;③清洁皮肤后,用瘢痕敌等抗瘢痕贴贴敷于瘢痕处,再穿戴压力用品。

3. 面部烧烫伤后减轻色素沉着的护理方法 ①洁面;②按摩(用普通按摩膏),时间控制在15min左右;③使用祛斑中药面膜,待30min后洗净;④涂收缩水、护肤霜,每日2次。

4. 其他瘢痕皮肤美容的方法 ①用纯正珍珠粉少许,加纯牛奶或白萝卜汁搅匀制成面膜敷脸;②用蜂蜜加鸡蛋清等搅匀制成面膜敷脸;③用新鲜黄瓜、西瓜皮、丝瓜、西红柿、木瓜等瓜果切成薄片敷脸;④用胶原贴膜敷脸;⑤使用蜂蜜洗脸,早晚各一次,可增加皮肤的湿润和白嫩。

5. 瘢痕皮肤美容护理应注意以下几点 ①新愈合的表皮薄嫩,应避免外伤,瘙痒时不可过度摩擦和抓挠。勤剪指甲。小水疱形成后不要挤压,让其自行吸收或用无菌针头刺破充分排出疱液。皮肤的清洁用品最好使用婴儿沐浴露或弱酸性清洁剂,勿用肥皂或碱性清洁剂洁面。需要说明的是所有烧烫伤皮肤的美容护理措施在皮肤美白、减轻瘢痕色素沉着,软化瘢痕方面有一定的帮助,但针对瘢痕明显增生的部位上述护理措施并不明显。此外患者选择的护肤用品与市面上普通护肤用品应相对区别。护肤品在使用中如果发生皮肤过敏现象,请立即停止使用。②患者亲属的情绪对其心理状态会产生很大影响,应给予精神上、生活上的关怀,使其保持有规律的生活和愉悦的心态,可提高皮肤的抵抗力和修复力。

六、烧烫伤专科康复护理

（一）体位护理

体位护理的主要目的是对抗烧烫伤部位瘢痕收缩所导致的皮肤、肌肉和关节挛缩。由于患者通常希望处于较舒适的体位。

1. 用物准备

1）枕头类：分为头枕、肩后枕、髋部枕、腘窝枕、手枕、腋窝枕、腿间枕、顶足枕。

2）支具类：肩部吊带、三角支架、手外展支架、踝足矫形器、弹簧装置等。

2. 摆放方法

1）伤后48h内应将患者置于平卧位，休克期后若有头面部烧烫伤，床头应抬高30°可减轻头面肿胀，一周后恢复平卧。

2）颈部烧烫伤：颈前部烧烫伤，去枕，并在肩后垫一小枕，使头部充分后仰（图13-4-4）；颈后或两侧烧烫伤，去枕保持头部中立位即可。

3）腋部、胸部、背部及上臂烧烫伤：用三角枕头或支架使肩部处于外展或外旋约90°位（图13-4-5）。

4）肘部烧烫伤：上肢掌侧烧烫伤时，肘关节应置于伸展位；上肢背侧烧烫伤时，肩关节应屈曲70°~90°，前臂保持中立位（图13-4-6）。

5）手部烧烫伤：手掌部烧烫伤时，手掌、手指应处于伸展位；手背烧烫伤，宜将腕关节置于背伸位（图13-4-7）；手指或手指周围环形烧烫伤，以腕背屈为主；全手烧烫伤，将腕关节微背屈，各手指蹼间用无菌纱布隔开，掌指关节自然屈曲40°~50°，指间关节伸直，拇指呈外展对掌位，必要时采用低温热塑夹板做功能位固定，晚间夹板固定，白天取下活动，也可采用杯状抓握（图13-4-8），将患者的手尽可能固定于功能位。

6）臀部及会阴部烧烫伤：髋部应保持伸直位，双下肢充分外展（图13-4-9）。

7）下肢烧烫伤：下肢的前部烧烫伤，应用三角架或软枕将膝关节屈曲置于10°~20°位。若下肢后部烧烫伤，膝关节保持伸直位，必要时夹板伸直位固定，膝部前侧烧烫伤应将膝部微屈曲（图13-4-10）。

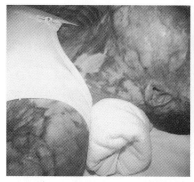   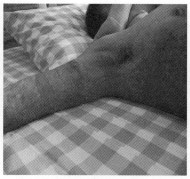   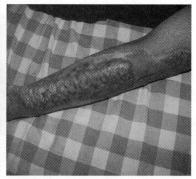

图13-4-4 颈前部烧烫伤体位摆放　　图13-4-5 腋窝烧烫伤体位摆放　　图13-4-6 肘正中烧烫伤体位摆放

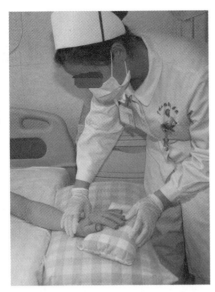
图13-4-7 腕关节背伸位（见彩图14）

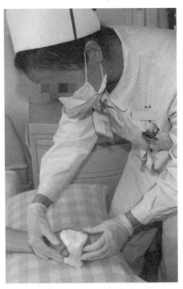
图13-4-8 手指杯状抓握

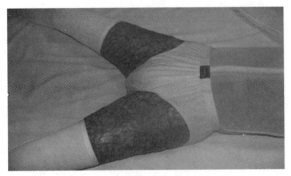
图13-4-9 会阴部烧烫伤体位摆放

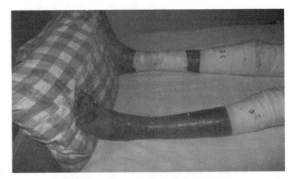
图13-4-10 下肢烧烫伤体位摆放

8）小腿伴踝部烧烫伤：踝关节应保持在中立位（图13-4-11），对踝部无自主控制的患者可在床尾用厚枕头或穿戴踝足矫形器保持踝关节中立位。有条件的医院也可量身定做静态踝足矫形器让患者穿戴。

9）如果患者全身烧烫伤，则综合上述各部位烧烫伤体位摆放（图13-4-12）。

注意：体位摆放一般是在患者卧床时采用，各肢体摆放位置也并非一成不变，如果患者肢体能活动则要动静结合。

3. 体位摆放的误区 通常人们认为患者只要坚持上述体位摆放就能防止关节部位的瘢痕挛缩，但是任何关节功能的恢复均离不开关节各个方向的活动练习。例如踝部烧烫伤患者应将患侧踝关节放置于中立位，并根据患者踝关节活动障碍程度进行运动，可1~2h进行踝关节跖屈、背伸、内翻、外翻及旋转摆动练习。如果将踝关节长时间摆放于背伸位，相当于制动，会造成踝跖屈活动受限，跟腱短缩，在上下楼梯、下坡时会影响患者步行功能。因此在烧烫伤早期患者活动能力下降时，执行上述烧烫伤体位摆放极为重要。若患者肢体活动能力逐步恢复，不主张将肢体始终固定在一个体位上，要鼓励患者尽量进行关节各个方向的活动，方可改善因瘢痕增生、挛缩导致的肢体功能活动受限。患者睡眠和卧床休息时护士可嘱咐患者

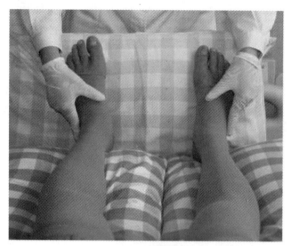
图13-4-11 踝关节烧烫伤体位摆放

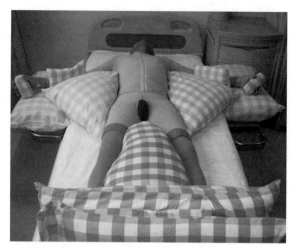
图13-4-12 全身烧烫伤体位摆放正面图

将肢体按上述要求摆放。此外早期的体位摆放介入非常重要，在患者度过休克期时即开始进行，并非等到创面愈合瘢痕生长阶段才开始。在体位摆放中重点要关注以下几个部位：颈部、肩关节、肘关节、腕关节、掌指关节、膝关节、踝关节，因为上肢关节活动主要是为了利用上肢完成日常生活自理，在功能意义上要求肩关节、肘关节、腕关节以屈曲为主，下肢活动主要是为了负重和行走，在功能意义上要求髋关节、膝关节、踝关节以伸直为主，因而在体位摆放中既要进行对抗瘢痕体位的同时也要兼顾其功能康复的需求。

（二）日常生活训练的护理指导

日常生活训练在脊髓损伤、脑损伤等神经系统病变患者身上运用较多的是技巧性训练，而对于烧烫伤患者更侧重于功能性训练。因为四肢关节活动或肌肉力量不能达到完成相关自理动作时，技巧性训练往往也难以达到理想效果。

1. 针对上肢的日常生活训练 上肢的功能主要是手的利用，而日常生活的很多动作都要依靠手来完成，所以首先要对患者双上肢关节活动、肌肉力量、手的灵活性、精细动作性进行评估；同时告知患者上肢活动要围绕向内、向上的范围进行训练，即双手尽可能地接触身体的体表中线、头面部，还有双手能抓握持物，只有这样方可持筷子、勺子进食、持梳子梳头、持牙刷刷牙、用毛巾洗脸、用剃刀刮胡须，用手指扣纽扣，女性患者还要关注用双手扣解胸罩的能力等。

2. 针对下肢的日常生活训练 因为下肢的主要功能是负重、站立和行走，故双下肢要尽可能地围绕髋、膝关节伸直，踝关节中立位来进行训练，只有这样患者才能完成站立、行走和上下楼梯。

护士对烧烫伤患者进行上述日常生活动作指导，不能机械地按照操作规程或者神经损伤的患者训练动作去完成，而是要结合患者功能障碍程度及改善情况、所处的环境来设定训练方案。例如：双手十指缺失的烧烫伤患者，在肩、肘、腕关节屈曲功能尚好的情况下，可指导患者利用双手残掌夹紧勺子完成进食、洗脸、梳头、端水杯喝水、叠被子、擦桌子等；一侧上肢畸形，关节活动严重受限，完全处于伸直位，另一侧上肢屈曲畸形，能勉强持勺尚不能达到嘴边的距离时，可以指导患者将饭菜放在平胸口高度的台面，让患者将持勺侧的上肢倚靠在台面，将头部尽可能地低下缩短勺子与嘴的距离完成进食和喝水的动作。还可为患者将饭勺柄进行改装（加粗加长），利于患者残存的功能抓握饭勺手柄和水杯完成进食动作。

总之，在指导烧烫伤患者日常生活训练方面，护士应具备较强的康复理念，在患者功能或潜在功能达到相应水平时，指导患者要独立完成各项自理活动，停止照顾者替代完成；当患者功能水平尚不能独立完成时，护士尽可能给予很少的帮助，鼓励患者尽自己最大的努力去完成；所有动作指导要先由易到难，由简到繁，由少到多、重点突出来进行；训练时，可以先将每个项目分解成多个动作进行练习，患者能熟练掌握后，再组合起来进行整体练习；要结合临床宣教工作，纠正照顾者的同情心理，替代护理行为，告知日常生活活动能力训练的意义，取得患者及照顾者的配合；加强医生、护士、治疗师团队的沟通和协作，及时向作业治疗师反馈在病房落实延伸工作过程中存在的问题，并共同商讨解决。

（三）辅具使用指导

烧烫伤患者常用于代步、站立、行走的辅具有高靠背轮椅、普通轮椅、助行器、各类拐杖等，各类辅具的选择和注意事项见表13-4-1。

（四）压力用品的使用指导

压力治疗又称加压疗法，是指通过对人体体表施加适当的压力，以预防或抑制皮肤瘢痕增生，防治肢体肿胀的治疗方法。

1. 压力治疗的种类　常用的压力治疗方法包括绷带加压法和压力衣加压法。

（1）绷带加压法

1）弹力绷带加压法：主要用于早期瘢痕因存在部分创面而不宜使用压力衣者。使用方法：对肢体包扎时，由远程向近端缠绕，均匀地做螺旋形或8字形包扎，近端压力不应超过远程压力；每圈间相互重叠1/3~1/2；末端避免环状缠绕。压力以绷带下刚好能放入两指较为合适。Parks研究指出，每层缠绕在四肢可产生10~15mmHg压力，而在胸部只能达到2~5mmHg。

2）自粘绷带加压法：主要用于手部或脚部早期伤口愈合过程中，用于控制水肿、提供血管支持和减轻瘢痕。对于2岁以下儿童的手部和脚部，自粘绷带能够提供安全有效的压力。使用方法：与弹力绷带加压法基本相同，以手为例，先从各指指尖分别向指根缠绕，然后再缠手掌部及腕部，中间不留裸区以免造成局部肿胀，指尖部露出以便观察血运情况。

3）筒状绷带加压法：用于伤口表面可承受一定压力时，弹力绷带和压力衣之间的过渡时期。

（2）压力衣加压法

1）成品压力衣加压法：可通过使用购买的成品压力衣进行压力治疗。如选择合适，作用同量身定做的压力衣。特点为做工良好，外形美观，使用方便及时，不需量身定做，适合不具备制作压力衣条件的单位使用。缺点为选择少，合身性差，尤其是严重烧烫伤肢体

表 13-4-1 各类辅具的选择和注意事项

名称	选 择	注意事项
可调式高靠背轮椅	可将高靠背按需求调整角度,用于暂时性躯干、髋关节、膝关节处于伸直位不能完全坐起的烧烫伤患者;为站立,步行功能障碍或大面积烧烫伤患者代步	选配原则:安全、舒适、合适、稳定、实用、方便。首先要检查助行器具各部件及连接处是否稳定、完好,评估器具是否适合患者使用。向患者及家属讲解器具使用方法:如轮椅驱动、转弯、过障碍物、进出厕所、轮椅到床、轮椅到马桶的转移技巧等;其次拐杖使用时所采取的步态应根据患者功能状况再确定是否采取两点步态、三点步态或四点步态、上下楼梯、过坡坎等技巧。在训练的过程中嘱咐患者和家属要注意安全防护,穿有绑带的运动鞋,避免地下湿滑,造成跌倒及摔伤
普通轮椅	用于双下肢功能障碍,但髋、膝关节尚能屈曲90°能坐立及暂不能站立和行走的烧烫伤患者	
轮式助行架	用于双上肢和双下肢功能较差,尚可以在扶持下站立的早期烧烫伤患者进行步行功能训练,为后期使用拐杖进行的过渡练习	
U形助行架	用于烧烫伤患者早期下地站立、行走,为接下来使用拐杖进行的过渡练习	
肘拐	用于双上肢握力好,前臂力量较强,双下肢烧烫伤,或一侧下肢功能严重受限的烧烫伤患者	
腋拐	基本同肘拐使用方法,但腋拐限制双肩关节活动,容易损伤腋神经,目前较少主张使用腋拐	
四足手拐	适用于双下肢烧烫伤,步行步态障碍,平衡功能较差,臂力较弱的烧烫伤患者	
三足手拐	适用于双下肢烧烫伤,步行步态障碍,平衡功能较差,使用单拐有困难的烧烫伤患者	
T型手拐	适用于单侧手指抓握功能好,上肢力量强,下肢烧烫伤,尚未完全恢复,步行耐力差或年老体弱的烧烫伤患者	
手矫形器 腕矫形器 肘腕矫形器 肩肘矫形器	用于保护因烧烫伤导致上肢关节畸形、肌力较弱的烧烫伤患者。主要起支撑、矫正关节畸形、增强肌肉力量的作用	指导患者和家属掌握正确的穿戴和脱卸方法;根据治疗师的延伸计划合理控制穿戴的时间;随时观察患者穿戴肢体和部位松紧是否适宜,有无血运障碍;保持矫形器的干燥、清洁;金属管件部位要定期涂抹润滑油,保持关节良好的滑动性;避免将矫形器放在高温下烘烤或发热物体周围发现破损及时修理或更换
踝足矫形器 膝踝足矫形器 膝矫形器 髋膝踝足矫形器	用于固定下肢肌肉薄弱、关节不稳,足跟不能充分着地的烧烫伤患者。主要是减轻患肢的承重力,矫正畸形,纠正步态等作用	
脊柱矫形器	用于躯干烧烫伤且明显脊柱侧弯的烧烫伤患者,预防矫正脊柱畸形、减轻疼痛、减少椎体承重,保持脊柱稳定性	
颈部矫形器	用于颈部烧烫伤,瘢痕粘连,致颈项曲线渐消失的患者	

变形者难以选择合适的压力衣。

2)量身定做压力衣加压法:利用有一定弹力和张力的尼龙类织物,使用双苯二甲酸、乙二酯纤维及含有聚氨甲酸乙酯的长链聚合体纤维组成的珠罗纱立体织物,根据患者需加压的位置和肢体形态,通过准确测量和计算,制成头套、压力上衣、压力手套、压力肢套、压力裤等。优点为压力控制良好、穿戴舒适、合身。缺点为制作程序较复杂、耗时长,外形不如成品压力衣美观。

（3）附件

1）压力垫：由于人体形状不规则，为了保持凹面或平面瘢痕均匀受压或增加局部压力，需在穿压力衣时配置压力垫。压力垫常用的材料有海绵、泡沫、塑性胶、合成树脂、合成橡胶、热塑板等。

2）支架：支架也常用于配合压力衣使用，以保护鼻部、前额、双颊、耳廓、鼻孔、掌弓等易受损伤或易变形的部位。支架常用材料为低温热塑材料。

2. 压力治疗的作用

（1）控制瘢痕增生：压力治疗可有效预防和治疗增生性瘢痕。

（2）控制水肿：可促进血液和淋巴回流，减轻水肿。

（3）促进肢体塑形：可促进截肢残端塑形，利于假肢的装配和使用。

（4）预防关节挛缩和畸形：通过控制瘢痕增生可预防和治疗因增生性瘢痕所致的挛缩和畸形。

（5）预防深静脉血栓：压力治疗可预防长期卧床者的下肢深静脉血栓的形成。

（6）下肢静脉曲张：可预防从事久坐或久站工作人群下肢静脉曲张的发生。

3. 不良反应及处理

（1）皮肤损伤：压力衣可对瘢痕造成摩擦，导致皮肤损伤，还会出现水疱和局部溃烂，尤其是新鲜瘢痕。处理方法：可在压力衣下加一层纱垫，四肢可用尼龙袜做衬，减少压力衣和皮肤之间的摩擦，出现水疱后，抽出其中液体，涂以龙胆紫。只有破损严重或创面感染时才解除压力。

（2）过敏：小部分人可能对织物过敏，发生皮疹或接触性皮炎。可加一层棉纱布进行预防，过敏严重者可考虑其他方法加压。

（3）瘙痒：尤其在起始的1~2周。可能与织物的透气不良、皮肤出汗、潮湿、化学纤维的刺激有关。一般无须特殊处理，瘙痒可在压力作用下减轻。

（4）肢端水肿：主要因近端使用压力而导致肢体远程血液回流障碍，造成远程肢体水肿，如压力臂套可导致手部肿胀。处理方法：如近端压力较大，远程亦应加压治疗，如穿戴压力手套或压力袜。

（5）发育障碍：见于儿童，国外及香港均有压力治疗影响儿童发育的报告，如颌颈套引起下颌骨发育不良而后缩。此外，如压力使用不当（如未使用支架保护）可引起手部掌弓的破坏、鼻部塌陷、胸廓横径受损出现桶状胸等。处理方法：预防为主，使用压力垫和支架保护易损坏部位，如鼻部、耳部、手部等。有专家建议儿童头部压力不应过大，且每天穿戴不超过12h，以免下颌骨发育不良而造成"鸟面"。

4. 适应证与禁忌证

（1）压力治疗的适应证

1）增生性瘢痕：适用于各种原因所致的瘢痕，包括外科手术后的瘢痕和烧烫伤后的增生性瘢痕。

2）水肿：适用于各种原因所致肢体水肿，如偏瘫肢体的肿胀、淋巴回流障碍的肢体肿胀、下肢静脉曲张性水肿、手术后的下肢肿胀等。

3）截肢：用于截肢残端塑形，防止残端肥大皮瓣对假肢的影响。

4）预防性治疗：

烧烫伤：预防烧烫伤后21d以上愈合的创面发展成增生性瘢痕及预防瘢痕所致的关节挛缩和畸形。

长期卧床者：预防下肢深静脉血栓的形成。

久坐或久站工作者：预防下肢静脉曲张的发生。

（2）压力治疗的禁忌证：①治疗部位有感染性创面：此时加压不利于创面的愈合，甚至会导致感染扩散。②脉管炎急性发作：因加压加重了局部缺血，使症状加重，甚至造成坏死。③下肢深静脉血栓：加压有使血栓脱落的危险，脱落栓子可能导致肺栓塞或脑栓塞，造成严重后果。

5. 压力衣穿戴注意事项

（1）未愈合的伤口，皮肤破损有渗出者，在穿压力衣之前，应用敷料覆盖，避免弄脏压力衣。

（2）为了避免瘢痕瘙痒和搔抓后引起皮肤破损等问题，穿压力衣之前可用油膏和止痒霜剂、洗剂擦洗。对于多数人而言，适当的压力可明显减轻瘢痕处瘙痒。

（3）穿戴压力衣期间极个别患者可能有水疱发生，特别是新愈合的伤口或跨关节区域，可通过放置衬垫材料进行预防。如果发生了水疱，应保持干净并用非黏性无菌垫盖住。只有在破损后的伤口感染时才停止使用，否则应持续穿戴压力衣。

（4）在洗澡和涂润肤油时，可除去压力衣，但应在半小时内穿回。

（5）每个患者配给2~3套压力衣，每日更换、清洗。

（6）穿脱时避免过度拉紧压力衣。

6. 保养注意事项

（1）压力衣应每日清洗以保证足够的压力。

（2）清洗前最好浸泡1h，然后清洗。

（3）压力衣应采用中性肥皂液于温水中洗涤、漂净，轻轻挤去水分，忌过分拧绞或洗衣机洗涤。

（4）如必须用洗衣机洗涤时应将压力衣装于麻织品袋内，避免损坏压力衣。

（5）压力衣应在室温下自然风干，切勿用熨斗熨干或直接曝晒于日光下。

（6）晾干时压力衣应平放而不要挂起。

（7）定期复诊，检查压力衣的压力与治疗效果，当压力衣变松时，应及时进行压力衣收紧处理或更换新的压力衣。

（五）病房康复延续护理指导

1. 卧床阶段的延续护理指导 ①利用体位枕头和支架将患者烧烫伤肢体摆放在功能位置；②评估患者呼吸功能，对患者进行呼吸训练指导；③指导患者进行股四头肌、小腿三头肌、肱二头肌等肌肉的静态收缩及踝泵运动；指导患者交替将四肢抬离床面、手指进行抓握小球练习、四指交叉、双手环抱在胸前及举沙包等练习；④如果患者肌力进一步恢复，再给患者肢体上避开创面绑 1~2kg 不等的沙包进行负重练习，沙包的重量应由轻到重，绑上沙包的肢体可向各个方向活动，如前抬起、侧抬起、后抬起、空踩自行车、屈肘、抬臀、平抬手臂等；⑤指导患者进行腰背医疗体操、桥式运动、床上左右翻身、床上前后平移等练习；⑥头面部烧烫伤患者进行睁眼、闭眼、眯眼、张鼻孔、张口、活动牙床、咬齿、鼓腮、左右转头、低头、抬颈等练习。上述锻炼强度、次数和频率均要遵循主管治疗师的意见。

2. 卧位至坐位到站立的延续护理指导 在直立性低血压症状得到缓解后，指导患者缓慢移动身体到床边，将双手分别抓握助行器两边的把手让患者脱离床沿独立站起，鼓励患者尽可能坚持数分钟，每日数次，逐渐过渡到进行迈步练习。

3. 独立步行阶段的延续护理指导 当患者的双下肢力量和关节活动恢复到能缓慢步行时，护士和家属可各一侧扶持患者进行步行练习。当患者四肢肌力及关节功能逐渐恢复到能独立行走、上下楼梯、过坡坎时，护士应针对不同烧烫伤部位的功能活动受限情况，进行自我练习指导。

（1）改善肩部烧烫伤患者的延续护理指导

1）改善肩前屈：嘱患者站立，双手抓住床位栏杆，身体下蹲，避免跌倒，感觉肩关节有明显的牵拉感（图 13-4-13）。

2）改善肩后伸：嘱患者站立于墙角或门框前，双手后伸，手掌放置于墙壁或门，肘关节伸直，拇指朝上，双腿与肩平行，一只脚比另一只脚稍前，身体向前倾，直至肩关节有明显的牵拉感（图 13-4-14）；注意放置于前方的脚只能作为平衡作用，身体前倾时角度不宜突然增加过大，平衡功能欠缺时不宜做此动作。

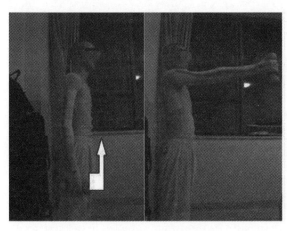

图 13-4-13　改善肩前屈

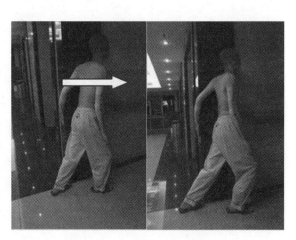

图 13-4-14　改善肩后伸

3）改善肩外旋和内旋：嘱患者身体站立于门口或墙角，门柱与需要牵伸的肩关节位于同一直线式，双腿与肩同宽，脚尖朝前，肘关节屈曲，需要牵伸一侧的前臂放置于墙壁上，拇指朝上，身体向另一侧旋转为训练内旋（图13-4-15），反之为外旋（图13-4-16），直至肩关节有明显的牵拉感，注意训练时不应耸肩或者是弯腰。

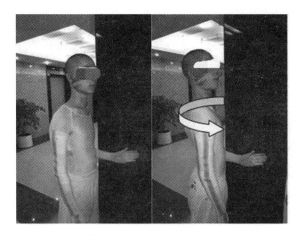

图13-4-15　改善肩内旋

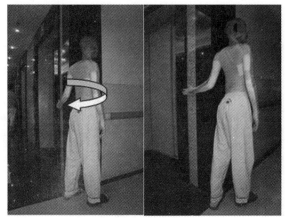

图13-4-16　改善肩外旋

（2）改善肘部烧烫伤患者的延续护理指导

1）改善伸肘：嘱患者面对可以抓握的固定物站立，需要牵伸的手握住物体，手背朝上，另一只手放在需要牵伸手的肘关节上，将手用力向下压（图13-4-17），注意牵伸时不要牵伸至过伸位。

2）改善屈肘：嘱患者弓步站立，面对桌子或用病床，屈肘，双前臂平行置于桌面上，掌心朝上，胸部朝桌子或床的地方移动，注意将前臂和肘部平放于桌上，使达到最大位的牵伸（图13-4-18）。

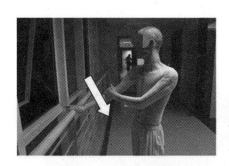

图13-4-17　改善伸肘

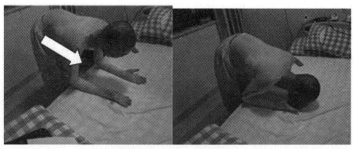

图13-4-18　改善屈肘

3）改善前臂旋前或旋后：嘱患者面对桌子坐好，需牵伸侧肘关节屈曲，前臂放置于桌子上，拇指朝上，另一只手握住需牵伸侧的腕关节，将牵伸侧的肘关节旋前（图13-4-19）或旋后（图13-4-20）（拇指旋向内侧或拇指旋向外侧），注意牵伸时不要牵伸至过伸位。

（3）改善腕部烧烫伤患者的延续护理指导：嘱患者坐在床上，一侧肘关节伸直，手背置于床面上，手指朝向躯干方向为训练腕掌屈（图13-4-21），手指朝向外侧为训练腕背伸（图

13-4-22）；肘部伸直，躯干向需要牵伸侧倾斜，注意肘关节需要始终伸直，次动作为上面动作降低版本，可在此动作牵拉5~10次后，将手微微做握拳动作，但手背不能离开床面，可增加牵伸的力度；也可嘱患者四点跪位于床上，双手交握状，手背朝上，伸直双臂进行牵拉，或者将躯干向后移动进行牵拉。

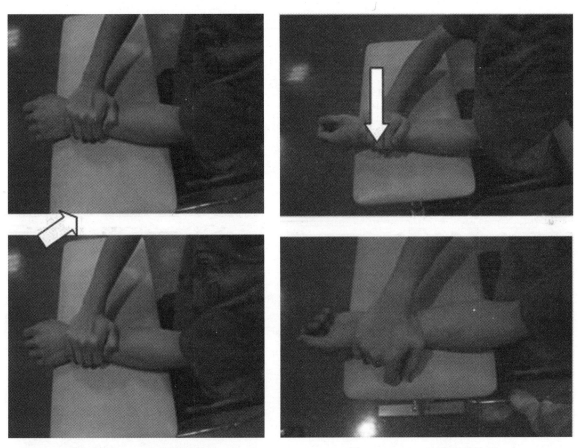

图 13-4-19　改善前臂旋前　　　　　　　图 13-4-20　改善前臂旋后

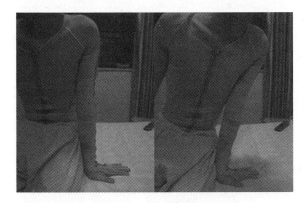

图 13-4-21　训练腕掌屈（坐位）

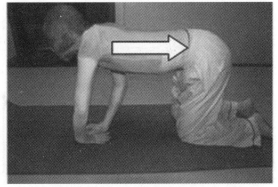

图 13-4-22　训练腕背伸（跪位）

（4）改善躯干烧烫伤患者的延续护理指导

1）改善躯干屈曲：嘱患者坐位，一侧手支撑床面或腰部，一侧侧屈，对侧躯干面会有牵拉感，注意牵伸时对侧手可抬高，可增加牵拉感（图 13-4-23）。

2）改善躯干旋转：嘱患者坐位，双上肢举起，躯干向一个方向旋转直至有牵拉感，注意可借助墙壁和绳索等增加牵拉感（图 13-4-24）。

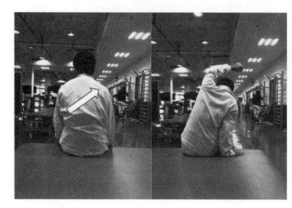 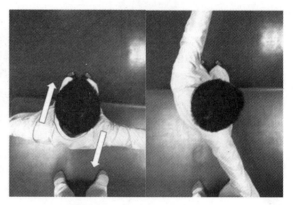

图 13-4-23　改善躯干屈曲（坐位）　　　　图 13-4-24　改善躯干旋转

（5）改善髋部烧烫伤患者的延续护理指导

1）改善髋后伸：指导患者俯卧位，用手或肘部将身体上半身撑离床面，使髋关节前部有牵拉感（图 13-4-25），注意保持身体平衡，防止坠床。

2）改善髋屈曲：嘱患者面对床尾站立，双手抓握床尾，双足与肩同宽，让患者握紧床尾借助体重下蹲，使髋关节前部有牵拉感（图 13-4-26），牵拉过程注意安全，此训练也可背靠墙面完成。

3）改善髋内收：嘱患者患侧下肢靠近墙内侧，双下肢交叉站立，患侧在后，健侧在前，根据自己的身高与墙面保持一定的距离，尽量保持双足着地，双足朝前，躯干向墙面侧移动，健侧膝关节可稍微屈曲；使髋关节内侧有牵拉感（图 13-4-27），注意若紧绷下肢处于内旋姿势，可增强牵拉强度。

4）改善髋外展：嘱患者坐在床上，紧绷下肢微屈曲，呈 4 字型，患侧脚在健侧腿上或健侧腿内侧，双手分别放在踝、膝关节上，踝关节处的手使踝部沿健侧下肢上移至最大牵伸范围，膝关节的手将大腿压向床面（图 13-4-28），注意可随内收肌的紧张程度，调整踝部上移距离和大腿部的压力。

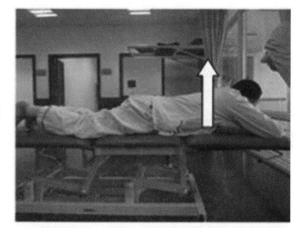

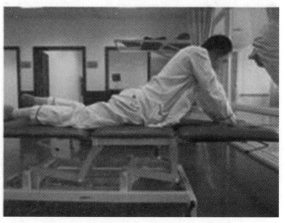

图 13-4-25　改善髋后伸（俯卧位）

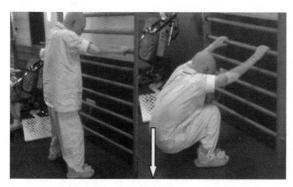

图 13-4-26 改善髋屈曲（站位）

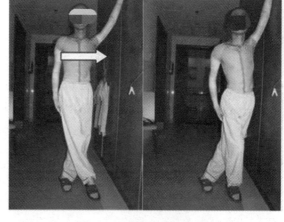

图 13-4-27 改善髋内收

（6）改善膝部烧烫伤患者的延续护理指导

1）改善伸膝：嘱患者坐在床上，伸直膝关节，绷紧膝部肌肉感觉膝后有牵拉感（图13-4-29），注意防止坠床。

2）改善屈膝：指导患者可在楼梯上，患侧下肢在上方楼梯，健侧在下方楼梯。动作：身体前移，使重心移向前脚，膝关节前部有牵张感（图13-4-30），注意身体平衡，防止跌倒，可用一只手扶住栏杆。也可嘱咐患者跪在床上，膝关节屈曲，躯干伸直动作：重心下移，使臀部移向足跟，重心可左右调整，膝关节前部有牵张感（图13-4-31），注意身体平衡，防止跌倒，可用一只手扶住墙面或床栏。

（7）改善踝部烧烫伤患者的延续护理指导：嘱患者靠墙站斜板练习踝关节背伸或在坐位下将软布条兜在足底，布条两端握在手中，用力向上拉布条可练习踝背伸，用脚向下踩布条可练习踝跖屈，还可指导患者进行提踵练习。

（8）改善眼部烧烫伤患者的延续护理指导：嘱患者进行睁眼和闭眼练习，每日数次，练习中要求患者尽可能睁大和闭合眼睛，每次维持10s；同时也可用拇指和示指轻轻

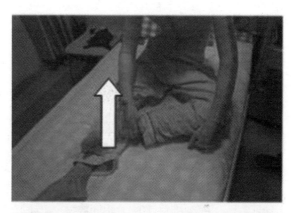

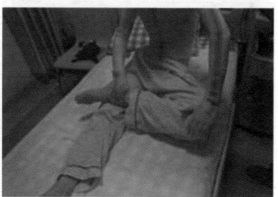

图 13-4-28　改善髋外展

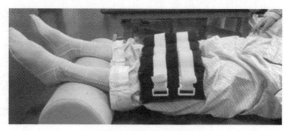

图 13-4-29　改善伸膝

提起眼睑，每日数次。

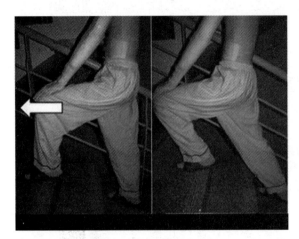

图 13-4-30 改善屈膝

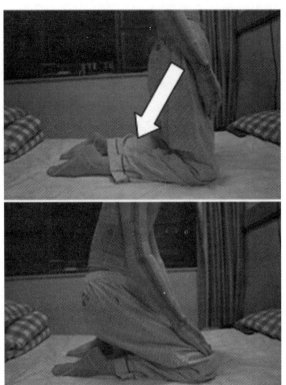

图 13-4-31 改善屈膝（双腿跪位）

（9）改善口周烧烫伤患者的延续护理指导：嘱患者进行张口、闭口练习，发 a、o、e 字母嘴型，每次维持 10s，每日数次；鼓励患者朗诵课文、大笑、多讲话、龇牙咧嘴等。

以上各烧烫伤部位延续护理指导训练次数：每个动作均牵拉到末端时维持 10s，每天 3 组，每组 10 次，直至患者疲劳时止。

4. 延续护理指导的注意事项 ①应围绕整个康复计划，充分尊重康复治疗师的意见。②应充分体现功能康复为主的总原则，上肢围绕手的使用完成日常生活为目标，下肢围绕站立、行走为目标进行功能训练指导。③指导患者锻炼力量由小到大，强度由弱到强，时间由短到长，次数由少到多。④体位由卧位到床上坐位，由床上坐位到床边坐位，由床边坐位到扶持站立，由扶持站立到迈步行走，最后逐步过渡到独立上下楼梯，加速行走。⑤在进行功能锻炼过程中如出现瘢痕皮肤裂开并形成新的创面，护士应及时行创面换药。如果创面因锻炼进一步扩大则要嘱咐患者适当减少锻炼的强度和次数。

七、心理康复护理指导

烧烫伤是一种致残率很高的意外创伤。患者在毫无心理准备的情况下受伤，瞬间失去了正常人的生活与身体外观形象，特别是颜面部烧烫伤，创面基本愈合瘢痕开始增生阶段，严重的形态改变让患者产生悲观、焦虑、烦躁情绪，有些患者甚至产生厌世情绪，精神心理上极度消沉。在漫长的恢复过程中，功能受限加之瘢痕瘙痒、疼痛，生活不能自理，很多患者在长时间内都无法接受伤后的现实。面对这样的特殊群体，帮助患者走出心理阴影，积极参与功能锻炼，建立正确健康的人生观、价值观显得尤为重要，心理护理须贯穿整个住院过程中，并延伸到家庭和社区生活。

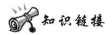知识链接

烧烫伤后各部位常见挛缩及对抗策略

烧烫伤部位	常见挛缩	对抗策略
颈部	屈曲	每日运动，后伸位矫形器，颈部置于轻度后伸体位
肩关节	内收	每日运动，腋下使用外展矫形器
肘部	屈曲或伸展	每日运动，交替使用屈曲和伸展矫形器
腕部	屈曲或背伸	每日运动，功能位矫形器（背伸20°）
掌指关节	过伸	每日运动，功能位矫形器（掌指关节屈曲70°~90°，指间关节伸直）
指间关节	屈曲	同掌指关节过伸位抗挛缩处理
髋关节	屈曲	每日运动，伸展位使用矫形器，可耐受情况下俯卧位
膝关节	屈曲	每日运动，膝关节矫形器
踝关节	跖屈	每日运动，中立位矫形器
趾跖关节	背伸	每日运动，功能位矫形器
口唇周围	小口畸形	每日运动，口唇扩张器及矫形器
鼻孔	鼻孔狭窄	鼻孔扩张管及矫形器

（李卉梅）

第十四章 社区康复及延续护理

第一节 社区康复护理

学习目标

1. 能够阐明社区康复护理的概念。
2. 能够列举社区康复护理的对象。
3. 能够说出社区康复护理的主要内容。
4. 能够帮助功能障碍者选用合适的康复辅具,并指导其使用。
5. 能熟练掌握社区康复常用的康复护理技术,做到步骤正确,动作连贯、协调。
6. 能运用所学知识预防伤残及其并发症的发生,最大限度地发挥伤残者的自理、自立能力以及生活应对能力。

一、社区康复护理的概念

"康复"的概念产生于19世纪,初始阶段的康复仅仅是对残疾人在一些小型的康复机构中提供护理照顾、求助服务,残疾人有可能终生在这些机构中度过。1976年世界卫生组织提出一种新的、有效的、经济的康复服务途径,即社区康复,以扩大康复服务覆盖面,使发展中国家的残疾人也能享有康复服务。社区康复模式是从残疾的预防,到残疾人(残疾指由于人的身心功能缺陷,包括程度不同的慢性疾病、肢体残疾、活动障碍、器官功能障碍、精神情绪行为异常和智能缺陷,而不能正常生活、工作和学习)的医疗康复、教育康复、职业康复、社会康复,是全面康复的模式。社区康复有各部门、各专业共同组成的转介服务系统,使残疾人全面康复的目标得以实现:资金投入少,服务覆盖广,康复效果良好。

社区康复护理将现代整体护理融入社区康复,在康复医师的指导下,在社区层次上,以家庭为单位,以健康为中心,以人的生命为过程,社区护士依靠社区内各种力量,即残疾者的家属、义务工作者和所在社区的卫生、教育、劳动就业及社会服务等部门的合作,对社区残疾人进行的护理。

二、社区康复护理的对象

在我国社区康复护理的对象主要包括三类人群：残疾人、慢性疾病患者和老年人。

（一）残疾人

不同的国际组织和国家从不同的角度提出了残疾人的定义：①国际劳工组织对残疾人的定义是："经正式承认的身体或精神损伤在适当的职业获得、保持和提升方面的前景大受影响的个人。"据统计，目前全世界残疾人总数有5亿之多，占世界人口总数的10%左右；②我国对残疾人的定义是："指在心理、生理、人体结构上，某种组织、功能丧失或者不正常，全部或者部分丧失，以致不能以正常的方式从事某种活动能力的人。"据第二次全国残疾人抽样调查数据推算，全国各类残疾人的总数为8296万人。

（二）慢性疾病患者

世界卫生组织将慢性疾病称为非传染性疾病，我国称其为慢性非传染性疾病。慢性疾病是一个多因素长期影响的结果。现今社区中常见的慢性疾病主要包括：①心脑血管疾病；②恶性肿瘤；③代谢异常；④精神异常和精神病；⑤遗传性疾病；⑥慢性职业病；⑦慢性气管炎和肺气肿；⑧其他，如肥胖症等。目前，在我国有慢性疾病患者2亿多人，需要提供康复服务的超过1000万人。

（三）老年人

关于老年人，国内外专家有许多种分类方法，其中常见的有四种：①根据年代年龄确定老年人；②根据生理年龄确定老年人；③根据心理年龄确定老年人；④根据社会年龄确定老年人。世界卫生组织对老年人的定义为：60周岁以上的人群；而西方一些发达国家则认为65岁是分界点。我国1996年8月29日通过的《中华人民共和国老年人权益保障法》第二条规定："本法所称老年人是指60周岁以上的公民。"据统计，截至2016年底，我国60岁及以上老年人口超过2.3亿，占总人口的16.7%。而患有各种慢性疾病并有生活能力障碍需求康复服务的老年人约有7000多万人。

三、社区康复护理的工作内容

社区康复护理的主要任务是预防慢性疾病，促进伤残者康复，纠正不良行为，预防并发症和伤残的发生，最大限度地发挥伤残者的自理、自立能力以及生活应对能力。社区护士在社区工作中，应依靠社区的力量，更应与伤残者保持良好的沟通和交流，保证他们在社会和法律上得到帮助。

（一）开展社区康复护理现状调查，预防残疾发生

社区护士应在社区范围进行调查，了解社区康复资源、康复护理对象数量、分布及康

复护理需求，并做好登记，为社区康复计划的制订提供依据。同时要落实各项有关残疾预防的措施，如针对儿童的预防接种，预防脊髓灰质炎等残疾性疾病的发生；开展社区健康教育，如健康生活方式指导、妇女保健及优生优育保健指导，开展环境卫生、营养卫生、精神卫生、安全防护等宣传教育工作。

（二）开展社区康复护理服务

1. **观察和记录**　注意观察患者的残疾情况以及康复训练过程中残疾程度的变化，与相关人员保持良好的沟通，记录并提供各类康复相关信息，做好协调工作，促进康复治疗的实施。

2. **预防继发性残疾和并发症**　如注意纠正残疾者的姿势，对于偏瘫患者应预防压疮、肌肉萎缩、关节挛缩的发生。

3. **康复训练**　康复训练是社区康复护理最基本的内容。利用各种有关功能训练技术，配合康复医师及其他康复技术人员在患者家庭或社区卫生服务中心的康复训练室对需要进行功能训练的残疾人开展必要的、可行的功能训练。

4. **训练患者"自我康复护理"能力**　"自我康复护理"是鼓励患者自己参与某种活动，并在其中发挥主动性、创造性，使其更完美、更理想，以达到康复目的的一种方法。在病情允许的情况下，训练患者的日常生活活动能力，帮助其恢复自理。对残疾者及其家属要进行必要的康复知识教育，耐心引导，指导和帮助他们掌握技能，逐渐从部分自理到完全自理，增强信心，以适应生活，重返社会。

5. **辅助器材的使用指导及训练**　社区康复护士必须熟悉和掌握义肢、矫形器、自助器、步行器等各种辅具的性能、使用方法和使用注意事项，帮助功能障碍者选用合适的辅具，并指导相应功能训练的方法及其在日常生活活动中的使用。

6. **心理护理**　残疾人和慢性疾病患者都有其特殊的、复杂的心理活动，甚至出现精神、心理障碍和行为异常。护理人员应理解、同情患者，掌握其心理动态，及时、耐心地做好心理护理，帮助他们树立信心，鼓励患者参与康复训练。

（三）协助社区康复转介服务

在康复服务的过程中，一些康复技术由上级机构下传，而一些难以在社区解决的问题则向上级机构转送，这种上下转介系统是社区康复的重要内容。因此，社区护士应掌握社区转介服务的资源与信息，了解康复对象的需求，提供有针对性的转介服务。

四、社区康复护理的基本技术

（一）社区常用的康复辅具

1. **移动器具**　移动器具是帮助人们行走或移动的，包括：①轮椅；②三轮车；③拐杖；

④手杖；⑤助行架。

2. 姿势保持器具 肢体损伤者经常难以保持良好的卧姿、站姿或坐姿来进行功能性活动，而且由于不合适的姿势会使畸形越发危险。以下器具有助于克服这类困难：①楔形垫；②椅子，如角椅、特制座位；③站立架。

3. 假肢、矫形器和矫形鞋 这些通常都是定做的器具，用于代替、支撑或矫正身体部位。它们是由受过训练的假肢/矫形器专业人士在专门车间或中心里进行设计、制作和装配，包括：①假肢，如假腿或假手；②矫形器，如脊柱支具、手或腿夹板，以及双脚规式踝足矫形器；③矫形鞋。

4. 日常生活器具 这些器具能使残疾人完成日常生活活动（如进食、洗浴、穿衣、如厕、料理家务）。有许多这类器具的例子，包括：①适配的餐具和杯子；②淋浴椅和淋浴凳；③坐便器座和支撑架；④洗脸台；⑤穿衣杆。

5. 助视器具 低视力或盲对人们从事重要生活活动的能力有很大的影响。一系列的器具（从简单到复杂）都能用于最大化的参与和自立，包括：①大字书本；②放大镜；③眼镜；④盲杖；⑤用于阅读和写作的盲文系统；⑥音频器具，如收音机、听书机、手机；⑦电脑屏幕阅读，如 JAWS 是一种读屏软件。

6. 助听器具 丧失听觉会影响一个人与他人的沟通和交往；并影响多方面的发展，如言语和语言，还会限制教育和就业机会，导致引起社会歧视和孤立。这类器具包括：①助听器；②听电视的耳机；③电话扩音机；④ TTY/TTD（远程交流器具）；⑤提供警示的可视系统，如声光门铃。

7. 沟通器具 增强与替代沟通的器具能够帮助理解困难和发音困难的个人。所以要为他们提供帮助发音（增强的）或代偿发音（替代的）的器具，包括：①带图片、符号或字母文字的沟通板；②请求卡片；③电子发声器具；④带专门设备和程序的电脑等。

8. 认知器具 认知是理解和处理信息的能力。它涉及大脑的智力，如记忆、计划和解决问题能力。脑外伤、智力损伤、痴呆和精神病等可以影响个人认知能力。以下器具能帮助个人记忆重要的任务/事件，管理他们的时间以及为活动做准备，包括：①记事本；②日记簿；③日历本；④计划表；⑤电子器具，如手机、寻呼机、个人备忘记事本等。

（二）基本内容

主要包括社区康复护理环境及社区康复护理技术。

1. 社区康复护理环境 包括社区设施环境、心理环境、社会环境。

（1）社区设施环境：包括出入口、电梯/楼梯、厕所、洗手池、浴室、居室内、传达/接诊/咨询柜台的设置。社区居住环境中为方便使用轮椅的患者出入，出入的门不应有门槛，门至少应有85cm以上的有效宽度，走廊应有1.2m以上的宽度；出入口应为斜坡形，倾斜角度为5°左右，宽度应为1~1.14m；社区中电梯的深度至少为1.5m，宽度至少亦为1.5m，门宽应不小于80cm，电梯迎门面应有镜子，可供乘轮椅者观看自己的进出是否已完成；楼梯每阶的高度不应大于15cm，深度为30cm，至少要有1.2m的宽度；社区中供患者使用的厕所一般应采用坐式马桶，马桶高40~45cm，两侧安置扶手，两侧扶手相距80cm左右，若需供左侧或右侧偏瘫患者应用，扶手也可采用可移动式的，移开一侧以便轮椅靠近；洗手池池底最低处距地面的高度应大于69cm，以便乘轮椅者的大腿能进入池底下部，便于接近水池，水龙头应采用长手柄式或感应式，以便操作；浴室里盆浴的盆沿离地面的高度应与轮椅座高（45~45cm）相近，盆周与盆沿同高处应有平台部分，以便患者转移和摆放一些浴用物品，地面和盆底应有防滑措施，水龙头可用手柄式；肢体伤残或行动不便者，家庭有条件者应尽量做到居室内地板不打蜡、不铺地毯，圆的门开关把手应改造成向外延伸的横向把手以利于开关，卧室内床的高度以患者坐位时两脚能平放在地面为宜，卧室桌前、柜前、床边应有1.6m的活动空间，以便必要时轮椅做360°旋转，墙上电灯开关低于92cm。社区中传达／接诊／咨询柜台的最底层离地高度应为62cm左右，以双足可伸入45cm为宜，台面高度以离地70~75cm为宜。

（2）心理环境：是由社区康复医护人员和心理医生针对康复的需要，对康复对象采取一系列的心理相关措施而必须的环境。

（3）社会环境：有完善的保障制度，我国颁布实施《中华人民共和国残疾人保障法》确定康复工作应从实际出发，将现代康复技术与我国传统康复技术相结合；以康复机构为骨干，社区康复为基础，残疾人家庭为依托；以实用易行、受益广的康复内容为重点，并开展康复新技术的研究、开发和应用，为残疾人提供有效的康复服务；2017年1月11日国务院常务会议通过《残疾预防和残疾人康复条例》，该条例的颁布标志着我国残疾预防和残疾人康复事业迈入依法推进的新的历史时期。有完善的三级服务网，在农村有县、乡、村三级服务网，在城市有市区、街道及居委会三级服务网。有完善的社区康复体系，政府及相关行政管理部门负责组织管理、制订规划、筹措经费、协调实施；医疗康复机构、专业学（协）会和各类专家组成技术指导组，提供专业技术支持；依托城乡医疗保健、社区服务网络、社会力量和残疾人家庭，搭建为残疾人提供康复的服务平台。三个网络各有分工，有机结合，协调运作，形成了完整的、有效的社区康复体系。

2. 社区康复护理技术 包括日常生活活动能力的护理、助行器使用的护理、轮椅使用的护理、矫形器／假肢使用的护理。

（1）日常生活活动能力的护理：包括营养与饮食的护理、排泄的护理、个人卫生的护理、衣物的穿脱、体位的保持与转换及身体的转移。对于肢体功能较差而又难恢复者，社区康复护理人员应通过患者日常生活活动能力的一些代偿性训练，帮助患者掌握一定的方法和技巧，最大限度地提高患者的生活自理水平，改善其心理状态，提高其康复自信心。

1）营养与饮食的护理：根据患者口腔状态、呼吸的控制状态、吸力、上肢功能等情况进行进餐的体位训练、握餐具训练、进食动作训练、咀嚼和吞咽训练，在训练过程中社区康复护理人员应加强对患者的观察。

2）排泄的护理：包括排尿和排便的护理。排尿护理包括尿潴留、尿失禁和尿路感染的护理，排便护理包括便秘和大便失禁的护理。

尿潴留的护理：调整姿势和体位；进行排尿训练如盆底肌肉训练、尿意习惯训练、激发技术、Vzlsalva 屏气法等；残余尿量的测定；间歇导尿；留置导尿。

尿失禁的护理主要是帮助患者解除痛苦，恢复膀胱功能，护理原则为促使膀胱贮尿，保持局部干燥，加强排尿习惯训练、放松盆底肌肉。

尿路感染的护理：如患者出现发热、尿色异常、有异味时，应及时检查，此时应保留导尿管并开放导尿管，如无禁忌证，每日摄水量应达 2500~3000mL，以利用大量的尿液冲洗尿道，同时使用敏感的抗生素进行治疗。

便秘的护理：调理饮食、养成定时排便习惯、选择合适的姿势和便器、手法按摩腹部、药物软化粪便、指间刺激法、灌肠法。

大便失禁的护理：原则是帮助患者控制大便，包括饮食调理，在无肠道感染的情况下，应减少调味品及粗糙食物的摄入；及时给予便器；刺激肛门收缩：对肛门括约肌松弛的患者，可用特殊电极对肛门括约肌进行低频脉冲刺激，以增加肛门括约肌的紧张度。也可用手指按压弹拨刺激肛门括约肌收缩，或指导患者做抬臀、缩肛、提肛练习等；皮肤护理：保持被服清洁干燥，使用成人纸尿裤，及时清洁会阴及肛周皮肤，如有感染及时处理。

3）个人卫生护理：患者血压、脉搏、体温等基本生命体征稳定；患者具有坐位平衡和转移的能力，如在轮椅上坐位能坚持 30min 以上；健侧肢体肌力能恢复到可独立洗澡；环境适宜，并有安全措施。逐步训练患者洗脸、刷牙、修剪指甲、如厕动作、洗澡等。

4）衣物的穿脱：患者应具备坐位和控制平衡的能力，健侧具备基本的平衡能力，有一定的协调性和准确性，选择大小、松紧、厚薄适宜，易吸汗，易于穿脱的衣物。穿衣服时先穿患肢，脱衣服时先脱健肢，穿裤子取坐位，下肢穿好后再取卧位，抬高臀部将裤子穿上。

5）体位的保持与转换：康复护理中常用的体位摆放技术有良肢位、功能位、烧烫伤患者抗挛缩体位的摆放等；根据体位转换中主动用力的程度，可分为自动体位转换、助动体位转换、被动体位转换。常用的基本体位有：仰卧位、患侧卧位、健侧卧位、被动体位变换、坐位和立位。

6）身体转移的方式：分为主动转移和被动转移两种。主动转移是指患者根据医疗护理及日常生活的需要，通过自己的能力转换移动，使身体达到并保持一定的姿势，包括利用滑板转移、利用上方吊环转移、直角转移、侧方转移、平行转移；被动体位转移是指在外力协助下或直接搬动摆放，使患者身体达到或保持一定的姿势，包括一人转移法和两人转移法。身体转移时，应对患者的皮肤状态、颜色、温度和肢体血液循环等进行观察，在转移过程中应避免碰伤、擦伤患者的皮肤，应充分发挥患者的能力，鼓励患者树立自理的信心。身体转移后，要注意保持患者的舒适和安全，必要时用软枕或海绵垫等软物支持或固定。

（2）助行器使用的护理：包括心理护理、选择适当的助行器、教会患者正确调节助行器的长度、训练患者行走的正确步态。

（3）轮椅使用的护理：包括选择合适的轮椅、轮椅使用训练、轮椅转移、推轮椅的技巧。

（4）矫形器/假肢使用的护理：包括矫形器使用护理和假肢使用护理。

1）矫形器使用护理：装配前应做好心理护理、健康教育、指导患者正确着装；装配矫形器后需指导和训练患者正确使用矫形器、确保足够的佩戴时间、预防压力性损伤、保持局部清洁、进行矫形器的保养。

2）假肢使用护理：包括截肢前的社区康复、截肢后的社区康复护理、装配假肢后的护理。截肢前的社区康复包括心理护理、消除患肢肿胀、增强残肢的耐受性；增强残肢近端肌力、防止残肢近端关节挛缩、改善全身营养状况、加强健肢的活动。截肢后的社区康复护理包括评估患者、防止残肢肿胀、保持正确的残肢位置、早期进行运动康复。装配假肢后的护理包括假肢的穿戴、功能训练、使用训练、残端的保护、假肢的维修与保养、心理护理。

（贾秀萍）

第二节 延续护理

学习目标
1. 能阐述延续护理的概念。
2. 能辨别延续护理的对象。
3. 能列举延续护理的模式与内容。

随着医疗技术的不断提升及优质护理服务的深入展开，传统医疗照护已无法满足患者出院后的护理需求，而延续护理服务的开展可很好地帮助患者解决出院后健康问题，降低患者再入院率，对进一步完善整体护理内涵具有重要意义。《中国护理事业发展规划纲要（2011—2015年）》指出，鼓励医院实施对出院患者的随访和延续护理服务是"十二五"时期的重点任务。2015年国家卫计委关于进一步深化优质护理、改善护理服务的通知指出，有条件的医院应当明确专（兼）职人员为出院患者提供有针对性的延续护理服务，保证护理服务的连续性。

一、延续护理概述

（一）延续护理的概念

延续护理的理念最早产生于1947年，宾夕法尼亚大学的研究认为随着患者转移到家庭和社区,其治疗和护理也应该无间断地转移到家庭和社区。2001年,Freeman等最早构建了包括6个维度的延续护理概念模型,2003年,Haggerty等在Freeman的影响下进一步发展了延续护理的概念模型。

美国老年协会对延续护理的定义是:通过一系列的行动设计,确保患者从医院到家庭及医院的不同科室受到协作性与连续的护理,包括经由医院制订的出院计划、转诊、患者回归家庭或社区后的持续随访与指导。

(二)延续护理的特征

香港的黄金月教授将延续护理的特征概况为"4C",即综合性(comprehensiveness)、延续性(continuity)、协调性(coordination)和合作性(collaboration)。

二、延续护理的对象

尽管许多延续护理相关研究的对象多选择老年患者或者是有较高再入院风险的患者,但随着临床应用的进一步开展,不难发现延续护理的适用范围十分广泛。其在年龄上适用于从婴幼儿到老年人的各个年龄段的患者;在疾病类型上适用于中风、心血管疾病、糖尿病、肾衰竭、类风湿等内科慢性疾病患者;器官移植、肿瘤切除术等外科大型手术患者;妇产科产褥期的产妇;儿科慢性疾病患者以及有特殊且复杂的卫生护理需求的青少年患者;长期接受放化疗的肿瘤患者等。

三、延续护理的临床实践

(一)国外延续护理临床实践

延续护理的研究以及实践主要涉及两大类,分别是初级卫生保健领域的延续护理(或称以社区为基础的延续护理)和从急性期护理所在医院转出的延续护理。

1. 初级卫生保健领域的延续护理研究及实践 在初级卫生保健领域,延续护理主要分为两类:某个医务人员与患者之间的持续关系以及卫生保健服务之间的整合。

(1)引导式护理模式:引导式护理(guided care,GC)项目自2006年开始在美国的华盛顿地区实施。该项目尝试通过GC提高卫生服务的质量、可及性以及患者自我护理的能力,从而改善患者的健康状况及功能状态,降低医疗费用,提高患者满意度。这种服务模式将经过慢性疾病保健培训的注册护士整合到初级卫生保健系统中,向50~60岁的患有多种疾病的老年人提供慢性疾病综合服务。

(2)评估和照顾长者的老年资源模式:老年资源项目旨在提高老年人的医疗护理质量,以最大限度地提高他们的健康和躯体功能状态,减少其对医疗的过度使用及避免其入住养老院。该模式针对低收入的老年人以及初级卫生保健工作者建立。老年资源支持团队包括一个执业护士和一个社会工作者,该团队在患者家中执行最初的老年人综合性评估以确定其是否可以进入项目。随后支持小组与更大的老年资源跨学科团队(包括老年医学专家、药剂师、物理治疗师、心理健康社会工作者和以社区为基础的服务联系者)会面,制订出个性化的医疗护理计划。老年资源支持小组与患者的初级保健医生见面,讨论并修改其医疗护理计划,通过与初级保健医生的合作以及保持与患者目标的一致性,由支持小组为其进行医疗护理。

2. 从急性期护理所在医院转出的延续护理研究及实践

(1)延续护理干预模式:该模式认为患者及其家属是存在于不同医疗服务机构之间的一条唯一、共同的线,在不同医疗服务机构之间转移时面临着很多问题,而向患者提供技能和工具,能够使他们在转移时更积极地发挥自己的作用,以应对这些问题。该干预模式通过一系列的安排,使患者及家属做好自我护理的准备以及与健康服务提供者之间的协调。持续时间为4周,由延续护理教练(可以是护士、社会工作者或社区工作者)来提高患者在用药自我管理、使用健康记录、预约初级卫生保健执业者或专家、认识用来指示病情恶化的红旗标识及如何做出反应四个方面的能力,通过出院前访问患者、出院后24~72h内家庭随访和随后的3次电话随访开展工作。

(2)高级实践护士延续护理模式:该模式由高级实践护士为主导,其服务的主要对象是因各种内、外科疾病住院并出院后返回家中的患有慢性疾病的老年人。该模式认为患有慢性疾病的老年人在其出院时仍有未被满足的护理需求,综合性的出院计划及出院后的随访能够促使其及时出院,并保证其在出院后能够获得适当的护理服务从而降低再入院率及家属的照顾压力。由高级实践护士负责,使患者在转移中的健康状况达到最优化,并制订患者出院后的随访计划。在患者出院后,由同一名高级实践护士负责实施家庭访问,并保证患者可通过手机随时与高级实践护士联系,获得支持。

(二)国内延续护理的临床实践

1. 基于医院的延续护理模式 该模式是目前国内采用的主要形式,主要针对急性期入院经过一段时间的治疗后出院且仍有较高护理需求的患者,一般分为2个干预阶段,即出院前和出院后。

出院前的干预措施包括:为患者提供用药、饮食、心理、康复训练等基础健康指导;评估发生不良事件和再入院的风险,并据此给予针对性的出院宣教;多学科专业人员以循证为依据与患者共同制订出院康复计划;建立出院患者延续护理档案或护理回访登记表等。

出院后的干预措施包括:定期通过家庭访视、电话随访以及利用其他现代通信技术等方式跟踪观察患者的健康状况,评估其出院计划的履行情况;与社区医护人员保持不间断的沟通协调,并对其提供技术指导;接受电话咨询及现场咨询,积极为患者、家属以及居家护士提供健康教育、专业建议及技术支持;注意风险因素的管理,妥善处理突发事件等。

2. 基于社区的延续护理模式 国内以家庭病床的形式为主。该模式的主要干预措施包括提供一般及特殊治疗性护理服务；设置社区宣传栏，定期开展健康讲座；由专业人员为患者提供日间运动功能训练和康复护理；定期进行家庭访视，上门提供健康咨询；监督患者的遵医行为，进行护理干预等。

3. 医院-社区-家庭三元联动的延续护理模式 该模式是对以上两种模式的有机结合和升华，其设计理念为通过在医院、社区、家庭三者之间形成一个环形的交流协作模式，进而为患者提供全程无缝隙的专业护理服务。目前，国内外对该模式还处于探索阶段，有关其实施应用的具体内容还尚未明确，有待进一步的研究。

（余　婷）

参考文献

[1] 唐照亮, 宋小鸽, 袁静, 等. 艾灸对寒凝血瘀证大鼠活血化瘀作用的实验研究. 中国中医基础医学杂志, 2000, 6(4): 43-46.

[2] 秦黎虹, 王炜. 熏灸治疗外科感染的临床与实验研究. 中国中医药信息, 2000, 7(6): 34-35.

[3] 张周良, 李斌, 马巍. 艾灸对甲襞微循环的影响的研究. 中国血液流变学杂志, 2005, 15(1): 132-133.

[4] 王洁, 黄香妹, 金瑞芬, 等. 0级糖尿病足血管病变患者艾灸三阴交穴的效果观察. 护理学报. 2012, 19(7): 70-72.

[5] 刘雪云, 柯俊, 李坦, 等. 脑卒中后失语症语言康复机制和治疗研究进展. 中国康复理论与实践, 2018, 24(8): 884-888.

[6] 谭茗丹, 张洲, 顾海风, 等. 非侵入性脑刺激技术治疗脑卒中后失语症疗效的meta分析. 中国康复医学杂志, 2017, 32(6): 694-697.

[7] 段林茹, 郑洁皎, 陈秀恩, 等. 构音障碍治疗的研究进展. 中国康复, 2015, 30(3): 229-232.

[8] 田野, 林伟, 叶祥明, 等. 汉语失语症诊治进展. 中国康复理论与实践, 2011, 17(2): 151-154.

[9] 汪洁, 吴东宇, 宋为群. 汉语失语症心理语言评价与汉语标准失语症检查对命名困难定性的比较. 中国康复医学杂志, 2009, 24(2): 113-117.

[10] 代美玲, 胡雪艳, 张通. 重复经颅磁刺激治疗失语症的研究进展. 中国康复理论与实践, 2016, 22(7): 804-808.

[11] 中国吞咽障碍康复评估与治疗专家共识组. 中国吞咽障碍评估与治疗专家共识(2017年版). 中华物理医学与康复杂志. 2017, 39(12): 881-892.

[12] 滑蓉蓉, 丁则昱, 王春育. 苏格兰学院间指南网络: 脑血管病患者吞咽困难的识别与治疗临床指南. 中国卒中杂志, 2011, 6(6): 480-494.

[13] Hadley M, Walters BC. Introduction to the Guidelines for the Management of Acute Cervical Spine and Spinal Cord Injuries. Neurosurgery, 2013, 72(2): 5-16.

[14] Theodore N, Aarabi B, Dhall SS, et al. Transportation of patients with acute traumatic

cervical spine injuries. Neurosurgery, 2013, 72 (2): 35–39.

[15] Dhall SS, Hadley MN, Aarabi B, et al. Deep venous thrombosis and thromboembolism in patients with cervical spinal cord injuries. Neurosurgery, 2013, 72(2): 244-254.

[16] 励建安. 脑外伤康复的现状与未来发展趋势, 中国康复医学杂志, 2011, 26(12): 1095-1097.

[17] 中华医学会神经病学分会肌电图与临床神经电生理学组, 中华医学会神经病学分会神经肌肉病学组. 痛性周围神经病的诊断和治疗共识. 中华神经科杂志, 2012, 45(11): 824-827.

[18] 许德荣, 宋友东, 王海, 等. 我国青少年腰椎间盘突出症的荟萃分析. 中华医学杂志, 2013, 93(45): 3606-3609.

[19] 中国加速康复外科专家组. 中国加速康复外科围手术期管理专家共识(2016). 中华外科杂志, 2016, 54(6): 413-418.

[20] 田国华, 赵英. 截肢术后幻肢痛的临床治疗进展, 继续医学教育, 2017, 31(1): 123-125.

[21] 杨志敏, 段少华. 加速康复外科理念在膝关节置换患者围手术期中的应用, 天津护理, 2017, 25(6): 530-532.

[22] 梁丹丹, 方琼, 季益军. 智能运动反馈系统在手外伤运动康复中的应用. 安徽卫生职业技术学院学报, 2016, 15(4): 156-157.

[23] 孙丽敏. 中医手部按摩在手外伤患者康复过程中的应用效果分析. 中国卫生标准管理, 2016, 7(4): 134-135.

[24] 胡三莲, 钱会娟, 何丹, 等. 断指再植术后患者康复护理的研究现状. 上海护理, 2017, 17(4): 100-103.

[25] 石磊, 韩晓蕾, 石蕊, 等. 类风湿关节炎患者睡眠质量与疾病活动度相关性分析. 中华风湿病学杂志, 2018, 22(7): 435-439.

[26] Waite-Jones JM, Hale CA, Lee Hea-Young. Psychosocial effects of Tai Chi exercise on people with rheumatoid arthritis. J Clin Nurs, 2013, 22(21/22): 3053-3061.

[27] 高蕾, 史宝欣. 类风湿关节炎患者自我效能感的研究进展. 中华护理杂志, 2016, 51(7): 848-852.

[28] 杜君, 朱剑, 黄烽. 强直性脊柱炎工作能力研究进展. 中华风湿病学杂志, 2017, 21(1): 59-62.

[29] 张萍萍, 牟一坤, 戈兰, 等. 自我管理模式对强直性脊柱炎患者疾病相关知识、关节功能和生活质量的影响. 新医学, 2015, 46(12): 812-815.

[30] TanChing-Yuan, 戴岷, 谈裔, 等. 强直性脊柱炎合并髋关节累及患者骨质疏松症发病

概况及相关因素分析.中国骨质疏松杂志,2017,23(7): 856-859.

[31] Dewey WS, Richard RL, Parry IS. Positioning, splinting and contracture management. Phys Med Rehabil Clin N Am, 2011, 22(2): 229- 247.

[32] Holmes SB. Advanced practice nursing role: clinical nurse specialist. Orthop Nurse, 1998, 17(6): 61-64.

[33] Virginia M. Benefits of hospice and palliative care certification. Home Health Care Nurse, 2009, 27(8): 463-467.

[34] Watson J. The Theory of Human Caring: Retrospective and Prospective. Nursing Science Quarterly, 1997, 10(1): 49-52.

[35] 安德连,陈妙霞,陈琼梅,等.吞咽障碍护理门诊的构建.中华护理杂志,2017,52(2): 219-221.

[36] 包家明.护理健康教育与健康促进.北京:人民卫生出版社.2014.

[37] 蔡碧珊.我国专科护士和临床护理专家发展现状.齐鲁护理杂志,2009,15(13): 44-55.

[38] 曾亚珍,肖晓玲,张东华,等.基于脑卒中筛查的健康教育干预对孝感市社区居民脑卒中防治知信行的影响.护理学报,2016,23(13): 67-72.

[39] 陈向阳.现代专科护士培养现状浅述.中国保健营养,2013,06(上): 3028-3029.

[40] 柴春燕,陆亚青,陶利群,等.生命同舟俱乐部模式健康教育对乳腺癌病人及配偶生活质量的影响.护理研究,2015,29(17),2070-2075.

[41] 陈向明.质的研究方法与社会科学研究.北京:教育科学出版社,2019.

[42] 底瑞青,赵玉林,李星丹,等.智能手机应用程序在鼻内镜术后患者健康教育中的应用.中华护理杂志,2016,51(11): 1364-1366.

[43] 杜慧敏.危急重症专科护士人文素质评价指标的构建.中华现代护理杂志,2017,23(12): 1691-1693.

[44] 冯先琼,曾继红,李晓玲.香港专科护士的培养现状与趋势.中国实用护理杂志,2006,22(9): 58.

[45] 伏鑫,郭彩霞,魏春燕,等.国内外专科护士发展现状及培养策略研究.中国医院管理,2014,34(9): 76-77.

[46] 耿庆山.医事法律500问.北京:中国法制出版社,2014.

[47] 龚玉秀,方珏.医学伦理学.北京:清华大学出版社,2013.

[48] 广濑千也子,刘瑞霜.日本专科护士认定制度的现状与展望.中华护理教育,2004(2): 88-90.

[49] 郭爱敏.我国护理实践的专业化进展及面临的问题.中国护理管理,2006,6(12): 5-7.

[50] 胡雁. 护理研究. 5版. 北京：人民卫生出版社，2017.

[51] 黄金月. 高级护理实践导论. 2版. 北京：人民卫生出版社，2012.

[52] 贾启艾. 护士职业化（案例版）. 南京：东南大学出版社，2014.

[53] 李伦兰，甘玉云，张丽娜，等. 出院后电话随访对人工髋关节置换术后患者康复效果的影响. 中华护理杂志，2014，49(4)：414-417.

[54] 李维瑜，刘静，余桂林，等. 知信行理论模式在护理工作中的应用现状与展望. 护理学杂志，2015，30(6)：107-110.

[55] 李本富，李曦. 医学伦理学十五讲. 北京：北京大学出版社，2007.

[56] 李秀云，徐蓉. 综合性医院专科护士基本素质调查分析. 护理研究，2004，18(12)：2100-2101.

[57] 李峥，刘宇. 护理学研究方法. 北京：人民卫生出版社，2012.

[58] 凌健，夏海鸥，贾守梅. 我国专科护士角色表现的质性研究. 护理研究，2013，27(1)：38-40.

[59] 麻春英，李萍，裴丽萍. 专科护士培训的现状及存在问题. 国际护理学杂志，2010，29(9)：1286-1288.

[60] 马语莲，杨秀木，申正付. 护生专业思想与其人文关怀能力的相关性. 蚌埠医学院学报，2013，38(3)，617-619.

[61] 毛孝蓉，赵佛容. 我国专科护士核心能力研究现状. 护理研究，2014，28(8)，911-913.

[62] 彭刚艺. 护理管理工作规范. 4版. 广州：广东科技出版社，2011.

[63] 邱荚蓉. 浅谈急救专科护士的培养. 护理研究，2009，23(30)：2803-2804.

[64] 邱玉梅. 医院护理健康教育指导手册（上册）. 兰州：甘肃科学技术出版社，2015.

[65] 施永兴. 临终关怀学概论. 上海：复旦大学出版社，2015.

[66] 史瑞芬. 护理人际学. 4版. 北京：人民军医出版社，2013.

[67] 苏伟才，孟哲慧，徐璟. 肿瘤专科护士人文关怀品质现状及影响因素调查. 护理学杂志，2013，28(24)：4-6.

[68] 汤先萍，李清，周莹，等. 中美专科护士培养现状与政策建议. 中国实用护理杂志，2013，29(1)：72-74.

[69] 涂自良. 护理学导论. 武汉：华中科技大学出版社，2015.

[70] 王红红. 护理学研究（二）学习指导. 长沙：中南大学出版社，2009.

[71] 王晋芳，韩柳，郭海玲，等. 国内外专科护士发展现状及其对中医护理专科化发展的启示. 护理学杂志，2017，32(11)：93-97.

[72] 王晓杰. 我国专科护士的培养及相关问题研究. 中国护理管理，2006，6(12)：8-11.

[73] 魏春苗,穆燕.国内专科护士再认证的可行性分析.护理学杂志,2014,29(24): 76-79.

[74] 伍天章.医学伦理学.北京:高等教育出版社,2008.

[75] 邢麟,余洋,张燕,等.电话随访实施健康教育对提高脑卒中患者满意度的研究.中国医药导报,2015,12(3): 151-154.

[76] 燕铁斌.分级诊疗中的脑卒中康复.中国康复,2016,31(3): 163-164.

[77] 杨秀木,陈雪霞.护理伦理学.南京:南京大学出版社,2015.

[78] 尤黎明.专科护士在护理专业中的角色和地位.中华护理杂志,2002,37(2): 85-88.

[79] 苑杰,马文有.护理心理学.北京:清华大学出版社,2015.

[80] 张晓燕.健康教育概论.武汉:武汉大学出版社,2010.

[81] 赵小玉.护理学导论.北京:北京大学医学出版社,2016.

[82] 赵艳霞,彭丽彬,陈劲.健康俱乐部护理干预模式在脑卒中患者中的应用.中华现代护理杂志,2011,17(13): 1528-1530.

[83] 朱佳虹.综合ICU专科护士的素质要求.中外医学研究,2010,8(4): 114-115.

[84] 燕铁斌.康复护理学.4版.北京:人民卫生出版社,2017.

[85] 黄晓琳,燕铁斌.康复医学.5版.北京:人民卫生出版社,2013.

[86] 南登崑.康复医学.4版.北京:人民卫生出版社,2008.

[87] 燕铁斌.康复医学前沿.北京:人民军医出版社,2014.

[88] 范建中,吴红瑛.在综合医院建立"强化康复单元"的思路.中国康复医学杂志,2011,26(11): 998-999.

[89] 毛玉瑢,黄东锋,管向东,等.外科重症监护室中物理治疗对于患者的干预效应和结局分析.中国康复医学杂志,2010,25(9): 850-853.

[90] 万桂芳,窦祖林,丘卫红,等.说话瓣膜的应用对气管切开并吞咽障碍患者渗漏和误吸的影响.中国康复医学杂志,2012,27(10): 949-951.

[91] 张晶晶,李云,陈园,等.基于社区康复服务现状调查分析的发展策略研究.中国康复医学杂志,2017,32(1): 78-81.

[92] 廖利民.神经源性膀胱的治疗现状和进展.中国康复医学杂志,2011,26(3): 201-205.

[93] 蔡文智,孟玲,李秀云.神经源性膀胱护理指南(2017年版).中华护理杂志,2017,32(24): 1-7.

[94] 励建安,黄晓琳.康复医学.北京:人民卫生出版社,2016.

[95] 王佳丽,吴卫红,尹文刚.脑性瘫痪儿童神经心理功能障碍的特征.中国康复医学杂志,2015,30(10): 1002-1008.

[96] 田德虎.周围神经损伤与康复.中国康复医学杂志,2007,22(2): 99.

[97] 杜春萍. 康复医学科护理手册. 2版. 北京：科学出版社, 2015.

[98] 刘江生. 解读与评论2010年欧洲心血管预防和康复协会心脏康复分会关于二级预防中心脏康复的意见. 心血管康复医学杂志, 2014, 23(6): 591-596.

[99] 中国康复医学会重症康复专业委员会呼吸重症康复学组, 中国老年保健医学研究会老龄健康服务与标准化分会, 《中国老年保健医学》杂志编辑委员会, 等. 中国呼吸重症康复治疗技术专家共识. 中国老年保健医学, 2018, 16(5): 3-11.

[100] 中国康复医学会康复护理专业委员会. 颅脑创伤临床康复护理策略专家共识. 护理学杂志, 2016, 31(18): 1-6.

[101] 李富德, 梅仁彪. 人体解剖生理学. 北京：中国医药科技出版社, 2016.

[102] 黄晓琳. 人体运动学. 2版. 北京：人民卫生出版社, 2013.

[103] 姜安丽. 护理理论. 北京：人民卫生出版社, 2009.

[104] 王玉龙. 康复功能评定学. 北京：人民卫生出版社, 2008.

[105] 燕铁斌, 梁维送, 冉春风. 现代康复治疗学. 2版. 广州：广东科技出版社, 2012.

[106] 贾建平, 陈生弟. 神经病学. 7版. 北京：人民卫生出版社, 2013.

[107] 詹青, 王丽晶. 2016 AHA/ASA成人脑卒中康复治疗指南解读. 神经病学与神经康复学杂志. 2017. 13(1). 1-9.

[108] 王维治. 神经病学. 2版. 北京：人民卫生出版社, 2013.

[109] 吕传真, 周良辅. 实用神经病学. 4版. 上海：上海科学技术出版社, 2014.

[110] 中华医学会神经病学分会神经康复学组, 中华医学会神经病学分会脑血管病学组, 卫生部脑卒中筛查与防治工程委员会办公室, 等. 中国脑卒中康复治疗指南(2011完全版). 中国康复理论与实践, 2012, 18(4): 301-318.

[111] 中华医学会神经病学分会, 中华医学会神经病学分会神经康复学组, 中华医学会神经病学分会脑血管病学组. 中国脑卒中早期康复治疗指南. 中华神经科杂志, 2017, 50(6): 405-412.

[112] 陆再英, 钟南山. 内科学. 7版. 北京：人民卫生出版, 2008.

[113] 王吉耀. 内科学. 2版. 北京：人民卫生出版社, 2010.

[114] 窦祖林. 作业治疗学. 2版. 北京：人民卫生出版社, 2013.

[115] 李奎成. 作业疗法. 广州：广东科技出版社, 2009.

[116] Corrigan JD, Hinkeldey MS. Relationships between parts A and B of the Trail Making Test. Journal of Clinical Psychology, 1987, 43(4): 402-409.

[117] Jang Y, Chern JS, Lin KC. Validity of the Loewenstein occupational therapy cognitive assessment in people with intellectual disabilities. Am J Occup Ther. 2009, 63(4): 414-

422.

[118] Ferreira-Valente MA, Pais-Ribeiro JL, Jensen MP. Validity of four pain intensity rating scales. Pain, 2011, 152(10): 2399-2404.

[119] 温洪波, 张振馨, 牛富生, 等. 北京地区蒙特利尔认知量表的应用研究. 中华内科杂志, 2008, 47(1): 36-39.

[120] 李胜利. 语言治疗学. 2版. 北京: 人民卫生出版社, 2013.

[121] 崔丽英. 简明肌电图学手册. 北京: 科学出版社, 2006.

[122] 潘映辐. 临床诱发电位学. 2版. 北京: 人民卫生出版社, 2000.

[123] 卢祖能. 实用肌电图学. 北京: 人民卫生出版社, 2000.

[124] 燕铁斌. 物理治疗学. 2版. 北京: 人民卫生出版社, 2013.

[125] (瑞士) 戴维斯, 著. 刘钦刚, 译. 循序渐进: 偏瘫患者的全面康复治疗. 2版. 北京: 华夏出版社. 2014.

[126] Hodgin KE, Nordon-Craft A, McFann KK, et al. Physical therapy utilization in intensive care units: results from a national survey. Crit Care Med, 2009, 37(2): 561-566.

[127] 卫冬洁, 李胜利. 用Rosenbek 8步法治疗言语失用1例. 中国康复理论与实践. 2000, 6(2): 70-71, 80.

[128] 彭刚艺, 刘雪琴. 临床护理技术规范. 2版. 广州: 广东科技出版社, 2013.

[129] 张广清. 彭刚艺. 中医护理核心能力读本. 广州: 广东科技出版社, 2013.

[130] 谢薇. 李俊华. 中医适宜技术操作规范. 上海: 同济大学出版社, 2016.

[131] Hatch MN, Cushing TR, Carlson GD, et al. Neuropathic pain and SCI: Identification and treatment strategies in the 21st century. Neurol Sci, 2018, 384: 75-83.

[132] Wong ET, Dunham C, Patsios D. Qualitative assessment of pain management in patients undergoing computed tomography-guided transthoracic lung biopsy. Pain Res Manag, 2014, 19(3): 149-152.

[133] Chien CW, Bagraith KS, Khan A, et al. Comparative responsiveness of verbal and numerical rating scales to measure pain intensity in patients with chronic pain. J Pain, 2013, 14(12): 1653-1662.

[134] Kliger M, Stahl S, Haddad M, et al. Measuring the Intensity of Chronic Pain: Are the Visual Analogue Scale and the Verbal RatingScale Interchangeable? Pain Pract, 2015, 15(6): 538-547.

[135] Garra G, Singer AJ, Taira BR, et al. Validation of the Wong-Baker FACES Pain Rating Scale in pediatric emergency department patient. Acad Emerg Med, 2010, 17(1): 50-54.

[136] Ferreira V, Ribeiro MAP, Jensen JL, et al. Further Validation of a Portuguese Version of the Brief Pain Inventory Interference Scale. Clinical Y Salud, 2012, 23(1): 89-96.

[137] Melzack R. The McGill Pain Questionnaire: major properties and scoring methods. Pain, 1975, 1(3): 277-299.

[138] Lambert M. ICSI releases guideline on chronic pain assessment and management. Am Fam Physician, 2010, 82(4): 434-439.

[139] Laméris W, van Randen A, van Es HW, et al. Imaging strategies for detection of urgent conditions in patients with acute abdominal pain: diagnostic accuracy study. BMJ, 2009, 338: 2431.

[140] 窦祖林. 吞咽障碍评估与治疗. 2版. 北京: 人民卫生出版社, 2017.

[141] 孟玲, 燕铁斌. 实用康复护理学. 南京: 江苏凤凰科学技术出版社, 2017.

[142] 郑彩娥. 李秀云. 实用康复护理学. 北京: 人民卫生出版社. 2012.

[143] 王剑火, 侯春林, 魏春芹. 成人下腹壁厚度测量及其对根据指南针原理设计的排尿报警装置的意义. 中国临床解剖学杂志, 2011, 29(4): 404-406, 410.

[144] 王庭槐. 生理学. 北京: 高等教育出版社, 2004.

[145] 徐青, 高飞, 王磊, 等. 脊髓损伤后肠道功能障碍: 美国临床护理实践指南解读. 中国康复理论与实践, 2010, 16(1): 83-86.

[146] 朱黎婷, 朱毅, 张文毅, 等. 中医药在脊髓损伤神经源性肠道功能障碍的研究进展. 世界华人消化杂志, 2012, 20(35): 3549-3557.

[147] Chung EA, Emmanuel AV. Gastrointestinal symptoms related to autonomic dysfunction following spinal cord injury. Prog Brain Res, 2006(152): 317-333.

[148] 王萍, 黄钢. 沙盘游戏应用于临床心理评估的研究进展. 中国健康心理学杂志, 2007, 15(9): 862-864.

[149] 贝费利. 哈登, 玛简. 克罗斯, 刘伦旭, 等. 呼吸物理治疗值班医师手册. 2版. 天津: 科技翻译出版有限公司. 2014.

[150] 林梅珍. 脊髓损伤后神经源性膀胱的康复护理进展. 中国医学创新, 2016, 13(9): 145-148.

[151] 李巧玲, 代妍, 肖湘贻, 等. 清洁间歇导尿技术在脊髓损伤排尿障碍患者中的应用. 护理与康复, 2015, 14(11): 1049-1051.

[152] 姜安丽. 新编护理学基础. 北京. 人民卫生出版社, 2006.

[153] 霍山, 谢群. 三种膀胱造瘘术临床效果比较. 国际医药卫生导报, 2009, 15 (18): 31-34.

[154] 李志菊. 鼻饲患者发生并发症的原因及预防的研究进展. 解放军护理杂志, 2006, 23(8): 39-41.

[155] Hampton S. Accurate documentation and wound measurement. Nurs Times, 2015, 111(48): 16-19.

[156] 胡爱玲, 郑美春, 李伟娟. 现代伤口与肠造口临床护理实践. 北京: 中国协和医科大学出版社, 2010.

[157] 唐丹. 刘小芳. 康复护理. 广州: 广东科技出版社, 2009.

[158] 韩仲岩, 丛志强, 唐盛孟. 神经病治疗学. 2版. 上海: 上海科学技术出版社, 2004.

[159] 郭念锋. 心理咨询师(三级). 北京: 民族出版社, 2005.

[160] 孙海欣, 王文志. 中国脑卒中患病率、发病率和死亡率调查结果发表, 中华神经科杂志, 2017, 50(5): 337.

[161] 程忻, 董强. 2013美国急性缺血性脑卒中患者早期管理指南解读. 中国医学前沿杂志(电子版), 2013, 5(6): 95-98.

[162] 韩芳, 李双, 曹克刚. 关于2014年美国脑卒中和短暂脑缺血发作二级预防指南更新的解读与思考. 中西医结合心脑血管病杂志, 2015(1): 28-32.

[163] 张锦玉, 吕探云, 王君俏, 等. 脑卒中主要居家照顾者照顾负荷与照顾者需求研究. 护理科研, 2008, 22(5): 401-403.

[164] 王洁. 脑卒中后抑郁和焦虑实施心理护理的可行性研究. 现代医学与健康研究, 2017, 1(7): 92-94.

[165] 王姝梅, 张晓丹, 蔡伟, 等. 2011年美国脑卒中和短暂性脑缺血发作的二级预防指南解读. 山东医药, 2011, 51(20): 5-7.

[166] 王忠诚. 神经外科学. 武汉: 湖北科学技术出版社, 2005.

[167] 高晨, 荔志云. 颅脑损伤的综合康复治疗进展. 河北医药, 2013, 35(3): 435-437.

[168] 宋继兰, 王艳, 高裕慧. 实用康复护理. 北京: 军事医学科学出版社, 2010.

[169] 段兴邦. 颅脑损伤的神经外科诊断. 中外健康文摘, 2011, 8(22): 241.

[170] 范燕娜, 王冬梅, 石卫青, 等. 颅脑外伤术后偏瘫患者的早期康复护理. 护理与康复, 2012, 11(2): 132-134.

[171] 肖向莉. 重度颅脑损伤患者康复治疗的护理研究进展. 护理实践与研究, 2017, 14(12): 27-29.

[172] 李建军, 杨明亮, 杨德刚, 等. "创伤性脊柱脊髓损伤评估、治疗与康复"专家共识. 中国康复理论与实践, 2017, 23(3): 274-287.

[173] 关骅, 张光铂. 中国骨科康复学. 北京: 人民军医出版社, 2011.

[174] 李建军, 周红俊, 洪毅, 等. 2002年北京市脊髓损伤发病率调查. 中国康复理论与实践, 2004, 10(7): 412-413.

[175] 李建军, 王方永, 译. 脊髓损伤神经学分类国际标准(2011年修订). 中国康复理论与实践, 2011, 17(10): 963-972.

[176] 王淑新, 王颖, 王燕, 等. 脊髓损伤患者家庭护理中的持续跟踪指导. 实用医药杂志, 2014, 31(10): 934-935.

[177] 廖利民, 吴娟, 鞠彦合, 等. 脊髓损伤患者泌尿系管理与临床康复指南. 中国康复理论与实践, 2013, 19(4): 301-317.

[178] 胡莹媛. 脑性瘫痪定义的历史沿革. 中国康复理论与实践. 2003, 9(5): 257-258.

[179] 《中华儿科杂志》编辑委员会, 中华医学会儿科学分会神经学组. 2004年全国小儿脑性瘫痪专题研讨会纪要. 中华儿科杂志, 2005, 43(4): 261-262.

[180] 陈秀洁, 李树春. 小儿脑性瘫痪的定义、分型和诊断条件. 中华物理医学与康复杂志, 2007, 29(05): 309.

[181] Rosenbaum P, Paneth N, Leviton A, et al. A report: the definition and classification of cerebral palsy April 2006. Dev Med Child Neurol Suppl, 2007, 109: 8-14.

[182] 宋媛, 古桂雄. 苏州市0-6岁儿童脑性瘫痪流行病学调查. 苏州大学学报(医学版), 2002, 22(4): 404-405.

[183] 谢桂清, 李旭, 等. 社区儿童脑性瘫痪流行病学调查分析. 中国妇幼保健, 2005, 20(1): 31-32.

[184] 王盈盈, 蔡丽如, 周延安, 等. 福建省泉州市小儿脑性瘫痪流行病学调查. 中华流行病学杂志, 2005, 26(10): 832.

[185] 龚春丹, 杨红. 国内脑性瘫痪早期预测工具综述. 中国康复理论与实践, 2011, 17(04): 340-343.

[186] 卢跃鹏, 吴丽. 脑性瘫痪儿童的影像学特征. 实用医学影像杂志, 2008, 9(1): 62-64.

[187] 许慧. 脑性瘫痪合并发作性疾病患儿视频脑电图监测的临床意义探讨. 中外医疗, 2015, 34(29): 188-190.

[188] 张荣洁. 小儿脑性瘫痪的康复护理研究进展. 中国民康医学, 2013, 25(5): 78-80.

[189] 赵娜. 小儿脑性瘫痪的早期康复护理方法. 中国卫生标准管理, 2015, 6(32): 211-213.

[190] 刘燕. 小儿脑性瘫痪康复护理的临床效果观察. 中国继续医学教育, 2016, 8(20): 235-236.

[191] 宋红娜. 早期康复护理干预对脑瘫患儿上肢功能的影响. 中国现代药物应用, 2015, 9(01): 178-179.

[192] 刘振寰, 马美美, 潘佩光, 等. 中国脑性瘫痪康复模式的探讨——附三结合康复模式治疗脑瘫患儿100例. 中医药临床杂志, 2004(05): 414–416.

[193] 袁海斌, 张国勋, 陶莹. 小儿脑瘫高危因素与类型的相关性. 中国妇幼保健, 2008, 23: 1514–1515.

[194] 尤黎明. 内科护理学. 3版. 北京: 人民卫生出版社, 2004.

[195] 李柳, 周浪, 卢见明. 康复护理对周围神经修复再生的作用分析. 齐齐哈尔医学院学报, 2015(8): 1231–1232.

[196] 王霞. 上肢周围神经损伤的康复护理. 河南外科学杂志, 2012, 18(3): 154–155.

[197] 牛雪飞, 苏辉棠. 早期综合康复治疗周围神经损伤的疗效观察. 广西医科大学学报, 2011, 28(2): 318–319.

[197] 吕新云. 周围神经损伤患者的心理康复. 中国组织工程研究, 2001, 5(9): 96.

[199] 邹再莉, 贾丽, 陈红. 周围神经损伤的康复护理体会. 中国社区医师: 医学专业, 2012, 14(15): 311–312.

[200] 马辉, 纪红玲. 周围神经损伤的康复护理指导. 中国民间疗法, 2006, 14(1): 52–53.

[201] 侯红艳, 刘诗翔. 周围神经损伤康复治疗研究进展. 临床军医杂志, 2012, 40(2): 482–483.

[202] 李贝贝, 白跃宏. 周围神经损伤评定的研究进展. 中国康复, 2017, 32(5): 421–424.

[203] 朱立国, 于杰. 非手术疗法治疗神经根型颈椎病的研究进展. 中国中医骨伤科杂志, 2011, 19(04): 66–69.

[204] 陈孝平. 外科学. 2版. 北京: 人民卫生出版社, 2010.

[205] 吴在德. 外科学. 7版. 北京: 人民卫生出版社, 2010.

[206] 燕铁斌. 外科学. 4版. 北京: 人民卫生出版社, 2017.

[207] 严晓云, 李玉伟, 温艳, 等. 零切迹椎间融合内固定系统治疗脊髓型颈椎病患者的护理. 中华护理杂志, 2015, 50(09): 1052–1054.

[208] 李乐之, 路潜. 外科护理学. 5版. 北京: 人民卫生出版社, 2012.

[209] 杜春萍. 康复护理技术. 北京: 人民卫生出版社, 2014.

[210] 王左生. 康复护理. 郑州: 河南科技出版社, 2014.

[211] 吴欣娟. 骨科护理工作指南. 北京: 人民卫生出版社, 2016.

[212] 王玉伟, 曲洪萍, 杜云飞. 四肢骨折后功能锻炼的护理体会. 临床医学, 2009 (14): 195.

[213] 陈丽, 周会菊. 低频脉冲加压冷疗减轻踝关节肿痛的效果观察. 护理实践与研究, 2012, 9(14): 26–27.

[214] 李颖丽,庄华.分阶段个体化健康教育对改善骨折患者焦虑抑郁状况的效果评价.中国实用护理杂志,2012,28(34): 55-57.

[215] 徐萍.CPM机在膝关节周围骨折术后早期康复中的应用.护理实践与护理研究,2016, 13(5): 152-153.

[216] 唐佩福.关注骨折并发症改善骨折预后.中华创伤骨科杂志,2015, 17(9): 737-739.

[217] 邓育红,杨玉玲,赵坚.延续性护理在骨质疏松椎体压缩性骨折患者中的应用.中华现代护理杂志,2017, 23(22): 2885-2887.

[218] 赖榕霏,江智霞,袁晓丽,等.我国骨折后延续性康复护理现状的文献分析.护士进修杂志,2017, (6): 568-572.

[219] 吴和平,李芬芳,孙惠萍.跟骨骨折术后早期康复护理.护士进修杂志,2015, (18): 1697-1699.

[220] 仇婷,陈丽萍.高龄髋部骨折患者出院延伸服务及居家护理探讨.护理管理杂志, 2013, (11): 809-811.

[221] 张银凤,刘云娥,李雯.延伸护理在下肢骨折出院患者中的应用.护理研究,2016, 36: 4590-4592.

[222] 黄天雯,何翠环,陈晓玲,等.骨科无痛病房护理工作模式的建立.中华护理杂志, 2011, 3: 221-224.

[223] 马素慧,林萍.康复护理学.北京:人民卫生出版社,2015.

[224] 陆廷仁.骨科康复学.北京:人民卫生出版社,2007.

[225] 周谋望.骨科术后康复指南手册.天津:天津科技翻译出版公司,2011.

[226] 杨迪生,李建华,范顺武,等.临床骨科康复学.北京:中国医药科技出版社,2007.

[227] 胥少汀.骨科手术并发症预防与处理.北京:人民军医出版社,2005.

[228] 胥少汀,葛宝丰,徐印坎.实用骨科学.2版.北京:人民卫生出版社,2004.

[229] 罗卓荆.骨科检查评估.2版.北京:人民军医出版社,2007.

[230] 李庆涛,徐东潭,徐光辉.临床骨科康复治疗学.北京:科学技术文献出版社,2009.

[231] 王树寰.手外科学.北京:人民卫生出版社,2013.

[232] 顾玉东,王树寰,侍德.手外科手术学.上海:复旦大学出版社,2012.

[233] 黄锦文,梁国辉.手外科康复治疗技术.北京:中国社会出版社,2010.

[234] 周俊明,黄锦文.临床使用手功能康复学.上海:世界图书出版社,2012.

[235] 陶泉.手部损伤康复.上海:上海交通大学出版社,2006.

[236] 杨朝辉,陈刚.手外伤术后社区和居家康复训练指导手册.武汉:华中科技大学出版社,2012.

[237] 柴益民. 创伤骨科软组织治疗手册. 济南：山东科学技术出版社，2013.

[238] 栗占国. 风湿病学. 8版. 北京：北京大学医学出版社，2012.

[239] 磨红，马宗伯，吴成龙. 类风湿关节炎治疗研究进展. 内科，2017, 12(3): 334-337.

[240] 吴华勋，魏伟. 改善病情抗风湿药和生物制剂治疗类风湿关节炎的研究进展. 临床合理用药，2014, 7(2): 176-177.

[241] 罗健，徐玉兰. 风湿免疫科临床护理思维与实践. 北京：人民卫生出版社，2014.

[242] 王庆，卞尧尧，陈俊羽. 等. 手功能训练在类风湿关节炎患者中的应用进展. 风湿病与关节炎，2017, 6(4): 57-59.

[243] 陈红，梁燕，王英. 风湿免疫科护理手册. 2版. 北京：科学出版社，2015.

[244] 刘潇桐，张杰. 类风湿关节炎心血管疾病研究进展. 风湿病与关节炎，2015, 4(3): 52-54.

[245] 李芳，朱广婷. 肺康复训练对类风湿关节炎合并肺间质病变患者肺功能的影响. 中华临床医师杂志(电子版), 2013, 7(1): 361-364.

[246] 胡晓敏，宗英，余珊珊. 类风湿关节炎治疗药物的研发进展及趋势. 中国新药杂志，2017, 26(1): 36-43.

[247] 姜清丽，王冠群. 康复训练与健康指导对类风湿关节炎患者康复的影响. 护士进修杂志，2014, 29(19): 1781-1783.

[248] 廖雪梅，邱玲，张艳. 综合康复治疗对类风湿关节炎的疗效. 中国康复，2013, 28(1): 57-58.

[249] 栗占国，张奉春，鲍春德. 类风湿关节炎. 北京：人民卫生出版社，2009.

[250] 古洁若. 脊柱关节炎与强直性脊柱炎. 北京：科学出版社，2013.

[251] 古洁若，陶怡. 临床风湿病教程. 北京：人民卫生出版社，2009.

[252] 中华医学会风湿病学分会. 强直性脊柱炎诊断及治疗指南. 中华风湿病学杂志，2010, 14(8): 557-559.

[253] 吴岳，李庆印. 冠心病患者心脏康复护理研究现状. 护理研究，2017, 31(18): 2180-2184.

[254] 陈纪言，陈韵岱，韩雅玲. 经皮冠状动脉介入治疗术后运动康复专家共识. 中国介入心脏病学杂志，2016, 24(7): 361-369.

[255] 丁荣晶.《冠心病心脏康复/二级预防中国专家共识》解读. 岭南心血管病杂志，2013, 19(2:): 123-126.

[256] 刘萍，张雅娟，陈友燕. 肺功能的康复与护理知识问答. 上海：第二军医大学出版社，2014.

[257] 唐丹, 刘四文. 运动疗法. 广州: 广东科技出版社, 2009.

[258] 孟申. 肺康复. 北京: 人民卫生出版社, 2007.

[259] 余佳丹, 喻鹏铭, 魏清川, 等. 重症康复研究进展. 华西医学, 2018, 33(10): 1207-1212.

[260] 中国老年医学学会神经医学分会, 天津市脑卒中学会. 脑卒中后神经源性膀胱诊治专家共识. 中国脑卒中杂志, 2016, 11(12): 1057-1066.

[261] Lucchini A, Zanella A, Bellani G, et al. Tracheal secretion management in the mechanically ventilated patient: comparison of standard assessment and an acoustic secretion detector. Respir Care, 2011, 56: 596-603.

[262] 刘晓伟, 刘志. 不同通气模式下吸痰对呼吸力学和氧气交换的影响. 中华结核和呼吸杂志, 2007, 30: 751-755.

[263] Jubran A, Tobin MJ. Use of flow-volume curves in detecting secretions in ventilator-dependent patients. Am J Respir Crit Care Med, 1994, 150: 766-769.

[264] Zamanian M, Marini JJ. Pressure-flow signatures of central-airway mucus plugging. Crit Care Med, 2006, 34: 223-226.

[265] Shah S, Fung K, Brim S, et al. An in vitro evaluation of the effectiveness of endotracheal suction catheters. Chest, 2005, 128: 3699-3704.

[266] Copnell B, Dargaville PA, Ryan EM, et al. The effect of suction method, catheter size, and suction pressure on lung volume changes during endotracheal suction in piglets. Pediatr Res, 2009, 66: 405-410.

[267] Vanner R, Bick E. Tracheal pressures during open suctioning. Anaesthesia, 2008, 63: 313-315.

[268] OhH, SeoW. A meta-analysis of the effects of various interventions in preventing endotracheal suction-induced hypoxemia. J Clin Nurs, 2003, 12: 912-924.

[269] Pedersen CM, Rosendahl-Nielsen M, Hjermind J, et al. Endotracheal suctioning of the adult intubated patient-what is the evidence. Intensive Crit Care Nurs, 2009, 25: 21-30.

[270] Brooks D, Anderson CM, Carter MA, et al. Clinical practice guidelines for suctioning the airway of the incubated and nonintubated patient. Can Respir J, 2001, 8: 163-181.

[271] Lasocki S, Lu Q, Sartorius A, et al. Open and closed-circuit endotracheal suctioning in acute lung injury: efficiency and effects on gas exchange. Anesthesiology, 2006, 104: 3947.

[272] 董亮, 于涛, 杨毅, 等. 封闭式和开放式吸痰系统临床效果与安全性评价的Meta分析.

中华内科杂志, 2012, 51: 763-768.

[273] Wang F, Bo I, Tang L, et al. Subglottic secretion drainage for preventing ventilator-associated pneumonia; an updated meta analysis of randomized controlled trials. J Trauma Acute Care Surg, 2012, 72: 1276-1285.

[274] Chow MC, Kwok SM, Luk HW, et al. Effect of continuous oral suctioning on the development of ventilator-associated pneumonia; a pilot randomized controlled trial. Int J Nurs Stud, 2012, 49: 1333-1341.

[275] 徐恒艺, 王钱荣, 姚煌明, 等. 纤维支气管镜吸痰对气管插管患者术后肺部感染的影响. 中华医院感染杂志, 2013, 23: 1799-1800.

[276] 陈秀英, 黄素芳, 孔容冰. 脑卒中患者的康复护理管理. 国际医药卫生导报, 2006, 12(18): 111-112.

[277] 王静, 徐佳卿, 谢小光. ICU仪器设备保养与管理. 齐鲁护理杂志, 2011, 17(12): 90-91.

[278] 孙玉蓉, 张萍, 王蓓, 等. OPC量表用于ICU护士护理工作强度的评估. 护理研究, 2010, 24(4): 1099.

[279] 蔡萍. 颅脑损伤气管切开患者ICU转出后的康复护理. 护士进修杂志, 2012, 27(22): 2085-2086.

[280] Morris PE. Moving our critically ill patients: mobility barriers and benefits. Crit Care Clin, 2007, 23(1): 1-20.

[281] Rodriguez PO, Setten M, Maskin LP, et al. Muscle weakness in septic patients requiring mechanical ventilation: Protective effect of transcutaneous neuromuscular electrical stimulation. J Crit Care, 2012, 27(3): 319.

[282] 朱桂菊. ICU工作环境对护理队伍发展的影响及相应策略分析. 中国实用护理杂志, 2013, 29(12): 65-66.

[283] Mammi P, Zaccaria B, et al. Early rehabilitative treatment in patients with traumatic brain injuries: outcome at one-year follow-up. Eura Medicophys, 2006, 42(1): 17-22.

[284] 白玉龙, 胡永善, 朱玉连, 等. 规范三级康复治疗对缺血行脑卒中患者功能独立性的影响. 中国运动医学杂志, 2007, 26(5): 552-555.

[285] 王萍. 气管切开患者的护理进展. 中华护理杂志, 2006, 41(6): 556-558.

[286] 汪欢, 乐革芬, 王羡科, 等. 气道湿化在气管切开患者呼吸道感染中的应用研究进展. 护理研究, 2016, 30(8): 2824-2827.

[287] 翟荣霞. 颅脑损伤昏迷患者气管切开护理进展. 全科护理, 2011, 9(5): 1387-1389.

[288] 安聪娟, 张林会, 张瑞丽, 等. 气管切开术后气道管理进展. 河北医科大学学报, 2010, 31(6): 749-752.

[289] 张晶, 金玉红, 周晶, 等. 神经外科ICU危重患者防误吸标准化体系的构建与应用. 护理学杂志, 2015, 30(8): 31-34.

[290] 中华医学会重症医学分会. 重症监护病房患者深静脉血栓形成预防指南. 中国危重病急救医学, 2009, 21(9): 514-517.

[291] 中华医学会外科学分会血管外科学组. 深静脉血栓形成的诊断和治疗指南(第三版). 中华血管外科杂志, 2017, 2(4): 201-208.

[292] 陈凛, 陈亚进, 董海龙, 等. 加速康复外科中国专家共识及路径管理指南(2018版). 中国实用外科杂志, 2018(1): 1-20.

[293] 中华医学会外科学分会. 加速康复外科中国专家共识暨路径管理指南(2018). 中华麻醉学杂志, 2018, 38(1): 8-13.

[294] 张茜, 仵晓荣. 加速康复外科在临床中的应用进展. 护理研究, 2018(2): 191-195.

[295] 成燕, 童莺歌, 刘敏君, 等. 术后活动性疼痛护理评估对疼痛管理质量的影响. 中华护理杂志, 2015, 50(8): 924-928.

[296] 车国卫, 吴齐飞, 邱源, 等. 多学科围手术期气道管理中国专家共识(2018版). 中国胸心血管外科临床杂志, 2018, 25(07): 545-549.

[297] 张昱, 刘芳. 呼吸功能锻炼仪对肝切除术后坠积性肺炎影响的相关研究. 护士进修杂志, 2012, 27(16): 1492-1493.

[298] 张小惠, 黄樱. 规范化呼吸功能锻炼在胸外科围手术期患者中的应用. 当代护士(中旬刊), 2016(5): 31-32.

[299] 李晶, 常云. 腹部手术后早期活动的护理研究进展. 护理研究, 2014(14): 1678-1682.

[300] 郎景和, 王辰, 瞿红, 等. 妇科手术后深静脉血栓形成及肺栓塞预防专家共识. 中华妇产科杂志, 2017, 52(10): 649-653.

[301] 方仕, 龙健婷, 彭俊生, 等. 广州地区住院患者NRS 2002营养风险筛查的多中心研究. 中华普通外科学文献(电子版), 2013, 7(1): 45-51.

[302] Batchelor, Tim JP, Ljungvist O. A surgical perspective of ERAS guideline in thoracic surgery. Curropin Anesthesiol, 2019, 32(1): 17-22.

[303] Bennett G, Dealey C, Posnett J. The cost of pressure ulcers in the UK. Age and Ageing, 2004, 33(3), 230-235.

[304] 何华英, 陈丹, 李秀丽. 应用Waterlow压疮危险因素评估表及分级预防护理法的研究. 中华老年保健医学杂志, 2005, 3(4): 62-64.

[305] Schoonhoven L, Defloor T, van der Tweel I, et al. Risk indicators for pressure ulcers during surgery. Appl Nurs Res, 2002, 15(3): 163-173.

[306] Pancorbo HPL, Garcia FPP, Lopez MIM, et al. Risk assessment scales for pressure ulcer prevention: a systematic review. Journal of Advanced Nursing, 2006, 54(1), 94-110.

[307] Kwong EW, Pnag SM, Wong TK, et al. Predicting Pressure ulcer risk with the Modified Braden, Brdaen and Norton Scales in acute care hospitals in Mainland China. Appl Nurs Res, 2005.

[308] 薛小玲, 刘慧, 景秀深, 等. 3种评估表预测压疮效果的比较研究. 中华护理杂志, 2004, 39(4): 241-243.

[309] Schoonhoven L, Haalboom JR, Bousema MT, et al. Prospective cohort study of routine use of risk assessment scales for prediction of pressure ulcers. BMJ, 2002, 325(12): 797-800.

[310] 藤间幸. 不同体位时褥疮好发部位的体压. 国外医学护理学分册, 2003, 22(9): 441-442.

[311] 王彩凤, 巫向前. 3种评估表对住院老年人压疮预测能力的比较研究. 中华护理杂志, 2008, 43(1): 15-18.

[312] 蔡雪华, 易冬娟. 改进压疮报告流程在压疮护理管理中的应用. 护士进修杂志, 2008, 23(6): 494-496.

[313] Richard F, Edlich MD, Kathryne L, et al. Pressure ulcer Prevention. Journal of Long-Term Effects of Medical Implants, 2004, 14(14): 285-304.

[314] 徐玲, 蒋琪霞. 我国12所医院压疮现患率和医院内获得性压疮发生率调研. 护理学报, 2012(9): 9-13.

[315] Chaiken N. Reduction of sacral pressure ulcers in the intensive care unit using a silicone border foam dressing. J Wound Ostomy Continence Nurs, 2012, 39(2): 143-145.

[316] Keys KA, Daniali LN, Warner KJ, et al. Multivariate predictors of failure after flap coverage of pressure ulcers. Plastic and Reconstructive Surgery, 2010, 125(6): 1725-1734.

[317] 汪子瑄, 廖华芳, 曹昭懿, 等. 物理治疗患者医院安全作业指引-发展过程及简介. 物理治疗, 2010, 35(2): 147-154

[318] 蒋琪霞. 压疮护理学. 北京: 人民卫生出版社, 2015.

[319] 马学毅. 现代糖尿病诊断治疗学. 北京: 人民军医出版社, 2007.

[320] Bakker K, Apelqvist J, Lipsky BA, et al. The 2015 IWGDF guidance documents on

prevention and management of foot problems in diabetes: development of an evidence-based global consensus. Diabetes Metab Res Rev, 2016, 1: 2-6.

[321] Wagner FJ. The dysvascular foot: a system for diagnosis and treatment. Foot Ankle, 1981, 2(2): 64-122.

[322] Oyibo SO, Jude EB, Tarawneh I, et al. A comparison of two diabetic foot ulcer classification systems: the Wagner and the University of Texas wound classification systems. Diabetes Care, 2001, 24(1): 84-88.

[323] Peters EJ, Lavery LA. Effectiveness of the diabetic foot risk classification system of the International Working Group on the Diabetic Foot. Diabetes Care, 2001, 24(8): 1442-1447.

[324] 刘志国. 糖尿病足溃疡诊治进展. 中华损伤与修复杂志(电子版), 2012(02): 191-193.

[325] Oliveira AL, Moore Z. Treatment of the diabetic foot by offloading: a systematic review. J Wound Care, 2015, 24(12): 560, 562-570.

[326] 宁宁, 廖灯彬, 刘春娟. 临床伤口护理. 北京: 科学出版社, 2013.

[327] 中华医学会外科分会血管外科学组. 慢性下肢静脉疾病诊断与治疗中国专家共识. 中华普通外科杂志, 2014, 29(4): 246-252.

[328] 吴庆华, 张煜亚. 推广使用CEAP分级法在我国血管外科的临床应用. 中华普通外科杂志, 200, 23(3): 164-167.

[329] Nelson EA. Understanding compression therapy. Journal of Wound Care, 1998, 7(7): 323.

[330] 李春玉. 社区护理学. 北京: 人民卫生出版社, 2012.

[331] 王刚. 社区康复学. 北京: 人民卫生出版社, 2013.

[332] 胡永善, 戴红. 社区康复. 北京: 人民卫生出版社, 2016.

[333] 许晓惠, 叶新强, 何胜晓. 社区康复. 武汉: 华中科技大学出版社, 2012.

[334] 张金明, 赵悌尊. 中国残疾人社区康复30年回顾与展望. 中国康复理论与实践, 2017, 23(11): 1357-1360.

[335] 曹楠, 刘启贵. 国内外延续护理研究的可视化分析. 中国康复理论与实践, 2017, 23(2): 226-231.

[336] 王丹, 李善玲, 徐玉林. 国内外延续护理研究现状. 护理研究, 2016, 30(7B): 2436-2438.

[337] 许美丽, 王申. 国内外延续性护理的发展现状及对策. 解放军护理杂志, 2014, 31(19): 28-30.

[338] 董玉静，尚少梅，么莉，等．国外延续性护理模式研究进展．中国护理管理，2012，12(9)：20-22.

[339] Boult C, Karm L, Groves C. Improving chronic care the guided care model. The Permanente Journal, 2008, 12(1): 50-54.

[340] Boult C, Reider L, Frey K, et al. Early effects of guided care on the quality of health care for multimorbid older persons a cluster-randomized controlled trial. Journal of Gerontology: Medical Sciences, 2008, 63(3): 321-327.

[341] Bielaszka-Duvernay C. The GRACE model in-home assessments lead to better care for dual eligibles. Health Affair, 2011, 30(3): 431-434.

[342] Coleman EA, Smith JD, Frank JC, et al. Preparing patients and caregivers to participate in care delivered across settings: The care transitions intervention. Geriatr Soc, 2004(52): 1817-1825.

[343] Coleman EA, Min S, Chomiak A, et al. Post-hospital care transitions: patterns, complications and risk identification. Health Services Research, 2004, 39(5): 1449-1466.

[344] 盛志勇．危重烧烫伤与治疗康复学．北京：科学出版社，2011．

[345] 李小寒．护理学基础．4版．北京：人民卫生出版社，2000．

[346] 王淑君．烧烫伤护理与冻伤护理300问．北京：科学技术文献出版社．2004．

[347] 周郁秋．护理心理学．北京：人民卫生出版社，2006．

[348] 历虹，王金凤，马冬梅，等．脑性瘫痪儿童日常生活活动康复护理评定量表的信度和效度研究．中国康复医学杂志，2020，35(2)：156-160．

彩 图

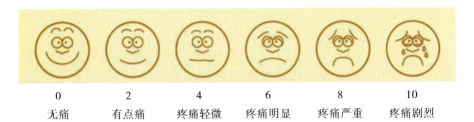

0	2	4	6	8	10
无痛	有点痛	疼痛轻微	疼痛明显	疼痛严重	疼痛剧烈

彩图 1

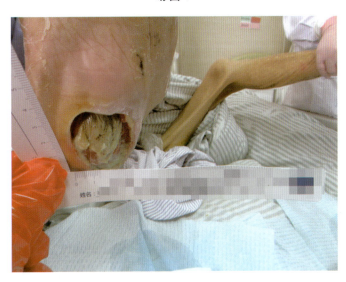

彩图 2

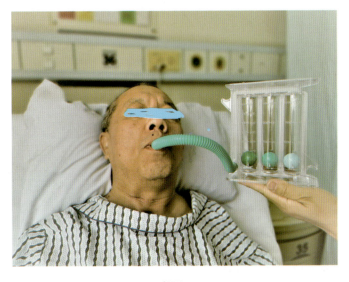

彩图 3

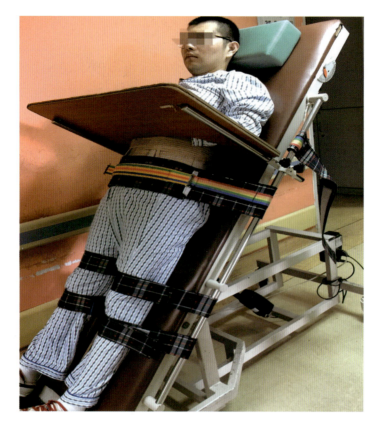

彩图 4

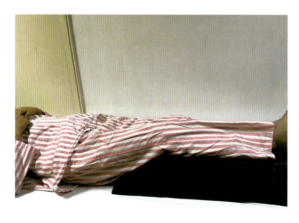

彩图 5

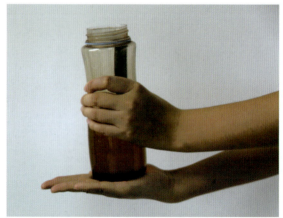

彩图 6

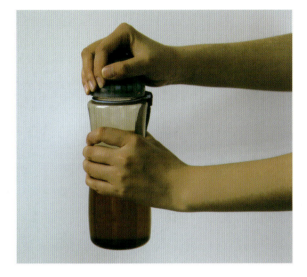

彩图7

彩图8

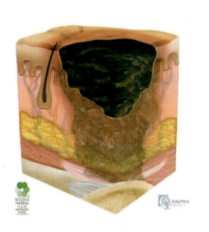

彩图9

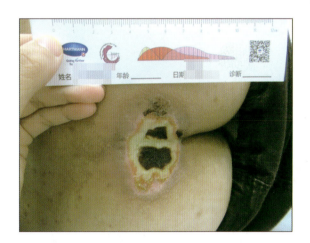

彩图10

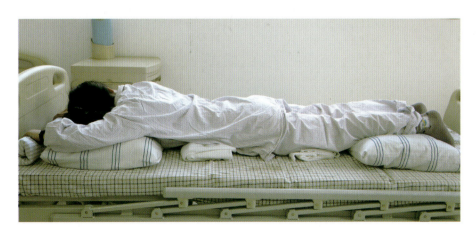

彩图11

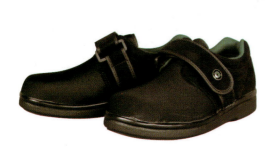

彩图 12

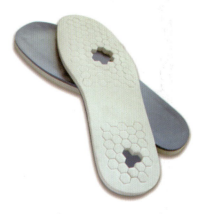

彩图 13

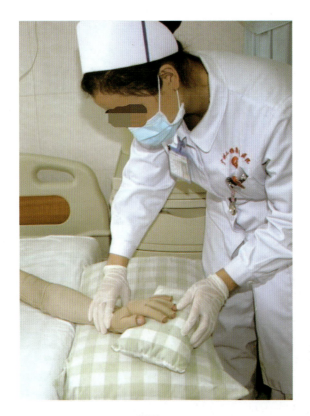

彩图 14